K. Lieb, B. Heßlinger, G. Jacob

Fallgeschichten Psychiatrie und Psychotherapie

Bedside-learning

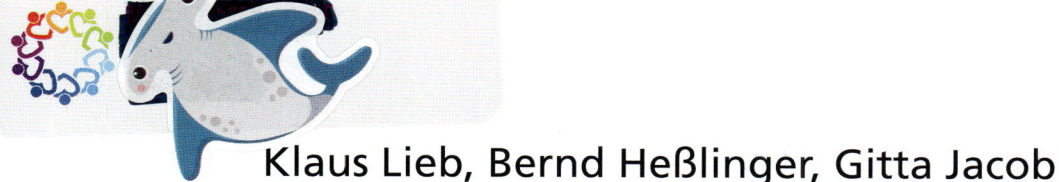

Klaus Lieb, Bernd Heßlinger, Gitta Jacob

Fallgeschichten Psychiatrie und Psychotherapie

Bedside-learning

4. Auflage

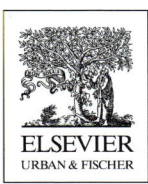

URBAN & FISCHER München

Zuschriften an:
Elsevier GmbH, Urban & Fischer Verlag, Hackerbrücke 6, 80335 München
E-Mail: medizinstudium@elsevier.com

Wichtiger Hinweis für den Benutzer
Die Erkenntnisse in der Medizin unterliegen laufendem Wandel durch Forschung und klinische Erfahrungen. Herausgeber und Autoren dieses Werkes haben große Sorgfalt darauf verwendet, dass die in diesem Werk gemachten therapeutischen Angaben (insbesondere hinsichtlich Indikation, Dosierung und unerwünschter Wirkungen) dem derzeitigen Wissensstand entsprechen. Das entbindet den Nutzer dieses Werkes aber nicht von der Verpflichtung, anhand weiterer schriftlicher Informationsquellen zu überprüfen, ob die dort gemachten Angaben von denen in diesem Werk abweichen und seine Verordnung in eigener Verantwortung zu treffen.
Für die Vollständigkeit und Auswahl der aufgeführten Medikamente übernimmt der Verlag keine Gewähr.
Geschützte Warennamen (Warenzeichen) werden in der Regel besonders kenntlich gemacht ($^{®}$). Aus dem Fehlen eines solchen Hinweises kann jedoch nicht automatisch geschlossen werden, dass es sich um einen freien Warennamen handelt.

Bibliografische Information der Deutschen Nationalbibliothek
Die Deutsche Nationalbibliothek verzeichnet diese Publikation in der Deutschen Nationalbibliografie; detaillierte bibliografische Daten sind im Internet über http://www.d-nb.de/ abrufbar.

Planung und Lektorat: Bettina Meschede, Bettina Lunk
Redaktion: Willi Haas, München
Herstellung: Antje Arnold, München
Satz: abavo GmbH, Buchloe/Deutschland; TnQ, Chennai/Indien
Druck und Bindung: Printer Trento, Italien
Umschlaggestaltung: SpieszDesign, Neu-Ulm
Titelfotografie: Julia Lux, München

ISBN Print   978-3-437-43353-5
ISBN e-Book 978-3-437-29362-7

Aktuelle Informationen finden Sie im Internet unter **www.elsevier.de** und **www.elsevier.com**.

Vorwort

Die 4. Auflage der beliebten „50 Fälle Psychiatrie und Psychotherapie" erscheint nun unter dem Titel „Fallgeschichten Psychiatrie und Psychotherapie – Bed-side-learning" und stellt eine Auswahl der wichtigsten und häufigsten Krankheitsbilder aus dem Fachgebiet der Psychiatrie und Psychotherapie vor. Keiner der dargestellten Fälle beschreibt einen konkreten Patienten, sondern vielmehr die Summe der Erfahrungen mit vielen Patienten. Jede mögliche Ähnlichkeit mit realen Personen ist daher rein zufällig und keinesfalls beabsichtigt.

Das Buch ist als Ergänzung zu einem Lehrbuch gedacht. Es ist aus der Praxis geschrieben und simuliert die Anforderungen, wie sie der Alltag in der Klinik stellt; zur Unterstützung des Lernerfolgs während einer Famulatur, im Praktischen Jahr oder zu Beginn der Assistententätigkeit. Es ist aber auch geeignet zur Vorlesungsbegleitung, Überprüfung des Wissens vor dem schriftlichen oder mündlichen Examen oder als Vorlage für „problemorientiertes Lernen". Ziel ist, bei allen Lesern das Interesse an der Psychiatrie und Psychotherapie zu wecken.

Der Schwerpunkt des Buchs liegt auf der psychiatrischen Diagnostik und den medikamentösen Behandlungsverfahren. Darüber hinaus werden wichtige Prinzipien der psychotherapeutischen Behandlung vermittelt. Dies beinhaltet störungsorientierte Ansätze ebenso wie störungsübergreifend einsetzbare Methoden.

Die 4. Auflage wurde ausführlich überarbeitet, wobei insbesondere die Medikamentenangaben und die Beschreibung anderer Therapieverfahren aktualisiert und damit auf den neuesten wissenschaftlichen Stand gebracht wurden.

Bezüglich der Gestaltung der Vorauflagen gilt unverändert unser besonderer Dank Frau Dr. Sabine Frauenknecht, Fachärztin für Psychiatrie und Psychotherapie, die mit vielen inhaltlichen und sprachlichen Kommentaren zum Gelingen der Fallberichte beigetragen hat. Darüber hinaus danken wir sehr den ehemaligen Studierenden der Medizin in Freiburg Rainer Claus, Susanne Diehl, Susanne Freisberg und Valerie Hirt, die alle Fälle intensiv bearbeitet haben und uns viele hilfreiche Fragen und Kommentare aus studentischer Sicht gegeben haben. Bei Frau Meschede und Frau Lunk vom Elsevier Urban & Fischer Verlag bedanken wir uns herzlich für die reibungslose Zusammenarbeit.

Wir hoffen, dass dieses Buch weiter zu einer verbesserten Aus- und Weiterbildung im Fach Psychiatrie und Psychotherapie beitragen kann. Für Anregungen und Verbesserungsvorschläge sind wir dankbar.

Mainz und Freiburg, Frühjahr 2013
K. Lieb, B. Heßlinger, G. Jacob

Autorenverzeichnis

Univ.-Prof. Dr. med. Klaus Lieb
Direktor der Klinik für Psychiatrie und Psychotherapie
Universitätsmedizin Mainz
Untere Zahlbacher Str. 8
55131 Mainz

Dr. Gitta Jacob, Dipl.-Psych.
Im Merzental 38
79280 Au

Prof. Dr. med. Bernd Heßlinger
Universitätsklinikum Freiburg
Abteilung für Psychiatrie und Psychotherapie
Hauptstr. 5
79104 Freiburg

Quellenverzeichnis

Der Verweis auf die jeweilige Abbildungsquelle befindet sich bei allen Abbildungen im Werk am Ende des Legendentextes in eckigen Klammern. Alle nicht besonders gekennzeichneten Grafiken und Abbildungen © Elsevier GmbH, München.

L106	Henriette Rintelen, Velbert
L141	Stefan Elsberger, Planegg
M515	Prof. Dr. med. Klaus Lieb, Mainz
M516	Dr. med. Sabine Frauenknecht, Freiburg
G001	Margraf J, Schneider S: Panik. Angstanfälle und ihre Behandlung. Berlin: Springer 1989.

Inhaltsverzeichnis

Thematisches Inhaltsverzeichnis

1 Liebeskummer

Aufnahmesituation

Eine 18-jährige Abiturientin stellt sich in Begleitung ihrer besten Freundin und Mitschülerin ambulant vor. Die Patientin hatte bei ihrer Freundin angerufen, um sich zu verabschieden. Sie wolle sich umbringen, da sie nicht mehr weiterleben könne.

Vor Ihnen sitzen zwei junge Frauen, in Jeans gekleidet, die Patientin mit Tränen in den Augen, unruhig und ängstlich mit einem Taschentuch nestelnd, die Freundin offensichtlich sehr besorgt.

FRAGE
Würden Sie die Freundin jetzt zur weiteren Exploration aus dem Raum schicken?

Die Anwesenheit einer wichtigen Bezugsperson kann Angst und Unsicherheit reduzieren und eine vertrauensvollere Gesprächsatmosphäre ermöglichen. Sie sollten die Patientin daher fragen, ob es ihr recht wäre, wenn die Freundin dabeibleibt. In diesem Fall möchte die Patientin, dass die Freundin bei ihr bleibt.

Untersuchung

Auf Ihre Bitte, zu schildern, was geschehen sei, berichtet die Patientin mit leiser Stimme, den Blick auf den Boden oder ihr Taschentuch gerichtet, dass ihr Freund vor zwei Wochen ihre Beziehung beendet habe. Er sei ihr erster Freund und sie seien seit einem halben Jahr zusammen gewesen. Die Trennung sei für sie aus heiterem Himmel ohne vorhergehenden Streit gekommen. Zunächst habe sie sich wie betäubt gefühlt, habe es überhaupt nicht glauben können. Alles sei ihr „unwirklich" erschienen. Bei jedem Klingeln des Telefons oder an der Haustüre habe sie gehofft, dass es der Freund sei, der seine Entscheidung rückgängig machen wolle. Bei den Schilderungen muss sie Pausen machen, um nach Worten zu suchen, sie kämpft mit den Tränen und schüttelt immer wieder den Kopf.

FRAGE
Sie haben jetzt einige wichtige Hintergrundinformationen zu den Umständen bekommen. Welche Fragen stellen Sie der Patientin weiterhin?

Mit den nächsten Fragen müssen depressive Symptome angesprochen werden (Gedankengang, Stimmung, Aktivitäten, Schlaf und Appetit).

Die Patientin berichtet, dass sie seither an nichts anderes mehr denken könne. Das Interesse an der Schule habe sie verloren, sie schaffe es nicht, sich zum Lernen aufzuraffen. Wenn es ihr gelänge sich abzulenken, könne sie sich aber noch gut konzentrieren. Sie sei nach der Schule kaum noch aus dem Haus gegangen, und mit ihren Eltern habe sie den Kontakt nach Möglichkeit vermieden, da diese von ihrem Freund ohnehin nie begeistert gewesen seien. Sie vermute, dass die Eltern kein Verständnis für ihren Zustand hätten. Sie müsse viel weinen und sei meist traurig, könne aber gut schlafen, da sie abends sehr erschöpft sei. Obwohl sie eigentlich keinen Appetit habe, sei das Gewicht wohl konstant, weil sie sich in Heißhungerattacken Süßigkeiten „reinstopfe", was sie zuvor nie getan habe.

FRAGE
Welchen psychopathologischen Befund konnten Sie bisher erheben?

 Die Patientin ist bewusstseinsklar, es gibt keine Hinweise auf Orientierungsstörungen, sie berichtet eine gedankliche Einengung auf die Trennungssituation mit emotionaler Betäubung, Desinteresse an ihren alltäglichen Verpflichtungen, sozialen Rückzug und deprimierte Gestimmtheit mit Weinerlichkeit.

FRAGE
Welche Informationen fehlen noch, um das weitere Prozedere zu planen?

 Da die Patientin von ihrer Freundin vorgestellt wurde, weil sie der Freundin ihren Suizid angekündigt hatte, fokussieren Sie nun das Thema Suizidalität.

FRAGE
Warum ist es so wichtig, über die Suizidgedanken zu sprechen? Gilt nicht die Floskel: „Wer darüber redet, macht es sowieso nie."

 Nein! Die meisten Menschen machen vor einem Suizidversuch oder Suizid zumindest Andeutungen, die immer ernst genommen werden müssen.

MERKE Patienten erleben es als entlastend, über ihre Suizidgedanken sprechen zu können.

FRAGE
Worauf müssen Sie beim Bericht der Patientin besonders achten?

 Bei der Exploration der Suizidalität ist es wichtig einzuschätzen, wie akut die Problematik ist. Es ist möglich, dass Suizidversuche ohne vorherige Planung im Sinne einer „**raptusartigen" Kurzschlusshandlung** durchgeführt werden. Bei den meisten Patienten kann man aber unterschiedliche Entwicklungsstadien abgrenzen.

FRAGE
Skizzieren Sie, welcher zeitliche Ablauf vom passiven Todeswunsch bis zur Suizidhandlung häufig durchlaufen wird.

Aufgrund der subjektiv unerträglichen Situation kommt oft zunächst der Wunsch auf, dass ein Ereignis eintreten möge (z. B. Herzinfarkt, Schlaganfall, Unfall), das dem Leben ein Ende setzt und damit den als qualvoll empfundenen Zustand beendet. Man spricht dann vom **„passiven Todeswunsch".**

Verbessert sich der Zustand des Patienten nicht, können **unkonkrete Suizidgedanken** auftreten: Der Patient denkt an die Möglichkeit des Suizides, hat aber noch keinen konkreten Plan, wie er ihn durchführen könnte.

Beim nächsten Schritt werden die Vorstellungen **konkret.** Das Denken kann sich auf die Suizidvorbereitungen einengen, und es folgt ein konkreter **Suizidplan** (z. B. Einnahme einer Überdosis von Medikamenten). Nimmt der Leidensdruck des Patienten nicht ab, folgen dann die **Suizidvorbereitungen** (z. B. Besorgung der Medikamente, Festlegung des Zeitpunkts, Verfassen eines Abschiedsbriefs).

Wenn die Entscheidung, sich zu suizidieren für den Patienten feststeht, kann für Außenstehende scheinbar „Ruhe einkehren". Auch ein aktiver Rückzug aus sozialen Bindungen ist möglich. Schließlich folgt der **Suizidversuch** bzw. die Suizidhandlung.

Bei jedem psychisch erkrankten Patienten muss der Arzt durch aktives Nachfragen klären, ob sich der Patient in einem dieser Stadien befindet.

MERKE

Die Stadien, die vor einer Suizidhandlung häufig durchlaufen werden, sind:
- Passiver Todeswunsch
- Unkonkrete Suizidgedanken
- Konkrete Suizidgedanken
- Suizidplan
- Aktive Suizidvorbereitungen
- Suizidversuch, Suizidhandlung

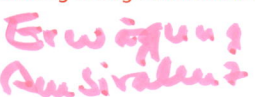

Weitere Untersuchung

Sie fragen die Patientin, wann sie das erste Mal daran dachte, nicht mehr leben zu wollen. Daraufhin berichtet sie, dass sie die Hoffnung auf die Rückkehr des Freundes vor einer Woche aufgegeben habe, nachdem dieser auf ihre Telefonate nicht reagiert habe. Da sei ihr klar geworden, dass sie ohne den Freund nicht mehr leben wolle. Zunächst habe sie auf einen Unfall auf dem Weg zur Schule gehofft **(passiver Todeswunsch).** Dann sei „von alleine" der Gedanke gekommen, dass sie sich umbringen wolle, ohne auf Anhieb eine sichere, schmerzlose Methode zu wissen **(unkonkreter Suizidgedanke).**

Sie sei dann auf den Gedanken gekommen, sich in großer Menge unterschiedliche Schmerzmittel in verschiedenen Apotheken zu kaufen und die Herzmedikamente ihrer im Hause lebenden Großmutter zusätzlich einzunehmen **(konkrete Suizidgedanken).** Vorgestern habe sie sich die Medikamente besorgt und gestern einen Abschiedsbrief an ihre Eltern und Geschwister verfasst, in dem sie diese um Verzeihung für ihr Handeln gebeten habe. Den Brief habe sie noch in ihrer Handtasche. Nach der Verabschiedung bei ihrer Freundin habe sie für heute die Medikamente spät am Abend vor dem Einschlafen einnehmen wollen **(Suizidplan, aktive Suizidvorbereitungen).**

Die Freundin habe sie dann zur Vorstellung hier überredet. Eigentlich habe sie aus Angst „im tiefsten Innern" darauf gehofft, dass ihre Freundin „irgendetwas" unternehmen würde, was sie davon abhalten könnte, ihren Plan auszuführen. Auch schrecke sie der Gedanke, was sie der Familie durch einen Suizid zumuten würde.

Zur Vervollständigung der Anamnese können Sie erfragen, dass Frau B. noch nie in psychiatrischer Behandlung war. In ihrer Familie sind keine psychiatrischen oder neurologischen Erkrankungen bekannt. Auch die somatische Anamnese ist unauffällig.

FRAGE
Welche psychiatrische Verdachtsdiagnose stellen Sie? Kennen Sie eine Differenzialdiagnose?

Auf der Syndromebene stellen Sie ein **depressives Syndrom mit akuter Suizidalität** fest.

Differenzialdiagnostisch müssen Sie eine depressive Episode abgrenzen. Dazu gehören meist Schlafstörungen und Konzentrationsstörungen (➤ Fall 19), die die Patientin nicht beklagt. In unserem Fall scheint es sich am ehesten um eine **Anpassungsstörung mit depressiver Reaktion** zu handeln, wobei die Differenzialdiagnose der beiden Störungen im klinischen Alltag oft nicht einfach zu stellen ist.

FRAGE
Wie begründen Sie Ihre diagnostische Einschätzung?

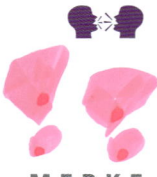

MERKE

Störungen der Kategorie „Anpassungsstörungen" nach ICD-10 ist gemeinsam, dass eine **psychosoziale Belastung** benannt werden kann, die bei jedem Menschen die entsprechenden Beschwerden hervorrufen könnte. Um diese Diagnose stellen zu dürfen, müssen überzeugende Gründe dafür sprechen, dass die Störung ohne das auslösende Ereignis nicht aufgetreten wäre.

Das ICD-10 definiert Anpassungsstörungen wie folgt: Hier handelt es sich um Zustände von subjektivem Leiden und emotionaler Beeinträchtigung, die soziale Funktionen und Leistungen behindern und während des Anpassungsprozesses nach einer entscheidenden Lebensveränderung, nach einem belastenden Lebensereignis oder auch nach schwerer körperlicher Krankheit auftreten.

FRAGE
Wie hoch schätzen Sie die aktuelle Suizidgefahr ein?

Einerseits hatte die Patientin nahezu alle Vorbereitungen zur Suizidhandlung abgeschlossen und steht unmittelbar vor der Suizidhandlung. Die geplante Suizidmethode ist zudem vital bedrohlich. Andererseits hatte sie sich der Freundin auch in der Hoffnung anvertraut, dass diese einschreiten werde, und war freiwillig zur Vorstellung gekommen. Es ist daher noch von einer Ambivalenz der Patientin bezüglich des weiteren Vorgehens auszugehen.

FRAGE
Würden Sie die Patientin jetzt wieder nach Hause schicken?

Auf keinen Fall. Sie haben z.B. noch keine Informationen über die Art der Beziehung zu den Eltern (mögliche weitere Belastungsfaktoren) und auch kein glaubhaftes Versprechen der Patientin, sich nicht umzubringen.

FRAGE
Welches Vorgehen schlagen Sie jetzt vor?

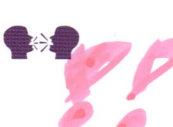

Sie sollten die Patientin zunächst validieren, das heißt ihr Verständnis für ihre Gefühle und ihr Vorgehen entgegenbringen und ihr gleichzeitig Hoffnung machen, dass es sich bei ihrem beklagenswerten Zustand um einen vorübergehenden handelt, auch wenn sie dies im Moment noch nicht so erleben kann (sie erlebt ja das Ende einer Beziehung zum ersten Mal).

Eine stationäre Aufnahme für eine kurze **Krisenintervention** erscheint sinnvoll. Sie können der Patientin dieses Vorgehen als Chance vermitteln, mit der Unterstützung durch professionelle Helfer zu einer Neubewertung ihrer Situation zu gelangen.

Voraussetzung für eine Aufnahme auf einer offenen Kriseninterventionsstation ist aber das Versprechen, dass die Patientin sich während der stationären Behandlung nicht umbringen wird und die Behandlung auch nicht ohne Absprache abbricht. Dieses Versprechen soll sie ihrer anwesenden Freundin und Ihnen geben.

Alternativ wäre auch möglich, dass die Patientin, wenn sie nicht stationär bleiben will, Ihnen aber glaubhaft versprechen kann, sich nicht umzubringen, und sich täglich ambulant vorstellt. Dieser Lösung sollten Sie aber nur zustimmen, wenn es Ihnen auch mit Nachdruck nicht gelingt, die Patientin von der Notwendigkeit einer stationären Krisenintervention zu überzeugen, und die Patientin stabile Bezugspersonen hat, zu denen sie Vertrauen hat und bei denen sie in den nächsten Tagen unter Aufsicht wohnen kann.

FRAGE
Wie gehen Sie vor, wenn die Patientin das Versprechen, sich nicht umzubringen, nicht geben würde und auch jede andere Art von Behandlung (z. B. tägliche ambulante Vorstellungen) verweigern würde?

Dann müssten Sie die Patientin fürsorglich wegen **akuter Eigengefährdung** durch Suizidalität zurückhalten und sie auf eine geschlossene Station aufnehmen. Dort müsste dann im Sinne des Unterbringungsgesetzes (> Fall 5) eine richterliche Anhörung durchgeführt werden.

Die Entscheidung, eine Patientin mit konkreten Suizidgedanken auf eine offene Station aufzunehmen, sollte vom Oberarzt überprüft werden. Eine fürsorgliche Zurückhaltung darf immer nur von einem Facharzt angeordnet werden.

Verlauf

Die Patientin stimmt erleichtert einer freiwilligen stationären Aufnahme auf einer offenen Kriseninterventionsstation zu und gibt ihrer Freundin und Ihnen ein glaubhaftes Nonsuizid-Versprechen für die Zeit der stationären Behandlung. Die zeitliche Begrenzung eines solchen Versprechens ist immer sinnvoll und notwendig, weil ein unbefristetes Versprechen für die Patientin in ihrem jetzigen Zustand eine zu große Hürde wäre.

FRAGE
Wie viele Patienten werden jährlich nach Suizidversuchen in Deutschland stationär behandelt?

Über 100.000 Patienten. Der Suizid gehört zu den zehn häufigsten Todesursachen. Bei Suizidversuchen überwiegt das weibliche, bei erfolgten Suiziden das männliche Geschlecht. Mit steigendem Alter nimmt die Suizidrate zu.

FRAGE
Kennen Sie Risikogruppen für Suizidhandlungen?

 Nahezu alle Menschen, die einen Suizidversuch bzw. einen Suizid unternehmen, leiden an einer im Prinzip behandelbaren psychischen Erkrankung (wie z. B. Depression, Schizophrenie, Anpassungsstörung oder Sucht). So haben z. B. 80 % aller Menschen, die an einer schweren depressiven Episode leiden, Suizidgedanken, und 10 % dieser Patienten unternehmen Suizidversuche. 15 % aller Patienten, die mindestens einmal in ihrem Leben wegen einer depressiven Episode stationär behandelt wurden, sterben später durch Suizid.

FRAGE
Was ist der beste Prädiktor, ob ein Patient einen Suizidversuch unternehmen wird?

 Patienten, die bereits in der Vorgeschichte einen Suizidversuch unternommen haben, haben das größte Risiko, es wieder zu tun. Es muss daher immer auch nach Suizidversuchen in der Vorgeschichte gefragt werden.

FRAGE
Welche Beispiele für auslösende Faktoren von Anpassungsstörungen kennen Sie?

 Verlust einer wichtigen Bezugsperson durch Tod oder Trennung, finanzielle Verluste, berufliche Niederlagen und Enttäuschungen durch wichtige Bezugspersonen sind Beispiele für auslösende Faktoren von Anpassungsstörungen. Auch schwere körperliche Erkrankungen können Anpassungsstörungen zur Folge haben.

FRAGE
Welche Zeitkriterien und unterschiedliche Formen definiert das ICD-10 für Anpassungsstörungen?

 Die Symptome beginnen definitionsgemäß innerhalb eines Monats nach der Belastung und dauern nicht länger als sechs Monate nach Ende der Belastung oder ihrer Folgen, außer bei der längeren depressiven Reaktion.
Die diagnostischen Voraussetzungen sind:
- **A:** Eine psychosoziale Belastung von nicht außergewöhnlichem oder katastrophalem Ausmaß ist eingetreten (nach einer Extremtraumatisierung wie z. B. bei einer Vergewaltigung oder nach Geiselnahme müsste geprüft werden, ob die Kriterien für eine posttraumatische Belastungsstörung [PTBS] erfüllt sind, ➤ Fall 39).
- **B:** Es treten Symptome und Verhaltensstörungen wie bei affektiven Störungen, Angststörungen, Belastungs- oder somatoformen Störungen oder Störungen des Sozialverhaltens auf, ohne dass deren Diagnosekriterien erfüllt sind.

Die **Formen** der Anpassungsstörung werden je nach den vorherrschenden klinischen Merkmalen unterschieden in Anpassungsstörung z. B. mit kurzer oder längerer depressiver Reaktion, mit Angst, mit Störung des Sozialverhaltens (z. B. Aggressivität oder Dissozialität, häufig bei Jugendlichen) und sonstige Anpassungsstörungen.

MERKE

Die Symptomatik der Anpassungsstörungen kann sehr vielgestalig sein. Anpassungsstörungen sind wissenschaftlich wenig untersucht. Die Abgrenzung gegen natürliche, nachvollziehbare Reaktionen und gegen andere spezifische Störungen kann schwierig sein.

FRAGE

Wie würden Sie die Inhalte der Krisenintervention skizzieren?

Durch verständnisvolle und stützende Zuwendung der Therapeuten sollte zu Beginn eine tragfähige therapeutische Bindung aufgebaut werden. Die Zeit arbeitet für die Patientin, die bisher die Erfahrung noch nicht machen konnte, dass Trennungsschmerzen vorübergehen können.

Die Suizidalität muss jeden Tag überprüft werden. Initial können Kontakte mit dem Pflegepersonal im Abstand von einigen Stunden (z. B. alle zwei Stunden) vereinbart werden, um den Verlauf der Suizidgedanken und eventuell einschießende Suizidimpulse zu erfragen.

Falls eine ausgeprägte psychomotorische Anspannung vorliegen sollte, kann initial eine vorübergehende sedierende Medikation hilfreich sein (z. B. 25–50 mg Promethazin z. B. Atosil®, 2–3-mal täglich; oder 0,5–1 mg Lorazepam z. B. Tavor®, 2–3-mal täglich). Die Medikamente können mit Rückbildung der Suizidalität und Anspannung und mit zunehmender Tragfähigkeit der psychotherapeutischen Beziehung wieder ausgeschlichen werden.

Der Fokus der psychotherapeutischen Behandlung liegt auf dem auslösenden Problem. Persönliche Vulnerabilitätsfaktoren müssen exploriert und berücksichtigt werden. Das Wahrnehmen und Ausdrücken sowie die Akzeptanz des Trennungsschmerzes und der damit verbundenen Gefühle (z. B. Trauer, Angst, Scham, Wut, Hilflosigkeit) und Gedanken sollte angestrebt werden. Die Aktivierung persönlicher Ressourcen (z. B. andere Beziehungen, Talente, Fertigkeiten etc.) und das Aufzeigen der Zukunftsperspektiven dienen der Wiedergewinnung von Selbstkontrolle.

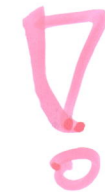

Mit Einverständnis der Patientin sollten die Eltern frühzeitig informiert und einbezogen werden, die vom Ausmaß des Leidens ihrer Tochter möglicherweise noch nichts wussten und deshalb selbst nicht gegensteuern konnten. Soziale Kontakte zu wichtigen Bezugspersonen (z. B. zur Freundin) sollten auch während eines stationären Aufenthalts aufrechterhalten werden.

MERKE

Bei suizidalen Patienten muss die Suizidalität engmaschig überprüft werden.

Verlauf

Nach zehn Tagen wird die Patientin in gut stabilisiertem Zustand entlassen. Auch mit der Unterstützung ihrer Familie und ihrer Freundin (die Mutter und die Freundin berichteten eigene Erfahrungen mit Trennungen) konnte sie den Blick wieder zunehmend nach vorne richten, auch erstmals Wut auf den Exfreund formulieren. Das Gefühl der Betäubung war rückläufig, sie musste nicht mehr ungewollt weinen, Antrieb und Interesse kamen zurück. Sie hatte keine Suizidgedanken mehr.

Eine poststationäre ambulante psychiatrische bzw. psychotherapeutische Weiterbehandlung erscheint daher nicht notwendig. Sie wird aber darauf hingewiesen, dass sie sich jederzeit frühzeitig vorstellen kann, wenn sie erneut in eine Krisensituation kommen sollte.

> **Lernziele**
> Symptomatik und Kriterien der Anpassungsstörung
> Diagnostik von Suizidalität
> Epidemiologische Bedeutung von Suizidalität
> Methoden der Krisenintervention bei Anpassungsstörungen

ICD-10

F43.2   Depressive Anpassungsstörung

2 Druck vom Chef

Erstgespräch

Sie sind Stationsarzt einer Station für Patienten mit Alkoholabhängigkeit, auf der dreiwöchige sog. „qualifizierte Entzugsbehandlungen" durchgeführt werden. In Ihrer ambulanten
Sprechstunde erscheint ein 47-jähriger Maler in Begleitung seiner Ehefrau. Er selbst wisse
nicht so genau, ob er bei Ihnen an der richtigen Adresse sei, aber seine Frau fände, dass er
ein Alkoholproblem habe. Nun habe auch sein Chef mit Entlassung gedroht, wenn er nichts
dagegen unternähme. Er trinke manchmal einen über den Durst und er gebe ja zu, dass er
und seine Frau deshalb schon öfter in Streit geraten seien. Dass man ihm deshalb gleich ein
Alkoholproblem unterstellen müsse, davon sei er allerdings nicht überzeugt.

FRAGE
Als Erstes müssen Sie abklären, ob bei dem Patienten eine Alkoholabhängigkeit vorliegt. Schicken Sie
für das Gespräch die Ehefrau aus Ihrem Zimmer?

Sie schicken die Ehefrau keinesfalls aus dem Zimmer, sofern der Pat. mit ihrer Anwesenheit
einverstanden ist. Dissimulation ist bei Patienten mit einer Suchterkrankung ein sehr häufiges Problem, sodass fremdanamnestische Informationen für Sie sehr wertvoll sind. Häufig
begeben sie sich erst auf Druck ihrer Umwelt in Behandlung.

MERKE

Patienten mit Suchtmittelmissbrauch oder -abhängigkeit dissimulieren häufig hinsichtlich ihres
Konsums. Daher sind fremdanamnestische Daten sowie ggf. Laboruntersuchungen zur Erfassung
des Konsums wertvoll.

FRAGE
Welche Informationen benötigen Sie zur diagnostischen Abklärung?

Sie fragen nach den Konsumgewohnheiten des Patienten, also den konsumierten Mengen,
dem zeitlichen Konsummuster, mit dem Konsum verbundenen sozialen und medizinischen Problemen sowie Toleranzentwicklung und Auftreten von Entzugserscheinungen.
Zur Übersicht über die diagnostischen Kriterien der Abhängigkeit siehe ➤ Tabelle 2.1
oder ausführlicher ➤ Fall 15.

Tab. 2.1	Diagnose einer Alkoholabhängigkeit nach ICD-10 (F10.2).
1.	Ein starker Wunsch oder Zwang, Alkohol zu konsumieren (Craving)
2.	Verminderte Kontrolle über den Konsum

Tab. 2.1	Diagnose einer Alkoholabhängigkeit nach ICD-10 (F10.2). *(Forts.)*
3.	Körperliche Entzugserscheinungen
4.	Toleranzentwicklung
5.	Vernachlässigung anderer Interessen zugunsten des Konsums
6.	Anhaltender Konsum trotz eindeutiger schädlicher Folgen

Die Diagnose einer Alkoholabhängigkeit wird gestellt, wenn innerhalb der vergangenen 12 Monate mindestens 3 der genannten 6 Kriterien gleichzeitig vorlagen.

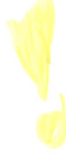

Untersuchung

Aus dem Bericht des Patienten, der nur sehr zögernd berichtet und wenig motiviert für genaue Angaben zu sein scheint, entnehmen Sie, dass er ab der Jugend gelegentlich Alkohol in normalen Mengen konsumiert habe. Mehr als zwei Bier pro Abend habe er damals selten getrunken, da er spätestens nach vier Bier betrunken gewesen sei. Der Konsum habe sich ab dem Alter von ca. 30 Jahren im Zusammenhang mit einem neuen Arbeitsplatz gesteigert bis hin zu einem halben Kasten Bier täglich. Seitdem sei der Konsum schwankend mit gelegentlichen mehrmonatigen trockenen Phasen. Aktuell trinke er ca. 10 bis 15 Flaschen Bier täglich, das erste Bier zum Frühstück, da er morgens sehr zittrig sei. Durch die Trinkerei habe er gelegentlich Streit mit seiner Frau gehabt, jetzt habe auch der Chef ein Ultimatum gestellt. Von seiner früher sehr aktiven Tätigkeit im Fußballverein habe er sich in den letzten Jahren zurückgezogen. Möglicherweise hänge das mit dem Alkoholkonsum zusammen. Jeden Tag nehme er sich vor, weniger zu trinken, schaffe das dann aber nicht. Der Besuch bei Ihnen sei sein erster Behandlungsanlauf. Sein Hausarzt ermahne ihn immer wieder wegen seiner schlechten Leberwerte, ernsthafte Folgeerkrankungen seien aber noch nicht aufgetreten.

Die Ehefrau gibt an, dass die trockenen Phasen des Mannes immer nur wenige Tage gedauert hätten, danach habe ihr Mann meist heimlich wieder zu trinken begonnen. Die letzte kurze Trockenphase sei mehr als ein Jahr her. Ihr gemeinsamer 19-jähriger Sohn, der noch zu Hause wohne, habe wegen des Alkohols immer wieder sehr heftige Auseinandersetzungen mit dem Patienten gehabt, teilweise sei es sogar fast zu tätlichen Auseinandersetzungen gekommen, die sie aber immer habe abwenden können. Sie selbst drohe seit Jahren mit Trennung, habe diese jedoch wegen des Sohnes bisher nicht vollzogen. Der Sohn ziehe aber in absehbarer Zeit aus, sodass sie fest entschlossen sei, sich dann von ihrem Mann zu trennen, wenn dieser nichts gegen sein Alkoholproblem unternehme.

FRAGE

Welche Kriterien der Alkoholabhängigkeit liegen vor, wie lautet Ihre Diagnose?

Sie können feststellen, dass der Patient einen starken Wunsch nach Alkohol hat, den Konsum nicht kontrollieren kann, bei Abstinenz mit Entzugssymptomen reagiert und eine zunehmende Toleranz entwickelt hat. Außerdem trinkt er trotz inzwischen deutlicher sozialer und medizinischer Folgeprobleme. Damit können Sie die Diagnose einer Alkoholabhängigkeit sichern (➤ Fall 15 zur Diagnostik von Suchtstörungen).

F R A G E
Wie klären Sie den Patienten über seine Störung sowie die Behandlungsmöglichkeiten der Alkoholabhängigkeit auf?

Alkoholabhängigkeit ist in Deutschland **bei Männern die häufigste,** bei Frauen die zweit-
häufigste **psychische Störung.** Ca. 3 % der Bevölkerung weist eine Alkoholabhängigkeit
auf. In vielen Fällen verläuft die Störung chronisch, mit u. U. gravierenden sozialen, finanziellen und medizinischen Folgeproblemen.

Die Behandlung erfolgt in Deutschland im gestuften Suchthilfesystem, an dem psychiatrische Kliniken, Rehabilitationskliniken und ambulante Beratungsstellen sowie Selbsthilfegruppen beteiligt sind. Die erste Phase der Behandlung ist die **Entgiftung,** die meistens stationär in psychiatrischen oder Allgemeinkrankenhäusern durchgeführt wird. Die Entgiftung dauert zwischen wenigen Tagen im Allgemeinkrankenhaus und ca. drei Wochen im
qualifizierten Entzug in psychiatrischen Kliniken, die auch eine begleitende psychotherapeutische Behandlung integrieren. Nach erfolgreicher Entgiftung, also bei bestehender Abstinenz, folgt die Phase der **Entwöhnungsbehandlung,** deren Ziel darin besteht, die Funktion von Alkohol zu verstehen, ein Leben in Abstinenz zu lernen und die dafür notwendigen
Kompetenzen zu erwerben. Die Entwöhnung kann entweder stationär als mehrmonatige
Rehabilitationsbehandlung oder ambulant, vorwiegend von Beratungsstellen, durchgeführt
werden.

F R A G E
Wie lautet Ihre Therapieempfehlung für unseren Patienten?

Im vorliegenden Fall sollte eine stationäre qualifizierte Entgiftung mit anschließender ambulanter Entzugsbehandlung durchgeführt werden. Eine stationäre Entwöhnung ist zunächst nicht indiziert, da der Patient noch keine erfolglosen Entwöhnungsversuche hinter
sich hat, keine schweren körperlichen oder psychiatrischen Begleiterkrankungen vorliegen
und er insgesamt noch eine funktionierende soziale Einbindung besitzt.

Für die Zeit bis zur stationären Aufnahme versuchen Sie, ihn zu einer Verringerung seines Alkoholkonsums zu motivieren. Dabei ist das Ziel nicht Abstinenz; dies wäre einerseits
unrealistisch und andererseits bei hohem Alkoholkonsum aufgrund potenziell schwerer
Entzugserscheinungen sogar gefährlich. Es geht darum, dass der Patient beginnt, sich mit
einer Veränderung seines Konsums auseinanderzusetzen.

Bspw. könnte er versuchen, einen Tag weniger zu trinken, oder bereits am Abend vor der
Aufnahme mit dem Trinken aufzuhören.

F R A G E
Zwei Wochen später nehmen Sie den Patienten stationär zur qualifizierten Entzugsbehandlung auf.
Welches sind neben der medizinischen Betreuung (➤ Fall 15, ➤ Fall 45) die wichtigsten Ziele der
psychotherapeutischen Behandlung?

Abstinenz ist für Suchtpatienten nur unter der Inkaufnahme vieler aversiver Stimuli (Entzugssymptome, Suchtdruck, notwendige soziale Veränderungen etc.) zu erreichen und
durchzuhalten. Ein zentrales Problem bei Suchtstörungen ist daher die häufig **ambivalente
Motivationslage** sowie die **hohe Rückfallgefahr** (50–60 % der Patienten erleben mittelfris-

tig einen Rückfall). Die wesentlichen psychotherapeutischen Ziele des qualifizierten Entzugs bestehen daher darin, das Problembewusstsein der Patienten zu schärfen und eine stabile Abstinenzmotivation aufzubauen.

Weitere wichtige psychotherapeutische Inhalte, die großteils in der nachfolgenden Entwöhnungsphase behandelt werden, sind

- ausführliche Informationen zu Suchterkrankungen
- eine detaillierte Analyse der Entwicklung und Aufrechterhaltung der Abhängigkeit
- das Training sozialer Kompetenzen (v. a. Ablehnungstraining)
- Bewältigungsstrategien bei der Konfrontation mit Alkohol (z. B. durch Expositionstrainings, ➤ Fall 9)
- die Erstellung eines Notfallplans zur Überwindung eines Rückfalls.

FRAGE

Welche Methoden setzen Sie zur Motivationsförderung und zur Verbesserung des Problembewusstseins ein?

In der Therapie werden Vor- und Nachteile sowohl eines abstinenten Lebens als auch eines Lebens mit Alkohol besprochen. Zur Veranschaulichung wird eine **Vierfeldertafel** eingesetzt, in der jeweils die kurzfristigen und langfristigen Vor- und Nachteile der Abstinenz eingetragen werden. Alternativ lässt sich die Vierfeldertafel mit den Vor- und Nachteilen von Abstinenz und Trinken aufstellen oder ein Arbeitsblatt mit einer Waage einsetzen, in dem auf die Waagschalen jeweils die Vorteile für Abstinenz bzw. Trinken eingetragen werden (➤ Tab. 2.1).

Diese Methoden sind geeignet, die **Ambivalenz der Motivationslage** abzubilden und gleichzeitig die Abstinenzmotivation zu stärken, da damit deutlich wird, dass der Alkoholkonsum eher von kurzfristigen Konsequenzen gesteuert wird, während mit der Abstinenz die Erfüllung langfristiger Ziele verbunden ist. Gleichzeitig wird der Patient darauf vorbereitet, dass Abstinenz nicht immer leicht durchzuhalten ist.

Tab. 2.2 Vierfeldertafel zum Aufbau von Abstinenzmotivation mit Beispielen.

	Kurzfristig	**Langfristig**
Vorteile von Abstinenz	• Verbessert die Beziehung zur Ehefrau • Rettet Arbeitsplatz	• Bessere körperliche Gesundheit • Ehe bleibt erhalten
Nachteile von Abstinenz	• Nur durch Entzugssymptome zu erreichen • Probleme in Beziehungen zu Saufkumpanen	• Anstrengend durchzuhalten • Keine völlig ungezwungene Teilnahme an Festen u. Ä. möglich

FRAGE

Der Patient hat die Behandlung eher fremdmotiviert (Ehefrau, Chef) angetreten. Welche Gesprächstechnik setzen Sie ein, um die eigene Motivation des Patienten zu fördern?

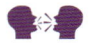

Aus der sozialpsychologischen Forschung ist bekannt, dass Menschen sich Motive eher zu eigen machen, wenn sie sie selbst aussprechen. Weiterhin ist bekannt, dass die Qualität der Therapiebeziehung den größten Teil des psychotherapeutischen Behandlungserfolgs ausmacht. Diese beiden Faktoren werden gezielt durch eine motivationsfördernde Gesprächsführung gefördert, z. B. nach dem Konzept des „Motivational Interviewing" nach Miller.

Beim „**Motivational Interviewing**" gibt sich der Therapeut bewusst „nicht schlauer als der Patient", er zeigt, dass er den Standpunkt des Patienten verstehen kann und spiegelt diesen gleichzeitig wider. Dadurch soll sich der Patient einerseits verstanden fühlen und sich andererseits selbst „auf die Schliche kommen", wie er seine eigenen Probleme verleugnet oder beschönigt.

MERKE

Das **Motivational Interviewing** ist ein Konzept der Gesprächsführung speziell für die Behandlung von Suchtpatienten. Dabei nimmt der Therapeut bewusst einen naiven Standpunkt ein und spiegelt dem Patienten in erster Linie dessen Äußerungen wider.

Therapie

Im Rahmen der begleitenden psychotherapeutischen Behandlung während der Entgiftungsphase besprechen Sie mit dem Patienten die Gründe, die zur Aufnahme der Alkoholbehandlung geführt haben. Dabei kommt der Patient darauf zu sprechen, dass sein Arbeitgeber ihn dazu gedrängt habe. Er äußert, dass er eigentlich nicht verstehen könne, warum sein Arbeitgeber solchen Druck auf ihn ausgeübt habe, da sein Alkoholkonsum eigentlich aus seiner Sicht nicht zu einer Beeinträchtigung seiner Arbeitsleistung geführt habe.

FRAGE

Wie reagieren Sie i. S. des „Motivational Interviewing" auf diese Bemerkung, und wie unterscheidet sich dies von „alltäglichen" Reaktionen?

In einem „Alltagsgespräch" würde die Bemerkung des Patienten am wahrscheinlichsten den Widerspruch des Gegenübers erzeugen („Na ja, aber wenn Sie schon morgens ohne Bier ganz zittrig sind, … außerdem hat Ihre Frau doch von mehreren glücklicherweise glimpflich verlaufenen Arbeitsunfällen in den letzten Jahren berichtet …"). Solcher Widerspruch führt jedoch häufig zu Widerstand und Verteidigung seitens des Patienten und bringt den Patienten daher therapeutisch nicht weiter.

Mit „Motivational Interviewing" reflektieren Sie die Aussage des Patienten, ohne eine Bewertung vorzunehmen, z. B. durch Äußerungen wie „Also Sie sind im Grunde überzeugt, dass Ihr Alkoholkonsum gar kein Problem darstellt" oder „Die Meinung von Ihrem Chef macht Sie sehr ungehalten". Wenn der Patient darauf nicht bereits mit vertieftem Nachdenken über seine Situation reagiert, könnten Sie z. B. anfügen „Haben Sie denn irgendeine Erklärung dafür, warum Ihr Chef Sie so bedrängt?". Diese Interventionen können beim Patienten keinen Widerspruch auslösen und bieten ihm die Möglichkeit, in einer wertschätzenden Beziehung über seine Problematik nachzudenken.

Verlauf

Der Patient durchläuft die Entgiftung ohne Komplikationen. In den Gesprächen kristallisiert sich als wichtigstes Abstinenzmotiv heraus, dass der Patient seine Ehe als gefährdet erkennt und seine Ehefrau keinesfalls verlieren möchte. Um die Abstinenz zu sichern, sucht er sich einen Platz in einer Suchtberatungsstelle und schließt sich von Station aus der Selbsthilfegruppe der anonymen Alkoholiker an.

> **Lernziele**
> Phasen der Psychotherapie in der Behandlung der Alkoholabhängigkeit
> Psychotherapie im Rahmen des qualifizierten Entzugs
> Motivationsbehandlung im qualifizierten Entzug
> Motivational Interviewing als spezifische Form der Gesprächsführung

 ## ICD-10

F10.2   Alkoholabhängigkeit

3 Ferngesteuert

Fremdanamnese

Sie sind in der Ambulanz einer psychiatrischen Klinik tätig und erhalten einen Anruf einer besorgten Mutter. Diese berichtet, dass sich ihr 22-jähriger Sohn seit etwa zwei Monaten zunehmend verändert habe. Er sei sehr misstrauisch, fühle sich schnell angegriffen und rede stellenweise wirr durcheinander. Seit ca. drei Tagen habe er kaum geschlafen. Er berichte, dass er Botschaften von fremden Mächten bekomme und dass er Dinge tun müsse, die man ihm befehle. Er fühle sich ferngesteuert. Vor zwei Jahren habe er eine ähnliche Symptomatik gehabt, die jedoch nur zwei Wochen angehalten habe.

Damals habe er von einem niedergelassenen Nervenarzt Haldol® erhalten, worunter sich die Symptomatik sehr schnell zurückgebildet habe. Er habe Haldol® jedoch sehr schlecht vertragen, er sei ganz „steif" geworden, habe ausgesehen wie ein Mensch mit Parkinson-Erkrankung und habe deshalb die Medikation schnell abgesetzt.

Der Sohn befinde sich jetzt im 6. Studiensemester für Maschinenbau, habe aber erst zwei Fachsemester abgeschlossen. In der jetzigen Phase sei er noch nicht beim Arzt gewesen.

FRAGE
Welche psychopathologischen Symptome können Sie aus der Fremdanamnese entnehmen? Wonach fragen Sie die Mutter noch?

Der Sohn spricht davon, Dinge tun zu müssen, die man ihm befehle. Außerdem erhalte er Botschaften von fremden Mächten. Beides können Hinweise auf Wahrnehmungsstörungen in Form von akustischen Halluzinationen sein. Dass er sich ferngesteuert fühlt, weist auf das Vorliegen von Ich-Störungen in Form von Fremdbeeinflussungserleben hin. Weiterhin berichtete die Mutter über eine formale Denkstörung, nämlich Denkzerfahrenheit („durcheinanderreden"). Sein Misstrauen kann auf das Vorliegen einer Wahnstimmung bzw. von Wahnsymptomen hinweisen. Zudem bestehen offenbar schwere Schlafstörungen.

Zur Vervollständigung des psychopathologischen Befunds und der Planung des weiteren Vorgehens fragen Sie die Mutter nach der Affektlage des Sohnes, ob er sich sozial zurückgezogen habe, sich von den genannten fremden Mächten verfolgt fühle und ob er Suizidgedanken geäußert oder anderen mit Gewalt gedroht habe. Wichtig ist auch die Frage, ob er in letzter Zeit Drogen eingenommen hat (drogeninduzierte Psychose!).

Weitere Fremdanamnese

Die Mutter antwortet auf Ihre Fragen, dass der Sohn niedergeschlagen sei und sich sozial zurückgezogen habe. Er fühle sich von fremden Mächten verfolgt und bedroht. Er habe jedoch niemandem mit Gewalt gedroht und auch nie von Suizidgedanken gesprochen. Drogen habe er, soweit sie das wisse, immer abgelehnt.

FRAGE

Was raten Sie der Mutter?

Sie raten der Mutter, ihren Sohn unverzüglich in der Ambulanz vorzustellen. Sie raten ihr dies, weil sich die Symptomatik in den letzten Tagen akut zugespitzt hat und die Realitätsstörung so ausgeprägt erscheint, dass eine akute Eigengefährdung nicht auszuschließen ist, auch wenn der Sohn nicht explizit von Suizidgedanken gesprochen oder anderen Menschen gedroht hatte.

FRAGE

Eine Stunde später wird die Mutter mit ihrem Sohn in der Ambulanz vorstellig. Was ist bei der Gesprächsführung mit dem Patienten zu beachten? Welche Haltung ist gegenüber einem Menschen mit Wahnerleben sinnvoll?

Sie versuchen, durch ruhiges Zuhören und einfühlsame Fragen das Vertrauen des Patienten und damit mehr Informationen zu seinem subjektiven Erleben zu gewinnen. Von großer Wichtigkeit ist dabei, dass Sie sich mit dem Patienten nicht in Diskussionen über den Realitätsgehalt seines Erlebens (Wahninhalte, Stimmenhören, Fremdbeeinflussung) verstricken und ihm damit vermitteln, er „bilde sich das alles nur ein". Günstiger ist es, den Patienten in seinen subjektiven Wahrnehmungen ernst zu nehmen, ohne diese als „objektive Wahrheit" zu bestätigen. Entscheidend ist dabei, sich das enorme Ausmaß von Angst und Gequältheit klar zu machen, unter welchem der Patient durch die psychotische Symptomatik leidet. Über diesen Affekt kann bei entsprechender Empathie oft auch zu schwer psychotischen Patienten eine Beziehung aufgebaut werden.

Untersuchung

In der Untersuchungssituation macht der Patient einen unruhigen Eindruck. Es fällt ihm offenbar schwer, stillzusitzen und sich auf das Gespräch zu konzentrieren. Mehrmals will er aufstehen und den Raum verlassen. Auf Ihre Fragen antwortet er stockend, mehrmals verliert er im Gespräch den roten Faden oder antwortet auf Ihre Fragen mit etwas völlig anderem. Teilweise sind seine Äußerungen unzusammenhängend. Er kann jedoch korrekt Ihre Fragen beantworten, wie er heißt und wann er geboren ist, wo er sich gerade befindet und welchen Tag wir haben. Zweimal während des Gesprächs dreht er sich nach hinten um und unterbricht seine Äußerungen. Auf Ihre Nachfrage, ob da jemand mit ihm gesprochen habe, antwortet er schließlich, eine Stimme habe gerade geäußert, er sei ein Idiot, er säße da schon wieder rum und quatsche mit einem Quacksalber und er solle doch besser weglaufen und sich umbringen. Er glaube, dass er von diesen bösen Mächten umgebracht werde. Er sehe keinen Sinn mehr darin, in dieser Situation weiterzuleben. Er habe schon daran gedacht sich umzubringen.

FRAGE
Können Sie Ihre Gesprächsergebnisse zu einem psychopathologischen Befund zusammenfassen?

Der Patient ist bewusstseinsklar und allseits orientiert. Er leidet unter Konzentrationsstörungen sowie formalen Denkstörungen in Form von inkohärentem Denken, Gedankenabreißen und Vorbeireden. Es bestehen inhaltliche Denkstörungen in Form von Wahnerleben, verfolgt und umgebracht zu werden. Wahrnehmungsstörungen bestehen in Form von kommentierenden („Da sitzt er wieder rum") und imperativen („Bring dich doch um") Stimmen. Ich-Störungen bestehen in Form des von der Mutter berichteten Fremdbeeinflussungserlebens. Psychomotorisch ist der Patient agitiert. Es besteht akute Suizidalität (imperative Stimmen, die den Patienten zum Suizid auffordern), eine akute Fremdgefährdung ist nicht sicher auszuschließen.

FRAGE
Welche Verdachtsdiagnose stellen Sie aufgrund der Symptomatik und welche Verdachtsdiagnose muss für die Symptomatik vor zwei Jahren angenommen werden?

Sie stellen die Verdachtsdiagnose einer schizophrenen Psychose. In ➤ Tabelle 3.1 sind die Diagnosekriterien für eine Schizophrenie nach der ICD-10 (International Classification of Disorders; Diagnosemanual der WHO) zusammengestellt. In unserem Fall sind die Diagnosekriterien hinsichtlich der Symptomatik und ihrer Dauer erfüllt, da sogenannte bizarre Wahnthemen (Kontakt mit fremden Mächten) sowie Ich-Störungen und akustische Halluzinationen seit ca. zwei Monaten bestehen.

Das Zeitkriterium von mindestens einem Monat Dauer der schizophrenen Symptomatik ist vor zwei Jahren offenbar nicht erfüllt worden, möglicherweise bedingt durch die frühzeitige Behandlung. Für die damalige Episode muss daher die Verdachtsdiagnose einer akuten schizophrenieformen psychotischen Störung angenommen werden. Dieses Krankheitsbild entspricht dem Vollbild einer Schizophrenie mit dem Unterschied, dass das Zeitkriterium nicht erfüllt wird. Diese letzte Episode kann jetzt angesichts des Verlaufs der Erkrankung (Leistungsschwierigkeiten im Studium und erneute akute psychotische Exazerbation) als Erstmanifestation der schizophrenen Psychose interpretiert werden.

Tab. 3.1 Diagnosekriterien der Schizophrenie nach ICD-10.

Die Diagnose einer Schizophrenie kann gestellt werden, wenn mindestens ein eindeutiges Symptom der Gruppe 1–4 oder mindestens zwei Symptome der Gruppe 5–9 für einen Zeitraum von mindestens einen Monat bestanden haben.	
1	Ich-Störungen (Gedankenlautwerden, Gedankeneingebung, Gedankenentzug oder Gedankenausbreitung)
2	Inhaltliche Denkstörungen in Form von Kontrollwahn, Beeinflussungswahn, Gefühl des Gemachten, Wahnwahrnehmungen
3	Akustische Halluzinationen in Form kommentierender, dialogischer oder anderer Stimmen, die aus einem Teil des Körpers kommen

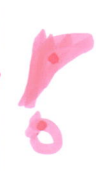

Tab. 3.1 Diagnosekriterien der Schizophrenie nach ICD-10. *(Forts.)*

Die Diagnose einer Schizophrenie kann gestellt werden, wenn mindestens ein eindeutiges Symptom der Gruppe 1–4 oder mindestens zwei Symptome der Gruppe 5–9 für einen Zeitraum von mindestens einen Monat bestanden haben.	
4	Anhaltender, kulturell unangemessener oder völlig unrealistischer (bizarrer) Wahn (z. B. das Wetter kontrollieren zu können oder im Kontakt mit Außerirdischen zu sein)
5	Anhaltende Halluzinationen jeder Sinnesmodalität
6	Formale Denkstörungen in Form von Gedankenabreißen oder Einschiebungen in den Gedankenfluss, was zu Zerfahrenheit, Danebenreden oder Wortneubildungen (Neologismen) führt
7	Katatone Symptome wie Erregung, Haltungsstereotypien oder wächserne Biegsamkeit (Flexibilitas cerea), Negativismus, Mutismus und Stupor
8	„Negative" Symptome wie auffällige Apathie, Sprachverarmung, verflachter oder inadäquater Affekt, zumeist mit sozialem Rückzug und verminderter sozialer Leistungsfähigkeit
9	Sehr eindeutige und durchgängige Veränderungen bestimmter umfassender Aspekte des Verhaltens, die sich in Ziellosigkeit, Trägheit, einer „in sich selbst verlorenen Haltung" und sozialem Rückzug manifestiert

F R A G E

Welche wichtigen Subtypen schizophrener Psychosen kennen Sie? Welche Form liegt hier vor?

In unserem Fall handelt es sich um eine **paranoide Schizophrenie.** Diese ist die häufigste Schizophrenieform. Im Vordergrund der Symptomatik stehen Wahnerleben, Halluzinationen und Ich-Störungen. Weitere wichtige Formen der Schizophrenie stellen die katatone und die hebephrene Schizophrenie dar. Bei der **katatonen Schizophrenie** beherrschen katatone Symptome wie z. B. Stupor, psychomotorische Erregung oder Haltungs- und Sprachstereotypien das klinische Bild. Im Vordergrund des klinischen Bilds bei **hebephrenen Schizophrenien,** die meist schon in der Jugend beginnen, stehen Affektstörungen (flacher, unpassender, heiter-läppischer Affekt), Denkstörungen (ungeordnetes Denken, unbestimmte oder bizarre Sprache) und Antriebsstörungen (apathisches oder ungeniert-distanzloses Verhalten).

Weitere wichtige Formen sind die **undifferenzierte Schizophrenie,** bei der zwar die allgemeinen Diagnosekriterien erfüllt sind, aber die Symptomatik nicht eine eindeutige Zuordnung zu den drei oben genannten Formen zulässt, und das schizophrene Residuum (➤ Fall 24).

M E R K E

Leitsymptome einer paranoiden Schizophrenie sind:
• Wahnwahrnehmungen, bizarrer Wahn
• Stimmenhören (dialogisch, kommentierend, imperativ; Gedankenlautwerden)
• Ich-Störungen (Gedankeneingebung, -entzug, -ausbreitung und Willensbeeinflussung)
(Symptome ersten Rangs nach Kurt Schneider).

F R A G E

Wie gehen Sie weiter vor? Nehmen Sie den Patienten stationär auf?

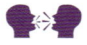

Aufgrund der akuten psychotischen Symptomatik und der akuten Suizidalität halten Sie die **stationäre Aufnahme** des Patienten für unumgänglich. Um sich hinsichtlich der bestehenden Eigengefährdung abzusichern und um zu klären, ob der Patient aufgrund der Gefährdung auch gegen seinen Willen aufgenommen werden kann, ziehen Sie Ihren zuständigen Oberarzt hinzu.

Nach einem kurzen Gespräch mit dem Patienten und seiner Mutter bestätigt er Ihre Einschätzung. Sie besprechen mit den Anwesenden die Möglichkeiten einer stationären Behandlung und raten dem sichtlich gequälten Patienten zur Aufnahme. Der Patient wirkt zunächst äußerst ambivalent, kann sich jedoch dann aufgrund seiner großen Ängste zur stationären Therapie entschließen. Wegen der akuten Suizidalität wird er auf eine geschlossene Station aufgenommen.

MERKE

Bei einem psychiatrischen Notfall muss immer abgeklärt werden, ob durch die akute Symptomatik **Eigen- oder Fremdgefährdung** besteht (Dokumentationspflicht!). Ist dies der Fall und kann die Gefahr nicht auf andere Weise abgewendet werden, muss die Klinikeinweisung veranlasst werden (notfalls auch gegen den Willen des Patienten, ➤ Fall 5).

FRAGE

Der Patient befindet sich nun auf Station. Zu welcher medikamentösen Therapie entschließen Sie sich?

Sie raten dem Patienten zu einer medikamentösen Behandlung mit einem Antipsychotikum sowie einem sedierend und angstlösend wirkenden Benzodiazepinpräparat.

FRAGE

Welche Klassen von Antipsychotika kennen Sie?

Grundsätzlich werden bei den Antipsychotika die „klassischen" oder „typischen" Neuroleptika (Antipsychotika der 1. Generation) von den „atypischen" Neuroleptika (Antipsychotika der 2. Generation) unterschieden (➤ Fall 27). Bei den „klassischen Neuroleptika" unterscheidet man weiterhin sog. hochpotente Neuroleptika wie Haloperidol (z. B. Haldol®), die stark antipsychotisch und wenig sedierend wirken, von sog. niederpotenten Neuroleptika wie Promethazin (z. B. Atosil®), die schwach antipsychotisch und stark sedierend wirken.

FRAGE

Nennen Sie Vor- und Nachteile von Antipsychotika der 1. Generation.

Vorteile der klassischen, hochpotenten Antipsychotika sind:
- notfalls auch intramuskuläre oder intravenöse Applikation möglich, falls der Patient eine orale Gabe ablehnt
- entfalten eine gute und oft schnelle antipsychotische Wirkung
- können bei notwendiger Langzeitbehandlung auch **intramuskulär** als Depotpräparat appliziert werden.

Nachteile der klassischen, hochpotenten Antipsychotika sind:
- fehlende Sedierung, dadurch ist fast immer eine zusätzliche Medikation mit einem Benzodiazepin (z. B. Diazepam, Lorazepam) notwendig

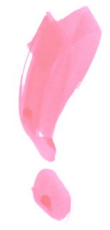

- häufig auftretende **extrapyramidalmotorische Nebenwirkungen:**
  - Frühdyskinesien: Zungen- und Schlund- oder Blickkrämpfe
  - Parkinsonoid
  - Akathisie (Sitzunruhe)
  - Spätdyskinesien, d. h. unwillkürliche, stereotype Bewegungen wie z. B. Rollen der Zunge, Schmatzbewegungen, aber auch der distalen Extremitäten. Spätdyskinesien treten bei 15–20 % der längerfristig mit Neuroleptika Behandelten auf, sind zumeist irreversibel und stellen damit eine erhebliche Beeinträchtigung dar.

Aufgrund dieser oft schwerwiegenden Nebenwirkungen besteht für die klassischen hochpotenten Antipsychotika oft eine schlechte Compliance.

Oft ist aufgrund der Frühdyskinesien eine begleitende Medikation mit Biperiden (Akineton®, Anticholinergikum), z. B. 4 mg in retardierter Form erforderlich. **Akute Frühdyskinesien** stellen einen **Notfall** dar, der mit der i. v.-Gabe von Biperiden rasch und effektiv behandelt werden kann (➤ Fall 4).

MERKE   Unter Behandlung mit klassischen, hochpotenten Antipsychotika treten häufig extrapyramidalmotorische Nebenwirkungen in Form von Frühdyskinesien, Parkinsonoid, Akathisie oder Spätdyskinesien auf.

FRAGE
Nennen Sie Vor- und Nachteile von Antipsychotika der 2. Generation.

„Atypische" Antipsychotika (z. B. Risperidon, Clozapin, Olanzapin, Amisulprid, Quetiapin, Ziprasidon, Aripiprazol) werden heute in der Regel als Mittel der Wahl zur Primärbehandlung akuter Schizophrenien eingesetzt. Sie zeichnen sich insgesamt durch eine bessere Verträglichkeit aus, weil sie keine oder in geringerem Maße extrapyramidalmotorische Nebenwirkungen entfalten. Daher ist für diese Medikamente oft auch die Compliance besser.

Von **Vorteil** ist die initiale Sedierung wie z. B. bei Olanzapin (Zyprexa®). **Nachteilig** ist, dass die meisten „atypischen" Antipsychotika nicht parenteral verabreicht werden können, mittelfristig teilweise zu einer erheblichen **Gewichtszunahme** sowie einem metabolischen Syndrom führen können (z. B. Olanzapin, Zyprexa®) und nicht selten **Blutbildveränderungen** induzieren (Leukopenie und Agranulozytose z. B. bei Clozapin, Leponex®).

FRAGE
Behandeln Sie unseren Patienten mit einem Antipsychotikum der 1. oder 2. Generation?

Wegen ihrer guten antipsychotischen Wirkung werden, wie in unserem Fall vor 2 Jahren, bei akuten psychotischen Zustandsbildern häufig initial **Antipsychotika der 1. Generation** wie z. B. Haloperidol (Haldol®) in einer Dosis von z. B. 10 mg/d in Kombination mit Benzodiazepinen (z. B. 10–30 mg Diazepam, Valium®) eingesetzt. Da der Patient jedoch in der ersten Krankheitsepisode Haldol® offenbar sehr schlecht vertragen und ein Parkinsonoid entwickelt hatte, entscheiden Sie sich jetzt für ein **Antipsychotikum der 2. Generation,** das sich durch das Fehlen bzw. zumindest seltenere Auftreten extrapyramidalmotorischer Nebenwirkungen auszeichnet.

Akuttherapie

Nach Aufnahme auf Station behandeln Sie den Patienten mit Risperidon (Risperdal®), das er trotz seines Misstrauens nach einigem Zureden auch einnimmt. Da Risperidon in hoher Dosis und bei schneller Aufdosierung auch extrapyramidalmotorische Nebenwirkungen haben kann, starten Sie mit einer relativ niedrigen Dosis von 2 × 1 mg pro Tag und steigern die Dosis über 2–3 Tage auf 4 mg pro Tag. Die zusätzliche Einnahme von Lorazepam (z. B. Tavor®, ein Benzodiazepin) in einer Dosis von 3 × 0,5–1 mg pro Tag dient der Anxiolyse und Sedierung (ausgeprägte Schlafstörungen s. o.).

FRAGE

Sie haben die Verdachtsdiagnose einer akuten Schizophrenie gestellt. Diese Diagnose kann jedoch nur gestellt werden, wenn organische Ursachen ausgeschlossen wurden. Welche Organdiagnostik leiten Sie ein?

Eine psychotische Symptomatik kann durch eine Vielzahl von organischen Erkrankungen hervorgerufen werden, die durch eine ausführliche Organdiagnostik ausgeschlossen werden müssen. Dazu gehören:

- komplette internistische und neurologische Untersuchung
- Blutentnahme: großes Blutbild, Nieren- und Leberwerte, Elektrolyte, CK, Blutzucker, Schilddrüsenhormonwerte und Entzündungsparameter
- Drogen-Screening im Urin: als Hinweis auf eine Drogeneinnahme als Ursache der psychotischen Symptomatik
- Computertomografie des Schädels wird sofort durchgeführt, wenn neurologische Symptome vorliegen; bei unauffälligem Körperstatus in den darauffolgenden Tagen. Sollte für eine spezielle Fragestellung (z. B. entzündliches Geschehen) eine höhere Auflösung gewünscht sein, veranlassen Sie eine Kernspintomografie. In der Regel ist ein kraniales CT jedoch ausreichend.
- Liquorpunktion: Kann zum Ausschluss eines entzündlichen Prozesses (z. B. Virusenzephalitis, Encephalomyelitis disseminata) sinnvoll sein (➤ Fall 21). Sie lassen zunächst die Basisparameter wie Eiweiß und Zellzahl bestimmen, dann bei Auffälligkeiten evtl. z. B. Immunglobuline, Virustiter, oligoklonale Banden und Lues-Serologie.
- Fremdanamnese zu körperlichen Vorerkrankungen oder Beschwerden: Nach der leiten Sie ggf. eine weitere Diagnostik z. B. in Richtung Autoimmunerkrankungen, HIV, Vitaminmangelsyndrome, endokrine Störungen oder Porphyrie ein.

MERKE

Eine psychotische Symptomatik mit Wahn, Ich-Störungen und Halluzinationen kann durch zahlreiche organische Störungen verursacht sein. Daher muss eine gründliche körperliche Untersuchung und eine organische Zusatzdiagnostik erfolgen, bevor die Diagnose einer Schizophrenie gestellt werden kann.

Verlauf

Die organische Abklärung inkl. Drogen-Screening hat ausschließlich unauffällige Befunde ergeben, sodass sich die Verdachtsdiagnose einer paranoiden Schizophrenie bestätigt. Unter der Therapie mit Risperidon (Risperdal®) und Lorazepam (Tavor®) ist der Patient im Verlauf von wenigen Tagen deutlich ruhiger geworden und ist nicht mehr so gequält. Auch die akute psychotische Symptomatik bildet sich langsam zurück. Nach drei Wochen Behandlung auf der geschlossenen Aufnahmestation mit zunehmender Lockerung der Ausgangsregelung (da er nicht mehr akut suizidal ist, erhält er Ausgang zuerst mit den Eltern, dann mit Mitpatienten), wird er auf eine offene Station zur Weiterbehandlung verlegt.

FRAGE

Wie beantworten Sie die Fragen des Patienten und seiner Eltern nach Häufigkeit und Ursache der Schizophrenie sowie dem zu erwartenden Verlauf der Erkrankung?

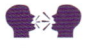

Bevor Sie mit den Eltern reden, müssen Sie das Einverständnis des Patienten für ein Gespräch einholen! Sie sollten dann folgende Inhalte vermitteln:

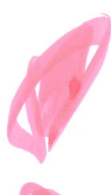

Die Schizophrenie ist eine der häufigsten psychischen Erkrankungen. Die Wahrscheinlichkeit, irgendwann einmal während des Lebens an einer Schizophrenie zu erkranken (Lebenszeitprävalenz) beträgt in allen Ländern der Erde ca. 1 %. Die Punktprävalenz liegt bei 0,1–0,4 %. Die Ursache der Schizophrenie ist unbekannt. Man nimmt ein sog. Vulnerabilitäts-Stress-Modell der Schizophrenie an, bei dem biologische/genetische Faktoren die Vulnerabilität zu erkranken bedingen und Umweltfaktoren (Stress!) die Krankheitsepisoden auslösen. Der Verlauf der Erkrankung kann sehr unterschiedlich sein und ist nicht sicher vorherzusagen. Eine Wiedererkrankung innerhalb von 2 Jahren nach dem ersten Klinikaufenthalt (wie bei unserem Patienten) findet sich etwa bei 70 % der schizophren Erkrankten (➤ Fall 24). Sie sollten auf jeden Fall darauf hinweisen, dass die antipsychotische Medikation für den Langzeitverlauf entscheidend ist! Mit anderen Worten, das eigenmächtige Absetzen der antipsychotischen Medikation stellt einen der wichtigsten Faktoren für eine Wiedererkrankung dar!

FRAGE

Was gehört neben der medikamentösen Behandlung zur Therapie einer Schizophrenie?

Der Patient wie auch seine Angehörigen sollten von Ihnen während der Behandlung möglichst umfassend über die Erkrankung und ihre Behandlung informiert werden. Neben dieser Psychoedukation, die bei der Behandlung aller psychischen Erkrankungen einen großen Stellenwert besitzt, kommen nach Abschluss der Akutbehandlung vornehmlich psychosoziale und rehabilitative Behandlungskonzepte zur Anwendung. Dazu gehören neben Ergotherapie und Arbeitstherapie (z. B. Mitarbeit in der klinikeigenen Schreinerei zur Steigerung der Leistungsfähigkeit) das Training sozialer Fertigkeiten sowie kognitive Therapieprogramme zur Verbesserung kognitiver Defizite (z. B. kognitives Training an computergestützten Lernprogrammen oder Bürotraining) (➤ Fall 24).

FRAGE

Der Patient möchte nach Remission der produktiv-psychotischen Symptomatik rasch nach Hause entlassen werden. Raten Sie dem Patienten, sein Studium gleich wieder aufzunehmen?

Oft bestehen nach Abklingen der akuten psychotischen Symptome **Residualsymptome**
wie z. B. Konzentrationsschwierigkeiten, vermehrte Erschöpfbarkeit, Antriebsmangel,
Anhedonie oder Stressintoleranz, die den Betroffenen in der Alltagsbewältigung erheblich beeinträchtigen können. Dies ist auch bei unserem Patienten der Fall. Sie bieten ihm
daher als Übergang eine Fortsetzung der Behandlung im teilstationären Rahmen **(Tagesklinik) a**n.

Einer Entscheidung über den optimalen Zeitpunkt der beruflichen Wiedereingliederung
sollte eine objektive Einschätzung der Leistungsfähigkeit des Patienten vorausgehen, die
sich z. B. an seiner Leistung in der Arbeitstherapie und im kognitiven Training orientiert.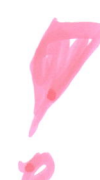
Sie empfehlen dem Patienten, bereits vor Entlassung einen Termin mit dem weiterbehandelnden **niedergelassenen Nervenarzt zu** vereinbaren, um die nahtlose Weiterbehandlung
zu sichern. Sie bieten ihm außerdem die Möglichkeit an, mit dem hauseigenen **Sozialarbeiter** weitere sozialmedizinische Fragestellungen anzugehen (z. B. Beantragung eines Urlaubssemesters, ambulanter Arbeitsversuch).

In der Behandlung der Schizophrenie haben neben der Pharmakotherapie psychosoziale Interventionen mit therapeutischen Schwerpunkten auf Information, Edukation, Training sozialer Kompetenzen und Beratung einen wichtigen Stellenwert.   **MERKE**

> **Lernziele**
> Symptome der Schizophrenie
> Unterschiedliche Formen der Schizophrenie
> Differenzialdiagnose, Ausschluss somatischer Ursachen
> Therapie der akuten Schizophrenie
> Häufige und schwere Nebenwirkungen von Antipsychotika

ICD-10

F20.0   Paranoide Schizophrenie

4 Blickkrämpfe

Notfallsituation

Sie haben Bereitschaftsdienst in einer Psychiatrischen Klinik, die auch den Notfalldienst für das Einzugsgebiet versieht. Gegen 20 Uhr stellt sich eine 19-jährige Auszubildende in Begleitung ihrer Mutter vor. Die Mutter berichtet, ihre Tochter werde wegen der Erstmanifestation einer schizodepressiven Psychose mit depressivem Affekt, Stimmenhören und bizarrem Wahn seit zwei Tagen ambulant mit dem klassischen Antipsychotikum Flupentixol (Fluanxol®) in einer Dosis von 10 mg und dem Antidepressivum Escitalopram (Cipralex®) in einer Dosis von 10 mg behandelt. Bei der Patientin beobachten Sie folgende Symptome, die laut Mutter vor einer Stunde akut aufgetreten seien und an denen die Tochter bisher nie gelitten habe: krampfartiges Herausstrecken der Zunge, Blickkrampf und tortikollisartige Bewegungen.

FRAGE
An welche Verdachtsdiagnose denken Sie?

Aufgrund des charakteristischen Bilds stellen Sie die Diagnose einer antipsychotikainduzierten Frühdyskinesie. Bei der Gabe von Antidepressiva wie Escitalopram werden derartige Nebenwirkungen nicht beobachtet.

Zu den Frühdyskinesien, die v. a. unter „klassischen Neuroleptika" wie z. B. Flupentixol bei ca. 20 % der Patienten vorübergehend auftreten, werden folgende Symptome gerechnet: Zungen-, Schlund- und Blickkrämpfe (am häufigsten), unwillkürliche Bewegungen der Gesichtsmuskulatur, Verkrampfungen der Kiefermuskulatur (Trismus), tortikollisartige, choreatische, athetoide und auch torsionsdystone Bewegungsabläufe in der Muskulatur des Halses und der oberen Extremitäten.

Die Frühdyskinesien manifestieren sich fast ausschließlich zu **Behandlungsbeginn** (meist in der 1. Behandlungswoche) und korrelieren deutlich mit der Geschwindigkeit der Dosissteigerung. Später treten sie dann nur noch auf, wenn die Dosis plötzlich erhöht oder auch reduziert wird. In unserem Fall entwickelten sich die Frühdyskinesien wahrscheinlich wegen der recht hohen Anfangsdosis von Flupentixol. Bei einschleichender Dosierung wäre es weniger wahrscheinlich zu dieser unangenehmen Nebenwirkung gekommen.

MERKE

Frühdyskinesien manifestieren sich fast ausschließlich zu Beginn einer Behandlung mit hochpotenten Antipsychotika der 1. Generation. Sie treten meist bei schneller Dosisänderung auf.

FRAGE
Welche weiteren extrapyramidalmotorischen Nebenwirkungen klassischer Antipsychotika kennen Sie, und wie unterscheiden sich diese im klinischen Bild?

Weitere extrapyramidalmotorische Nebenwirkungen der klassischen Antipsychotika sind:
- **Parkinsonoid:** „Parkinson"-ähnliches Bild („Eingebundensein") mit Akinese (eingeschränkte Beweglichkeit), Rigor (erhöhter Muskeltonus), Hypomimie und Tremor
- **Akathisie und Tasikinesie:** Bewegungsunruhe mit Unfähigkeit, sitzen bleiben zu können (Akathisie) bzw. Drang zu ständiger Bewegung (Tasikinesie)
- **Spätdyskinesien:** abnorme unwillkürliche Bewegungen v. a. der Muskeln des Kopfs und der Extremitäten mit Herausstrecken der Zunge, Schmatzbewegungen, Grimassieren usw.
- **Malignes neuroleptisches Syndrom** (➤ Fall 14).

F R A G E
Wie können Sie der Patientin helfen?

 Zunächst klären Sie die Patientin und ihre Mutter über die recht häufige und meist harmlose Nebenwirkung auf und beruhigen sie, indem Sie ihr erklären, dass die Symptomatik auf die Behandlung mit Fluanxol® zurückzuführen ist. Dann erklären Sie der Patientin, dass Sie ihr jetzt ein Medikament geben, nämlich das Anticholinergikum Biperiden (Akineton®), das die Symptomatik in sehr kurzer Zeit beseitigen kann.

F R A G E
Wie wird Biperiden (Akineton®) appliziert und dosiert?

 In einer Notfallsituation kann **Biperiden oral, intramuskulär oder intravenös** verabreicht werden. Die orale Gabe (z. B. 2 mg Akineton® als Tablette) setzt voraus, dass der Patient schlucken kann, was bei Schlundkrämpfen evtl. nicht gegeben ist. Insbesondere dann und bei schwer ausgeprägten Frühdyskinesien, wie in unserem Fall, sollte die Gabe parenteral erfolgen (z. B. 0,5–1 Ampulle Akineton® oder 2,5–5 mg langsam i. v.), was sehr schnell wirksam ist. Wichtig ist dabei, dass eine orale Weiterbehandlung angeschlossen wird, um ein Wiederauftreten zu verhindern. Zur prophylaktischen Behandlung steht Biperiden auch als Retardform zur Verfügung (Akineton retard®, 4-mg-Tablette).

M E R K E   Das Auftreten und die inkonsequente Behandlung von Frühdyskinesien ist eine häufige Ursache für spätere Noncompliance des Patienten. Aus diesem Grund ist beim Einsatz klassischer Antipsychotika eine prophylaktische Gabe von Biperiden sinnvoll.

Verlauf

 Da die Symptome stark ausgeprägt und für die Patientin sehr unangenehm sind, applizieren Sie langsam intravenös 2,5 mg Akineton®, worunter es innerhalb von einer Minute zur völligen Rückbildung der Frühdyskinesien kommt.

Was empfehlen Sie der Patientin?

Zunächst weisen Sie die Patientin darauf hin, wie wichtig die weitere Einnahme eines Antipsychotikums zur Behandlung ihrer Psychose ist, und erklären ihr, dass es auch andere Medikamente gibt, auf die sie umgestellt werden kann. Sie empfehlen der Patientin eine Umstellung der Medikation auf ein Antipsychotikum der 2. Generation, worunter extrapyramidalmotorische Nebenwirkungen gar nicht oder zumindest seltener auftreten. Sie raten ihr daher, heute Abend und am kommenden Morgen kein Fluanxol® mehr einzunehmen und sich am Vormittag gleich bei ihrem behandelnden Psychiater vorzustellen. Das Antidepressivum soll sie weiterhin einnehmen.

Um zu verhindern, dass nach Abklingen der Biperiden-Medikation erneut Frühdyskinesien auftreten, geben Sie der Patientin 2 Tabletten à 2 mg Akineton® mit, die sie am Abend gegen 22 Uhr und am kommenden Morgen um 8 Uhr einnehmen soll. Sie bitten sie weiterhin, sich sofort wieder vorzustellen, sollten ähnliche Nebenwirkungen erneut auftreten.

FRAGE
Was müssen Sie bei längerfristiger Gabe von Biperiden beachten?

Bei der langfristigen bzw. hoch dosierten Gabe von Biperiden (Akineton®) besteht aufgrund euphorisierender Wirkung Suchtgefahr und die Gefahr des Auftretens deliranter Syndrome. Die **Gabe** sollte also **immer zeitlich begrenzt** erfolgen.

Verlauf

Die Patientin hatte die Medikamente wie vereinbart eingenommen und sich am kommenden Morgen bei ihrem Psychiater vorgestellt, der eine Umstellung auf Olanzapin (Zyprexa®) vornahm. Die Akineton-Medikation setzte er noch drei Tage ausschleichend fort. Frühdyskinesien traten nicht mehr auf.

> **Lernziele**
> Symptomatik von Frühdyskinesien unter Antipsychotikatherapie
> Behandlung von Frühdyskinesien

ICD-10

F25.1   Schizodepressive Psychose

5 Keine Energie mehr

Aufnahmesituation

Sie haben Nachtdienst in der psychiatrischen Klinik. Gegen 20:00 Uhr stellt sich eine 43-jährige Verkäuferin in Begleitung ihres Ehemanns vor. Die beiden sind seit zwölf Jahren verheiratet, die zwei Kinder sind sieben und elf Jahre alt. Vor drei Monaten hat die Patientin ihre Arbeitsstelle gewechselt und leitet jetzt eine neue Filiale einer Metzgerei.

Die Patientin spricht mit ausdruckslosem Gesicht und wirkt im Denken und in ihrer Gestik verlangsamt. Sie klagt, sie könne sich nicht mehr freuen und interessiere sich auch für nichts mehr. Für ihren Mann und ihre Kinder könne sie nichts mehr empfinden. Sie fühle sich wertlos, könne sich überhaupt nicht konzentrieren und sich nichts mehr merken, was ihr am Arbeitsplatz große Schwierigkeiten bereitet habe. Außerdem habe sie überhaupt keine Energie mehr. Seit zehn Tagen gehe sie nicht mehr zur Arbeit.

Zu Hause habe sie sich mehr und mehr zurückgezogen und könne nicht mehr den Haushalt versorgen. Sie mache sich große Vorwürfe, dass sie die einfachsten Routinetätigkeiten nicht mehr erledigen könne. Morgens läge sie noch im Bett, wenn die Kinder schon in die Schule gingen. Nachts könne sie nicht einschlafen und wache häufig auf. Da sie keinen Appetit mehr habe, habe sie bereits vier Kilogramm an Gewicht abgenommen. Weiterhin mache sie sich seit der letzten Woche extrem viele Sorgen um Dinge, die ihr bisher nicht wichtig gewesen seien und grüble Tag und Nacht darüber nach.

Auf Ihre Nachfrage hin beschreibt der Ehemann die Patientin als ansonsten agile und temperamentvolle Persönlichkeit. Bis zur Übernahme der Metzgereifiliale sei alles gut gegangen! An der neuen Arbeitsstelle habe sie sich aber von Anfang an überfordert gefühlt. Er hatte seine Frau dazu überredet, sich in der Ambulanz vorzustellen, da er sich um sie große Sorgen mache.

FRAGE
Wie lautet der psychopathologische Befund, den Sie aufgrund der Angaben der Patientin erstellen können?

Die Patientin klagt über Freud- und Interesselosigkeit sowie ein Gefühl der Gefühllosigkeit und ein vermindertes Selbstwerterleben (Störungen der Affektivität). Weiterhin bestehen Konzentrations- und Gedächtnisstörungen, eine verstärkte Grübelneigung, eine Antriebshemmung/erhöhte Erschöpfbarkeit und sozialer Rückzug, Selbstvorwürfe, Ein- und Durchschlafstörungen sowie Appetitlosigkeit und Gewichtsverlust.

FRAGE
Welche Verdachtsdiagnose stellen Sie aufgrund dieses Befunds?

Die Symptomatik mit den Leitsymptomen Freud- und Interesselosigkeit und Antriebsstörung weist auf das Vorliegen eines depressiven Syndroms hin.

MERKE Leitsymptome eines depressiven Syndroms sind:
- depressive Verstimmung
- Interessenverlust
- Antriebsstörung/erhöhte Erschöpfbarkeit.

FRAGE
Welche wichtigen Informationen benötigen Sie, um den psychopathologischen Befund zu vervollständigen?

Sie müssen insbesondere klären, ob bei der Patientin Suizidalität und/oder eine psychotische Symptomatik vorliegt.
- Da depressive Syndrome sehr häufig mit **Suizidalität** einhergehen, ist eine Frage nach vorliegender Suizidalität unerlässlich. Darauf wird in späteren Abschnitten genauer eingegangen (➤ Fall 1).
- Zur Vervollständigung des psychopathologischen Befunds sind Nachfragen zu psychotischem Erleben (v. a. **inhaltliche Denkstörungen, Ich-Störungen und Wahrnehmungsstörungen,** ➤ Fall 3) unerlässlich. Die Patientin berichtete, dass sie sich extrem um Dinge sorge, die ihr bisher nicht wichtig gewesen seien. Dies kann auf eine Wahnsymptomatik hinweisen. Hier wären also Fragen notwendig zu:
  - Verarmungswahn: wahnhafte Überzeugung, z. B. vor dem finanziellen Ruin zu stehen
  - Versündigungswahn: Vorstellung, eine schwere Sünde begangen zu haben und evtl. dafür bestraft zu werden
  - Nichtigkeitswahn: Patient denkt, klein, nichtig, im Extremfall sogar nicht existent zu sein
  - hypochondrischer Wahn: Überzeugung, an einer schweren körperlichen Erkrankung zu leiden (➤ Fall 33).
- Um das Bestehen eines sogenannten somatischen Syndroms abzuklären, fragen Sie nach weiteren „**somatischen" Symptomen** wie motorische Unruhe, frühmorgendliches Erwachen ohne nochmaliges Einschlafen, Libidoverlust und tageszeitliche Schwankungen.
Das somatische Syndrom entspricht in der älteren Nomenklatur in etwa der „endogenen Depression" (s. u.).

MERKE Bei der Abklärung eines depressiven Syndroms sollten Sie sich neben den depressiven Leitsymptomen ein detailliertes Bild von „somatischen" Symptomen und einer möglichen Wahnsymptomatik machen. Das Unterlassen einer gründlichen Suizidalitätsabklärung bei Depression ist ein ärztlicher Kunstfehler.

FRAGE
Welche Fragen stellen Sie, um neben einer Querschnittsdiagnose auch Hinweise auf die Längsschnittdiagnose zu erhalten?

Sie müssen den Verlauf der Erkrankung genau erfragen, d. h. den Beginn der Symptomatik und die Dauer der bestehenden Beschwerden. Weiterhin fragen Sie, ob in früherer Zeit ähnliche Phasen oder Episoden mit gehobener Stimmungslage auftraten.

Sie grenzen damit die Grunderkrankung einer **rezidivierenden depressiven Störung** von einer **bipolaren affektiven Erkrankung** (früher: manisch-depressive Erkrankung, ➤ Fall 41, ➤ Fall 13) ab. Diagnostisch wichtige Hinweise kann hier auch eine **positive Familienanamnese** geben.

Eine wichtige Differenzialdiagnose zu einer rezidivierenden depressiven Störung ist eine bipolare affektive Störung.   **M E R K E**

Untersuchung

Die Patientin antwortet auf Ihre Fragen, dass die Symptomatik vor ca. fünf Wochen langsam begonnen habe und seit ca. zwei Wochen unverändert stark bestehe. Vor drei Jahren habe sie eine ähnliche Phase gehabt, die stationär erfolgreich mit Saroten® (Amitriptylin, ein trizyklisches Antidepressivum) behandelt worden und nach insgesamt vier Monaten abgeklungen sei. Phasen mit gehobener Stimmungslage hätten nie bestanden.

Hinsichtlich Suizidalität befragt, berichtet die Patientin, dass sie nicht mehr leben wolle und darüber nachgedacht habe, sich umzubringen.

Bei Ihren Nachfragen bestätigt sich der Verdacht auf das Vorliegen von Wahn oder anderen psychotischen Symptomen nicht. Die Familienanamnese für psychische Erkrankungen ist leer.

F R A G E
Welche Diagnose stellen Sie aufgrund der gemachten Angaben?

Sie stellen nach den Kriterien der ICD-10 die Diagnose einer **depressiven Episode ohne psychotische Symptome bei rezidivierender depressiver Störung** (➤ Tab. 5.1). Um die Diagnose einer depressiven Episode stellen zu können, müssen für einen Zeitraum von mindestens zwei Wochen mindestens zwei Hauptsymptome sowie mindestens zwei Nebensymptome erfüllt sein.

Die Diagnose ergibt sich, da seit **über zwei Wochen** die drei Hauptsymptome **depressive Verstimmung, Verlust von Freude und Interesse** sowie eine **Antriebshemmung** bzw. **erhöhte Erschöpfbarkeit** bestehen. Überdies haben Sie folgende weitere Nebensymptome erhoben: verminderte Konzentrationsfähigkeit, reduziertes Selbstwertgefühl, Selbstvorwürfe, negative und pessimistische Zukunftserwartungen, Suizidgedanken, eine objektivierbare Antriebshemmung, sowie Schlafstörungen und verminderter Appetit.

Tab. 5.1 ICD-10-Diagnosekriterien der depressiven Störung.

Hauptsymptome	• Depressive Verstimmung • Verlust von Freude und Interesse • Erhöhte Ermüdbarkeit
Nebensymptome	• Verminderte Konzentration und Aufmerksamkeit • Vermindertes Selbstwertgefühl und Selbstvertrauen • Schuldgefühle und Gefühle der Wertlosigkeit • Negative und pessimistische Zukunftsperspektiven • Suizidgedanken oder erfolgte Selbstverletzung/Suizidhandlung

Tab. 5.1 ICD-10-Diagnosekriterien der depressiven Störung. *(Forts.)*

• Schlafstörungen
• Verminderter Appetit

F R A G E

Wie schätzen Sie den Schweregrad der Depression ein? Liegt hier ein melancholischer Subtyp vor?

Die Einstufung des **Schweregrads** nach ICD-10 wird **abhängig** von der **Anzahl der Haupt-und Nebensymptome** vorgenommen (➤ Tab. 5.1). Bei zwei Nebensymptomen wird eine leichte depressive Episode, bei drei eine mittelschwere und bei mindestens vier Nebensymptomen eine schwere depressive Episode diagnostiziert. Demnach liegt bei unserer Patientin eine schwere depressive Episode vor.

Bei den leichten und mittelgradigen depressiven Episoden kann zusätzlich das Bestehen somatischer Symptome (melancholischer Subtyp) kodiert werden. Eine **depressive Episode mit somatischen Symptomen** liegt vor, wenn mindestens vier der folgenden Symptome erfüllt sind:
• Interessenverlust oder Verlust der Freude an normalerweise angenehmen Aktivitäten
• mangelnde Fähigkeit, auf eine freundliche Umgebung emotional zu reagieren
• psychomotorische Hemmung oder Agitiertheit
• deutlicher Libidoverlust
• frühmorgendliches Erwachen (≥ 2 h früher)
• Morgentief
• deutlicher Appetitverlust
• Gewichtsverlust (≥ 5 % des Körpergewichts im vergangenen Monat).

Da davon ausgegangen wird, dass die meisten schweren depressiven Episoden mit einem somatischen Syndrom einhergehen, muss dieses in unserem Fall nicht gesondert angegeben werden.

Außer dem klinischen Eindruck und dem Ausmaß der Beeinträchtigung im Alltag können Sie auch mittels **spezifischer Depressionsfragebögen** eine Einschätzung des Schweregrads vornehmen (z. B. Beck-Depressionsinventar [BDI] zur Selbstbeurteilung, Hamilton-Depressions-Skala [HAM-D] zur Fremdbeurteilung).

F R A G E

Zur Festlegung des weiteren Vorgehens ist es unabdingbar, eine mögliche Eigengefährdung abzuklären, d. h. die Suizidalität genauer einzuschätzen. Welche Fragen stellen Sie der Patientin?

Sie fragen die Patientin:
• was sie konkret damit meine, dass sie nicht mehr leben wolle und darüber nachgedacht habe sich umzubringen
• ob sie konkrete Gedanken habe, auf welche Weise sie sich umbringen wolle und ob sie irgend etwas davon abhalte
• seit wann solche Gedanken bestünden und ob sie bereits früher Suizidversuche unternommen habe.

Den begleitenden Ehemann fragen Sie, ob seine Frau ihm oder anderen Personen gegenüber bereits Suizidankündigungen gemacht habe.

Es ist unbedingt notwendig, so konkret nachzufragen und jede suizidale Äußerung sehr ernst zu nehmen! Devisen wie „Nur niemanden mit meinen Fragen auf den Gedanken bringen sich umzubringen" oder „Wer vom Suizid spricht, der tut es nicht" treffen nicht zu!

Viele Patienten sind entlastet, wenn Suizidalität offen angesprochen wird, da sie sich häufig für diese Gedanken und Pläne schämen und nicht wissen, dass diese ein Symptom einer schweren Erkrankung sind. Deshalb sollte der Untersucher Suizidalität unter keinen Umständen als unmoralisch abwerten, sondern sie als Konsequenz äußerster Hoffnungslosigkeit und Verzweiflung im Rahmen der depressiven Störung betrachten (zur Abklärung von Suizidalität ➤ Fall 1).

FRAGE

Wie viel Prozent der Patienten mit rezidivierender depressiver Störung sterben durch Suizid?

Suizidalität ist die lebensgefährliche Komplikation der Depression. Etwa 8 % der Patienten mit rezidivierender schwerer depressiver Störung, die mindestens einmal stationär behandelt wurde, sterben durch Suizid.

Etwa 8 % aller Patienten mit rezidivierender schwerer depressiver Störung sterben durch Suizid!   **MERKE**

Untersuchung

Die Patientin berichtet, dass sie seit einer Woche durchgehend Suizidgedanken habe. Sie habe seit gestern den festen Plan, von einer bestimmten Brücke zu springen. Ihr Ehemann sei ihr zuvorgekommen, indem er sie hierher gebracht habe. Vor drei Jahren habe sie im Rahmen der letzten depressiven Episode einen Suizidversuch mit Tabletten unternommen.

FRAGE

Welche Konsequenz ergibt sich für Sie aus diesen Äußerungen?

Angesichts des konkreten Suizidplans und des Suizidversuchs in der Vorgeschichte stellen Sie **akute Eigengefährung** fest. Daher dürfen Sie die Patientin auf keinen Fall nach Hause lassen!

Verlauf

Sie haben die Patientin über die Diagnose einer schweren Depression aufgeklärt und darüber, dass sie wegen der akuten Eigengefährdung in der Klinik bleiben muss. Die Patientin will jedoch nicht stationär aufgenommen werden und besteht auf ihrer Entlassung. Sie äußert, sie sei doch nicht verrückt, sie sei ein freier Mensch und könne tun, was sie wolle. Sie sehe nicht ein, warum sie „in der Klapsmühle eingesperrt" werden solle.

FRAGE

Wie verhalten Sie sich? Welche rechtlichen Möglichkeiten haben Sie, die Patientin zurückzuhalten?

Da akute Suizidalität besteht, dürfen Sie die Patientin nicht nach Hause lassen. Sie haben die rechtliche Möglichkeit, die Patientin nach dem Unterbringungsgesetz in der Klinik zurückzuhalten.

Nach dem **Unterbringungsgesetz** berechtigt eine **akute Eigen- oder Fremdgefährdung** aufgrund einer psychischen Erkrankung, den Patienten **fürsorglich zurückzuhalten,** wenn keine andere Möglichkeit existiert, die drohende Gefahr abzuwenden.

Die Dauer und der Modus der Zurückhaltung sind in den Bundesländern verschieden geregelt; meist muss noch am gleichen Tag ein Unterbringungsantrag schriftlich an das örtliche Amtsgericht gestellt werden. Dann kommt ein Richter auf Station, der im Gespräch mit dem Patienten, ggf. dessen Angehörigen und den behandelnden Ärzten den Unterbringungsantrag prüft und ggf. bei Vorliegen einer Eigen- oder Fremdgefährdung die Unterbringung für eine bestimmte Zeitspanne (z. B. sechs Wochen) anordnet.

Die Anordnung einer sogenannten fürsorglichen Zurückhaltung bzw. das Stellen eines Unterbringungsantrags sollte durch einen **Facharzt für Psychiatrie** erfolgen. Sie müssen daher diese Entscheidung zusammen mit Ihrem Oberarzt treffen. Unerlässlich ist auch die sorgfältige **Dokumentation,** die neben dem kompletten psychopathologischen Befund und der Verdachtsdiagnose insbesondere die Darlegung der Gründe für die Zurückhaltung bzw. beantragte Unterbringung beinhaltet (➤ Fall 8).

MERKE Bei akuter Suizidalität kann und muss ein Patient auch gegen seinen Willen fürsorglich zurückgehalten werden. Die Anordnung einer solchen Maßnahme sollte durch einen Facharzt/eine Fachärztin für Psychiatrie erfolgen.

FRAGE
Was würden Sie tun, wenn die Patientin versuchen würde, aus dem Untersuchungszimmer zu fliehen?

 In einer solchen Situation sollte es einem Patienten nicht gelingen, die Klinik zu verlassen. Grundsätzlich ist es immer notwendig, psychisch schwer erkrankte Menschen während der Untersuchung nicht aus den Augen zu lassen. Ein Kunstfehler wäre es z. B., die Patientin in einer solchen Situation allein auf die Toilette gehen zu lassen. Sollte die Patientin dennoch aus irgendeinem Grund fliehen können, und gelingt es Ihnen nicht, sie aufzuhalten, müssten Sie sofort die Polizei rufen und eine Fahndung einleiten. In unserem Fall müssten Sie die Polizei dann konkret über Äußerungen der Patientin informieren, z. B. von welcher Brücke sie springen wollte, damit die Polizei möglichst gezielt nach ihr suchen kann.

Verlauf

 Sie erläutern der Patientin und ihrem Ehemann, dass es Ihre Pflicht ist, sie aufgrund der schweren Depression und der akuten Suizidgefahr auch gegen ihren Willen auf eine geschlossene Station aufzunehmen. Sie bitten den Ehemann und einen Pfleger, die Patientin auf die Station zu begleiten. Nach einigem Zureden wehrt sich die Patientin auch nicht mehr und geht mit auf Station. Auf der Station angekommen, erklärt sich die Patientin unter Tränen bereit, freiwillig dazubleiben. Sie dokumentieren diese Äußerung der Patientin; eine fürsorgliche Zurückhaltung nach dem Unterbringungsgesetz ist demnach zunächst nicht notwendig.

FRAGE
Was sind die Erstmaßnahmen auf Station? Welche medikamentösen Maßnahmen leiten Sie ein?

Sie ordnen eine vorläufige Ausgangssperre für die Patientin an und bitten das Pflegepersonal, die Patientin auf mitgebrachte Gegenstände, die sie für eine Suizidhandlung benutzen könnte (z. B. Gürtel oder Messer), zu untersuchen. Außerdem weisen Sie das Pflegepersonal an, die Patientin kontinuierlich zu überwachen (auch auf einer geschlossenen Station kann es zu Suiziden bei ungenügender Überwachung kommen!).

Aufgrund der schweren depressiven Episode empfehlen Sie der Patientin eine **medikamentöse Therapie** mit einem **Antidepressivum.** Zusätzlich empfehlen Sie zur akuten Sedierung und Anxiolyse und wegen der Suizidalität die Gabe eines **Benzodiazepinpräparats** (z. B. Lorazepam, Tavor®).

Da der sedierende Effekt von Antidepressiva in den ersten Tagen häufig nicht ausreicht und einige Präparate wie z. B. selektive Serotonin-Wiederaufnahme-Hemmer (SSRI) initial innere Unruhe und Agitiertheit sogar verstärken können, ist gerade in der Anfangsphase die sedierende Therapie sehr wichtig. Die Dosierung des Benzodiazepins sollte so gewählt werden, dass die Patientin eine deutliche Linderung der quälenden Anspannung und Unruhe und eine Verbesserung des Schlafs erlebt (z. B. 3 × 0,5 – 1 mg Tavor®/d).

FRAGE
Welche Klassen von Antidepressiva kennen Sie und für welches Antidepressivum würden Sie sich in der gegenwärtigen Situation entscheiden?

➤ Tabelle 5.2 gibt eine Übersicht über die verschiedenen Substanzklassen der Antidepressiva.

Tab. 5.2 Substanzklassen von Antidepressiva, Wirkstoffe und wichtige Nebenwirkungen.

Substanzklasse	Wirkstoff	Wichtige Nebenwirkungen
Selektive oder überwiegende Serotonin-Wiederaufnahme-Hemmer (SSRI)	SSRI: z. B. Citalopram (z. B. Cipramil®), Sertralin (z. B. Zoloft®) Trizyklische Antidepressiva: Clomipramin (z. B. Anafranil®)	NW durch Serotonin-Wiederaufnahme-Hemmung: Übelkeit, Erbrechen, Unruhe, Schlafstörungen, sexuelle Dysfunktion. Bei Clomipramin zusätzlich anticholinerge NW* und antiadrenerge NW**
Selektive oder überwiegende Noradrenalin-Wiederaufnahme-Hemmer (NARI)	Trizyklische Antidepressiva: Nortriptylin (z. B. Nortrilen®) Tetrazyklische Antidepressiva: z. B. Maprotilin (z. B. Ludiomil®)	NW durch Noradrenalin-Wiederaufnahme-Hemmung: Unruhe, Tremor, Tachykardie, Kopfschmerzen. Bei Nortriptylin und Maprotilin zusätzlich anticholinerge NW* und antiadrenerge NW**, bei Maprotilin auch antihistaminerge NW***
Kombinierte Serotonin- und Noradrenalin-Wiederaufnahme-Hemmer (SNRI)	SNRI: Venlafaxin (Trevilor®) und Duloxetin (Cymbalta®) Trizyklische Antidepressiva: z. B. Amitriptylin (z. B. Saroten®), Doxepin (z. B. Aponal®), Imipramin (z. B. Tofranil®)	Siehe SSRI und NARI Bei trizyklischen Antidepressiva zusätzlich anticholinerge NW*, antiadrenerge NW** und antihistaminerge NW***
Kombinierte Noradrenalin- und Dopamin-Wiederaufnahmehemmer	Bupropion (Elontril®)	Mundtrockenheit, Schlaf- und Appetitlosigkeit und Kopfschmerzen

Tab. 5.2 Substanzklassen von Antidepressiva, Wirkstoffe und wichtige Nebenwirkungen. *(Forts.)*

Substanzklasse	Wirkstoff	Wichtige Nebenwirkungen
Monoaminooxidase-Hemmer (MAO-I)	Reversibel: Moclobemid (Aurorix®) Irreversibel: Tranylcypromin (Jatrosom®)	Geringe NW bei Moclobemid (gelegentlich Übelkeit, Schlafstörungen); bei Tranylcypromin orthostatische Hypotonie, Unruhe, Schlafstörungen, **cave:** Blutdruckkrisen
Antidepressiva mit anderem Wirkmechanismus	Mirtazapin (Remergil®), Trimipramin (z. B. Stangyl®), Trazodon (Thombran®), Agomelatin (Valdoxan®)	Siehe Lehrbücher der Psychiatrie

* Anticholinerge Nebenwirkungen: Mundtrockenheit, Obstipation, Miktionsstörungen (**cave:** Harnverhalt!), Akkommodationsstörungen, Überleitungsstörungen am Herzen (EKG!)
** Antiadrenerge Nebenwirkungen: Orthostatische Hypotonie (Sturzgefahr!), reflektorische Tachykardie, Schwindel
*** Antihistaminerge Nebenwirkungen: Müdigkeit, Gewichtszunahme

Die **Wirksamkeit** der Antidepressiva liegt im Allgemeinen bei ca. **60–70 %.** Bei der Wahl des Antidepressivums sollten Sie sich an den Vorbehandlungen, der klinischen Symptomatik, etwaigen Kontraindikationen und dem zu erwartenden Nebenwirkungsspektrum orientieren. Da unsere Patientin bereits in der ersten Episode erfolgreich mit Saroten® (Amitriptylin) behandelt worden war und Amitriptylin gute sedierende Eigenschaften hat, entscheiden Sie sich in der jetzigen Phase erneut für dieses Präparat. Sie behandeln die Patientin daher nach Durchführung eines EKGs (**cave:** kardiale Erregungsleitungsstörungen!) zunächst mit 50 mg Amitriptylin (0–0–50 mg Saroten®) und verordnen zusätzlich ein Benzodiazepin-Präparat (0,5–0,5–1 mg Lorazepam, z. B. Tavor®).

M E R K E Bei schweren depressiven Episoden ist eine pharmakologische Behandlung mit einem Antidepressivum indiziert. Die Wahl des Antidepressivums erfolgt anhand der klinischen Symptomatik und etwaiger körperlicher Erkrankungen des Patienten sowie des erwarteten Nebenwirkungsspektrums. Zusätzlich ist, abhängig vom Schweregrad der Symptomatik, initial eine sedierende, anxiolytische und schlafanstoßende Medikation wichtig.

F R A G E
Welche Kontraindikationen bestehen für Amitriptylin? Über welche Nebenwirkungen klären Sie die Patientin auf?

Folgende **Kontraindikationen** bestehen für eine Therapie mit einem trizyklischen Antidepressivum wie z. B. Amitriptylin: wegen der anticholinergen Nebenwirkungen Harnverhalt, Engwinkelglaukom, kardiale Erregungsleitungsstörungen, schwere Leber- und Nierenschäden und erhöhte Krampfbereitschaft. Bei Männern stellt eine Prostatahyperplasie eine zusätzliche (relative) Kontraindikation dar.

Sie klären die Patientin über die in ➤ Tabelle 5.2 angegebenen möglichen **Nebenwirkungen** auf. Sie weisen sie darauf hin, dass sie individuell sehr unterschiedlich ausgeprägt sein können und so keine sichere Voraussage möglich ist. Sie sagen der Patientin auch, dass die Nebenwirkungen vor Eintritt der antidepressiven Wirkung einsetzen! Mit Letzterer ist frühestens nach zehn Tagen zu rechnen.

Wie erklären Sie der Patientin, dass das Medikament zwar zu Nebenwirkungen führt, sich aber zunächst keine antidepressive Wirkung einstellt?

Sie können der Patientin erklären, dass es innerhalb sehr kurzer Zeit (Minuten bis Stunden nach der Einnahme) zu einer Blockade spezifischer Rezeptoren (z.B. cholinerge oder adrenerge) kommt. Diese Akuteffekte erklären das Auftreten von Nebenwirkungen. Die Nebenwirkungen treten jedoch bevorzugt zu Beginn der Therapie auf (1. bis 2. Woche) und bilden sich dann meist zurück.

Der eigentliche antidepressive Effekt wird erst im Lauf von mehreren Tagen bis Wochen erreicht. Man nimmt heute an, dass es im Rahmen der Neurotransmitter-Konzentrationserhöhungen sekundär zu „plastischen" Veränderungen im Gehirn kommt, wobei z.B. bestimmte Eiweißbausteine vermehrt gebildet werden. Im Verlauf von 1–2 Wochen stellen sich so Veränderungen ein, die dann zu einer Auflösung der depressiven Symptomatik führen.

Depressive Syndrome können durch eine Vielzahl von organischen Ursachen ausgelöst werden. Woran denken Sie?

Die Diagnose einer depressiven Episode kann erst gestellt werden, wenn körperliche Erkrankungen ausgeschlossen wurden, die die depressive Symptomatik erklären könnten. Läge eine solche körperliche Erkrankung vor, würde man eine organische depressive Störung diagnostizieren. In diesem Fall hätte die Behandlung der Grunderkrankung oberste Priorität.

➤ Tabelle 5.3 gibt eine Übersicht über mögliche körperliche Erkrankungen, die mit einem depressiven Syndrom einhergehen können und die daher diagnostisch abgeklärt werden müssen.

Tab. 5.3 Beispiele für organische Ursachen depressiver Syndrome.

Zerebrale Erkrankungen	Hirntumor, Morbus Alzheimer, Morbus Parkinson, multiple Sklerose, Epilepsie
Immunologische Erkrankungen	Lupus erythematodes, Polymyalgia rheumatica, Panarteriitis nodosa
Endokrine Erkrankungen	Hypothyreose, Hyperthyreose, Morbus Addison, Morbus Cushing, Hyper- und Hypoparathyreoidismus
Infektionskrankheiten	Influenza, Mononukleose, Viruspneumonie
Gastrointestinale Erkrankungen	Pankreatitis, entzündliche Darmerkrankungen, Morbus Whipple
Metabolische Störungen	Urämie, Leberinsuffizienz, Vit.-B_{12}- oder Folsäuremangel, Morbus Wilson, Porphyrie
Kardiovaskuläre Erkrankungen	Schlafapnoe-Syndrom, COPD, Herzinsuffizienz, Diabetes mellitus
Medikamente und Drogen	Steroide, orale Kontrazeptiva, Alkohol, Antihypertensiva (Betablocker, Clonidin), Absetzen von Koffein, Nikotin, Benzodiazepinen

Welche Untersuchungen führen Sie bei unserer Patientin durch?

An erster Stelle steht wie immer die **internistische und neurologische Untersuchung** der Patientin inkl. der Erhebung der **Eigen- und Familienanamnese** bezüglich somatischer Erkrankungen und der Medikamentenanamnese. Zusätzlich sollten Sie bei unserer Patientin folgende Untersuchungen durchführen:

- Laboruntersuchung mit großem Blutbild, Leber- und Nierenwerten, Elektrolyten, Blutzucker, Blutkörperchensenkungsgeschwindigkeit, Urinstatus und Schilddrüsenwerten (Hypo-, Hyperthyreose!)
- EKG und EEG
- Kernspintomografie des Gehirns (falls während der ersten Erkrankungsphase noch nicht durchgeführt) zum Ausschluss einer **zerebralen Erkrankung** (z. B. Tumor).

Eine erweiterte Diagnostik sollte nach klinischem Verdacht bzw. bei Auffälligkeiten in den o. g. Untersuchungsverfahren erfolgen (z. B. HIV-Test und Lues-Serologie bei entsprechendem Risikoverhalten, Drogen-Screening, erweiterte endokrinologische Diagnostik, Liquorpunktion etc.).

MERKE   Organische Erkrankungen können mit einem depressiven Syndrom einhergehen. Zum Ausschluss einer organischen Ursache muss die körperliche Anamnese erhoben, eine gründliche internistische und neurologische Untersuchung, eine Routine-Labordiagnostik und ein EKG/EEG durchgeführt werden. Bei Ersterkrankungen sollte ein CT/MRT des Schädels veranlasst werden.

Verlauf

Ihre Untersuchungen haben keinen Hinweis für eine organische Ursache der Depression oder etwaige Kontraindikationen für eine Therapie mit Amitriptylin ergeben. Innerhalb von 4 Tagen dosieren Sie Amitriptylin auf 150 mg auf, wobei Sie wegen der guten schlafinduzierenden Wirkung die Hauptdosis zur Nacht geben (50–0–100 mg). Lorazepam halten Sie für 7 Tage in stabiler Dosis von 0,5–0,5–1 mg. Unter der Medikation wird die Patientin innerhalb weniger Tage deutlich ruhiger, sie schläft besser und distanziert sich von Suizidgedanken. Sie erhält jetzt Ausgang gemeinsam mit dem Ehemann und beginnt schrittweise, am stationsinternen Therapie-Basisprogramm, bestehend aus Ergotherapie, Musiktherapie, Sportgruppe und Gesundheitsinformationsgruppe teilzunehmen. Nach 10 Tagen erfolgt die Verlegung auf eine offene Station mit dem Schwerpunkt affektive Störungen.

FRAGE
Welche Informationen geben Sie der Patientin hinsichtlich der Häufigkeit depressiver Störungen und deren Verlauf?

Depressive Störungen gehören zu den häufigsten Erkrankungen überhaupt: Die Punktprävalenz (leichte, mittelschwere oder schwere depressive Episode) liegt bei ca. 2–7 %, die Lebenszeitprävalenz bei 7–18 %! Bei mindestens ⅔ der Patienten verläuft die Erkrankung in Phasen, d. h. die depressiven Phasen heilen komplett aus. Bei ⅓ kommt es nur zu einer partiellen Besserung oder, in seltenen Fällen, zu einem chronisch-depressiven Verlauf. Bei mindestens 50 % der Patienten treten nach der Ersterkrankung Rezidive auf, wobei die Wahr-

scheinlichkeit bei schweren Depressionen auf 75 % ansteigt. Daraus ergibt sich die besondere Bedeutung der rezidivprophylaktischen Behandlung (s. u.).

F R A G E
Welche Psychotherapieverfahren werden zur Behandlung depressiver Störungen angewandt?

Neben der Pharmakotherapie ist bei Depressionen eine begleitende psychotherapeutische
Basisbehandlung mit psychoedukativen Aspekten, möglichst unter Einbeziehung des Partners und der Familie indiziert. Es stehen jedoch auch spezifische Psychotherapieverfahren
zur Verfügung: Die tiefenpsychologisch-psychoanalytischen Verfahren, die Verhaltenstherapie und die kognitive Therapie, die Paar- und Familientherapie und die interpersonelle
Psychotherapie (IPT). Leichte und evtl. auch mittelschwere Depressionen können allein
psychotherapeutisch behandelt werden. Bei schweren Depressionen ist jedoch immer eine
pharmakologische Behandlung erforderlich!

Verlauf

Sie beginnen neben der pharmakologischen Behandlung eine interpersonelle Psychotherapie, die sich in drei Phasen gliedert: Eine erste Phase (1.–4. Therapiesitzung), in der Sie die
Patientin über die Erkrankung ausführlich informieren, sie bei der Symptombewältigung
(z. B. Schlafstörungen, Antriebslosigkeit) unterstützen und mit ihr einen Problembereich
identifizieren, der unmittelbar mit der Entwicklung der Depression in Zusammenhang gebracht wird (hier die Übernahme der Verantwortung für eine Geschäftsfiliale [Rollenwech-
sel!]). In der mittleren Phase (5.–12. Sitzung) bearbeiten Sie mit der Patientin diesen Problembereich, wobei Sie mit ihr klären, ob Schwierigkeiten in der Führung des neuen Personals bei gleichzeitigem Überforderungsgefühl durch die Doppelrolle als Geschäftsfrau und
Mutter zentrale Problemfelder darstellen könnten. Unter Zuhilfenahme weiterer Therapieelemente wie Rollenspiele und Paargespräche erarbeiten Sie mit der Patientin u. a. alternative Verhaltensmöglichkeiten im Umgang mit dem Personal und Möglichkeiten der Schaf-
fung von Freiräumen für die Familie. In der letzten Phase (13.–18. Sitzung) übt die Patientin das Erlernte, indem sie einen Arbeitsversuch (zunächst 1 Woche 2 Stunden täglich,
dann 4 Stunden) in einer Metzgerei beginnt, der für die Patientin zufriedenstellend verläuft
(Sie wählen eine andere Metzgerei für den Arbeitsversuch aus, um durch den Arbeitsversuch die zukünftige Akzeptanz als Chefin in der eigenen Metzgerei nicht zu gefährden).
Außerdem hat sie inzwischen zweimal das Wochenende zu Hause verbracht, was ebenfalls
ohne Probleme verlief. Die Patientin ist jetzt in der Lage, die Therapie ambulant fortzusetzen. Sie entlassen sie daher nach 10-wöchiger stationärer Therapie in die ambulante Weiterbehandlung.

F R A G E
Wie lange sollte die Patientin das Antidepressivum einnehmen? Empfehlen Sie ihr, die Psychotherapie
ambulant fortzusetzen?

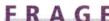

Bei der Fortsetzung der antidepressiven Therapie nach Abklingen der depressiven Symptomatik unterscheidet man die Phase der **Erhaltungstherapie** von der Zeitspanne der Rezidivprophylaxe. In jedem Fall einer depressiven Episode sollte nach Abklingen des depressiven Syndroms eine Erhaltungstherapie für 6 Monate in der vollen Dosis des Antidepressivums durchgeführt werden, da die Gefahr eines Rückfalls mit bis zu 75 % in dieser Zeitspanne sehr hoch ist (man nimmt an, dass trotz Verschwinden der Symptome die „biologische" Krankheitsphase langsamer remittiert)!

Die Notwendigkeit einer **rezidivprophylaktischen Behandlung** ergibt sich bei rezidivierendem Krankheitsverlauf. Da die Patientin innerhalb der letzten 5 Jahre zwei schwere depressive Phasen mit Suizidalität erlitten hatte, sollte jetzt eine rezidivprophylaktische Therapie begonnen werden. Sie empfehlen daher der Patientin, Amitriptylin in voller Dosis weiter einzunehmen. Wie lange die prophylaktische Therapie durchgeführt werden sollte, ist aufgrund der Studienlage nur sehr schwer zu beantworten. Da beide Phasen jedoch sehr schwer ausgeprägt waren und jeweils eine hohe Suizidgefährdung bestand, sollte die prophylaktische Therapie mindestens über mehrere Jahre durchgeführt werden. Falls die Patientin Amitriptylin wegen Nebenwirkungen nicht dauerhaft tolerieren sollte, wäre auch eine phasenprophylaktische Behandlung mit einem SSRI oder auch Lithium möglich (➤ Fall 19).

Sie empfehlen der Patientin auch, die psychotherapeutische Behandlung für mehrere Wochen fortzusetzen, um das Erreichte zu stabilisieren und sie bei der Umsetzung im beruflichen und familiären Umfeld zu unterstützen.

MERKE   Eine **Erhaltungstherapie** („continuation therapy") mit Antidepressiva muss immer für mindestens sechs Monate in der **vollen Dosis** des Antidepressivums durchgeführt werden, das zur Remission führte. Eine **rezidivprophylaktischen Behandlung** („maintenance therapy") ist indiziert, wenn innerhalb von 5 Jahren zwei Krankheitsepisoden aufgetreten sind.

> **Lernziele**
> Psychopathologischer Befund der depressiven Störung
> ICD-10-Diagnosekriterien der depressiven Episode
> Erkennen von Suizidalität und Umgang mit suizidalen Patienten
> Organische Ursachen depressiver Störungen
> Pharmakologische und nichtpharmakologische Therapieverfahren bei Depressionen
> Rezidivprophylaxe mit Antidepressiva

 ICD-10

F33.2   Schwere depressive Episode bei rezidivierender depressiver Störung

6 Ohnmacht beim Impfen

Erstgespräch

Ein junger Mann erscheint in Ihrer Sprechstunde. Er stünde ratlos vor einem Problem, das ihn
schon seit seiner Jugend begleite: Er werde fast immer ohnmächtig, wenn er Spritzen bekomme
oder Blut sehe, so müsse er sich z.B. zum Impfen immer hinlegen, da er sonst das Bewusstsein
verliere. Ärzte würden ihm dies wegen seiner sportlichen Konstitution fast nie glauben, daher
sei er schon öfter beim Arztbesuch „dramatisch zusammengebrochen". Kürzlich sei er daheim
ohnmächtig geworden, nachdem er sich beim Kochen mit dem Messer in den Finger geschnitten habe. Zu Ihnen komme er nun auch auf Druck seiner Frau – sie sei schwanger und erwarte
von ihm seine Anwesenheit im Geburtsvorbereitungskurs und bei der Geburt, ihm werde jedoch schon beim Gedanken an Spritzen, Blut oder den Geruch von Desinfektionsmitteln total
schlecht und schwindelig. In Krankenhäuser gehe er nach Möglichkeit überhaupt nicht. Er habe
große Angst und könne sich absolut nicht vorstellen, wie er diese Aufgabe bewältigen könne.

FRAGE
Welches sind hier die Leitsymptome?

Der Patient präsentiert ausschließlich **Angstsymptome.** Dazu gehört die Angst vor bestimmten Situationen und den dazugehörigen körperlichen Sensationen wie Übelkeit und
Schwindel. Weiterhin vermeidet er die angstbesetzten Situationen.

FRAGE
Mit welchen Fragen grenzen Sie die Angststörung näher ein?

Zunächst klären Sie, ob sich die Ängste auf die vom Patienten geschilderten **Situationen**
beschränken, oder ob auch in anderen Situationen Angst besteht. Außerdem explorieren
Sie das **Vermeidungsverhalten** sowie den **Inhalt der Ängste** näher.

Gesprächsverlauf

Der Patient berichtet, dass er vor Arzt- und Krankenhausbesuchen aller Art Angst hätte und
diese nach Möglichkeit vermeide. Dabei befürchte er vor allem, Blut oder Spritzen zu sehen
oder gar selber Spritzen zu bekommen. Aber auch der Anblick der Materialwägen von Krankenschwestern führe bereits zu massiven Ängsten. Seine Befürchtungen bezögen sich aus-

schließlich darauf, ohnmächtig zu werden, da ihm dies schon so häufig passiert sei. Die Angst vor Arztbesuchen hinge dagegen nicht mit der Angst vor Krankheiten zusammen. Sein Vater habe bei insgesamt guter Gesundheit einen niedrigen Blutdruck und werde auch gelegentlich ohnmächtig, daher sehe er die Ohnmachten auch nicht als Zeichen einer ernsthaften Krankheit. In anderen Situationen habe er keine Angst, er vermeide auch keine anderen Situationen.

F R A G E
Welche weiteren Fragen zur Psychopathologie stellen Sie? Welche psychiatrischen Krankheitsbilder müssen Sie ausschließen?

Da sich gelegentlich hinter der Schilderung körperlicher Symptome auch eine depressive Störung verbergen kann, fragen Sie nach der **Stimmungslage** des Patienten. Weiterhin erfragen Sie das **Vorliegen anderer körperlicher Symptome,** um eine Somatisierungsstörung auszuschließen (➤ Fall 25).

Gesprächsverlauf

Der Patient erwähnt keine affektive Verstimmung und verneint das Vorliegen weiterer somatischer Symptome. Im Gegenteil sei er sehr gesund und fit, treibe auch viel Sport, trainiere gerade auf einen Marathon und habe bereits erfolgreich an einem Triathlon teilgenommen.

F R A G E
Welche Diagnose stellen Sie?

Sie stellen die Diagnose einer **spezifischen Phobie** (ICD-10 F40.2), da eine deutliche Furcht vor und Vermeidung von bestimmten Situationen vorliegt und der Patient mehrere Angstsymptome erwähnt (➤ Tab. 6.1). Zusätzlich ist die Angst eindeutig auf die gefürchteten Situationen beschränkt.

Tab. 6.1 Diagnostische Kriterien der spezifischen Phobie nach ICD-10.

Die Angstsymptome werden ausschließlich durch spezifische, eigentlich nicht gefährliche Situationen hervorgerufen.
Die Situationen werden typischerweise vermieden oder unter großer Angst ertragen.
Schon die Vorstellung von der Situation erzeugt meist Erwartungsangst.
Bei spezifischen Phobien wird die Angst durch **sehr genau definierte Situationen,** z. B. Höhen, räumliche Enge, die Anwesenheit bestimmter Tiere oder den Anblick von Blut, ausgelöst. Eine häufige spezifische Phobie ist z. B. die Flugangst, bei der die Vorstellung und Durchführung von Flugreisen die Ängste auslöst.

F R A G E
Wie grenzen Sie die spezifische Phobie von den Differenzialdiagnosen Panikstörung und Hypochondrie ab?

Bei der **Panikstörung** tritt die Angst in Form plötzlicher und unerwarteter Attacken auf und ist nicht an bestimmte Situationstypen gebunden. Beides ist bei dem Patienten nicht gegeben. **Hypochondrische Ängste** beziehen sich zwar auf medizinische Themen, im Vordergrund steht hier allerdings die Furcht, an einer schweren, bisher unentdeckten Krankheit zu leiden, für die keine objektiven Anhaltspunkte gefunden werden. Der Patient verneint solche Ängste ausdrücklich, seine Angst bezieht sich ausschließlich auf das Auftreten einer Ohnmacht, was er auch schon mehrfach erlebt hat.

Wie bei jeder Angststörung müssen natürlich auch in diesem Fall mögliche körperliche Ursachen ausgeschlossen werden (➤ Fall 9).

FRAGE

Welche Informationen geben Sie Ihrem Patienten über diese Störung?

Sie erläutern, dass **spezifische Phobien häufig** sind, ca. 5–10 % der Bevölkerung leiden im Laufe des Lebens mindestens einmal daran. Die phobische Angst kann sich auf verschiedene Situationen oder Objekte beziehen, typisch sind bestimmte Tiere (z. B. Spinnen, Hunde), Höhen, enge Räume u. a.

Etwa **50 %** aller spezifischen Phobien **verlaufen chronisch.** Viele Betroffene begeben sich jedoch gar nicht in Behandlung, da die Krankheit durchaus nicht immer zu Beeinträchtigungen führt, wie z. B. Probleme in Beruf und Familie oder einer ernsten Verschlechterung der Lebensqualität. So können die meisten Menschen z. B. Höhen oder Aufzüge relativ leicht vermeiden, ohne deshalb gravierende Nachteile in Kauf nehmen zu müssen.

In unserem Fall ist es sinnvoll, dass der Patient sich in Behandlung begeben hat, v. a. weil er wegen der Phobie den Wunsch seiner Frau, bei der Geburt ihres Kindes dabei zu sein, nicht erfüllen kann. Mit einer expositionsorientierten Behandlung ist die Prognose jedoch sehr gut, wobei die Behandlungsdauer sehr kurz sein kann, u. U. reicht sogar eine Sitzung aus.

Wichtig ist weiterhin, dem Patienten das Rational der **Expositionsbehandlung** (➤ Fall 9) zu erläutern. Das zentrale Element besteht darin, dass der Patient sich der gefürchteten Situation über eine längere Zeit stellt, um einen Abfall der Angst zu erleben und sich an die Situation zu gewöhnen (**„Habituation"**).

FRAGE

Wie planen Sie die Expositionsbehandlung in diesem Fall?

Sie planen eine **gestufte Konfrontation** mit den vom Patienten gefürchteten Reizen („angstauslösende Stimuli"). Dazu sammeln Sie zunächst gemeinsam mit dem Patienten die für ihn schwierigen Situationen. Diese Liste hierarchisieren Sie, d. h. Sie sortieren sie nach der Stärke der Angst, die durch sie ausgelöst wird. In diesem Fall erarbeiten Sie folgende Liste:

- Anblick von medizinischem Material wie Pflaster, Einmalhandschuhe, Flaschen mit Desinfektionsmitteln, Spritzen ohne Nadel
- Anblick von Spritzen mit Nadel und Blut
- Andere Person bekommt Blut abgenommen
- Spritzennadel berührt die Haut des Patienten
- Der Patient bekommt Blut abgenommen.

In der Konfrontationsbehandlung konfrontiert sich der Patient in aufsteigender Reihenfolge mit den aufgelisteten Stimuli. Sobald er den Anblick eines Stimulus mit deutlich verringerter Angst erträgt, wird zum nächst schwierigeren Stimulus übergegangen. Die gestufte Konfrontation ähnelt im Vorgehen der systematischen Desensibilisierung und stellt eine der ältesten Verfahren der Verhaltenstherapie dar.

FRAGE

Bei dem Patienten ist zu erwarten, dass er bei reiner Reizkonfrontation das Bewusstsein verliert. Mit welcher Technik verhindern Sie dies?

Die Blutphobie stellt innerhalb der spezifischen Phobien einen Sonderfall dar, da es nach anfänglicher sympathischer Erregungssteigerung zu einer **vasovagalen Umkehrreaktion** kommt, die in etwa 60 % der Fälle zum Kollaps führt. Da dies auch bei unserem Patienten der Fall ist, können Sie die Expositionsbehandlung nicht unmodifiziert anwenden. Die notwendige Modifikation besteht in der Technik der „**Applied Tension**". Dazu muss der Patient lernen, die vasovagale Umkehrreaktion durch Anspannen der Oberschenkelmuskulatur zu verhindern. Unter dieser Zusatzbedingung kann die Exposition ganz normal durchgeführt werden und ist in den meisten Fällen sehr rasch erfolgreich.

MERKE   Die spezifische Phobie wird mit gestufter Reizkonfrontation behandelt. Dabei konfrontiert sich der Patient in aufsteigender Reihenfolge mit immer schwierigeren Stimuli, bis jeweils ein deutlicher Abfall der Angst berichtet wird. Wenn eine Ohnmacht des Patienten während der Reizkonfrontation zu befürchten ist, wird die Technik der „Applied Tension" angewendet.

Therapieverlauf

Sie erläutern dem Patienten das Behandlungsprozedere und geben ihm einen weiteren Termin für die Expositionssitzung. In dieser Stunde üben Sie mit ihm zunächst, beide Oberschenkel willkürlich über einige Zeit kräftig anzuspannen. Im Folgenden instruieren Sie ihn, diese Muskelspannung für 10–20 s beizubehalten, und konfrontieren ihn währenddessen in der Reihenfolge der Stimulushierarchie mit medizinischem Material (zunächst Einmalhandschuhe, Spritze ohne Nadel, Geruch von Desinfektionsmitteln). Der Patient berichtet über typische Angstsymptome unter der Exposition (Schwitzen, Übelkeit), die jedoch rasch zurückgehen; er wird nicht ohnmächtig. Daher steigern Sie die Exposition nach einer kurzen Pause. Nun zeigen Sie ihm zunächst eine Spritze mit Nadel, mit der Sie im Folgenden über Ihren eigenen Arm streichen. Nachdem der Patient auch dies mit sinkender Angst erträgt, streichen Sie dem Patienten – weiter unter der Bedingung der angespannten Oberschenkelmuskulatur – mit einer Nadel über den Unterarm und nehmen ihm als letztes Blut ab. Der Patient erlebt große Angst, ist jedoch rasch sehr erleichtert, da er die Ohnmacht vermeiden kann. Sie entlassen ihn daher mit der Empfehlung, mit passendem Material wie medizinischen Abbildungen oder Besuchen in Krankenhäusern weiterzuüben, um den Erfolg zu konsolidieren. Anderenfalls solle er sich wieder vorstellen.

Der Patient sucht sie in einem anderen Zusammenhang ein Dreivierteljahr später wieder auf und berichtet, dass er seit der Expositionsbehandlung nicht mehr in Ohnmacht gefallen sei. Bei der Geburt seines Sohnes sei er dabei gewesen. Darüber sei er sehr glücklich, denn es sei ein wunderbares Erlebnis gewesen. Nach einigem Üben könne er mittlerweile auch darauf verzichten, beim Auftreten der entsprechenden Stimuli die Oberschenkelmuskulatur anzuspannen.

> **Lernziele**
> Diagnostik der spezifischen Phobie
> Technik der gestuften Reizkonfrontation bei der spezifischen Phobie
> Technik der „Applied Tension" bei der Blut-, Spritzen- und Injektionsphobie

ICD-10

F40.2   Spezifische Phobie

7 Meine Mutter holt mich gleich ab

Notfallsituation

Sie werden im Nachtdienst zu einer 77-jährigen Patientin gerufen, bei der am Tag zuvor aufgrund einer symptomatischen koronaren Herzerkrankung eine Bypass-Operation am offenen Herzen durchgeführt wurde. Dem Pflegepersonal war nach der Intervention aufgefallen, dass die Patientin zunehmend verwirrt und unruhig wirkte.

FRAGE

Was überprüfen Sie zuerst?

Verwirrtheit und Unruhe können Zeichen eines unzureichenden zerebralen Energieangebots sein. Zum Ausschluss einer akuten kardiovaskulären Komplikation (z.B. Myokardinfarkt mit Linksherzinsuffizienz, Herzrhythmusstörung mit mangelnder Auswurfleistung, respiratorische Insuffizienz bei Lungenembolie) überprüfen Sie zunächst die Vitalparameter und auskultieren Herz und Lunge.

Körperliche Untersuchung

Der Puls ist rhythmisch um 100/min, am Monitor sehen Sie einen Sinusrhythmus. Der Blutdruck beträgt 140/90 mmHg. Die Patientin zeigt weder Dyspnoe noch Zyanose, die Sauerstoffsättigung ist im Normbereich. Herz und Lunge sind auskultatorisch unauffällig.

FRAGE

Welche Vitalparameter sollten Sie noch überprüfen?

Die Körpertemperatur beträgt 37,6 °C, eine schwere Infektion ist daher unwahrscheinlich. Es gibt keinen Hinweis auf eine organische Erkrankung. Die Patientin hat keine Schmerzen.

Informationen aus der Krankenakte

Das Krankenblatt zählt folgende Diagnosen auf:

Hinterwandinfarkt vor zwei Monaten, echokardiografisch noch gute linksventrikuläre Funktion, koronare Dreigefäßerkrankung, Hypertonus, Typ-2-Diabetes-mellitus, Hyperlipidämie, Adipositas.

Im Aufnahmebogen steht unter der Rubrik „Psyche": „Allseits orientiert, o. B."

Sie finden auch keine Hinweise für Alkoholkonsum (Blutbild, Gamma-GT) oder eine regelmäßige Einnahme von Benzodiazepinen. **Cave:** verzögertes Entzugssyndrom noch in den ersten Wochen nach dem Absetzen möglich.

Das präoperative Labor einschließlich der Schilddrüsenwerte war bis auf die Lipide im Normbereich.

Die Patientin ist bei der Untersuchung bewusstseinsklar, aber psychomotorisch unruhig und ängstlich. Sie wiederholt ständig Sätze wie: „Was soll denn das? Ich muss nach Hause. Meine Mutter holt mich gleich ab."

FRAGE
Was untersuchen Sie jetzt als Nächstes?

Sie sollten eine neurologische Untersuchung (Pupillenstatus, übrige Hirnnerven, Reflexe, Motorik) durchführen.

FRAGE
Welchen Schritt würden Sie unternehmen, wenn Sie neurologisch eine neu aufgetretene Seitendifferenz finden würden?

Eine Computertomografie des Schädels sollte dann umgehend als Differenzialdiagnostik zum Ausschluss z. B. einer Blutung durchgeführt werden.

FRAGE
Neurologisch erheben Sie keinen pathologischen Befund. Was tun Sie als Nächstes?

Sie müssen der Patientin Blut abnehmen. Als Ursachen für die Symptomatik sind denkbar: metabolische Entgleisung, Blutverlust oder eine beginnende Infektion. Zum Ausschluss führen Sie sofort eine **Laboruntersuchung** (Blutbild, Blutzucker bei vorbekanntem Diabetes, CRP, Elektrolyte, Retentionswerte) durch.

Sie sollten auch prüfen, ob die Patientin **Medikamente** einnimmt (z. B. Antibiotika, Schmerzmittel, Schlafmittel), die zentralnervöse Nebenwirkungen haben könnten.

Diagnostik

Die bisherigen Maßnahmen haben Sie zügig durchgeführt; sie dienten der somatischen Ausschlussdiagnostik. Internistisch und neurologisch konnten Sie bisher keine Diagnose weisenden Befunde feststellen. Die Medikation der Patientin erklärt die Symptomatik auch nicht. Während Sie auf die Laborwerte (Notfalllabor!) warten, können Sie nun einen psychopathologischen Befund erheben.

MERKE

Bei akut und erstmals auftretenden psychischen Störungen: somatische Ausschlussdiagnostik rasch durchführen und die Medikation bezüglich möglicher zentralnervöser Nebenwirkungen überprüfen.

FRAGE

Wie erheben Sie weitere psychopathologische Befunde?

Nach der **Bewusstseinslage** (sofortige Reaktion auf Ansprache) prüfen Sie die **Orientierung** zu folgenden Qualitäten:

- zur **Person:** Wie heißen Sie? Wann sind Sie geboren? Wie alt sind Sie?
- zur **Situation:** Warum sind Sie hier?
- zur **Zeit:** Was für ein Datum haben wir heute? Wie lange sind Sie schon hier?
- zum **Ort:** Wo sind Sie hier?

Untersuchung

Die Patientin benennt ihren Namen und das Geburtsdatum richtig. Sie kann aber ihr Alter nicht beziffern. Sie sei gerade erst hierher gekommen, warum wisse sie auch nicht. Ihre Mutter werde sie sicher gleich abholen. Die Mutter sei vorher schon hier im Zimmer gewesen, sie habe sie noch vor wenigen Minuten ganz genau gesehen. Zum aktuellen Datum kann sie weder den richtigen Monat noch das richtige Jahr benennen. Sie vermutet, dass sie sich im entfernt gelegenen Heimatort befindet. Die Patientin wirkt immer noch ängstlich erregt.

FRAGE

Wie können Sie die Gedächtnisfunktion auf einfache Weise überprüfen?

 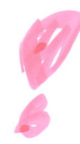

Sie bitten die Patientin, sich drei Begriffe zu merken (z. B. Pferd, Hammer und die Farbe Blau). Nach ein bis zwei Minuten fragen Sie nochmals nach den drei Begriffen.

Untersuchung

Die Patientin erinnert sich noch an „Hammer" und an „eine Farbe", welche weiß sie nicht mehr.

FRAGE

Welchen psychopathologischen Befund können Sie bisher erheben?

Die Patientin ist **bewusstseinsklar, zur Person weitgehend orientiert; zu Zeit, Ort und Situation** ist sie **desorientiert** und sie hat **Gedächtnisstörungen.** Möglicherweise leidet sie unter optischen Halluzinationen, oder sie hat reale Personen (z. B. Krankenschwestern) wahnhaft verkannt („Ich habe meine Mutter gesehen").

Im **formalen Denken** erscheint sie **eingeengt** und an einer bestimmten Thematik haftend (ständiges Wiederholen der Sätze „Was soll denn das? Ich muss nach Hause. Meine Mutter holt mich gleich ab"). Im **Affekt** wirkt sie **ängstlich, psychomotorisch unruhig** und **erregt.**

FRAGE
Welche Verdachtsdiagnose stellen Sie?

Sie vermuten eine **akute organische psychische Störung.**

Tritt ein Symptomenkomplex aus Orientierungsstörung, Gedächtnisstörungen, Halluzinationen oder wahnhaftem Erleben mit ängstlicher Erregung oder emotionaler Instabilität postoperativ auf, wird im klinischen Alltag meist von einem „**Durchgangssyndrom**" gesprochen. Das Wort „Durchgangssyndrom" beinhaltet, dass es sich voraussichtlich um einen vorübergehenden Zustand handeln wird. Allerdings zeigt erst der weitere Verlauf, ob eine Störung tatsächlich reversibel ist. Beim typischen Durchgangssyndrom sind die Patienten wach, also nicht hinsichtlich ihrer Bewusstseinshelligkeit (= Vigilanz) gestört.

In der ICD-10 wird der Begriff „Durchgangssyndrom" nicht verwendet, der entsprechende Oberbegriff ist dort die „Organische psychische Störung" (siehe unten).

FRAGE
Nach welchen Erkrankungen und operativen Eingriffen sind, der klinischen Erfahrung nach, Durchgangssyndrome besonders häufig?

Bei zerebraler Vorschädigung, bei neurochirurgischen Eingriffen und nach Operationen am offenen Herzen sind Durchgangssyndrome besonders häufig zu beobachten.

FRAGE
Welche ätiologischen Faktoren könnten für Durchgangssyndrome verantwortlich sein?

Es wird vermutet, dass eine intraoperative Hypoxie, Zirkulationsstörungen, perioperative Elektrolytverschiebungen, ein infektiöses Geschehen oder intraoperativer Blutverlust eine ursächliche Rolle spielen.

FRAGE
Wie werden die organischen psychischen Störungen nach ICD-10 klassifiziert?

Die organischen psychischen Störungen werden klassifiziert:
- **primär:** durch intrazerebrale Erkrankungen oder Verletzungen verursacht
- **sekundär:** durch extrazerebrale Erkrankungen hervorgerufen, die zu Hirnfunktionsstörungen führen.

Organische psychische Störungen können nahezu jedes psychiatrische Krankheitsbild vortäuschen. Die spezifische Symptomatik hilft bei der Ursachenforschung nicht weiter.

Der beschreibende Ansatz des ICD-10 unterscheidet nach den vorherrschenden Symptomen:

- **organische Syndrome 1. Ranges:** Die Verdachtsdiagnose kann aufgrund klinischer Symptome gestellt werden:
  - demenzielle Störung
  - organisches amnestisches Syndrom
  - Delir/Verwirrtheitszustand
- **organische Syndrome 2. Ranges:** Die Symptomatik kann nicht vom Bild anderer, „nichtorganischer" psychischer Erkrankungen unterschieden werden:
  - organische Halluzinose
  - organische katatone Störung
  - organische wahnhafte Störung/symptomatische Schizophrenie
  - organische affektive Störung
  - organische Angststörung
  - organische dissoziative Störung
  - organische asthenische Störung
  - leichte kognitive Störung
  - organische Persönlichkeitsstörung.

In der Literatur gebräuchliche Begriffe für organische psychische Störungen sind auch die **„akute exogene Psychose"** (damit wird typischerweise ein Delir bezeichnet) und das **„organische Psychosyndrom"**. Traditionell bezeichnet Letzteres eine chronische Störung, zumeist in Form einer Demenz, obwohl nicht alle Demenzen chronisch-progredient oder irreversibel sein müssen.

MERKE

Organische Syndrome 1. Ranges (Demenz, organisches amnestisches Syndrom, Delir) lassen in der Regel anhand der klinischen Symptomatik auf eine organische Ursache der Störung schließen. Syndrome 2. Ranges können nahezu jedes „nichtorganische" psychiatrische Krankheitsbild vortäuschen.

FRAGE

Wie können Sie die Ursachen für organische psychische Störungen einteilen?

➤ Tabelle 7.1 gibt eine mögliche ätiologische Einteilung organischer psychischer Störungen.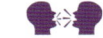

Tab. 7.1 Ätiologische Einteilung organischer psychischer Störungen.

Ätiologie	Beispiel
Hirnatrophischer degenerativer Prozess	Demenz vom Alzheimer-Typus
Kardiovaskuläre Erkrankung	Ischämische Enzephalopathie, Embolien bei Myokarditis
Intoxikation/medikamentöse Nebenwirkungen	Alkohol, Medikamente, Drogen
Metabolische Störung	Diabetes mellitus, Hyper-/Hypothyreose, Leberversagen
Immunologische Erkrankung	Lupus erythematodes, Encephalitis disseminata
Infektion	Enzephalitis, Meningitis, AIDS, Lues
Hirntumor	Hirnmetastasen, Astrozytom, Glioblastom
Hirntrauma	Schädel-Hirn-Trauma, chron. Subduralhämatom

Tab. 7.1 Ätiologische Einteilung organischer psychischer Störungen. *(Forts.)*

Ätiologie	Beispiel
Normaldruck-Hydrozephalus	Klinische Trias: Demenz, Gangstörung, Inkontinenz
Epilepsie	Postiktaler Verwirrtheitszustand
Respiratorische/hämatopoetische Erkrankung mit folgendem zerebralem Sauerstoffmangel	Schwere Anämie

MERKE   Die Symptomatik der organischen psychischen Störung ist nicht ursachenspezifisch. Basis für die somatische Zusatzdiagnostik ist die klinische Untersuchung. Nach Bedarf werden Zusatzverfahren eingesetzt (z. B. zerebrale Bildgebung wie CCT oder MRT, Liquoruntersuchung, EEG, Labor). Bei der Abklärung von organischen psychischen Störungen ergeben sich Überschneidungen von Psychiatrie mit Neurologie sowie der Inneren Medizin.

Diagnostik

 Inzwischen sind die Laborwerte eingetroffen: kein pathologischer Befund.

FRAGE
Ist damit die Diagnose „Durchgangssyndrom" gesichert?

 Nein. Diese Diagnose ist immer eine **Ausschlussdiagnose** und eine Arbeitshypothese, die mehrfach überprüft werden muss und erst nach vollständigem Abklingen der Symptomatik als bestätigt angesehen werden kann.

Sie konnten bisher keine andere organische Ursache für die psychische Symptomatik feststellen. Da die Patientin kurz zuvor operiert wurde, ist es wahrscheinlich, dass sie an einem postoperativen Durchgangssyndrom leidet.

Aktuell ist keine akute vitale Bedrohung für die Patientin zu erkennen. Eine **symptomatische Behandlung** unter engmaschiger Kontrolle der klinischen Befunde und der Vitalparameter ist deshalb zunächst gerechtfertigt.

FRAGE
Warum sollten Sie jetzt symptomatisch behandeln?

 Die Patientin ist durch psychomotorische Unruhe und ängstliche Anspannung gequält. Es besteht auch die Gefahr, dass sie versucht aufzustehen, um z. B. ihre vermeintlich anwesende Mutter zu suchen, und dabei stürzt.

FRAGE
Wie würden Sie medikamentös vorgehen?

Eine zu starke Sedierung, z. B. mit hoch dosierten Benzodiazepinen, könnte zur Folge haben, dass die Vigilanz im weiteren Verlauf kaum zu überprüfen ist. Sinnvoll wäre stattdessen der Einsatz eines **sedierenden Neuroleptikums ohne anticholinerge Eigenschaften** (**cave:** herzkranke Patientin und Gefahr des anticholinergen Delirs) mit einer **relativ kurzen Halbwertszeit** von einigen Stunden.

Bei psychomotorischen Erregungszuständen, auch bei multimorbiden geriatrischen Patienten, haben sich z. B. **Pipamperon** (z. B. Dipiperon®) und **Melperon** (z. B. Eunerpan®) bewährt. Bei schwerer psychotischer Symptomatik kann auch Haloperidol zum Einsatz kommen, wobei meist schon eine geringe Dosis von 3 × 0,5–1 mg/d ausreichend ist.

Verlauf

Nach einer initialen Dosis von 40 mg Dipiperon® wird die Patientin deutlich ruhiger und kann nach einer halben Stunde einschlafen. Unter der weiteren Behandlung mit 3 × 40 mg Dipiperon® pro Tag bilden sich die psychischen Symptome im Laufe der nächsten Tage vollständig zurück. Zunächst verschwinden die ängstliche Unruhe und die Wahrnehmungsstörungen bzw. die wahnhaften Verkennungen. Es kommt zu einer vollständigen Reorientierung. Die Gedächtnisfunktionen sind nicht mehr beeinträchtigt. Die regelmäßige Kontrolle der Vital- und Laborparameter hat keine pathologischen Befunde ergeben. Das Neuroleptikum kann ohne Wiederauftreten der Symptomatik nach sechs Tagen schrittweise abgesetzt werden. Der Verlauf und die vollständige Erholung haben daher die Verdachtsdiagnose eines postoperativen Durchgangssyndroms bestätigt.

MERKE

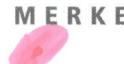

Das Therapieprinzip bei organischen psychischen Störungen besteht nach Möglichkeit darin, die Ursache zu behandeln. Ist dies primär nicht möglich, sollte in jedem Fall symptomatisch behandelt werden.

Lernziele
Somatische Diagnostik bei organischen psychischen Störungen
Symptomatik des „Durchgangssyndroms"
Klassifikation der organischen psychischen Störungen
Ursachen von organischen psychischen Störungen
Therapie der organischen psychischen Störungen

ICD-10

F05.0 Verwirrtheitszustand/Durchgangssyndrom
I25.9 Koronare Herzerkrankung

8 Unfreiwillig in Behandlung

Aufnahmesituation

Ein 42-jähriger Ingenieur leidet seit seinem 30. Lebensjahr an einer rezidivierenden depressiven Erkrankung. Vor ca. zwei Wochen hatte sich erneut innerhalb von drei Tagen eine schwere depressive Episode mit schwerer Niedergeschlagenheit, Hoffnungslosigkeit, Grübeln, Schlafstörungen, Antriebslosigkeit und Suizidgedanken eingestellt. Am Tag der Klinikeinweisung war der Patient zu einer nahe gelegenen 100 m hohen Brücke gefahren, wo er sich durch einen Sprung in die Tiefe suizidieren wollte. Die Ehefrau des Patienten, die er durch einen Abschiedsbrief in Kenntnis gesetzt hatte, hatte die Polizei verständigt. Die Polizisten konnten ihren Mann gerade noch rechtzeitig von seinem Vorhaben abhalten und brachten ihn in die Klinik.

Bei Aufnahme in der Klinik bietet der Patient ein schwer depressives Zustandbild mit akuter Suizidalität. Er ist mit seinem Aufenthalt in der Klinik nicht einverstanden, will entlassen werden bzw. andernfalls mit seinem Rechtsanwalt sprechen.

FRAGE

Wie gehen Sie in dieser Situation vor?

Wegen der bei unserem Patienten bestehenden **akuten Eigengefährdung** (Suizidalität) bei psychischer Erkrankung (schwere Depression bei rezidivierender depressiver Störung) und der dringend gegebenen Behandlungsnotwendigkeit dürfen Sie den Patienten nicht gehen lassen, sondern müssen ihn auch gegen seinen Willen in der Klinik zurückhalten (Unterbringung).

FRAGE

Welche gesetzlichen Möglichkeiten bestehen, einen psychisch kranken Patienten auch gegen seinen Willen in einem psychiatrischen Krankenhaus zu behandeln? Welche Voraussetzungen müssen dafür gegeben sein?

Die gesetzlichen Grundlagen für einen solchen Freiheitsentzug, wie er in unserem Fall vorliegt, sind in den sog. **Unterbringungsgesetzen** bzw. **Psychisch-Kranken-Gesetzen (Psych-KG) der Länder** geregelt, bei denen der Richter des zuständigen Amtsgerichts über Zulässigkeit und Dauer der Unterbringung entscheidet. Die Gesetze kommen zur Anwendung, wenn bei einem psychisch kranken Menschen akute Eigen- oder Fremdgefährdung besteht. Psychisch Kranke im Sinne dieses Gesetzes sind Personen, bei denen eine „geistige oder seelische Krankheit, Behinderung oder Störung von erheblichem Ausmaß vorliegt, einschließlich einer physischen oder psychischen Abhängigkeit von Rauschmitteln oder Medikamenten".

Weitere gesetzliche Möglichkeiten der Unterbringung eines psychisch kranken Menschen gegen seinen Willen stellen dar:

- **§ 1906 BGB** als Unterbringung eines Betreuten durch seinen Betreuer. Eine Unterbringung nach dem Betreuungsgesetz ist nur bei Vorliegen einer Selbstgefährdung zulässig, nicht jedoch bei Fremdgefährdung. Diese Form der Unterbringung wäre in unserem Fall möglich, wenn für den Patienten im Vorfeld schon eine Betreuung eingerichtet worden wäre.
- **§ 63 StGB** als Maßregel zur Besserung und Sicherung, nachdem eine dem Täter nicht zurechenbare Straftat im Zustand einer seelischen Störung verübt wurde.

MERKE   Eine Unterbringung gemäß Psychisch-Kranken-Gesetz der Länder kann erfolgen, wenn eine **akute** Eigen- oder Fremdgefährdung aufgrund einer psychischen Störung vorliegt und die Gefahr nicht anders abgewendet werden kann. Die Unterbringung kann dabei erfolgen:
- über die Verwaltungsbehörde (langer Weg)
- über die Polizei (schnell, im Notfall)
- durch fürsorgliches Zurückhalten in der Klinik (z. B. nach ambulanter Vorstellung).

FRAGE
Welche sind die nächsten Schritte bei der Unterbringung des Patienten?

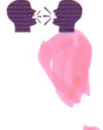

Eine einstweilige Unterbringung kann nur auf **schriftlichen Antrag** beim zuständigen Amtsgericht hin angeordnet werden. Diesem muss ein **fachärztliches Zeugnis** beigelegt werden. Antrag und Zeugnis müssen innerhalb einer auf Länderebene unterschiedlich geregelten Frist beim Amtsgericht eingegangen sein. Der Patient wird dann von einem Richter des Amtsgerichts angehört, der auf der Basis der Anhörung und des ärztlichen Zeugnisses über die Rechtmäßigkeit der Unterbringung und deren Dauer entscheidet.

Ein einheitliches Bundesgesetz gibt es nicht. Vielmehr sind die Unterbringungsgesetze auf Länderebene geregelt und unterscheiden sich verfahrensrechtlich in einzelnen Punkten.

FRAGE
Welche Inhalte muss das ärztliche Zeugnis zur Unterbringung haben?

Das ärztliche Zeugnis muss die Art der psychischen Störung und die Eigen- und/oder Fremdgefährdung beschreiben und begründen, warum die bestehende Gefahr nicht anders als durch die Unterbringung in der Klinik abgewendet werden kann. Es muss auch eine Zeitangabe beinhalten, wie lange die Unterbringung voraussichtlich notwendig sein wird.

Sie faxen folgenden Brief (➤ Abb. 8.1) an das Amtsgericht, dem Sie das unten stehende ärztliche Zeugnis (➤ Abb. 8.2) beilegen:

Brief an das Amtsgericht XX

Betr.:　Unterbringung von Herrn X.X.; geb. am xx.xx.xxxx
　　　　wh.: X-Str., XXXX
stationär seit dem xx.xx.xxxx auf der Aufnahmestation der Klinik für Psychiatrie und Psychotherapie
Hiermit beantrage ich die richterliche Unterbringung des o.g. Patienten, der z.Zt. fürsorglich
zurückgehalten wird.
Herr X hat sich mit dem weiteren Aufenthalt und der Behandlung in unserer Klinik nicht einverstanden erklärt. Im beigefügten ärztlichen Zeugnis vom xx.xx.xxxx sind die Voraussetzungen
zur Unterbringung erläutert. Die Unterbringung wird gemäß § 3 des Unterbringungsgesetzes
für einen Zeitraum von sechs Wochen beantragt.

X.X.
Ärztlicher Direktor

Abb. 8.1 Brief an das Amtsgericht.

Fachärztliches Zeugnis

Herr X leidet ca. seit seinem 30. Lebensjahr an einer rezidivierenden depressiven Störung. Vor
2 Wochen kam es zu einer erneuten schweren depressiven Episode. Daraufhin wollte sich Herr
X. am Tag der Aufnahme in suizidaler Absicht von einer Brücke stürzen. Dies konnte durch
die Polizei gerade noch rechtzeitig verhindert werden. Die Ehefrau berichtete, dass der Patient in der Depression nur noch von Suizidgedanken gesprochen und sich einer freiwilligen Behandlung immer widersetzt habe.
In der Klinik bietet Herr X. weiter ein schwer depressives Zustandsbild mit akuter Suizidalität.
Herr X. ist mit seinem Aufenthalt in der Klinik nicht einverstanden und möchte gerne mit einem Richter sprechen.
Bei Herrn X. besteht in Folge seiner Erkrankung zurzeit erhebliche Eigengefährdung, die nur
durch Unterbringung auf einer geschützten psychiatrischen Station und entsprechende medikamentöse Behandlung abzuwenden ist. Wir beantragen daher die richterliche Unterbringung
für die Dauer von sechs Wochen. Eine Anhörung des Patienten ist jederzeit möglich.

X.X.　　　　　　　　　　　　　　　　　　　　X.X.
Fachärztin für Psychiatrie und Psychotherapie　　　Assistenzarzt

Abb. 8.2 Fachärztliches Zeugnis.

Verlauf

Die Behandlung des Patienten erfolgt mit dem Antidepressivum Venlafaxin (Trevilor®), das dem Patienten bereits während vorhergehender Episoden gut geholfen und das er drei Monate vor Beginn der jetzigen Episode abrupt abgesetzt hatte. Zusätzlich erfolgt eine Gabe von Lorazepam (Tavor®) zu Sedierung und Anxiolyse.

Das Zeugnis wird direkt an das Amtsgericht gefaxt. Eine Anhörung durch den zuständigen Amtsrichter erfolgt am darauffolgenden Tag. Der Richter ordnet bei schwerer depressiver Störung und weiter bestehender Suizidalität eine Unterbringung für zunächst sechs Wochen an. Unter der Behandlung kommt es innerhalb von vier Wochen zu einer deutlichen Besserung des Zustandsbilds. Der Patient ist nun mit einem weiteren Aufenthalt in der Klink einverstanden, sodass die Unterbringung nach vier Wochen durch das Gericht aufgehoben wird und der Patient auf eine offene Station verlegt werden kann. Der Antrag auf Aufhebung der Unterbringung wird ebenfalls schriftlich beim Amtsgericht gestellt, nachdem die Voraussetzungen für die Unterbringung (akute Suizidalität) nicht mehr vorlagen.

> **Lernziele**
> Voraussetzungen für die Anwendung der Unterbringungsgesetze
> Praktischer Ablauf einer Unterbringung und Behandlung eines Patienten gegen seinen Willen

 ICD-10

F33.2   Schwere Depression bei rezidivierender depressiver Störung

9 Panik im Kaufhaus

Erstgespräch

Eine 25-jährige Arzthelferin stellt sich erstmals in Ihrer Sprechstunde vor. Sie berichtet, sie habe gestern bereits zum vierten Mal einen „Nervenzusammenbruch" gehabt. Plötzlich habe sie furchtbare Angst verspürt, umzufallen und zu sterben. Dabei habe ihr Herz wie wild geschlagen, sie habe gezittert, geschwitzt, eine starke Atemnot verspürt und sich wie benommen oder kurz vor einem Ohnmachtsanfall gefühlt. Sie könne sich diese Angst im Nachhinein gar nicht richtig erklären.

Alle vier Attacken hätten jeweils nur 15–20 Minuten gedauert; bis die Angst ganz abgeklungen sei, seien jedoch bis zu drei Stunden vergangen. Bei den ersten beiden Malen in einem überfüllten Kaufhaus und im Kino wäre ja noch alles gut gegangen, weil ihr Freund dabei gewesen sei und sie beruhigt habe. Beim dritten Mal sei sie aber alleine beim Einkauf im Supermarkt gewesen. Es sei heiß und stickig gewesen. Plötzlich seien wieder „ganz furchtbar" diese Symptome aufgetreten. Sie sei dann völlig aufgelöst aus dem Supermarkt zu ihrem Freund „gerannt", der im Auto auf sie wartete. Dort hätten die Beschwerden schnell nachgelassen.

Seither traue sie sich kaum mehr aus dem Haus. Ohne Begleitung könne sie nicht mehr einkaufen gehen, da sie befürchte, von erneuten Anfällen überwältigt zu werden. Sie habe große Angst, ihr Herz könne während einer solchen Attacke versagen. Eine vor Kurzem gebuchte Flugreise habe sie wieder abgesagt. Ihr Hausarzt habe sie krankgeschrieben und ihr ein Beruhigungsmittel verordnet, das sie jetzt immer bei sich trage.

Die vierte Attacke sei nun gestern aufgetreten, als sie für zwei Stunden alleine zu Hause gewesen sei. Seither könne sie keinen Moment mehr alleine sein. Ihr Freund habe sie jetzt hierher begleitet; er warte draußen auf sie im Wartezimmer. Seit der ersten Attacke seien drei Monate vergangen. Sie glaube, dass mit ihrem Herzen etwas nicht in Ordnung sei, ein Kardiologe habe sie aber untersucht, ohne dass er etwas Krankhaftes habe finden können.

Zur weiteren Anamnese berichtet die Patientin, sie sei ansonsten immer gesund gewesen. Seit zwei Monaten leide sie unter Schlafstörungen. Sie rauche täglich 15 Zigaretten, sei immer etwas nervös und habe auch recht häufig einen schnellen Puls.

FRAGE
Unter welchen Leitsymptomen leidet die Patientin?

Die Leitsymptome sind **Angst** und das daraus resultierende **Vermeidungsverhalten.** Die Angst ist charakterisiert durch ein attackenartiges Auftreten mit vegetativen Symptomen wie Tachykardie, Tremor, Schweißausbruch, Palpitationen und Atemnot sowie der ausgeprägten Angst zu sterben. Aus Angst, eine erneute Attacke zu erleiden, kann die Patientin das Haus nicht mehr unbegleitet verlassen und musste krankgeschrieben werden. Diese „Angst vor der Angst" wird als **Erwartungsangst** bezeichnet.

F R A G E

Von welchen weiteren Symptomen hat die Patientin berichtet? Welchen psychopathologischen Befund können Sie bisher erheben?

Bis auf eine genaue Schilderung der Angstattacken haben wir noch wenig über weitere psychische Symptome erfahren. Die Patientin berichtete lediglich von einer gewissen Nervosität und einer Neigung zu Tachykardie und Schlafstörungen. Eine detaillierte, vollständige Erhebung des weiteren psychopathologischen Befunds ist notwendig.

F R A G E

Angst ist ein häufiges psychopathologisches Symptom, das im Rahmen verschiedener psychischer Erkrankungen auftreten kann. An welche Störungen denken Sie und welche Fragen stellen Sie, um Ihren psychopathologischen Befund zu vervollständigen?

Patienten mit Angststörungen zeigen gehäuft auch andere psychische Störungen:
- ca. 60 % weisen die Lebenszeitdiagnose einer Depression auf
- bei 25–40 % ist die Lebenszeitdiagnose einer Suchterkrankung zu stellen, vor allem einer Alkohol- oder Medikamentenabhängigkeit.

Diese Erkrankungen sollten Sie daher ausführlich explorieren (zum psychopathologischen Befund bei Depression, ➤ Fall 5).

Die von der Patientin erwähnten Schlafstörungen könnten auf eine **Depression** hinweisen. Sie fragen daher nach:
- Schlafstörungen: Kann die Patientin noch ein- und durchschlafen? Wacht sie frühmorgens auf?
- Stimmung: Kann die Patientin noch Freude empfinden; hat sie noch Interesse an den Dingen, die ihr wichtig sind?
- Antrieb: Schafft die Patientin es morgens, aufzustehen oder bleibt sie lange liegen?
- Zukunftsgedanken: Hat die Patientin positive Zukunftspläne oder pessimistische Zukunftsgedanken?
- Suizidgedanken
- Veränderungen von Konzentrationsvermögen, Appetit oder Libido.

Hinsichtlich der **Suchtanamnese** sollten Sie in Erfahrung bringen, ob die Patientin psychotrop wirksame Substanzen einnimmt. Fragen Sie gezielt nach Alkohol, Drogen (auch Stimulanzien wie Ecstasy, Amphetamine) und Medikamenten wie z. B. Benzodiazepine, Aufputschmittel oder Appetitzügler.

Um den psychopathologischen Befund zu vervollständigen, fragen Sie auch nach Wahrnehmungsstörungen, Ich-Störungen und Wahnsymptomen, obwohl aus der bisherigen Anamnese keine Hinweise auf eine schizophrene Erkrankung vorliegen. Wichtig ist weiterhin zu klären, welches Medikament die Patientin von ihrem Hausarzt verschrieben bekommen hat.

Untersuchung

Ihre Exploration ergibt keinen Hinweis für eine depressive Störung. Die Schlafstörungen treten nur gelegentlich als Einschlafstörungen auf. Die Patientin kann bis morgens durchschlafen. Auch die Suchtanamnese ist unauffällig. Außer dem vom Hausarzt verschriebenen Benzodiazepinpräparat (Diazepam, z. B. Valium®), das sie bisher nur zweimal genommen hat und jetzt immer „zur Sicherheit" bei sich trägt, hat die Patientin in den vergangenen sechs Monaten keine Medikamente eingenommen.

FRAGE

Welche Verdachtsdiagnose können Sie jetzt aufgrund der Beschwerdeschilderung und des psychopathologischen Befunds stellen?

Sie stellen die Verdachtsdiagnose einer **Panikstörung mit sekundärer Entwicklung einer Agoraphobie.**

FRAGE

Wie sind Agoraphobie und Panikattacken definiert?

Mit dem Begriff **Agoraphobie** (= Platzangst) beschreibt man Ängste in einer Reihe von öffentlichen Situationen außerhalb des eigenen Hauses, wobei der Begriff nicht auf weite Plätze beschränkt ist. Diese Situationen werden von den Patienten vermieden, z. B. aus Angst, in dieser Situation eine Panikattacke zu erleiden.

Agoraphobisch vermiedene Situationen sind oft Menschenmengen, Kaufhäuser, Spaziergänge ohne Begleitung, die Benutzung öffentlicher Verkehrsmittel, Autofahren, Wartesituationen, Kino-, Theater- oder Restaurantbesuche. Auch das Alleinsein zu Hause ist häufig, wenn auch nicht immer, Angst auslösend.

Die Charakteristika einer **Panikattacke** sind in ➤ Tabelle 9.1 aufgeführt.

Tab. 9.1 Charakteristika einer Panikattacke nach ICD-10.

1.	Einzelne Episode von intensiver Angst oder Unbehagen
2.	Abrupter Beginn der Attacke
3.	Attacke erreicht innerhalb weniger Minuten ein Maximum und dauert mindestens einige Minuten

4.	**Mindestens vier Symptome** der folgenden Liste müssen während der Attacke vorhanden sein, davon mindestens ein vegetatives Symptom (a–d):
	  a. Palpitationen, Herzklopfen oder erhöhte Herzfrequenz
	  b. Schweißausbrüche
	  c. Tremor
	  d. Mundtrockenheit
	  e. Atembeschwerden
	  f. Beklemmungsgefühl
	  g. Thoraxschmerzen oder Missempfindungen
	  h. Übelkeit
	  i. Schwindel- und Benommenheitsgefühl
	  j. Derealisations- oder Depersonalisationserleben
	  k. Angst vor Kontrollverlust, verrückt zu werden oder „auszuflippen"
	  l. Angst zu sterben
	  m. Hitzegefühl oder Kälteschauer
	  n. Gefühllosigkeit oder Kribbelgefühle

MERKE

Die Panikstörung ist durch ein wiederholtes Auftreten von Panikattacken gekennzeichnet, die nicht auf eine spezifische Situation oder ein spezifisches Objekt bezogen sind (im Gegensatz zu den

Phobien) und oft spontan auftreten. Sie dauern durchschnittlich 30 Min. und gehen mit vegetativen Symptomen einher. Oft sind sie gefolgt von einer ausgeprägten Erwartungsangst sowie einem phobischen Vermeidungsverhalten (Agoraphobie).

FRAGE

Nennen Sie zwei weitere Formen der Angststörung, die differenzialdiagnostisch gegenüber einer Panikstörung abgegrenzt werden müssen. Wie unterscheiden sie sich klinisch von der Panikstörung?

Die ICD-10 unterscheidet:
- Panikstörung
- generalisierte Angststörung
- phobische Störungen mit den wichtigsten Formen:
  - Agoraphobie
  - soziale Phobie
  - spezifische/isolierte Phobien.

Die **generalisierte Angststörung** (➤ Fall 16) ist charakterisiert durch ein starkes und anhaltendes Erleben von Angst und Sorgen, das nicht an spezifische Objekte oder Situationen gebunden ist und nicht, wie bei der Panikstörung, in Form attackenartiger Angstanfälle auftritt. Die Welt erscheint den Patienten als bedrohlich und voller Risiken, die Ängste beziehen sich somit auf alltägliche Ereignisse und Probleme. Die Angst geht mit motorischer Anspannung, erhöhter Vigilanz und vegetativer Übererregtheit einher.

Phobische Ängste sind durch folgende gemeinsame Merkmale gekennzeichnet:
- intensive und anhaltende Angst vor einem umschriebenen Objekt (z. B. Spinnen) oder einer umschriebenen Situation (z. B. Menschenmengen, Fahrstühle, Höhe)
- die Begegnung mit dem Objekt ruft eine Angstreaktion hervor
- die Situation wird entweder unter intensivem Angsterleben ertragen oder völlig vermieden.

Im Rahmen der **Agoraphobie** werden, wie oben beschrieben, öffentliche Situationen außerhalb des eigenen Hauses vermieden.

Bei der **sozialen Phobie** (➤ Fall 34) besteht eine übermäßige Angst in zwischenmenschlichen Situationen, in denen sich der Patient im Mittelpunkt der Aufmerksamkeit und Bewertung durch andere erlebt. Die Patienten befürchten, sich zu blamieren und, wenn man ihre Angst bemerkt, als unsicher, schwach oder minderwertig angesehen zu werden.

Spezifische Phobien (➤ Fall 6) beinhalten Ängste vor einem umschriebenen Objekt, z. B. einem Tier, einer spezifischen Situation der natürlichen Umwelt (Gewitter, Sturm, Höhe) oder vor Blut, Injektionen, unter denen der Betroffene in erheblichem Maße leidet oder durch die er in seiner Alltagsbewältigung beeinträchtigt ist.

FRAGE

Verschiedene körperliche Erkrankungen können mit Symptomen einer Panikattacke einhergehen. An welche Erkrankungen denken Sie und welche Verfahren setzen Sie ein, um eine körperliche Erkrankung bei unserer Patientin auszuschließen?

Folgende Untersuchungen sollten als Basisdiagnostik durchgeführt werden:
- internistische und neurologische Untersuchung
- Routinelabor inkl. Blutzucker

- Bestimmung der Schilddrüsenparameter zum Ausschluss endokriner Ursachen (Hyperthyreose!)
- Bestimmung von Vanillin-Mandelsäure und Hydroxyindolessigsäure zum Ausschluss eines Phäochromozytoms bzw. Karzinoidsyndroms
- zerebrale Bildgebung (Ausschluss einer Raumforderung)
- Ruhe-EKG als kardiologische Basisdiagnostik: Bei Hinweis auf eine Rhythmusstörung oder eine andere kardiale Grunderkrankung werden zusätzlich ein Langzeit-EKG und ein Belastungs-EKG ergänzt.

Durch diese Maßnahmen lässt sich eine für die Symptomatik verantwortliche körperliche Ursache mit größter Wahrscheinlichkeit ausschließen.

Ein häufiges Problem ist die Tatsache, dass viele Patienten in der Überzeugung, an einer organischen Erkrankung zu leiden, nach weiteren diagnostischen Maßnahmen verlangen (bis hin zum Herzkatheter). Hier sollten Sie sich an den Grundsatz halten, dass eine weitergehende Diagnostik nur bei konkretem klinischen Verdacht unter Würdigung der Gesamtsituation zu veranlassen ist, d. h. nicht bei klinisch eindeutiger Panikstörung bei einem gesunden jungen Menschen. Geben Sie nicht leichtfertig dem Drängen des Patienten nach „medizinischer" Beruhigung und Rückversicherung nach!

➤ Tabelle 9.2 nennt einige wichtige Differenzialdiagnosen bei Angsterkrankungen.

Tab. 9.2 Wichtige Differenzialdiagnosen bei Angststörungen

Endokrine Angstsyndrome	Hyperthyreose, Hypothyreose, Hyperparathyreoidismus, Phäochromozytom, Karzinoidsyndrom, Cushing-Syndrom
Metabolische Angstsyndrome	Hypoglykämie, Hypokaliämie
Kardiale Angstsyndrome	Koronare Herzkrankheit, Herzinsuffizienz, Herzrhythmusstörungen, Myokardinfarkt
Zerebrale Angstsyndrome	Zerebrale Anfallsleiden, Encephalomyelitis disseminata, zerebrale Vaskulitiden, demenzielle Erkrankungen, Morbus Parkinson, Chorea Huntington
Pulmonale Angstsyndrome	Asthma bronchiale, chronisch-obstruktive Lungenerkrankung

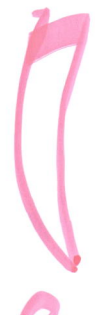

Diagnostik

Die körperliche Untersuchung und die erweiterte organische Diagnostik ergeben keinen Hinweis für eine körperliche Ursache der Angstattacken.

FRAGE

Welche Informationen geben Sie der Patientin hinsichtlich Häufigkeit, Erkrankungsalter, Verlauf sowie Behandlungsmöglichkeiten und Prognose einer Panikstörung mit Agoraphobie?

Mit einer Lebenszeitprävalenz von 15 % und einer Punktprävalenz von 7 % gehören Angststörungen zu den **häufigsten psychischen Erkrankungen** überhaupt. Die Agoraphobie hat eine Häufigkeit von 5 %, die Panikstörung tritt bei etwa 2 % der Normalbevölkerung auf.

Die Panikstörung mit Agoraphobie manifestiert sich zumeist zwischen dem 20. und 30. Lebensjahr. Der Spontanverlauf ist ausgesprochen ungünstig; ohne Behandlung kommt es

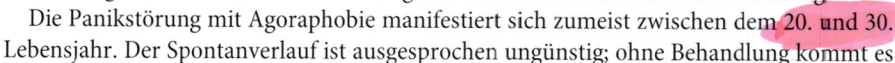

lediglich in etwa 20 % der Fälle zu einer Rückbildung der Symptomatik, meistens kommt es unbehandelt zu einem chronischen Verlauf.

Angsterkrankungen sind sehr **gut zu behandeln.** Verfahren der Wahl bei der Panikstörung und Agoraphobie ist die Verhaltenstherapie, die eine 60–80-prozentige Erfolgsrate aufweist. Aber auch die Pharmakotherapie mit selektiven Serotonin-Wiederaufnahme-Hemmern, z. B. Sertralin (Zoloft®) ist in bis zu 80 % der Fälle von Panikstörungen wirksam. Benzodiazepine (z. B. Tavor® oder Valium®) dürfen wegen der Gefahr der Entwicklung einer Abhängigkeit nur kurzfristig gegeben werden.

MERKE Angsterkrankungen sind sehr häufige psychische Erkrankungen. Der Spontanverlauf ist ausgesprochen ungünstig; es existieren jedoch mit der Verhaltenstherapie und der Pharmakotherapie effektive Behandlungsmöglichkeiten.

FRAGE
Wie schätzen Sie die Prognose bei unserer Patientin ein?

Bei unserer Patientin sprechen folgende Charakteristika des Krankheitsbilds für einen günstigen Verlauf: Die Störung ist akut aufgetreten. Es besteht noch keine chronifizierte Erkrankung! Das Krankheitsbild ist nicht durch weitere psychiatrische Erkrankungen kompliziert. Eine Vollremission der Symptomatik durch die Therapie ist daher zu erwarten.

FRAGE
Empfehlen Sie der Patientin eine Verhaltenstherapie oder eine Pharmakotherapie?

Mehrere Argumente sprechen dafür, der Patientin eine **Verhaltenstherapie** zu empfehlen:
- der noch kurze, d. h. nicht chronifizierte Verlauf, lässt eine Remission durch eine Kurzzeittherapie erwarten
- Verhaltenstherapie ist mindestens ebenso gut wirksam wie die Pharmakotherapie, hat gleichzeitig aber keine somatischen Nebenwirkungen und wirkt durch Lernprozesse auch im Langzeitverlauf prophylaktisch.

Verlauf

Die Patientin entscheidet sich für eine Verhaltenstherapie. Sie führen die Therapie ambulant durch und vereinbaren einen neuen Termin 3 Tage später.

FRAGE
Basis jeder Verhaltenstherapie ist die Verhaltensanalyse, d. h. die Analyse der Panikattacke. Beschreiben Sie die dritte Panikattacke der Patientin anhand des sogenannten S-O-R-K-Schemas.

Die Verhaltensanalyse auf Symptomebene wird nach dem sogenannten S-O-R-K-Schema erstellt. Dabei stehen die Buchstaben für:

S = Stimulus: der Auslösereiz, der das Problemverhalten hervorruft. Hier trat die Panik-attacke im Supermarkt auf, in dem es eng und stickig war.

O = Organismusvariable: organische Faktoren (Schlafmangel, Alkohol, Drogen etc.), aber auch Erwartungen und Normvorstellungen (Vorstellungen über gesellschaftliche Normen, was „normal", „richtig", „passend" ist), die das Auftreten des Problemverhaltens begünsti-gen. Bei unserer Patientin besteht z. B. eine Neigung zu Tachykardien bei Nikotinkonsum, Schlafstörungen und eine hohe Erwartungsangst.

R = Reaktion: das auf den Stimulus folgende problematische Verhalten, wobei man folgen-de Ebenen unterscheidet:

- **kognitive Reaktion:** Gedanken, die während des Problemverhaltens oft automatisch ablaufen. Hier z. B. Gedanken, tot umzufallen, hilflos zu sein, ein Herzversagen zu erlei-den oder verrückt zu werden.
- **emotionale Reaktion:** Gefühle, die das Problemverhalten begleiten. Hier die bestehen-de Angst; häufig auch Hilflosigkeit, Anspannung.
- **motorische Reaktion:** die beobachtbare Reaktion. Hier das Verlassen des Supermarkts und das anschließende Vermeidungsverhalten, nämlich ohne Begleitung nicht mehr aus dem Haus zu gehen oder eine Flugreise abzusagen.
- **physiologische Reaktion:** somatische Begleiterscheinungen. In unserem Fall alle vege-tativen Symptome wie Tachykardie, Tremor, Schweißausbruch usw.

K = Konsequenzen des Verhaltens: Hier unterscheidet man als positiv oder negativ erlebte kurz- und langfristige Konsequenzen. Eine für die Patientin kurzfristig positive Konsequenz ist die Reduktion der Angst durch das Verlassen des Supermarkts. Die langfristige Konsequenz dieses Vermeidungsverhaltens ist jedoch negativ, da die Patientin nicht mehr die Erfahrung machen kann, dass die Angst beim Verweilen in der auslösenden Situation nach Erreichen eines Maximums nachlässt und sie dabei *kein* Herzversagen erleidet. Dies wiederum bedeutet mittel- und langfristig eine Aufrechterhaltung (und meist auch Verstärkung) der Angstsymptomatik.

Verlauf

Die Patientin hat durch ein psychoedukatives Vorgehen und die Verhaltensanalyse jetzt eine erste Vorstellung von der Entstehung ihrer Panikattacken. Der nächste Schritt ist, einfache Maßnahmen zum Umgang mit auftretenden Panikattacken zu entwickeln. Besonders nütz-lich ist dabei das sog. **Teufelskreismodell,** mit dessen Hilfe sowohl die Wechselwirkung zwischen den o. g. Faktoren einer Panikattacke verdeutlicht als auch Maßnahmen zum Um-gang mit der Angst abgeleitet werden können. Die Angst, die bei einer Panikattacke auftritt, kann als sich aufschaukelndes Ergebnis eines „Teufelskreises" aus körperlichen Symptomen, Wahrnehmung der Symptome, Kognitionen und Verhaltensweisen verstanden werden.

FRAGE

Versuchen Sie, mit eigenen Worten zu beschreiben, wie der Teufelskreis bei unserer Patientin im Supermarkt abgelaufen sein könnte.

Im Supermarkt bückt sich die Patientin, um unten aus dem Kühlfach eine Milchpackung zu holen. Beim raschen Aufrichten beschleunigt sich ihr Herzschlag etwas. Die Patientin

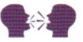

denkt: „Mein Herz klopft schneller als vorher! Ich habe Herzklopfen!". Sie fühlt am Handgelenk den Puls. Sie interpretiert den schnellen Herzschlag als bedrohlich: „Um Himmels willen, jetzt geht das schon wieder los! Mein Herz hält das nicht aus!" Körperlich kommt es zu einer Stressreaktion. Es kommt zu vermehrtem Herzklopfen und weiteren Angstsymptomen wie Zittern, Schwitzen etc. Sie denkt „Oh je, jetzt fange ich auch noch an zu zittern!" usw.

FRAGE
Welche therapeutischen Prinzipien lassen sich aus dem Teufelskreismodell ableiten und begründen?

Verschiedene therapeutische Techniken werden mit dem Ziel eingesetzt, den Teufelskreis an unterschiedlichen Stellen zu durchbrechen. Dazu zählen:

- **kognitive Techniken** wie das Infragestellen automatischer Gedanken. Typisch sind Katastrophisierungsgedanken: Herzrasen ist der sichere Vorbote für ein unmittelbar bevorstehendes Herzversagen
- **Formen der körperlichen Erregungskontrolle** wie Entspannungs- und Atemübungen
- **Abbau einer verstärkten Selbstbeobachtung,** die sonst durch sog. „checking behavior" wie z. B. Puls fühlen zur Verstärkung der Symptome führen kann
- Richtung der Aufmerksamkeit nach außen.

FRAGE
Für die Therapie der agoraphobischen Angstkomponente ist eine Expositionsbehandlung (= Reizkonfrontation) Mittel der Wahl. Nennen Sie das Grundprinzip, auf dem die Expositionstherapie basiert.

Bei den Expositionsverfahren setzt sich die Patientin nach vorbereitenden Sitzungen der angstauslösenden Situation aus (z. B. in einen Supermarkt gehen).

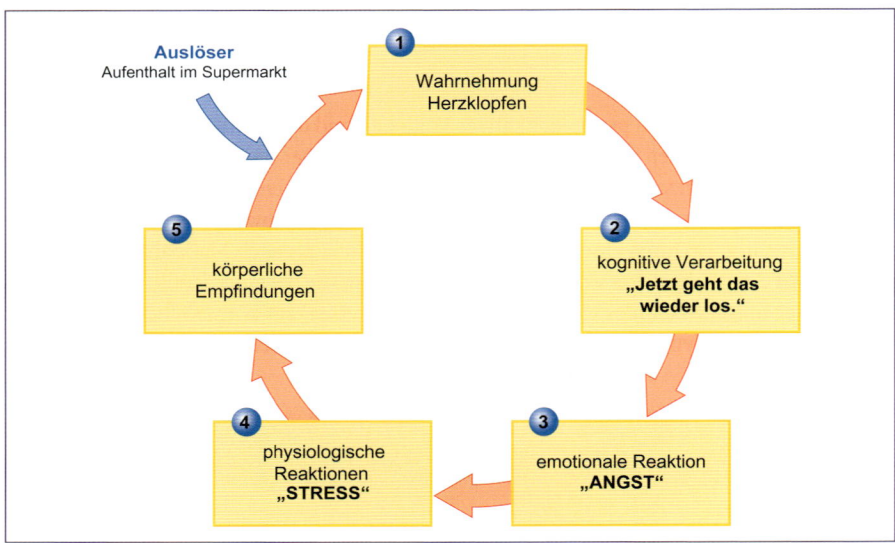

Abb. 9.1 Teufelskreismodell der Panikattake. [G001]

Sie wird dazu angeleitet, trotz der dabei auftretenden unangenehmen Gefühle und Körperempfindungen in der Situation zu verbleiben. Beim wiederholten „Üben" (zunächst in Begleitung des Therapeuten, dann in Eigenregie) kommt es im Verlauf der Therapie zu einer Angstreduktion, d. h. die Intensität und Dauer der Angstgefühle und Körperempfindungen nimmt ab. Dieser Prozess wird auch als **Habituation** bezeichnet (Expositionsbehandlung, ➤ Fall 6, ➤ Fall 17, ➤ Fall 34).

Verlauf

Während der ambulanten verhaltenstherapeutischen Behandlung erlebt die Patientin innerhalb von acht wöchentlichen Therapiesitzungen eine komplette Remission der Agoraphobie und der Panikattacken. Sie kann wieder alleine das Haus verlassen und ihrer Arbeit nachgehen. Gelegentlich tritt noch eine leichte Erwartungsangst beim Betreten gut besuchter Kaufhäuser auf. An die Akutbehandlung schließen Sie eine **niederfrequente Verlaufsbeobachtung** an (Therapiesitzungen alle 2–4 Wochen), welche der Einübung der Techniken im Alltag dient und die Remission stabilisiert: Sie empfehlen der Patientin daher, das „Üben" fortzusetzen und diese und andere noch „heikle" Situationen immer wieder aufzusuchen. Gemeinsam gehen Sie die in der bisherigen Therapie erworbenen Strategien der Patientin durch und besprechen Probleme, die möglicherweise im weiteren Verlauf auftreten könnten (fluktuierender Verlauf, „Rückfälle" in psychischen oder körperlichen Belastungssituationen). Die dabei gewonnenen Erkenntnisse hält die Patientin in Form eines schriftlichen „Krisenplans" fest, den sie zu Hause aufhängt.

Lernziele
Symptomatik einer Panikattacke
Komorbidität bei Angststörungen
Definition von Panikattacke und Agoraphobie
Differenzialdiagnostische Abklärung bei Panikattacken
Unterscheidung verschiedener Angstformen
Prinzipien der verhaltenstherapeutischen Behandlung

ICD-10

F40.01   Agoraphobie mit Panikstörung

10 In der Kardiologie

Konsilsituation

Ein 62-jähriger Berufschullehrer befindet sich nach einem Hinterwandinfarkt stationär in der Kardiologie. Laut Koronarangiografie besteht aktuell kein weiterer kardiologischer oder kardiochirurgischer Interventionsbedarf, echokardiografisch ist die linksventrikuläre Funktion nur geringgradig eingeschränkt. An kardiovaskulären Risikofaktoren waren ein Hypertonus und eine Hyperlipidämie vorbekannt.

Der Patient wirkt trotz komplikationslosem internistischem Verlauf niedergeschlagen, und die Mobilisierung verläuft insgesamt schleppend. Vor geplanter Verlegung in eine Anschlussheilbehandlung wird daher ein psychiatrisches Konsil mit der Fragestellung: „Psychiatrischer Befund, Therapie?" angemeldet.

Dem Konsilpsychiater erzählt der Patient von Schlaf- und Konzentrationsstörungen, Antriebsminderung, Freudlosigkeit, Niedergestimmtheit, quälender Grübelneigung, Zukunftsangst, intermittierend passivem Todeswunsch, jedoch habe er keine Suizidgedanken. Auf Nachfrage berichtet der Patient, er sei vor 8 Jahren nach dem Tod seines Vaters – auch an einem Herzinfarkt – über nahezu ein halbes Jahr in einem vergleichbaren Zustand gewesen.

FRAGE
Wie lautet Ihre psychiatrische Diagnose?

Unabhängig von seinen körperlichen Erkrankungen erfüllt der Patient deskriptiv die Diagnosekriterien einer rezidivierenden Depression. Es wäre falsch, die Diagnose einer Depression wegen der koronaren Herzerkrankung (KHK) nicht zu stellen – z.B. im Sinne von: „Wenn ich einen Herzinfarkt hätte, wäre meine Stimmung genauso schlecht."

FRAGE
Was müssten Sie bei der Bewertung von Antriebsminderung und Schlafstörung beachten, wenn die Echokardiografie eine deutlich verminderte linksventrikuläre Funktion zeigen würde?

Aus einer deutlich verminderten linksventrikulären Funktion resultiert eine Herzinsuffizienz. Die vom Patienten geschilderte Antriebslosigkeit könnte vor diesem Hintergrund auch auf die kardial bedingte Abgeschlagenheit zurückzuführen sein, die Schlafstörungen könnten aufgrund von Dyspnoe im Liegen oder Nykturie bestehen. Die Differenzierung von somatisch und psychisch bedingten Beschwerden kann dann schwieriger werden.

FRAGE
Welche Symptome könnten dann die Verdachtsdiagnose einer Depression erhärten?

Typische depressive Gedanken (wie z.B. Pessimismus), Schuldgefühle und Insuffizienzerleben oder Todeswunsch bzw. Suizidgedanken könnten dann die Diagnose einer Depression erhärten.

FRAGE
Ist eine depressive Erkrankung überhaupt von kardiologischer Relevanz?

 Die Studienlage zeigt konsistent, dass ungefähr **jeder fünfte Patient nach einem Herzinfarkt** die Kriterien für eine depressive Episode erfüllt. Unabhängig von kardialen Parametern (wie z.B. LV-Funktion, höhergradige Rhythmusstörungen etc.) haben die Patienten mit einer Depression ein deutlich höheres Risiko, an einem erneuten kardialen Ereignis zu versterben, als Patienten ohne Depression.

Aber auch für die Entwicklung einer KHK stellen depressive Erkrankungen einen unabhängigen Risikofaktor dar. Menschen mit einer depressiven Erkrankung leiden im späteren Verlauf häufiger an einer KHK als Menschen ohne Depression.

MERKE Das Vorliegen einer Depression ist ein unabhängiger Risiko- und Prognosefaktor für die koronare Herzerkrankung.

FRAGE
Welche Antidepressiva stehen für eine Therapie zur Wahl?

 Sedierende Trizyklika können kardiale Erregungsbildungs- und -leitungsstörungen verursachen. Weiterhin erhöhen sie das Risiko für orthostatische Komplikationen, wie z.B. Schenkelhalsfrakturen, besonders bei Herzinsuffizienz deutlich. Noradrenerg wirksame Antidepressiva und Monoaminooxidase-Hemmer können den Blutdruck erhöhen. Antidepressiva mit anderem Wirkmechanismus (wie z.B. Mirtazapin) können zu deutlichen Gewichtssteigerungen führen, was bei KHK ungünstig wäre.

Bei kardialen Erkrankungen ist die Datenlage zum gegenwärtigen Zeitpunkt für den **Serotonin-Wiederaufnahmehemmer (SSRI) Sertralin** am günstigsten. Seine kardiale Sicherheit war in einer großen doppelblinden Studie bei Patienten mit Depression nach Myokardinfarkt mit Placebo vergleichbar.

MERKE Hinsichtlich der kardialen Sicherheit ist zum gegenwärtigen Zeitpunkt die Datenlage für eine antidepressive Medikation am günstigsten für den SSRI Sertralin.

FRAGE
Welche internistischen Komplikationen können unter antidepressiver Medikation mit SSRI auftreten?

 SSRI sind auch Thrombozyten-Aggregationshemmer und können daher eine **Blutungsneigung** verstärken. Bei vorbekannter Gastritis oder einer Ulkuskrankheit ist daher z.B. das Risiko für gastrointestinale Blutungen deutlich erhöht.

Besonders in der Kombination mit Diuretika ist eine **Hyponatriämie** bei Behandlung mit SSRI nicht selten. Bei einem unklaren Psychosyndrom oder Bewusstseinsstörung während der Behandlung mit einem SSRI sollte immer sofort einen Hyponatriämie ausgeschlossen werden.

Einige SSRI (wie z. B. Fluoxetin, Fluvoxamin oder Paroxetin) können z. T. erhebliche **medikamentöse Interaktionen** mit internistischen Medikamenten auslösen und deren Plasmakonzentrationen deutlich erhöhen (z. B. von Betablockern, Gerinnungshemmern, Theophyllin etc.). Hinsichtlich medikamentöser Interaktionen sind die SSRI Sertralin und Citalopram günstiger zu bewerten.

SSRI können z. B. Blutungen und eine Hyponatriämie verursachen. Das Interaktionspotenzial der verschiedenen SSRI mit anderen Medikamenten ist z. T. erheblich.

M E R K E

Verlauf

Nach Aufdosierung von Sertralin (drei Tage 25 mg, dann 50 mg am Morgen) kommt es nach zwei Wochen zu einer Besserung der Symptomatik. Der Patient beginnt noch in der Anschlussheilbehandlung mit einer Psychotherapie. Nach Entlassung aus der Anschlussheilbehandlung kommt es unter Fortführung der antidepressiven Medikation und Psychotherapie schließlich zu einer vollständigen Remission der depressiven Symptomatik.

> **Lernziele**
> Depression als Risiko- und Prognosefaktor für die koronare Herzerkrankung
> Therapieoptionen bei Depression und KHK

ICD-10

F33.2   Rezidivierende Depression bei I21.9 Herzinfarkt

11 Der verlegte Autoschlüssel

Erstgespräch

Ein 63-jähriger Gärtner stellt sich in Begleitung seiner Ehefrau in Ihrer Sprechstunde vor. Dem Patienten ist die Vorstellung bei Ihnen sichtlich unangenehm, sodass er dankbar das Angebot seiner Frau annimmt, stellvertretend für ihn über den Krankheitsverlauf zu berichten. Die Ehefrau schildert, der Zustand ihres Mannes habe sich seit ca. zwei Jahren zunächst schleichend und dann immer mehr verschlechtert. Zuerst habe sie bemerkt, dass ihr Mann Einzelheiten, die man gerade besprochen hatte, vergaß, dann habe er immer häufiger seinen Autoschlüssel verlegt und nicht wieder gefunden. Seit einigen Monaten frage er immer wieder nach dem Datum und könne abgesprochene Termine nicht einhalten. Auch sein Namensgedächtnis habe deutlich nachgelassen. Zu Hause habe er von sich aus nicht mehr das Telefon benutzt; und erst kürzlich habe er sich von einem Vertreter sechs Bettdecken verkaufen lassen, wo sie doch kurz zuvor zwei bestellt habe.

Im Sommerurlaub vor drei Wochen habe er mehrmals nicht mehr ins Hotel zurückgefunden. Einmal, als er sich selber auf einen Spaziergang aufmachte, habe man ihn sogar suchen müssen und ihn dann in einem anderen Hotel sitzen sehen. Bis vor drei Monaten sei er seiner Arbeit als Gärtner mehr schlecht als recht nachgegangen; er habe zuletzt mehr und mehr Fehler gemacht, sodass er seit drei Monaten krankgeschrieben sei. Sie glaube, dass ihr Mann an einer „Hirnverkalkung" leide. Auch der Hausarzt habe dies gemeint und habe ihm Tebonin® (Ginkgo-biloba-Präparat, ein Nootropikum) verschrieben, was jedoch „nichts gebracht habe". Da ihr Mann seit mehreren Wochen auch unter Schlafstörungen leide, habe er Stangyl® (Trimipramin, ein Antidepressivum) zur Nacht erhalten.

Ihr Mann sei früher eigentlich nie ernstlich krank gewesen. Auch aktuell habe er körperlich keine Beschwerden.

FRAGE
Welche Verdachtsdiagnose stellen Sie aufgrund der Schilderungen?

Aufgrund der im Vordergrund der Symptomatik stehenden Gedächtnisstörung stellen Sie die Verdachtsdiagnose eines **demenziellen Syndroms.**

FRAGE
Wie ist ein demenzielles Syndrom nach der ICD-10 definiert?

Ein demenzielles Syndrom umfasst nach der ICD-10 folgende drei Elemente:
- **eine Störung des Gedächtnisses:** der Patient kann sich gerade Besprochenes oder vereinbarte Termine nicht merken, oder er vergisst z. B., wo er den Schlüssel hingelegt hat

- **eine Beeinträchtigung in zumindest einem weiteren neuropsychologischen Teilbereich:** der Patient ist z. B. desorientiert zu Ort und Zeit und hat eine gestörte Urteilsfähigkeit: er hat sich von einem Vertreter zu viele Bettdecken verkaufen lassen
- **eine damit verbundene alltagsrelevante Einschränkung der Lebensführung:** der Patient musste z. B. aufhören zu arbeiten.

Damit die Diagnose eines demenziellen Syndroms gestellt werden kann, muss die Symptomatik für mindestens sechs Monate bestehen (hier besteht sie wahrscheinlich bereits seit zwei Jahren).

MERKE   Ein demenzielles Syndrom ist definiert durch eine Störung des Gedächtnisses, eine Beeinträchtigung mindestens eines weiteren neuropsychologischen Teilbereichs und eine damit verbundene alltagsrelevante Einschränkung der Lebensführung. Die Symptomatik muss für mindestens sechs Monate bestehen.

FRAGE
Welchen einfachen Test können Sie anwenden, um sich einen Eindruck über die Schwere des demenziellen Syndroms zu machen?

Sie können einen **„Mini-Mental-State"-Test (MMST)** nach Folstein (1975) durchführen. Dieser Test (➤ Tab. 11.1) ist trotz testpsychologischer Vorbehalte immer noch der einfachste und praktikabelste Test, der insbesondere auch für die Verlaufsbeurteilung sehr gut geeignet ist. Im MMST werden in 10 Kategorien (maximale Punktzahl: 30) folgende kognitive Domänen geprüft: Orientierung, Immediatgedächtnis, Aufmerksamkeit und Rechnen, Kurzzeitgedächtnis, Benennen, Nachsprechen, Sprachverständnis, Lesen, Schreiben und Zeichnen. Alternative einfache Tests sind der Uhrenzeichentest und der Dementia Screening Test (DemTect).

Tab. 11.1 Mini-Mental-State-Test nach Folstein (Auszug).

		Fragen
1.	Zeitliche Orientierung	Welches Datum haben wir?
2.	Merkfähigkeit	Hören Sie mir aufmerksam zu. Wenn ich mit dem Sprechen fertig bin, werden Sie diese Worte wiederholen. Sind Sie bereit? Hier sind die Worte… APFEL [Pause], LAMPE [Pause], TISCH [Pause]. Wiederholen Sie jetzt diese Worte. [Bis zu fünfmal wiederholen. Punkte jedoch nur für den ersten Versuch vergeben.]
3.	Sprachliche Benennung	Was ist das? [Auf einen Bleistift oder Kugelschreiber deuten.]
4.	Lesen	Bitte lesen Sie dies durch und tun Sie, wozu Sie aufgefordert werden. [Dem Patienten/der Patientin die Worte auf dem Stimulusvordruck zeigen.]: „Schließen Sie Ihre Augen."

Den gesamten Mini-Mental-Status-Test (10 Fragen mit Punkteauswertung) erhalten Sie auf www.parinc. com. Abdruck des Mini-Mental-Status-Tests von Marshal Folstein und Susan Folstein erfolgt mit freundlicher Sondergenehmigung der Psychological Assessment Resources, Inc., Lutz, Florida (USA). Copyright 1975, 1998, 2001 by Mini Mental LLC, Inc. © Psychological Assessment Resources 2001. Jede weitere Vervielfältigung ohne Zustimmung der PAR Inc. ist untersagt. Der MMST kann bei PAR Inc. gekauft werden (001–813) 968–3003.

Diagnostik

Unser Patient kann den Monat, den Wochentag und das Datum nicht korrekt angeben; er weiß nicht, dass er sich in der Ambulanz der Psychiatrischen Universitätsklinik befindet. Außerdem kann er die genannten drei Begriffe nicht erinnern und die Fünfecke nicht abzeichnen. Er erreicht damit 21 Punkte im MMST. Dies erhärtet die Verdachtsdiagnose eines demenziellen Syndroms. Beim MMST sind Punktwerte unter 25 als pathologisch einzuschätzen.

Untersuchung

Den psychopathologischen Befund vervollständigen Sie im weiteren Gespräch: Der Patient ist bewusstseinsklar; er ist antriebsgemindert. Er leidet unter einem Verlust früherer Interessen. Sein Appetit ist reduziert. Es ergibt sich kein Anhalt für akute Eigen- oder Fremdgefährdung.

Die neurologische und internistische Untersuchung ist unauffällig.

FRAGE

Welche Formen der Demenz kennen Sie, und wie lassen sie sich hinsichtlich Symptomatik und Anamnese unterscheiden? Welche Demenzform liegt wahrscheinlich bei unserem Patienten vor?

➤ Abbildung 11.1 zeigt die wichtigsten Demenzformen und deren prozentuale Häufigkeit.

- **Alzheimer-Demenz:** Hier finden sich meist keine wesentlichen körperlichen und psychischen (Vor-)Erkrankungen, der Verlauf ist schleichend und langsam progredient. Überdies sind die kognitiven Defizite (Gedächtnisstörung, Orientierungsstörung, Störung der Urteilsfähigkeit) relativ gleichmäßig verteilt.
- **Vaskuläre Demenz:** Hier finden sich typischerweise vaskuläre Risikofaktoren wie z. B. Blutdruckerhöhung, Nikotinabusus, Hypercholesterinämie, Adipositas oder Diabetes mellitus, eine Vorgeschichte zerebraler Infarkte und eine im Verlauf oft stufenweise Verschlechterung. Bei der Untersuchung fallen in der Regel fokale neurologische Defizite sowie eine ungleiche Verteilung kognitiver Defizite auf, z. B. ein umschriebenes neuropsychologisches Symptom entsprechend der vaskulären Läsionsstelle. Sowohl bei der vaskulären Demenz als auch bei Morbus Alzheimer bleibt die Primärpersönlichkeit relativ lange erhalten.
- **Frontotemporale Demenz (Pick-Komplex):** Verhaltensstörungen und Persönlichkeitsveränderungen gehen typischerweise den Gedächtnisstörungen voran. Klinisch zeigt sich bei den frontalen Demenzen entweder eine Apathie bis zur völligen Antriebslosigkeit oder eine Desinhibition mit ausgeprägter Störung der Urteilsfindung, Witzelsucht, Äußerung sexueller Anzüglichkeiten und/oder einer Vergrößerung der Essenssitten (mit der Hand essen, aus dem Glas fremder Personen trinken, o. Ä.).
- **Lewy-Körperchen-Demenz:** Diese Demenzform stellt ein Mischbild eines Morbus Parkinson und einer Alzheimer-Demenz dar und könnte für bis zu 20 % aller Demenzformen verantwortlich sein. Typische Symptome sind fluktuierende kognitive Störungen

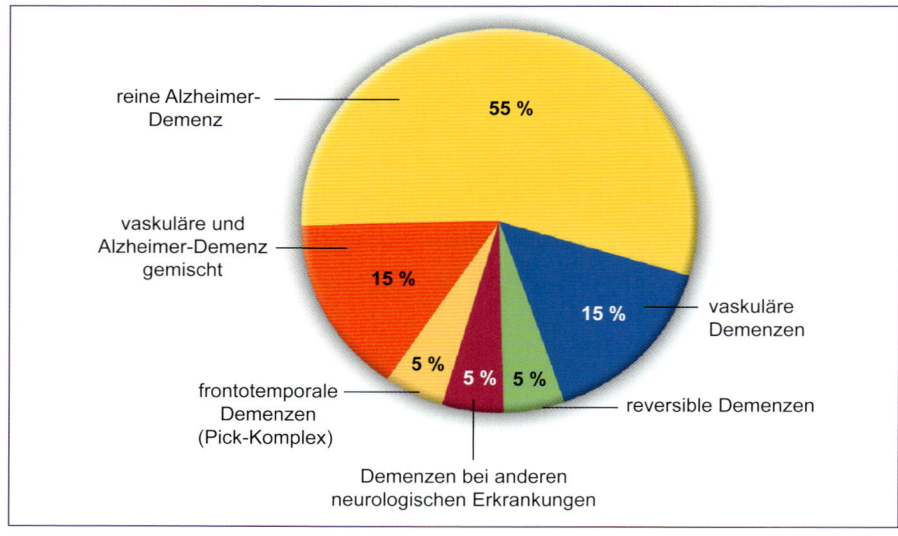

Abb. 11.1 Prozentuale Häufigkeit verschiedener Demenzursachen. [M515]

bzw. Verwirrtheitszustände sowie visuelle Halluzinationen und eine leichte Parkinson-Symptomatik mit Neuroleptika-Überempfindlichkeit.

- **Demenz im Rahmen anderer neurologischer Erkrankungen:** Hier finden sich spezifische Hinweise für eine neurologische Erkrankung in der Anamnese bzw. der neurologischen Untersuchung. Beispiele sind die Chorea Huntington (positive Familienanamnese, früh optische Halluzinationen, choreatische Bewegungsstörungen), die Creutzfeldt-Jakob-Erkrankung (schneller Verlauf, Kleinhirnsymptome, Krampfanfälle, Myoklonien) und Normaldruck-Hydrozephalus (Trias aus Demenz, ataktischem Gangbild und Dranginkontinenz).
- **Demenzielle Syndrome bei internistischen Erkrankungen:** z. B. chronische zerebrale Hypoxie bei Herzinsuffizienz oder Anämie, paraneoplastische Syndrome (z. B. limbische Enzephalitis), Autoimmunerkrankungen, Leber- und Nierenversagen, Endokrinopathien (z. B. Schilddrüsenerkrankungen), Hypovitaminosen und progressive Paralyse (Lues).

Vom klinischen Bild und von der Anamnese her liegt bei unserem Patienten am ehesten eine Alzheimer-Demenz vor.

F R A G E

Ist damit die Diagnose einer Alzheimer-Demenz gesichert?

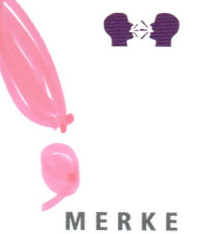

Nein. Eine Alzheimer-Demenz ist immer eine **Ausschlussdiagnose.** Die definitive Diagnose kann nur durch eine neuropathologische Beurteilung nach dem Tode gestellt werden. Neben den oben genannten Demenzformen müssen unbedingt die sogenannten reversiblen Demenzformen durch laborchemische und apparative Untersuchungen ausgeschlossen werden.

M E R K E Die Alzheimer-Demenz ist immer eine Ausschlussdiagnose. Wesentlicher Bestandteil der Diagnostik ist daher der Ausschluss anderer Demenzursachen.

FRAGE

> Tabelle 11.2 listet verschiedene diagnostische Maßnahmen auf. Kreuzen Sie an, welche Sie bei unserem Patienten durchführen würden und begründen Sie Ihre Entscheidung. Diskutieren Sie, unter welchen Umständen Sie bestimmte diagnostische Maßnahmen durchführen würden, für die Sie sich primär nicht entschieden haben.

Tab. 11.2 Diagnostische Verfahren bei demenziellen Syndromen.

Diagnostisches Verfahren	Untersuchung	Kreuzen Sie mit einem X das gewählte Verfahren an
Labordiagnostik	Routinelabor (Blutbild, Blutsenkungsgeschwindigkeit, Elektrolyte, Nierenretentionswerte, Leberwerte) Kupfer- und Coeruloplasmin ANA, ANCA und Phospholipidantikörper Vitamin B_{12} und Folsäure TSH, fT3 und fT4 Lues-Serologie HIV-Test Liquordiagnostik	
Bildgebende Verfahren	Computertomografie des Schädels Kernspintomografie des Schädels Positronenemissionstomografie (PET) des Schädels	
Erweiterte apparative Diagnostik	Doppler-Untersuchung der hirnzuführenden Gefäße EEG EKG Herzecho	

Neben einer internistischen, neurologischen und psychiatrischen Untersuchung ist es sinnvoll, durch weitere Verfahren die Demenzursache genauer einzugrenzen und insbesondere **reversible Demenzformen** zu **identifizieren,** da diese einer spezifischen Therapie zugänglich sind. Sinnvoll ist bei unserem Patienten die Bestimmung von:

- Routinelabor
- Vitamin B_{12} und Folsäure zum Ausschluss einer **Hypovitaminose**
- Schilddrüsenparameter zum Ausschluss einer **Hypothyreose**
- Lues-Serologie zum Ausschluss einer **progressiven Paralyse**
- Computertomografie zum Ausschluss **vaskulärer Läsionen,** eines **Normaldruck-Hydrozephalus** (erweiterte Seitenventrikel!) oder einer **Raumforderung**
- EKG (evtl. Langzeit-EKG) zum Ausschluss **kardialer Erkrankungen** wie Herzinsuffizienz, Kardiomyopathie, absolute Arrhythmie mit Vorhofflimmern
- Liquorpunktion zum Ausschluss eines seltenen **infektiösen** oder **immunologischen Geschehens.**

Die Bestimmung von Kupfer und Coeruloplasmin wäre bei der Verdachtsdiagnose eines **Morbus Wilson** indiziert, was aber angesichts des fortgeschrittenen Alters des Patienten und fehlender neurologischer Symptome unwahrscheinlich ist. Ein **HIV-Test** sollte bei jüngeren Patienten bzw. entsprechendem Risikoverhalten durchgeführt werden.

Parameter wie ANA, ANCA und Phospholipidantikörper sollten bei klinischem Verdacht auf eine **immunologische Erkrankung** bestimmt werden. Die folgenden Symptome können z.B. auf eine Autoimmunerkrankung hinweisen: „rheumatische Beschwerden", z.B. Polymyalgie und Polyarthralgie, rezidivierende Kopfschmerzen, Krampfanfälle, periphere Neuropathien, rezidivierende Thrombosen, Sicca-Symptomatik, erythematöse Veränderungen der Haut, Raynaud-Syndrom und erhöhte Fotosensibilität.

Eine Kernspintomografie sollte dann durchgeführt werden, wenn z.B. Hirnstamminfarkte in der Vorgeschichte aufgetreten sind (subkortikale Regionen lassen sich im Computertomogramm schlecht beurteilen!) oder wenn V.a. auf eine immunologische Erkrankung besteht.

Eine Positronenemissionstomografie (PET) kann die Diagnose einer Alzheimer-Demenz stützen, aber nicht beweisen. Sie sollte daher nur bei diagnostischer Unsicherheit durchgeführt werden. Typischer Befund ist eine seitengleiche temporoparietale Minderutilisation von Glukose im ^{18}F-Deoxyglukose-PET (FDG-PET).

Bei auffälligem CT-Befund (z.B. alte Infarkte) würden Sie eine erweiterte Diagnostik zur Suche einer Emboliequelle mittels Doppler-Sonografie der extrakraniellen arteriellen Gefäße (Makroangiopathie? Stenosen?) und eines Herzechos (Vorhofthrombus?) anschließen.

Einige wenige Demenzformen zeigen spezifische EEG-Befunde, wie z.B. die Creutzfeldt-Jakob-Erkrankung.

FRAGE

Vor allem im Frühstadium einer demenziellen Erkrankung kann die Abgrenzung einer Demenz von einer schweren depressiven Störung mit ausgeprägten kognitiven Defiziten schwierig sein. Anhand welcher klinischer Merkmale lässt sich eine „echte Demenz" von einer depressiven „Pseudodemenz" unterscheiden?

 In ➤ Tabelle 11.3 sind einfache klinische Merkmale aufgeführt, anhand derer sich Demenzerkrankungen von einer depressiven Pseudodemenz unterscheiden lassen.

Tab. 11.3 Abgrenzung demenzielle Erkrankung versus depressive Pseudodemenz.

	Demenzielle Erkrankung	Depressive Pseudodemenz
Ärztliches Gespräch	Patienten versuchen zu dissimulieren	Patienten beklagen die „Vergesslichkeit"
Standardisierter Test	Testleistung und Alltagsleistung entsprechen sich	Alltagsleistung besser als Testleistung
Depressive Symptome	nicht vorhanden	vorhanden
Ansprechen auf antidepressive Therapie	keine Verbesserung der kognitiven Leistung	Verbesserung der kognitiven Symptome

Verlauf

 Ihre erweiterten Untersuchungen haben keine pathologischen Befunde ergeben. Sie stellen damit die Verdachtsdiagnose einer Alzheimer-Demenz.

Patienten und Angehörige über eine Demenz aufzuklären, ist keine einfache Aufgabe. Grundsätzlich sollte man bei der Information des Patienten dessen individuelles „Verlangen" nach Information berücksichtigen, d. h. wann und wie viel oder wenig er über seine Diagnose erfahren möchte. Die Angehörigen werden in der Regel umfassender über die Störung ins Bild gesetzt.

Im Aufklärungsgespräch erklären Sie, dass Sie die Verdachtsdiagnose einer Alzheimer-Demenz gestellt haben und dass diese Erkrankung immer weiter fortschreiten wird. Sie machen aber auch deutlich, dass die Progression individuell sehr unterschiedlich sein kann: So ist der Zustand vieler Patienten über einige Jahre stabil, andere verschlechtern sich innerhalb eines Jahres und werden schnell schwer pflegebedürftig. Die Krankheit verläuft durchschnittlich über 6–7 Jahre, wobei die letzten zwei Jahre meist mit schwerer Pflegebedürftigkeit einhergehen. Diese ergibt sich weniger aus den kognitiven Defiziten, als aus der Unfähigkeit des Patienten, alleine zur Toilette zu gehen, Essen zu sich zu nehmen oder sich zu waschen. Auch nächtliche Unruhezustände, teilweise mit Verwirrtheit und Fremdaggressivität, können Gründe für eine Verlegung ins Pflegeheim sein.

Sie sollten beide darüber aufklären, dass ca. 20 % der Patienten von einer medikamentösen Behandlung profitieren und dass dadurch der Befund oft über zwei Jahre stabil gehalten werden kann. Sie machen aber auch deutlich, dass es kein Medikament gibt, das das Fortschreiten der Erkrankung verhindern kann. Teilen Sie dem Patienten und seiner Ehefrau unbedingt mit, dass der Patient nicht mehr Auto fahren darf.

Alle genannten Inhalte werden Sie selbstverständlich nicht im Erstgespräch ansprechen, sondern im Verlauf der Behandlung sukzessive besprechen. Sie sollten auch nicht vergessen darauf hinzuweisen, dass Angehörige von Patienten mit Demenzen ein erhöhtes Risiko haben, depressiv zu werden. Sie empfehlen also der Ehefrau, sich frühzeitig Unterstützung zu holen, z. B. in Form einer Angehörigengruppe der Alzheimer-Gesellschaft.

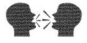

Eine Evidenz für die Wirksamkeit gibt es eigentlich nur für **Cholinesterasehemmer**, die den Acetylcholinabbau hemmen und so die Konzentration dieses Neurotransmitters im synaptischen Spalt erhöhen. Es stehen mehrere Medikamente zur Verfügung, z. B. Donepezil (Aricept®), Rivastigmin (Exelon®) oder Galantamin (Reminyl®). An wesentlichen Nebenwirkungen treten initial meist nur Durchfall und Erbrechen auf. Selten kommt es zu Überleitungsstörungen des Herzens (Stürze durch Synkopen!).

Für die sogenannten **Nootropika** mit unspezifischer Wirkung auf Stoffwechsel und Durchblutung gibt es keinen gesicherten Wirkungsnachweis. Dazu gehören z. B. Nicergolin (Sermion®), Piracetam (z. B. Nootrop®) und Ginkgo-Präparate wie z. B. Tebonin®.

Daneben werden Medikamente zur Therapie von psychiatrischen Komplikationen wie Unruhezuständen, Aggressivität, Schlafstörungen und depressiven Syndromen eingesetzt.

Dazu gehören **Antidepressiva,** wobei hier wegen der besseren Verträglichkeit vor allem selektive Serotonin-Wiederaufnahme-Hemmer verwendet werden sollten (➤ Fall 5) und **Antipsychotika** wie Haloperidol (z. B. Haldol®) oder Melperon (z. B. Eunerpan®) und Pipamperon (z. B. Dipiperon®). Risperidon (Risperdal®) ist bei Aggressivität und psychotischen Symptomen im Rahmen einer Demenz zugelassen. Es sollte in einer Dosis von $2 \times 0{,}5$ mg gegeben werden.

FRAGE
> Zur Behandlung von Schlafstörungen hatte der Patient das Antidepressivum Trimipramin (Stangyl®) eingenommen.
> Ist diese Medikation bei unserem Patienten sinnvoll?

Stark anticholinerg wirksame Substanzen wie z. B. die Antidepressiva Trimipramin (z. B. Stangyl®) oder Doxepin (z. B. Aponal®) sollten bei demenziellen Syndromen vermieden werden, da sie zu einem **anticholinergen Delir** führen können (➤ Fall 5). In unserem Fall würde sich die Verordnung von z. B. Melperon (z. B. Eunerpan®) oder Pipamperon (z. B. Dipiperon®) zur Schlafinduktion anbieten.

FRAGE
> Welche nichtmedikamentösen Therapieverfahren empfehlen Sie zur Behandlung des Patienten?

Ein Gedächtnistraining hat auf kognitive Defizite keinen nachgewiesenen Einfluss. Wichtig ist jedoch in jedem Fall, den Patienten mental und körperlich fit zu halten. So geben Sie dem Patienten Tipps und Hilfen bei der Strukturierung und Bewältigung von Alltagsaktivitäten. Sinnvoll ist die frühzeitige Anbindung an eine **Tagesstätte,** die neben einer Tagesstrukturierung und Vermittlung von Übungen mit Bewegung und Musik auch eine Entlastung der Angehörigen bietet. Überdies können Betroffene gemeinsam mit ihren Angehörigen eine **Alzheimer-Selbsthilfegruppe** besuchen.

FRAGE
> Der Patient kommt offensichtlich im täglichen Leben aufgrund der Demenz nicht mehr zurecht. Es gibt die Möglichkeit, eine juristische Betreuung einzurichten, die den Patienten bei Entscheidungen unterstützt oder ihm diese abnimmt. Was sind die wichtigsten Inhalte des Betreuungsgesetzes? Würden Sie bereits jetzt eine Betreuung bei unserem Patienten einrichten?

Das seit dem 1.1.1992 gültige Betreuungsgesetz (§§ 1896 bis 1908 BGB) löste die Paragrafen der Entmündigung, der Vormundschaft und der Pflegschaft ab. Der Begriff „Betreuung" betont, dass es nicht um Bevormundung oder gar Entmündigung des Patienten geht, sondern um eine Betreuung, die dem Patienten die Möglichkeit offenhält, sein Leben im Rahmen seiner Fähigkeiten nach seinen eigenen Wünschen und Vorstellungen zu gestalten. Für die Einrichtung einer Betreuung ist ein **ärztliches Gutachten** erforderlich. Dieses erfordert Angaben über die vorliegende psychische oder körperliche Erkrankung, die eine Betreuung notwendig macht, die voraussichtliche Dauer der Betreuungsbedürftigkeit und den Umfang des Aufgabenkreises. Typische Aufgabenkreise betreffen die Regelung finanzieller Angelegenheiten, die Gesundheitsfürsorge und das Aufenthaltsbestimmungsrecht, wobei in besonderen Fällen auch andere Aufgabenkreise definiert werden können.

In unserem Fall wäre es zum jetzigen Zeitpunkt verfrüht, eine Betreuung einzurichten. Es ist jedoch sinnvoll, frühzeitig mit den Angehörigen über diese Möglichkeit zu sprechen. Eine Betreuung sollte spätestens dann eingerichtet werden, wenn der Patient nicht mehr in der Lage ist, einer Behandlung zuzustimmen bzw. wenn sich finanzielle und gesundheitliche Angelegenheiten nicht mehr anderweitig regeln lassen. Dann muss in den meisten Fällen eine Betreuung für alle Aufgabenkreise eingerichtet werden.

Als Betreuer werden primär Angehörige gewählt; falls diese dazu aber nicht bereit, geeignet oder in der Lage sind, kann auch eine andere Person, z. B. ein Rechtsanwalt oder Sozialarbeiter, zum Betreuer bestellt werden.

Verlauf

Unter Gabe des Cholinesterasehemmers Donepezil (Aricept®) in einer Dosis von 10 mg täglich bleibt der klinische Befund bei unserem Patienten über eineinhalb Jahre relativ stabil. Dann kommt es zu einer progredienten Verschlechterung, sodass der Patient nicht mehr in der Lage ist, das Haus zu verlassen. Er verkennt seine Angehörigen als fremde Personen, ist völlig desorientiert und hat wiederholt die wahnhafte Vorstellung, bestohlen zu werden bzw. dass ihm das eigene Haus nicht mehr gehöre. Eine Pflegeheimeinweisung muss wegen nächtlicher Unruhezustände, Nahrungsverweigerung und Inkontinenz erfolgen. Sechs Monate später verstirbt er an den Folgen einer Lungenentzündung.

> **Lernziele**
> Diagnosekriterien der Demenz
> Einfache neuropsychologische Testverfahren
> Unterscheidung verschiedener Formen der Demenz anhand des klinischen Bilds
> Verfahren zur differenzialdiagnostischen Abklärung einer Demenz
> Medikamentöse und nichtmedikamentöse Therapie bei Alzheimer-Demenz
> Grundlagen des Betreuungsgesetzes

ICD-10

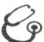

F00.0   Demenz bei Alzheimer-Krankheit mit frühem Beginn

12 Stress bei der Arbeit

Erstgespräch beim Psychotherapeuten

In Ihrer verhaltenstherapeutischen Praxis stellt sich ein schüchtern wirkender 38-jähriger Kfz-Mechaniker vor, der zu Ihnen von seinem Hausarzt überwiesen wurde. Er stellte sich vor, weil es ihm insgesamt „psychisch nicht gut" gehe. Er grüble viel, vor allem über seine Arbeit, mache sich Sorgen, wie es beruflich weitergehen solle, und schlafe schlecht, da ihn die Sorgen auch im Bett nicht in Ruhe ließen. Dadurch sei er insbesondere am Arbeitplatz, aber teilweise auch in seiner Freizeit stark angespannt. Von seinen Sorgen lenke ihn aktuell wenig ab, da er seinen üblichen Freizeitaktivitäten wie Spielabenden mit Freunden, Vereinsfußball oder Schreinerarbeiten für die Familie weniger nachgehe. Wenn er sich allerdings dazu aufraffe, habe er auch Freude daran. Häufig würde er auf dem Weg zur Arbeit am liebsten wieder umdrehen und nach Hause fahren, aber er wisse, dass ihn das auch nicht weiterbringe. Die Situation daheim sei wie die Arbeit relativ anstrengend, da vor einem halben Jahr zur achtjährigen Tochter das zweite Kind geboren worden sei.

Angst und Grübelei beschäftigten ihn seit ca. 18 Monaten, damals habe er innerhalb der Firma auf eine neue Stelle gewechselt, die ihn etwas mehr fordere als die vorhergehende Stellung. Sein Job mache ihm Spaß, nur sei sein Chef manchmal sehr ungehalten. Daher traue er sich häufig nicht, für ihn notwendige Informationen zu erfragen.

Dem Bericht des Hausarztes entnehmen Sie die **Verdachtsdiagnose „Angst und Depression gemischt", ICD-10 F41.2.** Der Hausarzt beschreibt den ihm schon lange bekannten Patienten als sehr zurückhaltenden Menschen, der bisher alle an ihn gestellten Anforderungen mit etwas Anlauf bewältigen konnte. Schon immer stand ihm jedoch sein eigener Perfektionismus und Leistungsanspruch im Weg, das von ihm Erreichte (Kfz-Ausbildung, langjährige Anstellung in der Werkstatt eines großen Autohauses, stabile Ehe- und Familienbeziehungen) als angemessen und ausreichend wertzuschätzen. Im psychopathologischen Befund berichtet er Sorgen, Ängste, Anspannung, Einschlafprobleme sowie wiederkehrende kürzere Phasen depressiver Stimmung; keine Tagesschwankungen, keine somatischen Symptome außer den Schlafstörungen, keine Suizidalität. Sorgen und Ängste träten häufig auf und bezögen sich inhaltlich v. a. auf Probleme an der Arbeitsstelle, sie seien jedoch nicht auf soziale Situationen am Arbeitsplatz beschränkt. Eine somatische Ursache für die psychischen Probleme sei ausgeschlossen.

FRAGE
Unter welchen Bedingungen wird die Diagnose „Angst und Depression gemischt" gestellt? Wie wird sie abgegrenzt von Depressionen und Angststörungen?

Diese Diagnose ist gewissermaßen eine **Ausschlussdiagnose,** die gestellt wird, wenn sowohl Symptome einer Depression als auch einer Angststörung vorliegen, jedoch keine der beiden Störungen für sich genommen die Diagnose rechtfertigt. Im allgemeinen Sprachgebrauch wird in solchen Fällen häufig von „Burnout" gesprochen. Dies ist jedoch keine Diagnose der ICD-10.

Depressive Symptome zeigen sich in der gedrückten Stimmungslage und den Schlafproblemen. Ängste und Sorgen gehen mit Depressionen ebenso einher wie Angststörungen. Im vorliegenden Fall ist die Diagnose der depressiven Episode nicht gerechtfertigt, da das **Zeitkriterium** „mindestens zwei Wochen an fast allen Tagen" nicht erfüllt ist. Im Brief werden lediglich kürzere Phasen depressiver Stimmung berichtet.

Der Patient berichtet von auf die Arbeit bezogenen Ängsten und Sorgen. Diese betreffen seine aktuelle und zukünftige berufliche Situation, er würde die Arbeit oft am liebsten vermeiden. In der Diagnostik der verschiedenen **Angststörungen** werden die **Auftretensform** der Ängste, ihre **situative Bezogenheit** sowie der **Inhalt** berücksichtigt (➤ Tab. 12.1). Zur genaueren Differenzialdiagnose der Ängste anhand dieser Dimensionen ➤ Fall 16.

Tab. 12.1 Dimensionen zur Beschreibung von Angstsymptomen.

Dimension	Ausprägungen
Auftretensform	Attackenartig vs. länger andauernd
Situative Gebundenheit	Situativ gebunden (z. B. an Höhen, enge Räume, Menschenmengen, soziale Situationen) vs. unvorhersehbar
Inhalt	Bestimmte Befürchtungen (z. B. sich in sozialen Situationen zu blamieren; im Menschengedränge ohnmächtig zu werden) vs. wechselnder Inhalt von Sorgen („frei flottierende Ängste")

Ausschließen muss man eine **Panikstörung,** eine **spezifische Phobie, soziale Phobie** sowie eine **generalisierte Angststörung.** Da der Patient keine attackenartigen, sondern länger dauernde Ängste (z. B. abends im Bett) berichtet, liegt keine Panikstörung vor. Die spezifische Phobie lässt sich ausschließen, da die Ängste nicht nur in eng umschriebenen Situationen auftreten. Auch die soziale Phobie kommt nicht in Betracht, da sich die Angst nicht in erster Linie auf das Versagen in sozialen Situationen bezieht, sondern sich relativ allgemein auf die Bewältigung der beruflichen Situation richtet. Eine generalisierte Angststörung kann nicht diagnostiziert werden, da die Ängste nicht frei über verschiedene Themen hinweg flottieren, sondern auf berufliche Themen fokussiert sind. Damit ist keine einzelne Angststörung zu diagnostizieren und in Verbindung mit den depressiven Symptomen die Diagnose Angst und Depression gemischt gerechtfertigt.

Von der Verordnung von Psychopharmaka kann in diesem Fall abgesehen werden, da aufgrund der **psychogenen Auslösesituation** mit einer guten Wirksamkeit der Psychotherapie zu rechnen ist. Diese ist damit die nebenwirkungsärmere und langfristig u. U. auch kostengünstigere Behandlung. Darüber hinaus ist aufgrund des schüchternen und zurückhaltenden Temperaments des Patienten zu erwarten, dass er auf ähnliche Anforderungssituationen in vergleichbarer Art reagieren wird. Eine Verhaltensmodifikation erscheint daher auch unter präventiven Gesichtspunkten sinnvoll.

FRAGE

In Ihrer Verhaltenstherapie ist der erste Schritt eine Problemanalyse. Was sind die Prinzipien der verhaltenstherapeutischen Problemanalyse? Welche Informationen werden damit zusammengefasst?

Mit der verhaltenstherapeutischen Problemanalyse (z. B. SORK-Schema nach Kanfer et al. [2000]; ➤ Fall 9) wird eine für den individuellen Fall typische Problemsituation (Mikroebene) daraufhin analysiert, durch welche Faktoren sie ausgelöst wird, wie das Problemverhalten im Detail aussieht und welche Konsequenzen es nach sich zieht (➤ Tab. 12.2).

Tab. 12.2 Bestandteile und Leitfragen der verhaltenstherapeutischen Problemanalyse.

	Leitfragen	Zu beachten
Auslöser	In welchem Zusammenhang tritt das Verhalten typischerweise auf? Nennen Sie ein typisches Beispiel!	Äußere Situation, Gedanken, körperliche Verfassung, Persönlichkeit des Patienten
Problemverhalten	Was passiert genau, wenn das Problem auftritt? Was geht Ihnen dabei durch den Kopf? Wie fühlen Sie sich?	Äußeres Verhalten, Gedanken, Gefühle
Konsequenzen	Was passiert dann? Welche Faktoren sind subjektiv positiv („positive Verstärker" des Problemverhaltens)?	Eigenes Verhalten, Gedanken, Gefühle, soziale Konsequenzen

FRAGE

Wie erklären Sie dem Patienten Ziel und Vorgehen der Problemanalyse?

Sie erläutern ihm, dass Sie für ein genaues Verständnis seiner Problematik detailliert verstehen müssten, was während einer Problemsituation passiert. Daher bitten Sie ihn, eine **typische Angstepisode** genau zu berichten. Am besten geeignet ist eine Situation, die in ähnlicher Form häufig vorkommt. Dazu soll sich der Patient ein konkretes, möglichst nicht lange zurückliegendes Beispiel überlegen. Sie kündigen ihm an, dass Sie ihn u. U. häufig unterbrechen und nachfragen werden, um genau die Informationen zu bekommen, die Sie brauchen.

Gesprächsverlauf

Als typisches Problem in der Arbeit stellt der Patient die Situation dar, dass er einen komplexen und etwas unklaren Auftrag für den kommenden Arbeitstag antizipiert, z. B. wurde in der vergangenen Woche am Abend ein Reisebus zur Inspektion gebracht, bei dem wie der Patient am Rande mitbekam, offensichtlich aus unerfindlichen Gründen nach Schaltung des vierten Gangs gelegentlich der Motor ausging. Obwohl er gerne mehr darüber erfahren hätte, wagte er nicht, bei seinem Vorgesetzten nachzufragen, weil er nicht unpassend auffallen wollte. Dies führte dazu, dass er abends und nachts über mögliche Lösungswege des Auftrags grübelte, noch bevor dieser sich überhaupt geklärt hatte, dies verschlechterte auch seinen Schlaf. Zu seinem Doppelkopf-Stammtisch ging er an diesem Abend nicht, weil ihm nicht „danach war".

Am nächsten Morgen ging er mit Angst und Unruhe zur Arbeit, geplagt von dem Gedanken, heute völlig zu versagen. Dort bekam er tatsächlich die Inspektion des Reisebusses übertragen. Allerdings stellte sich heraus, dass der Motor nur bei nassem Wetter ausging, was die Vielfalt der möglichen Fehler stark eingrenzte. Die vom Patienten am Vorabend am Rande „aufgeschnappte" Information war von ihm missverstanden worden. Nachdem sich der Auftrag damit als gut zu bewältigen entpuppt hatte, ließ die Anspannung des Patienten allmählich nach und war bis gegen Mittag ganz verflogen. Er war heilfroh, dass er über das vermutete Problem mit niemand gesprochen hatte, und nun nicht „dumm dastand".

F R A G E

Wie beschreiben Sie die Problematik auf der Mikroebene, für die Auslöser und Konsequenzen des Problemverhaltens zentral sind?

- **Auslöser:** Der situative Auslöser ist eine antizipierte komplizierte berufliche Arbeitsaufgabe. Dazu kommt als Persönlichkeitsfaktor die große Unsicherheit des Patienten. Diese verhindert, dass er die vermutete Schwierigkeit nicht sofort klärt, sondern darüber in problematisierender Weise nachgrübelt.
- **Problemverhalten:** Das Problemverhalten besteht aus Grübeln, den Gefühlen Sorgen und Angst, Anspannung, sozialem Rückzug und Schlafproblemen. Gleichzeitig vermeidet der Patient die Konfrontation mit dem gefürchteten Chef, die notwendig wäre, um mehr Klarheit zu erreichen.
- **Konsequenzen:** Nach der Korrektur der Erwartungen des Patienten lässt die Anspannung nach. Zusätzlich erlebt er emotional Erleichterung darüber, dass er mit niemandem über das vermutete Problem gesprochen hatte. Diese beiden Faktoren sind beides sog. „positive Verstärker", die das Verhalten des Patienten belohnen.

F R A G E

Welche weiteren verhaltenstherapeutischen Fallanalyseebenen kennen Sie?

Nach Kanfer werden Verhaltensprobleme neben der situativen Mikroebene (SORK-Schema) auf einer **biografischen Makroperspektive** analysiert. Mit der Makroanalyse wird ein Konzept erstellt, wie die Problemsituation auf der Basis der Entwicklung und der bisherigen und aktuellen lebensgeschichtlichen Umstände des Patienten, also gewissermaßen in einem größeren Rahmen zu verstehen ist.

Zusätzlich zur Problemanalyse auf der Mikro- und Makroebene ist eine **Ressourcenanalyse** sehr empfehlenswert. Unter den Ressourcen versteht man Stärken, Kompetenzen und gesunde Anteile des Patienten sowie Quellen von Freude und Wohlbefinden.

M E R K E   Mit der verhaltenstherapeutischen Problemanalyse (Mikroanalyse) wird auf individueller Ebene ein definiertes Problemverhalten einschließlich seiner Auslöser und Konsequenzen beschrieben. Die

Makroanalyse stellt das Problem in einen lebensgeschichtlichen Zusammenhang, mit der Ressourcenanalyse werden Stärken und gesunde Anteile des Patienten ermittelt.

FRAGE

Für die Makroanalyse der Problematik muss auch die Entwicklung des Patienten berücksichtigt werden. Nach welchen Punkten seiner Lebensgeschichte fragen Sie den Patienten, um darüber Auskunft zu erhalten?

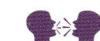

Sie erfragen die Beziehung, die der Patient als Kind und Jugendlicher zu seinen primären Bezugspersonen (im Allgemeinen die Eltern) hatte. Wichtige Aspekte sind die **Affektivität dieser Beziehungen** (positiv-warmherzig oder eher kühl), die von den Eltern vermittelten **Werte** (z. B. Leistungsorientierung, Angepasstheit, Kreativität) sowie die Art, wie die Eltern auf den Patienten reagierten. Hier ist insbesondere bedeutungsvoll, wie der Patient als Kind und Jugendlicher für erwünschtes Verhalten belohnt bzw. für unerwünschtes Verhalten bestraft wurde.

Gesprächsverlauf

Der Patient berichtet, dass er zu seiner Mutter immer eine sehr warmherzige Beziehung gehabt hätte, allerdings hätte die Mutter in der Familie wenig Macht gegenüber dem strengen und eher kühlen Vater gehabt. Der Vater sei mit ihm häufig unzufrieden gewesen, insbesondere sei er enttäuscht gewesen, dass er in der Schule nicht so erfolgreich gewesen sei wie der Cousin des Patienten, der nach dem Abitur Maschinenbau studiert hätte. Schlechte Noten des Patienten hätte der Vater stets sehr abfällig kommentiert und danach teilweise tagelang kaum mit ihm gesprochen. Deshalb hätte er sich in der Schule immer sehr angestrengt und insbesondere die Strategie entwickelt, unauffällig zu sein, um nicht durch Wissenslücken aufzufallen. Gleichzeitig hätte er versucht, Schwächen gegenüber dem Vater zu verbergen.

FRAGE

Welche Rolle könnte die Lebensgeschichte des Patienten für die Entstehung der Störung spielen?

Biografisch lässt sich diese Situation verstehen auf der Grundlage einer **ausgeprägten Leistungsorientierung,** die dem Patienten durch seinen selten mit ihm zufriedenen, dominanten und strengen Vater vermittelt wurde. Gegenüber dem Vater konnte sich der Patient nicht durchsetzen, sodass er das Verhaltensmuster entwickelt hat, soziale Konflikte nicht auszutragen, sondern ihnen durch Rückzug und Anpassung aus dem Weg zu gehen, dadurch konnte er jedoch nur begrenzt soziale Kompetenz entwickeln. Dieses Muster wird durch die aktuelle Arbeitssituation ausgeprägt aktiviert, da die Aufgaben des Patienten einerseits relativ anspruchsvoll sind und sein Vorgesetzter andererseits wie sein Vater dominant und mit dem Patienten wenig zufrieden auftritt.

FRAGE

Mit der Ressourcenanalyse werden Stärken und gesunde Anteile des Patienten beschrieben. Welche Ressourcen können Sie bei dem Patienten erkennen?

Die Ressourcen des Patienten bestehen in seinen erwähnten intakten familiären Beziehungen, die aktuell durch die Geburt des zweiten Kindes belastet sind. Dazu kommen Vereinsaktivitäten mit den entsprechenden sozialen Bezügen sowie sportliche und handwerkliche Hobbys. Bemerkenswerterweise hat er die bisherigen beruflichen und familiären Anforderungen gut bewältigen können, sodass insgesamt von einem recht hohen Potenzial zur Problembewältigung ausgegangen werden kann.

Therapieverlauf

Auf der Grundlage der Problemanalyse wird als Ziel definiert, unvermeidbare Schwierigkeiten nicht zu vermeiden, sondern lösungsorientiert mit ihnen umzugehen. Dazu ist zunächst ein soziales Kompetenztraining nötig. Der (Wieder-)Aufbau angenehmer Aktivitäten soll dem Patienten dabei helfen, sein Leben wieder befriedigender zu gestalten. Weiterhin soll mit dem Patienten sein Wertesystem eingehend geprüft werden, um seinen hohen Leistungsanspruch an sich selbst zu relativieren und eigene Fehler für ihn akzeptabler zu machen.

Während der Anfangsphase werden in wöchentlichen Sitzungen Rollenspiele zur Übung der sozialen Kompetenz geübt. Dabei erhält der Patient unklare Aufträge und muss bei seinem Vorgesetzten so lange Rückfragen stellen, bis der Auftrag vollständig klar ist. Ein Videofeedback hilft dem Patienten, die Situation nachträglich zu analysieren. Nach zwei Übungseinheiten in der Therapie beginnt der Patient diese Strategien auch im realen Arbeitskontext anzuwenden. Zu seiner Überraschung erlebt er keine negative Reaktion seines Vorgesetzten, stattdessen aber eine reale Klärung der für ihn offenen Fragen. Der Patient beschreibt, dass dies für ihn zu einem spürbaren Nachlassen seiner Anspannung und Grübelneigung führt. Parallel dazu nimmt er seine sportlichen und sozialen Aktivitäten wieder auf, einschließlich gelegentlicher gemeinsamer Aktivitäten mit seiner Ehefrau. Zunächst helfen ihm dabei therapeutische Hausaufgabenstellungen, wie z. B. die Aufgabe, an zwei Tagen pro Woche einer positiven Aktivität nachzugehen, deren Einhaltung er protokolliert. Durch diese Erfahrungen bestärkt, fällt es ihm nicht sehr schwer, seinen Perfektionismus etwas abzubauen und kleinere Fehler als akzeptabel und unvermeidbar anzuerkennen. Nach 25 Stunden kann die Therapie in gegenseitigem Einvernehmen beendet werden.

> **Lernziele**
> Diagnose „Angst und Depression gemischt"
> Überblick über die Differenzialdiagnostik von Angststörungen
> Verhaltenstherapeutische Problemanalyse
> Mikro-, Makro- und Ressourcenanalyse

 ICD-10

F41.2   Angst und depressive Störung gemischt

13 Nobelpreis und dann eine eigene Insel

Fremdanamnese

Die Ehefrau eines 51-jährigen Mannes ruft bei Ihnen in der psychiatrischen Ambulanz an.
Sie berichtet aufgeregt, dass ihr Mann in den letzten Tagen zunehmend aggressiv geworden
sei. Aggressivität sei sonst kein Wesenszug ihres Mannes gewesen. Er schlafe kaum noch
und sei nächtelang außer Haus. Er habe das Konto überzogen und sei nicht davon abzu-
bringen, ein Auto nach dem anderen zu kaufen. Mit nicht zu bremsendem Rededrang er-
zähle er begeistert von seinen Unternehmungen, er wolle ein ganz neues Leben beginnen.

Gerade habe sie nochmals versucht, ihn zu einer Vorstellung bei seinem Psychiater zu bewegen. Daraufhin habe er einen „Tobsuchtsanfall" bekommen, sie angebrüllt, Geschirr und Mö-
bel zertrümmert und ihr mit Scheidung gedroht. Jetzt sei er wieder in der Garage und bastle an
dem dritten Oldtimer, den er gekauft habe. Er habe ihr angekündigt, wenn sie nicht in einer
Stunde ihre Sachen gepackt habe, werde er sie „eigenhändig rauswerfen". Sie habe besonders
deshalb große Angst, weil ihr Mann Jäger sei, und ihr aufgefallen sei, dass der Schlüssel zum
Waffenschrank verschwunden sei. Offensichtlich habe er den Schlüssel vor ihr versteckt.

FRAGE
Die Ehefrau hat eine psychiatrische Vorbehandlung erwähnt. Welche wichtigen Informationen können Ihnen jetzt rasch weiterhelfen?

Sie fragen nach früheren Krankheitsphasen und einer eventuellen medikamentösen Vorbehandlung.

Weitere Fremdanamnese

Die Ehefrau schildert, dass ihr Mann früher zwischen dem 20. und 35. Lebensjahr mehrfach
wegen ähnlicher Episoden stationär behandelt wurde. Er habe über 15 Jahre Lithium eingenommen und sei unter diesem Medikament stimmungsstabil gewesen. Wegen „Veränderungen der Nierenfunktion" sei Lithium dann vor drei Monaten vom behandelnden Psychiater abgesetzt worden. Ihr Mann habe es daraufhin nach so langer Zeit der Stabilität ohne
ein Medikament versuchen wollen.

FRAGE
Welche psychopathologischen Symptome und welche Verdachtsdiagnose können Sie aus den bisherigen Angaben ableiten?

Die Ehefrau hat von Schlafstörungen, Logorrhö (Rededrang), Aggressivität und fehlender Krankheitseinsicht bei ihrem Mann berichtet. Ungebremste finanzielle Unternehmungen trotz Schulden können auf Größenideen (inhaltliche Denkstörung) hinweisen. Ähnliche Phasen in der Vorgeschichte waren während einer Prophylaxe mit Lithium nicht mehr aufgetreten, und das Absetzen von Lithium hatte ein Rezidiv zur Folge.

Befund und Verlauf sprechen daher für eine **erneute manische Episode.**

FRAGE
Was ist jetzt dringend geboten?

Der vermutlich manisch erregte Patient hat in der Wohnung Gegenstände zertrümmert und gedroht, seine Frau aus dem Haus zu werfen. Dies ist eine **psychiatrische Notfallsituation,** in der Sie weiteres fremdaggressives Verhalten befürchten (Waffen im Haus) und verhindern müssen!

FRAGE
Wie können Sie vorgehen?

Um eine weitere Eskalation zu stoppen, schicken sie **Notarzt und Polizei** zum Haus des Patienten und bitten diese, ihn wegen des dringenden Verdachts auf eine **akute Fremdgefährdung** in der Ambulanz vorzustellen. Die Polizeibeamten fordern sie zum Schutz der Ehefrau, des Notarztes und der Sanitäter an. Notarzt und Polizei müssen von Ihnen zuvor unbedingt darüber informiert werden, dass Waffen im Haus vorhanden sind.

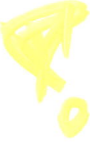

Der Transport eines Patienten gegen seinen Willen erfordert aus juristischen Gründen eine Polizeibegleitung, weil Rettungssanitäter keine Patienten gegen deren Willen zurückhalten dürfen.

Verlauf

Der Patient wird in Handschellen und Polizeibegleitung vom Notarzt vorgestellt. Der Notarzt berichtet, dass ihm der Patient zunächst völlig geordnet erschien und der Patient seiner Ehefrau „hysterisches" Verhalten im Rahmen eines „banalen Ehestreits" vorgehalten habe. Nach einigen Minuten habe er aber immer mehr die Beherrschung verloren und den Anwesenden laut schreiend mitgeteilt, dass er „es überhaupt nicht nötig" habe, sich vor „diesen Weicheiern und Warmduschern" rechtfertigen zu müssen. Als er sich auf den Weg zum Waffenschrank gemacht habe, um „von seinem Hausrecht Gebrauch zu machen", habe das Eingreifen der Polizei Schlimmeres verhüten können.

Der Patient wirkt auf sie währenddessen psychomotorisch angespannt, scheint aber im Moment noch darum bemüht, die Fassung zu bewahren.

FRAGE
Welche Symptome sollten Sie jetzt überprüfen, um Ihre Verdachtsdiagnose einer Manie abzusichern?

Die Symptome einer manischen Episode **nach ICD-10** sind:
Euphorische (gehobene) oder **dysphorische** (reizbare) **Stimmung** und **mindestens drei der folgenden Merkmale:**
- Antriebssteigerung (z. B. sozial, beruflich, sexuell)
- Logorrhö
- Ideenflucht oder subjektives Gefühl von Gedankenrasen
- Ablenkbarkeit oder andauernder Wechsel von Aktivitäten oder Plänen
- reduziertes Schlafbedürfnis
- gesteigerte Libido
- gesteigerte Selbsteinschätzung oder maßloser Optimismus
- Verlust üblicher sozialer Hemmungen
- tollkühnes oder leichtsinniges Verhalten, ohne Rücksicht auf die damit verbundenen Risiken (z. B. vermehrte Geldausgaben)
- gesteigerte Geselligkeit oder übermäßige Vertraulichkeit.

Bei schwerer Ausprägung der Symptome und deutlicher Einschränkung der Lebensführung wird die Diagnose einer **Manie** gestellt, leichtere Verlaufsformen werden als **Hypomanie** bezeichnet.

FRAGE
Welches Zeitkriterium gibt das ICD-10 bei der Manie vor?

Die Symptomatik muss über einen Zeitraum von **einer Woche** bestehen. Die z. T. dramatischen Verläufe bei manischen Episoden führen oft innerhalb weniger Tage zur stationären Aufnahme.

FRAGE
Welche unterschiedlichen Typen der Manie gibt es?

Es kann zwischen folgenden Manieformen unterschieden werden:
- **euphorische Manie** mit vorherrschenden Glücksgefühlen und Fröhlichkeit
- **dysphorische Manie** mit Gereiztheit und Aggressivität. Sie kann mit einer erheblichen Fremdgefährdung einhergehen. Es können aber auch rasche Wechsel von Euphorie und Dysphorie auftreten.
- Manie **mit psychotischen Symptomen**
- Manie **ohne psychotische Symptome.**

Die in der Manie ohnehin überhöhte Selbsteinschätzung mit Größenideen (Distanzierung noch möglich) kann sich bis zum Größenwahn (unverrückbare Überzeugung von der eigenen Grandiosität) steigern. Auch das Auftreten eines Verfolgungswahns ist möglich („Die anderen gönnen mir meine Macht nicht und wollen mich vernichten"). Vorübergehend können die Betroffenen auch akustische Halluzinationen (z. B. Hören der Stimme Gottes, die das Sendungsbewusstsein bekräftigt) und andere Wahrnehmungsanomalien (z. B. intensivere Wahrnehmung von Farben oder Geräuschen) entwickeln. Der beschleunigte Gedankengang (formale Denkstörung) kann sich bis zur Zerfahrenheit steigern.

Es gibt auch **affektive Mischzustände,** bei denen **depressive** und **manische** Symptome gleichzeitig oder im raschen Wechsel auftreten.

FRAGE
Welche Gefahren sind mit einer schweren Manie verbunden?

Neben der möglichen **Fremdgefährdung** durch aggressive Verhaltensweisen kann eine Eigengefährdung darin bestehen, dass sich die Patienten hoffnungslos überschulden und nach Ende der manischen Episode vor dem finanziellen Ruin stehen.

Affektive Mischzustände sind durch die gleichzeitig oder im raschen Wechsel vorhandenen Symptome Depressivität und Antriebssteigerung/Aggressivität mit einer **hohen Suizidgefahr** verbunden.

MERKE   Manische Episoden können erhebliche Eigen- und Fremdgefährdung zur Folge haben. Krankheitseinsicht und Behandlungseinsicht besteht selten. Die Behandlung muss deshalb oft gegen den Willen der Patienten auf richterlichen Beschluss erfolgen.

Untersuchung

Auf Ihre Frage, was vorgefallen sei, berichtet der Patient beschleunigt und mit lauter Stimme, dass seine Ehefrau ihn nur wieder „in die Klapse abschieben" wolle. Seit er eingesehen habe, dass er sein Leben ändern müsse, gehe es ihm „blendend" (gehobene Stimmung). Er plane zunächst durch den An- und Verkauf von alten Autos viel Geld zu verdienen, um sich dann ein Segelschiff zu kaufen und um die Welt zu segeln. Mit der Veröffentlichung seines Reisetagebuchs werde er dann den Literaturnobelpreis gewinnen und sich mit dem Geld die schönste Insel kaufen, die er auf seinen Reisen finden werde. Dort werde er dann unter seiner Herrschaft das Paradies auf Erden errichten (Antriebssteigerung, geplanter Wechsel von Aktivitäten, Größenwahn).

Seine Frau könne nicht verstehen, dass man für das Erreichen solch großer Ziele auch Risiken eingehen müsse. 100.000 Euro Schulden seien „Peanuts", seinen „langweiligen" Beruf als Angestellter habe er „geschmissen" (leichtsinniges Verhalten). Sein Chef sei ohnehin ein „Idiot", der seine überragenden Fähigkeiten nicht schätze.

Auf Ihre Fragen nach Schlafbedürfnis und Libidosteigerung berichtet er, er habe so viel Energie, dass er nicht mehr schlafen müsse (reduziertes Schlafbedürfnis), das sei nur „Zeitverschwendung". Eine einzige Frau sei für ihn sowieso nicht ausreichend, er könne „jede haben" und strebe dies auch an (Hypersexualität): „Was meinen Sie, was nachts bei mir abgeht."

Obwohl es Ihnen kaum gelingt, den Patienten in seinem Redeschwall zu unterbrechen (Logorrhö), beantwortet er in einem Nebensatz ihre Frage, ob er sich verfolgt fühle, so: „Meine Frau überwacht mich ständig, weil sie ein eifersüchtiges Luder ist und nicht will, dass ich meine Insel bekomme."

Ich-Störungen oder Halluzinationen werden vom Patienten lachend verneint.

FRAGE
Sie haben die Kriterien einer manischen Episode mit psychotischen Symptomen nach ICD-10 bestätigt. Wie können Sie den Grad der aktuellen Gefährdung einschätzen?

Sie könnten z. B. fragen, warum der Schlüssel für den Waffenschrank nicht mehr auffindbar ist.

Untersuchung

Antwort des Patienten: „Weil meine Frau die Knarren sonst wegschließt." Er brauche diese aber noch, falls einer versuchen sollte, ihn reinzulegen. Er werde sich „nichts mehr bieten lassen" und „jedem eine überbraten", der ihm „dumm komme". Sein Vater habe sich mit 45 Jahren aufgehängt (V. a. familiäre Belastung für psychische Erkrankungen), er würde aber „vorher noch ein paar andere mitnehmen".

FRAGE

Der Patient hat sich nicht von fremdaggressivem Verhalten und auch nicht von Suizidhandlungen distanziert. Wie gehen Sie jetzt vor?

Sie fordern von der geschlossenen Aufnahmestation personelle Verstärkung an und eröffnen dem Patienten dann in Anwesenheit von weiteren vier Mitarbeitern der Klinik (eine ausreichende Zahl wirkt deeskalierend) ruhig, aber bestimmt, dass Sie ihn wegen einer erneuten manischen Episode, der damit verbundenen Gefahr seines finanziellen Ruins und der potenziellen Fremdgefährdung auf die geschlossene Station des Hauses aufnehmen müssen. Falls er nicht in die stationäre Aufnahme und die medikamentöse Behandlung einwilligen werde, müsse ein Antrag auf richterliche Unterbringung nach dem Unterbringungsgesetz gestellt werden (**>** Fall 5).

Die **Aufnahme gegen den Willen** muss von einem **Facharzt** angeordnet werden, es muss deshalb eine Rücksprache mit Ihrem zuständigen Oberarzt erfolgen.

Verlauf

Der Patient willigt nicht in die stationäre Aufnahme ein („Ihr steckt doch alle unter einer Decke"). Er folgt Ihnen aber angesichts der personellen Überlegenheit auf die Aufnahmestation, ohne Widerstand zu leisten. Er droht Ihnen jedoch an, Sie „wegen Freiheitsberaubung" zu verklagen.

FRAGE

Was sind die Erstmaßnahmen auf der Station, nachdem der Patient dort nach wenigen Minuten in einen Erregungszustand kommt und seine sofortige Entlassung fordert, da er „hier sonst alles kurz und klein" schlagen werde.

Es ist akut Gefahr im Verzug. Sie müssen den Patienten zu seinem Schutz, aber auch zum Schutz der Mitpatienten und des Stationspersonals, medikamentös behandeln.

FRAGE

Der Patient konnte weder körperlich untersucht werden, noch haben Sie seine Laborwerte oder sein EKG vorliegen. Welche Medikamente würden Sie einsetzen?

Als **Notfallmedikation** ist z. B. eine Medikation mit **Haloperidol** (z. B. Haldol®, 10–20 mg, je nach Körpergewicht, Alter und Erregungszustand) und **Diazepam** (z. B. Valium®, 10–20 mg, je nach Körpergewicht, Alter und Erregungszustand) möglich. Bei extrem erregten Patienten können höhere Dosierungen notwendig werden. Beide Medikamente zeichnen sich in der Akuttherapie durch eine hohe Sicherheit aus, sodass sie auch ohne vorherige Untersuchung von Blutbild und EKG verabreicht werden können.

Verlauf

Durch nachdrückliches und bestimmtes Auftreten des Personals kann der Patient (unter seinem heftigen Protest) zur oralen Einnahme von 20 mg Haloperidol und 20 mg Diazepam überredet werden. Nach einigen Minuten wird er müde und legt sich zum Schlafen hin.

MERKE   Ein wesentliches Behandlungsprinzip bei manischen Syndromen ist, für eine ausreichende Schlafdauer zu sorgen. Schlafentzug ist ein aufrechterhaltender Faktor für manische Erregtheit.

FRAGE
Was sind Ihre nächsten Schritte?

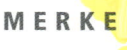

Zum **Ausschluss** einer möglicherweise **vital bedrohlichen somatischen Ursache** des manischen Syndroms sind folgende erste Schritte notwendig: Sie untersuchen den medikamentös noch sedierten Patienten körperlich so weit möglich internistisch und neurologisch.

Dann nehmen Sie ihm Blut ab für Blutbild, Blutzucker, BSG, Leber- und Nierenwerte, Elektrolyte, Kreatinkinase (als Ausgangswert bei geplanter Medikation mit Neuroleptika, ➤ Fall 14), Schilddrüsenparameter und Drogenscreening. Außerdem leiten Sie ein EKG ab.

Eine Zwangsmedikation, aber auch eine Blutentnahme ohne die Einwilligung des Patienten würde formal den Tatbestand einer Körperverletzung erfüllen, die nur dadurch gerechtfertigt wird, dass akut Gefahr im Verzug ist (so muss z. B. rasch eine Stoffwechselentgleisung als Ursache der psychischen Symptomatik ausgeschlossen werden).

Danach stellen Sie umgehend einen **Antrag auf richterliche Unterbringung** beim zuständigen Amtsgericht, da nicht zu erwarten ist, dass der Patient bald in die freiwillige Behandlung einwilligen wird.

FRAGE
Sie haben den Patienten zunächst notfallmäßig behandelt. Wie sieht die Akuttherapie bei manischen Episoden grundsätzlich aus?

Bei schweren manischen Syndromen kommen, besonders wenn psychotische Symptome vorliegen, analog zur Behandlung bei schizophrenen Erkrankungen initial **Neuroleptika** zum Einsatz. Die Dosierung muss entsprechend dem Schweregrad der Erregung ausreichend hoch gewählt werden.

Um eine ausreichende Sedierung und schlaffördernde Wirkung zu gewährleisten, werden zusätzlich **Benzodiazepine** oder niedrig potente Neuroleptika verordnet.

FRAGE

Welche Medikamente verwendet man zur Phasenprophylaxe?

Neuroleptika und Benzodiazepine sollten nach dem Abklingen der akuten manischen Symptome zur Phasenprophylaxe erneuter manischer Episoden möglichst nicht eingesetzt werden (Gefahr von Dyskinesien bzw. Abhängigkeit).

Daher empfiehlt sich, **bereits bei Behandlungsbeginn** zusätzlich ein **Phasenprophylaktikum** („mood stabilizer") einzusetzen, das der Patient nach Abklingen der Manie und dem Ausschleichen der Neuroleptika und sedierenden Medikamente in Monotherapie weiter einnimmt. Die zur Phasenprophylaxe verwendeten Medikamente verfügen z. T. auch über eine **akut antimanische Wirkung.** Daher kann eine akute Manie alleine mit einem Phasenprophylaktikum und einem Benzodiazepinpräparat behandelt werden, wenn keine psychotischen Symptome feststellbar sind.

Als **Phasenprophylaktika** kommen u. a. zum Einsatz:
- **Lithium** (z. B. Quilonum retard®)
- **Carbamazepin** (z. B. Timonil retard®)
- **Valproat** (z. B. Orfiril®).

Die bisherige Studienlage legt nahe, dass Lithium eine überlegene Wirksamkeit bei der **euphorischen Manie** hat.

Valproat soll besonders bei der **dysphorischen Manie** und, wie auch **Carbamazepin,** beim „**rapid cycling**" (mindestens vier Krankheitsphasen pro Jahr) effektiv sein. Mit Carbamazepin tritt das Problem der Enzyminduktion in der Leber (Cytochrom P450) auf, die das Absinken der Plasmakonzentrationen anderer Medikamente zur Folge hat.

Verlauf und Diagnostik

Am Tag nach der stationären Aufnahme erfolgte die richterliche Unterbringung zunächst für die Dauer von vier Wochen.

Ihr Patient wird jetzt mit Haloperidol 5–5–10 mg und Diazepam 10–10–10 mg behandelt. Hierunter ist er jetzt kooperativer, nimmt seit dem dritten Behandlungstag die ihm nachdrücklich angebotenen Medikamente oral ein und zeigt keine aggressiven Verhaltensweisen mehr. Er hat aber immer noch Größenideen, eine Antriebssteigerung und Ideenflucht.

Die körperliche Untersuchung des Patienten war unauffällig, das Labor bis auf ein gering erhöhtes Kreatinin ebenso. Das EKG zeigt einen AV-Block Grad I und einen Rechtsschenkelblock.

FRAGE

Für welches Phasenprophylaktikum entscheiden Sie sich in diesem Fall?

Sowohl Lithium als auch Carbamazepin können im EKG Erregungsbildungs- und Erregungsleitungsstörungen verursachen. Als Phasenprophylaktikum sollte in diesem Fall **Valproat** eingesetzt werden, da Valproat keine kardialen Nebenwirkungen verursacht. Einschränkungen der Nierenfunktion waren schon vorher festgestellt worden und der Grund für das Absetzen von Lithium gewesen.

FRAGE
Wie würden Sie Valproat aufdosieren?

Beim akuten manischen Syndrom kann Valproat in einer Dosis von 20 mg/kg KG am ersten Tag (z. B. 1.500 mg bei 75 kg) gegeben werden. Der Verzicht auf das langsame Aufdosieren hat einen schnelleren Wirkungseintritt zur Folge. Eine Plasmakonzentration von 50–100 µg/ml wird angestrebt.

FRAGE
Mit welchen Nebenwirkungen rechnen Sie bei einer Behandlung mit Valproat?

Gastrointestinale Nebenwirkungen treten meist nur initial auf und sind seltener als bei Carbamazepin oder Lithium. **Tremor und Ataxie** sind gleichfalls meist initial zu beobachten. Die **sedierende Wirkung** ist zu Beginn der Behandlung erwünscht, kann aber selten fortbestehen und in der Phasenprophylaxe dann ungünstig sein.

Eine meist reversible Transaminasenerhöhung zwingt nicht zum Absetzen, sie muss aber engmaschig überprüft werden, da – vor allem im Kindes- und Jugendalter auftretend – **toxisches Leberversagen** die wichtigste Nebenwirkung von Valproat ist. Eine sehr seltene, aber bedrohliche Nebenwirkung kann auch die Induktion einer **Pankreatitis** sein.

Blutbild, Leberwerte und Gerinnungsparameter (selten Thrombozytopenien, Koagulopathien) müssen während der Behandlung regelmäßig kontrolliert werden, Pankreasenzyme sofort bei klinischem Verdacht auf Pankreatitis.

Haarausfall kann passager auftreten und ist meist reversibel. Wegen einer nicht selten auftretenden **Gewichtszunahme** (wie auch bei einer Lithiumbehandlung) sind Gewichtskontrollen und ggf. eine Diätberatung notwendig.

Treten neurologische Symptome und Bewusstseinsstörungen im Laufe der Behandlung neu auf, muss zuerst an eine Überdosierung gedacht werden. Falls die Plasmakonzentration dabei im Normbereich liegt, könnte die selten auftretende **Valproat-Enzephalopathie** vorliegen, die ein sofortiges Absetzen notwendig macht.

Insgesamt stellt Valproat aber gerade bei älteren und internistisch erkrankten Patienten eine wichtige und meist gut verträgliche Alternative zu Lithium und Carbamazepin dar.

Verlauf

Nach einer Woche schläft der Patient erstmals bis zum Morgen durch und das manische Syndrom bildet sich zurück. Nach zwei Wochen wird begonnen, das Neuroleptikum und das Benzodiazepin langsam auszuschleichen. Nach Ablauf der Unterbringung ist er ohne Einschränkung krankheits- und behandlungseinsichtig und einverstanden, die stationäre Behandlung noch freiwillig zu verlängern. Nach einem stationären Aufenthalt von insgesamt sechs Wochen wird er in die ambulante Weiterbehandlung entlassen.

Bei guter Verträglichkeit und Wirkung empfehlen Sie dem Patienten, Valproat dauerhaft einzunehmen. Sie begründen ihre Empfehlung damit, dass mit einem anderen Phasenprophylaktikum (Lithium) über 15 Jahre eine affektive Stabilisierung erreicht worden war und das Absetzen nach kurzer Zeit zu einem schweren Rezidiv mit einschneidenden Konsequenzen geführt hatte.

Lernziele
Symptome der Manie
Unterschiedliche Formen der Manie
Umgang mit fremdaggressiven Patienten
Therapieprinzipien der Manie

ICD-10

F31.2   Manie

14 Hohes Fieber

Ausgangssituation

Ein 20-jähriger Auszubildender mit einer paranoiden Schizophrenie wird seit zwei Wochen stationär mit dem Antipsychotikum Haloperidol (Haldol®) behandelt. Unter einer sehr hohen Dosis von 20 mg/Tag kam es bereits zu einer deutlichen Besserung der psychotischen Symptomatik. Innerhalb von 24 Stunden entwickelte sich jedoch ein **akutes Krankheitsbild mit Rigor und Akinese,** fluktuierender Bewusstseinsstörung sowie einer autonomen Funktionsstörung mit Fieber, Tachykardie, Tachypnoe, Hypertonie und starkem Schwitzen.

FRAGE
Welche Verdachtsdiagnose stellen Sie? Nennen Sie die vorhandenen Leitsymptome.

Aufgrund des charakteristischen klinischen Bilds und des zeitlichen Zusammenhangs mit der Behandlung mit Haloperidol stellen Sie die Verdachtsdiagnose eines malignen neuroleptischen Syndroms.

Das maligne neuroleptische Syndrom ist die schwerste extrapyramidalmotorische Nebenwirkung der Antipsychotika der 1. Generation (auch „klassische Neuroleptika" genannt) (➤ Fall 3). Es ist gekennzeichnet durch folgende **Leitsymptome,** die sich innerhalb von 1–3 Tagen entwickeln:

- extrapyramidale Störungen, v.a. **schwerer Rigor**   *parkinsonoide Symptome*
- vegetative Störungen, v.a. **hohes Fieber,** aber auch Tachykardien, Blutdruckveränderungen, vermehrtes Schwitzen und Exsikkose
- **fluktuierende Bewusstseinsveränderungen** bis hin zum Koma.

MERKE

Das maligne neuroleptische Syndrom ist gekennzeichnet durch die Trias aus extrapyramidalmotorischen Symptomen (v.a. starker Rigor), vegetativer Entgleisung und fluktuierenden Bewusstseinsstörungen.

FRAGE
Welche Konstellation erwarten Sie bei den Laborwerten?

In 40–50 % der Fälle findet sich eine Erhöhung der Kreatinkinase (CK), weniger oft eine Leukozytose und ein Anstieg der Leberenzyme. Eine Rhabdomyolyse kann zu einer Myoglobinurie mit akutem Nierenversagen führen.

FRAGE
Was wissen Sie über die Häufigkeit und den Verlauf eines malignen neuroleptischen Syndroms? Bei welchen Medikamenten kann es dazu kommen?

Ein lebensbedrohliches malignes neuroleptisches Syndrom tritt bei bis zu 1 % der mit Neuroleptika behandelten Patienten auf, wobei häufiger junge Männer betroffen sind. Es kann, v. a. unbehandelt, tödlich verlaufen, wobei sich die Lebensgefahr aus den Komplikationen der Rhabdomyolyse (Nierenversagen), der Immobilisierung (Thrombose, Embolie, Pneumonie etc.) und der vegetativen Dysregulation (Exsikkose) ergibt. Es tritt mit höherer Wahrscheinlichkeit bei Antipsychotika der 1. Generation wie z. B. Haloperidol, Benperidol, Perphenazin oder Flupentixol bei hohen Dosen oder schneller Dosissteigerung auf. Aber auch unter Behandlung mit Antipsychotika der 2. Generation wurden in seltenen Fällen maligne neuroleptische Syndrome beschrieben.

MERKE Ein malignes neuroleptisches Syndrom ist immer ein Notfall. Es kann, v. a. unbehandelt, tödlich verlaufen!

FRAGE
Welche wichtige Differenzialdiagnose ist abzugrenzen?

Differenzialdiagnostisch kann es schwer sein, eine perniziöse, febrile Katatonie (schwere Form einer katatonen Schizophrenie) abzugrenzen. Dies führt zu einem therapeutischen Dilemma, denn bei der perniziösen Katatonie müssen die Antipsychotika höher dosiert werden, wohingegen sie beim malignen neuroleptischen Syndrom unbedingt abgesetzt werden müssen.

Als Richtschnur für die Unterscheidung kann gelten, dass sich die perniziöse Katatonie eher rasch nach Behandlungsbeginn noch **vor** einer deutlichen Besserung des klinischen Zustandsbilds einstellt, während ein malignes neuroleptisches Syndrom eher bei Patienten auftritt, denen es bereits besser geht und die Antipsychotika in hoher Dosierung (z. B. 20 mg Haloperidol) erhalten.

Vom klinischen Bild her ähnelt das maligne neuroleptische Syndrom auch einer malignen Hyperthermie, die aber nur bei Narkosen auftritt.

FRAGE
Welche Therapiemaßnahmen ergreifen Sie?

Zunächst muss das **Antipsychotikum sofort abgesetzt** werden. Dies ist oft problematisch, da dadurch die psychotische Symptomatik erneut exazerbieren kann. Meist ist es daher erforderlich, den Patienten mit einem Benzodiazepin (z. B. Valium®) zu sedieren. Bei unbeherrschbarer psychotischer Symptomatik kann evtl. eine Elektrokrampftherapie (> Fall 33) durchgeführt werden, um die psychotische Symptomatik zu bessern. Zusätzlich muss eine **intensiv-medizinische Überwachung** mit kardiovaskulärem Monitoring, ausreichender Flüssigkeitszufuhr (**cave:** renale Komplikationen!) und Thromboseprophylaxe erfolgen. In eher seltenen Fällen ist die Gabe des Dopaminagonisten Bromocriptin (Pravidel®) erforderlich, um die dopaminerge Neurotransmission zu fördern und damit dem Dopaminrezeptor-Antagonismus der Antipsychotika entgegenzuwirken. Bei starkem Fieber und starkem Rigor kann auch Dantrolen (Dantamacrin®), ein direkt wirkendes Muskelrelaxans, gegeben werden. Es hemmt die Kalzium-Freisetzung aus dem endoplasmatischen Retikulum und reduziert dadurch die Muskelzerstörung und Hyperthermie.

Verlauf

Die Labordiagnostik in unserem Fall zeigt eine deutliche Erhöhung der Kreatinkinase und der Transaminasen sowie eine leichte Leukozytose. Der Patient wird auf eine Intensivstation verlegt, wo das Antipsychotikum abgesetzt wird, eine Überwachung der Vitalparameter erfolgt sowie eine parenterale Flüssigkeitszufuhr und Thromboseprophylaxe. Da der Patient weiterhin sehr agitiert ist, erfolgt eine sedierende Therapie mit dem Benzodiazepin Lorazepam (Tavor®) bis 5 mg/Tag. Innerhalb von fünf Tagen bildet sich das akute Krankheitsbild komplett zurück. Anschließend erfolgt eine vorsichtige Umstellung auf das Antipsychotikum Olanzapin (Zyprexa®).

Lernziele
Symptomatik des malignen neuroleptischen Syndroms
Differenzialdiagnostische Abgrenzung
Therapie des malignen neuroleptischen Syndroms

ICD-10

F 20.0   Paranoide Schizophrenie
G 21.0   Malignes neuroleptisches Syndrom

15 Das Schlafmittel

Erstgespräch

In der Ambulanz stellt sich eine 52-jährige Patientin vor. Sie berichtet, dass sie vor drei Jahren wegen Schlafstörungen von ihrem Arzt Lexotanil® (Bromazepam, ein Benzodiazepinpräparat) verschrieben bekommen habe. Dieses Medikament habe ihr damals sehr schnell geholfen, die positive Wirkung habe jedoch nur wenige Wochen angehalten. Dann habe sie die Dosis immer weiter steigern müssen, sodass sie zurzeit vier Tabletten Lexotanil® (entspr. 24 mg Bromazepam) zur Nacht einnehme. Der Schlaf sei trotzdem unruhig, sie wache häufig auf und fühle sich morgens nicht erholt. Sie sei außerdem vergesslicher und unkonzentrierter geworden, was zu vielen Streitereien in der Familie geführt habe, die ihr „Schussligkeit" vorwerfe.

Sie habe mehrfach versucht, von den Tabletten loszukommen, was ihr jedoch nie gelungen sei. Wenn sie die Dosis reduziere, nähmen die Schlafstörungen zu und sie fühle sich so unruhig, angespannt und ängstlich, dass sie schnell wieder „auf der alten Dosis sei". Sie empfinde es wie einen Zwang, die Tabletten einzunehmen. Jetzt sei für sie der Punkt gekommen, an dem sie einsehe, dass es so nicht mehr weitergehen könne. Auch ihr Mann und ihre älteste Tochter hätten sie sehr gedrängt, eine Therapie zu beginnen. Seit sechs Wochen sei sie zudem krankgeschrieben. Da sie unbedingt wieder arbeiten wolle, brauche sie jetzt dringend Hilfe, um von den Medikamenten wegzukommen.

FRAGE
Wie lautet Ihre diagnostische Einschätzung?

Bei psychischen Störungen im Zusammenhang mit Suchtmitteln muss grundsätzlich zwischen **schädlichem Gebrauch** und einer **Abhängigkeit** unterschieden werden. Die ICD-10 gibt genaue Kriterien für das Vorliegen eines schädlichen Gebrauchs bzw. einer Abhängigkeit von Suchtmitteln an.

In unserem Fall liegt eine **Abhängigkeit von Benzodiazepinen** vor, da bei der Patientin mehr als drei von sechs Kriterien einer Abhängigkeit erfüllt sind (➤ Tab. 15.1): Es bestehen

- ein suchtartiges Verlangen, die Medikamente einzunehmen
- eine Toleranzentwicklung, d. h. das Medikament hatte mit der Zeit seine schlafanstoßende, beruhigende Wirkung verloren, sodass die Patientin die Dosis des Medikaments steigern musste, um die gleiche Wirkung zu erreichen
- Entzugssymptome in Form von vermehrten Schlafstörungen, Unruhe und Ängstlichkeit beim Versuch, das Medikament abzusetzen
- soziale Probleme der Abhängigkeit: Die Familie leidet darunter und die Patientin muss krankgeschrieben werden.

Ein Medikamentenmissbrauch läge vor, wenn die Abhängigkeitskriterien nicht erfüllt wären, es aber zu einer Schädigung der psychischen (z. B. Depression) oder physischen Gesundheit (z. B. Hepatitis bei intravenösem Drogenkonsum) des Konsumenten kommt.

Tab. 15.1 ICD-10-Diagnosekriterien für das Vorliegen einer Abhängigkeit von psychotropen Substanzen.

Es müssen irgendwann innerhalb des letzten Jahres mindestens drei der folgenden Kriterien gleichzeitig vorhanden gewesen sein:	
1.	Ein starker Wunsch oder eine Art Zwang, psychotrope Substanzen zu konsumieren
2.	Verminderte Kontrollfähigkeit bezüglich des Beginns, der Beendigung und der Menge des Konsums
3.	Ein körperliches Entzugssyndrom bei Beendigung oder Reduktion des Konsums
4.	Nachweis einer Toleranz (um die ursprünglich durch niedrigere Dosen erreichten Wirkungen hervorzurufen, sind zunehmend höhere Dosen erforderlich)
5.	Fortschreitende Vernachlässigung anderer Vergnügungen oder Interessen zugunsten des Substanzkonsums oder erhöhter Zeitaufwand zur Substanzbeschaffung oder um sich von den Folgen zu erholen
6.	Anhaltender Substanzkonsum trotz Nachweises eindeutiger schädlicher Folgen

MERKE Ein Abhängigkeitssyndrom ist durch ein starkes Verlangen nach einer psychotrop wirksamen Substanz, Kontrollverlust, körperliche Entzugssymptome, Toleranzentwicklung, Einengung auf den Substanzgebrauch und Fortsetzung des Konsums trotz schädlicher Konsequenzen gekennzeichnet. Ein schädlicher Gebrauch einer Substanz besteht, wenn deren Einnahme zu körperlichen, psychischen oder sozialen Problemen führt.

FRAGE
Die Patientin berichtet über Entzugssymptome in Form von Unruhe, Anspannung und Ängstlichkeit. Nach welchen weiteren Entzugssymptomen fragen Sie? Welche können lebensbedrohlich sein?

Benzodiazepine können zu psychischen und körperlichen Entzugssymptomen führen, die individuell sehr unterschiedlich stark ausgeprägt sein können
- **psychische Entzugssymptome:** Angstzustände, Unruhe, Reizbarkeit, Schlaflosigkeit und depressive Verstimmung. Bei schweren Entzugssymptomen kann es auch zu einem deliranten Syndrom mit Verwirrtheit und psychotischem Erleben (z. B. Wahnerleben und Halluzinationen) kommen (➤ Fall 30).
- **körperliche Symptome:** Blutdruck- und Pulserhöhung, Zittern und Schweißausbrüche, Kopf- und Muskelschmerzen und gastrointestinale Symptome (Übelkeit, Erbrechen, Durchfall). Bei schweren Entzugssyndromen können auch epileptische Anfälle auftreten.

Zu den **schweren,** potenziell lebensgefährlichen **Entzugssymptomen,** die bei etwa **20 %** der Patienten auftreten, gehören ein **Entzugsdelir** und **epileptische Anfälle.**

MERKE Ein Benzodiazepinentzug äußert sich psychisch häufig in Form von Angstzuständen, innerer/motorischer Unruhe, depressiver Verstimmung, Reizbarkeit und Schlafstörungen. Körperlich können Tremor, Tachykardie, Blutdruckerhöhung, Schweißausbrüche, Schmerzen und gastrointestinale Beschwerden auftreten. Schwere, potenziell lebensbedrohliche Entzugssymptome sind ein Delir und epileptische Anfälle.

Untersuchung

Die Patientin berichtet, dass sie neben den quälenden Unruhezuständen beim Reduzieren der Medikamente vor allem unter Zittern, Herzrasen und Schweißausbrüchen gelitten habe. Vor einem Jahr habe sie einmal das Medikament komplett abgesetzt. Nach einer Woche sei es zu einem epileptischen Anfall gekommen, weshalb sie einen Tag stationär in der neurologischen Klinik behandelt worden sei. Man habe ihr damals einen Entzug des Medikaments empfohlen. Da sie Angst gehabt hatte, dass sich die Schlafstörungen wieder einstellen, habe sie das aber nicht geschafft.

F R A G E

Offenbar waren Schlafstörungen der Auslöser für die Abhängigkeitsentwicklung. Auf welche psychischen Erkrankungen können schwere Schlafstörungen hinweisen? Bei welchen anderen Erkrankungen sieht man häufig eine Benzodiazepinabhängigkeit?

Leichte, gelegentlich oder bei Belastung auftretende Schlafstörungen sind physiologisch. Schwere, andauernde Schlafstörungen können praktisch bei allen psychiatrischen Erkrankungen auftreten. Am wichtigsten ist die Klärung der Frage, ob ein **depressives Syndrom** oder eine **Angststörung** vorliegt. Sie fragen die Patientin daher nach Kernsymptomen der Depression (➤ Fall 5) sowie nach Angstsymptomen (➤ Fall 9, ➤ Fall 16, ➤ Fall 34).

Besonders abhängigkeitsgefährdet sind außerdem Patienten mit einer chronischen körperlichen Erkrankung (vor allem, wenn diese mit einem Schmerzsyndrom einhergeht), einer Persönlichkeitsstörung (z. B. Borderline-Störung) oder einer Suchtanamnese (Patienten, die von Suchtstoffen wie z. B. Alkohol abhängig sind oder waren, haben ein erhöhtes Risiko, bei erneuter Einnahme von Suchtstoffen wieder abhängig zu werden).

Erkrankungen, im Rahmen derer häufig eine Benzodiazepinabhängigkeit auftritt, sind depressive Syndrome, Angststörungen, Persönlichkeitsstörungen, chronische Schmerzsyndrome und eine bereits vorbestehende Suchterkrankung.

M E R K E

F R A G E

Die Patientin ist offensichtlich für eine Entzugsbehandlung motiviert. Raten Sie der Patientin zu einer ambulanten oder stationären Entzugsbehandlung?

Eine ambulante Entzugsbehandlung ist prinzipiell möglich; folgende Argumente sprechen jedoch für eine stationäre Therapie:
- Die Patientin hat bereits mehrfach erfolglos versucht, ambulant die Medikamente zu reduzieren.
- Weiterhin kam es einmalig zu schweren Entzugssymptomen mit einem Krampfanfall.

Sie raten der Patientin aus diesen Gründen zu einer stationären Aufnahme.

F R A G E

Die nächste Aufnahmemöglichkeit für eine stationäre Entzugsbehandlung steht erst in 14 Tagen zur Verfügung. Was empfehlen Sie der Patientin bzgl. der Einnahme von Lexotanil® bis zum Aufnahmetermin?

Um kein Entzugssyndrom mit einem möglichen Entzugskrampfanfall auszulösen, sollte die Patientin Lexotanil® bis zur stationären Aufnahme in unveränderter Dosis weiter einnehmen. In der Zeit bis zur Aufnahme führen Sie ein weiteres Gespräch mit der Patientin, das dazu dient, die Motivation der Patientin zum Entzug und zu dauerhafter Abstinenz zu klären und nach Möglichkeit zu fördern. Wichtig ist hier überdies, die Patientin sehr detailliert nach der zusätzlichen, bedarfsmäßigen Einnahme von Lexotanil® zu fragen, um die genaue Dosis der eingenommenen Substanz richtig einschätzen und die korrekte Menge verordnen zu können (Bagatellisierungsgefahr!).

Verlauf

14 Tage später kommt die Patientin wie geplant zur stationären Aufnahme. Sie hat die Medikamente unverändert weiter genommen. Komplikationen sind nicht aufgetreten.

FRAGE

Nach welchem Schema reduzieren Sie die Medikamente? Wie können die im Entzug verstärkt auftretenden Schlafstörungen gelindert werden?

Es empfiehlt sich, in den ersten Tagen die Dosis beizubehalten, die die Patientin nach ihren Angaben regelmäßig eingenommen hat, um zu beobachten, ob Entzugssymptome auftreten. Wenn dies nicht der Fall ist, beginnen Sie schrittweise, das Benzodiazepinpräparat zu reduzieren.

Dabei gehen Sie orientierend nach folgendem **Reduktionsschema** vor:

- Reduktion auf 50 % der Ausgangsdosis relativ zügig innerhalb von wenigen Tagen
- anschließend deutlich langsamere Reduktion um maximal ¼ der vorherigen Dosis alle sechs bis acht Tage
- die letzten Reduktionsschritte müssen evtl. noch langsamer über mehrere Wochen durchgeführt werden.

Alternativ kann Lexotanil® auf eine Äquivalenzdosis von Oxazepam (z. B. Adumbran®) umgesetzt werden. Oxazepam verfügt über eine kürzere Halbwertszeit (4–15 h) und muss daher mehrmals täglich gegeben werden, ist aber dadurch in der Anwendung besser steuerbar. ➤ Tabelle 15.2 gibt eine Übersicht von Äquivalenzdosen für Benzodiazepine.

Im Entzug auftretende Schlafstörungen und Ängstlichkeit können symptomatisch mit Antidepressiva in niedriger Dosierung (z. B. 50 mg Doxepin/z. B. Aponal®, Trimipramin/z. B. Stangyl®) oder mit niederpotenten Antipsychotika (z. B. 50 mg Promethazin, z. B. Atosil®) behandelt werden. Somatische Entzugssyndrome können überdies durch die vorübergehende Verordnung von Betablockern (z. B. Propranolol/Dociton®) abgemildert werden.

MERKE   Faustregel für das Absetzen von Benzodiazepinen: Ausgangsdosis festlegen, relativ **rasch auf 50 %** der Ausgangsdosis reduzieren, dann etwa wöchentlich um jeweils 25 % der vorherigen Dosis. Die letzten Reduktionsschritte noch langsamer über mehrere Wochen.

Tab. 15.2 Äquivalenzdosen und Halbwertszeiten von Benzodiazepinen bezogen auf 10 mg Valium®.

Substanz	Äquivalenzdosen	Halbwertszeiten
Oxazepam (z. B. Adumbran®)	30 (20–40) mg	4–15 h
Alprazolam (z. B. Tafil®)	1 (0,5) mg	12–15 h
Bromazepam (z. B. Lexotanil®)	6 mg	15–35 h
Lorazepam (z. B. Tavor®)	2 (1) mg	12–16 h
Chlordiazepoxid (z. B. Librium®)	20 (25) mg	5–30 h
Diazepam (z. B. Valium®)	10 mg	20–40 h

FRAGE

Veranlasst Sie das Auftreten eines Entzugsanfalls in der Vorgeschichte zur Gabe weiterer Medikamente? Wenn ja, welche setzen Sie ein?

Um einen weiteren Entzugsanfall zu verhindern, empfiehlt sich die Gabe eines **antiepileptikums,** das neben seiner antiepileptischen Wirkung oft auch die Entzugssymptome lindert. Bewährt hat sich die Gabe von Carbamazepin (z. B. Tegretal®, Timonil®) oder, falls hierfür Kontraindikationen bestehen oder darunter schwere Nebenwirkungen auftreten, auch Valproinsäure (z. B. Orfiril®). Carbamazepin bzw. Valproinsäure sollten dabei aufdosiert werden, bevor mit dem Entzug der Benzodiazepine begonnen wird.

FRAGE

Sie entscheiden sich für eine Behandlung mit Carbamazepin.
Wie gehen Sie bei der medikamentösen Einstellung vor?
Welche Plasmaskonzentration von Carbamazepin streben Sie an?

Im Prinzip ist eine schnelle Aufsättigung von Carbamazepin mit z. B. Timonil®-Saft möglich. Dies birgt jedoch die Gefahr, die Patientin überzudosieren und unangenehme Nebenwirkungen zu induzieren, die überdies die Compliance der Patientin gefährden könnten. Es empfiehlt sich daher in unserem Fall eine **langsamere Einstellung über mehrere Tage.** Sie beginnen mit 200–400 mg/d Carbamazepin als Retardpräparat, verteilt auf zwei Tagesdosen, und steigern die Dosis innerhalb weniger Tage auf 600–1.200 mg. Aufgrund der sedierenden Wirkung geben Sie die Hauptdosis zur Nacht. Der **Plasmaspiegel** von Carbamazepin sollte zwischen **6–12 µg/dl** liegen. Die dazu notwendige Dosis kann interindividuell sehr unterschiedlich sein.

FRAGE

Über welche potenziellen Nebenwirkungen von Carbamazepin klären Sie die Patientin auf? Welche regelmäßigen Kontrolluntersuchungen veranlassen Sie?

- Häufige Nebenwirkungen sind Sedierung, Benommenheit, Schwindel, Doppelbilder, Nystagmus und Ataxie, die insbesondere zu Beginn und bei schneller Aufdosierung auftreten.
- Wichtige und nicht selten auftretende Nebenwirkungen sind allergische Hauterscheinungen, die gelegentlich auch das Absetzen des Präparats erfordern.

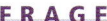

- Nicht selten sind initiale Veränderungen der Leberfunktionswerte (GOT-, GPT- und γ-GT-Erhöhung), eine zumeist leichte Hyponatriämie und Blutbildveränderungen (Leukozytose, Eosinophilie, Leukopenie, Thrombozytopenie).
- Besonders zu beachten ist auch das sehr seltene Auftreten einer Agranulozytose (Risiko 1 : 20.000 bis 1 : 50.000).

Es ist daher notwendig vor der Behandlung, im ersten Monat wöchentlich und danach monatlich **Leberfunktionswerte** und **großes Blutbild** einschließlich des **Differenzialblutbilds** zu bestimmen. Auch sollten vor Therapiebeginn und im Verlauf Herzrhythmus- und Überleitungsstörungen durch ein **EKG** ausgeschlossen werden, da Carbamazepin kardiale Erregungsleitungsstörungen verursachen kann.

MERKE   Besonders bei raschem Aufdosieren können unter Carbamazepin Sedierung, Schwindel, Doppelbilder, Nystagmus und Ataxie auftreten. Häufige Nebenwirkungen sind allergische Hautreaktionen, Transaminasenerhöhung, Hyponatriämie und Blutbildveränderungen. Sehr selten tritt eine Agranulozytose auf.

Verlauf

Die Patientin hat die Aufdosierung von Carbamazepin auf 900 mg Timonil ret.® gut vertragen und den Entzug über sechs Wochen ohne Komplikationen überstanden. An Entzugssymptomen waren Unruhe, vermehrte Ängstlichkeit, Schweißausbrüche und Zittern aufgetreten. Vermehrte Schlafstörungen waren durch die vorübergehende Gabe von 75 mg Doxepin (z. B. Aponal®) kompensierbar. Die Patientin ist jetzt seit sieben Tagen ohne Benzodiazepine und nimmt nur noch Carbamazepin ein. Entzugssymptome bestehen keine mehr. Sie entlassen die Patientin aus der stationären Behandlung.

FRAGE
Was empfehlen Sie der Patientin hinsichtlich der weiteren Einnahme von Carbamazepin?

Entzugssymptome können auch noch einige Wochen nach Absetzen von Benzodiazepinen auftreten. Sie empfehlen daher der Patientin, Carbamazepin für zwei weitere Monate in unveränderter Dosis einzunehmen und dann in Absprache mit ihrem behandelnden Arzt über mehrere Wochen schrittweise abzusetzen.

FRAGE
Welche Maßnahmen treffen Sie, um einen Rückfall in die Benzodiazepinabhängigkeit zu verhindern?

Entscheidend ist hier die Analyse der auslösenden Bedingungen. In unserem Fall sollte die bestehende Schlafstörung weiter abgeklärt werden. Weiterführende diagnostische Maßnahmen sind jedoch erst nach einem längeren Intervall sinnvoll, da sowohl die klinische Symptomatik als auch die Befunde apparativer Untersuchungen (z. B. Schlaf-EEG) durch die Einnahme von Benzodiazepinen und anderen Medikamenten verfälscht werden können.

Verlauf

Kurz nach der Entlassung aus der stationären Behandlung sind die Schlafstörungen wieder eingetreten. Die Patientin wendet sich erneut an Sie.

FRAGE
Wie klären Sie die Schlafstörungen weiter diagnostisch ab?

Da Sie das Bestehen einer psychiatrischen Grunderkrankung als Ursache der Schlafstörung bereits ausgeschlossen haben (vgl. oben), empfehlen Sie der Patientin eine **Schlaflaboruntersuchung,** die möglichst medikamentenfrei, also auch nach Absetzen von Carbamazepin, erfolgen sollte. Mit der Schlaflaboruntersuchung können insbesondere organische Ursachen von Schlafstörungen, wie z. B. ein Restless-Legs-Syndrom oder ein Schlafapnoe-Syndrom ausgeschlossen werden (➤ Fall 37).

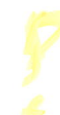

FRAGE
Wie behandeln Sie die erneut aufgetretenen Schlafstörungen?

Neben dem Ausschluss organischer Ursachen, die bei der Patientin erst nach dem Ausschleichen von Carbamazepin durchgeführt werden kann, ist die Vermittlung **schlafhygienischer Maßnahmen die wichtigste therapeutische Intervention.**

Dazu gehören zum einen die **Aufklärung über „normales Schlafen"** und zum anderen **konkrete Tipps für das Einschlafen:**
- Die Patientin soll sich z. B. nur dann ins Bett legen, wenn sie sich wirklich müde fühlt und das Bett auch nur zum Schlafen benutzen (nicht zum Arbeiten oder Essen).
- Wenn sie dann nicht innerhalb einer Viertelstunde einschlafen kann, soll sie aufstehen und den Raum wechseln.
- Erst wenn sie sich wieder müde/einschlafbereit fühlt, soll sie ins Bett zurückkehren.
- Sinnvoll ist auch, ein **Schlaftagebuch** zu führen, wodurch der Patientin z. B. verdeutlicht werden kann, dass sie nach der Arbeit auf dem Sofa längere Zeit schläft, was zur Nacht zu einem erniedrigten „Schlafdruck" führt (➤ Fall 37).

Bei einer **medikamentösen Behandlung** sollten Sie alle Substanzen mit Suchtpotenzial vermeiden. Es empfiehlt sich z. B. die Gabe sedierender Antidepressiva wie Trimipramin (z. B. Stangyl®) in einer Dosis von 50–150 mg zur Nacht oder Doxepin (z. B. Aponal®) in einer Dosis von 25–100 mg pro Nacht.

Als **Mittel der zweiten Wahl** ist auch die **Gabe neuerer Hypnotika,** die zu einer geringeren Abhängigkeitsentwicklung führen, möglich wie 7,5 mg Zopiclon (Ximovan®) oder 10 mg Zolpidem (Stilnox®).

Neben den schlafhygienischen und pharmakologischen Therapieverfahren zur Behandlung der nichtorganischen Insomnie kommen auch **psychotherapeutische Verfahren** infrage. Therapiebausteine solcher psychotherapeutischer Verfahren sind:
- körperliche und gedankliche Entspannungsverfahren
- die Vermittlung günstiger Schlafregeln (s. o.)
- eine Strukturierung des Schlaf-wach-Rhythmus

- die Analyse und Veränderung ungünstiger Gedanken und Erwartungen bezüglich des Schlafs
- Informationen über den Umgang mit akuter Schlaflosigkeit
- die Analyse und Bearbeitung individueller Belastungs- und Stressfaktoren, die mit der Schlaflosigkeit in Zusammenhang gebracht werden.

Verlauf

Die Schlaflaboruntersuchung hat keine organischen Ursachen für die Schlafstörung ergeben. Auch finden sich keine psychischen Erkrankungen, die die Schlafstörungen erklären könnten. Sie stellen daher die Diagnose einer **primären oder nichtorganischen Insomnie.**

Die Patientin nahm über acht Wochen an einer verhaltenstherapeutischen Gruppenbehandlung teil und wurde symptomatisch mit Trimipramin 75 mg zur Nacht behandelt. Die Schlafstörungen gingen im Laufe von drei Monaten deutlich zurück. Bereits vier Wochen nach Entlassung konnte die Patientin ihre Arbeit wieder aufnehmen.

Lernziele

Unterscheidung zwischen Abhängigkeit und Missbrauch von psychotropen Substanzen
Auslöser für die Entwicklung von Abhängigkeiten
Indikationsstellung zur stationären Aufnahme bei Benzodiazepinabhängigkeit
Durchführung des Benzodiazepinentzugs
Maßnahmen zur Rückfallprophylaxe

 ## ICD-10

F13.2   Benzodiazepinabhängigkeit
F51.0   Primäre Insomnie

16 Ungewisse Zukunft

Erstgespräch beim Psychotherapeuten

In Ihrer Psychotherapiepraxis stellt sich eine 25-jährige, unauffällige und recht stille junge Frau vor, die von ihrem Hausarzt an Sie überwiesen wurde. Sie habe immer wieder Sorgen, dass sie oder ihr Partner ernsthaft krank werden könnten. Sie sei auch nicht sicher, ob sie wie geplant heiraten solle, da sie ja nicht wisse, wie die Ehe laufen würde. Insgesamt falle es ihr schwer, Entscheidungen zu treffen, und sie bereue diese hinterher öfters. So sei sie auch nicht sicher, ob es nicht ein Fehler gewesen sei, vor einem halben Jahr von ihrem 80 km entfernten Heimatort hierher zu ziehen, da sie hier so wenige Leute kenne. Allerdings sei ihr Partner hier beruflich gebunden. Ein Verbleib an ihrem alten Wohnort hätte ein Weiterführen der bereits mehrere Jahre bestehenden Wochenendbeziehung bedeutet.

Auf die Frage nach ihrer beruflichen Situation gibt sie an, hier in ihrem Ausbildungsberuf als Bürokauffrau eine Stelle gefunden zu haben. Allerdings habe sie oft das Gefühl, dass sie von ihren neuen Kolleginnen nicht recht akzeptiert würde, sie finde immer wieder, dass die Kollegen sich ihr gegenüber komisch benähmen.

Zum Hausarzt sei sie gegangen, weil sie den Eindruck gehabt habe, dass ihr Herz manchmal unrhythmisch schlage. Dies habe ihr Sorgen bereitet, der Hausarzt habe aber alles ausführlich abgeklärt und nichts gefunden. Dennoch werde sie ihre immer wiederkehrenden Sorgen, krank zu sein, nicht los. Ihr Hausarzt habe jedoch gemeint, dass dies wahrscheinlich psychisch bedingt sei, und sie zu Ihnen geschickt.

FRAGE

Welche Symptome präsentiert die Patientin? An welche Erkrankungen denken Sie, und welche weiteren Fragen stellen Sie?

Auf den ersten Blick kommen verschiedene Störungen in Betracht:
- Sorgen und Grübeln treten häufig im Rahmen von **Depressionen** auf. Sie erfragen daher die typischen Symptome der Depression wie depressive Stimmung, Interessensverlust, Antriebsprobleme, somatische Symptome und Suizidalität (➤ Fall 19, ➤ Fall 28, ➤ Fall 33).
- Die berichteten Ängste und Sorgen könnten auch auf eine **Angststörung** hinweisen. Dazu klären Sie ab, ob die Angst im Vordergrund der Symptomatik steht.
- Da die Patientin trotz ausführlicher Abklärung große Angst vor schweren Erkrankungen zu haben scheint, könnte auch eine **hypochondrische Störung** vorliegen. Sie erfragen daher, wie stark die Patientin von der Existenz einer Erkrankung überzeugt ist und welche Anstrengungen zur Abklärung sie bisher unternommen hat (➤ Fall 47).
- Hinter der Bemerkung, dass ihre Kollegen sich ihr gegenüber komisch benähmen, könnten **paranoide wahnhafte Befürchtungen** stecken. Daher erfragen Sie genauer, was die Patientin unter dem „komischen Verhalten" versteht.

Untersuchung

Befragt nach depressiven Symptomen gibt die Patientin an, dass ihre Stimmung schlecht werde, wenn die Sorgen aufträten, dann träten auch andere Interessen in den Hintergrund. Insgesamt fühle sie sich jedoch nicht depressiv und sie habe im Prinzip Freude an ihrem Beruf und gemeinsamen Unternehmungen mit dem Partner. Antriebsprobleme und Suizidalität werden verneint. Wenn die Ängste besonders stark seien, leide sie gelegentlich unter Einschlafstörungen. Appetit und Libido seien normal.

Auf ihre Ängste angesprochen berichtet die Patientin, dass diese ihr Hauptproblem seien. Auch ihr Partner meine, dass sie sich viel zu viele unnötige Sorgen mache, aber sie könne nun mal nicht anders. Es gebe keinen Tag ohne Angst, dabei sei sie früher nie so gewesen, auch wenn sie eher ein stiller und schüchterner Mensch sei, der sich nicht viel traue.

Nach ihren genaueren Vorstellungen über eine mögliche körperliche Erkrankung befragt, äußert die Patientin eher vage Sorgen. Möglicherweise habe sie gar nichts und es sei nur ihre Nervosität. Sie mache sich auch nicht nur über Krankheiten Sorgen, sondern auch über ihre Zukunft, ob ihr Partner der richtige Mann für sie sei und ob alles gut gehe, wenn sie schwanger werden wolle.

Zum „komischen Verhalten" der Kollegen gibt sie an, dass diese sie meist nur kurz grüßen würden und wenig Interesse an ihr zeigten, untereinander jedoch teilweise regen Kontakt unterhielten. Paranoide Befürchtungen können Sie nicht erkennen.

F R A G E

Welche diagnostische Einordnung können Sie nun vornehmen?

Offensichtlich liegen weder eine Depression noch eine Hypochondrie noch eine wahnhafte Symptomatik vor. Am ehesten ist an eine Angststörung zu denken, da **Angst** das **Leitsymptom** darstellt.

F R A G E

Welche Fragen stellen Sie, um die Angstsymptome diagnostisch genauer einzuordnen?

Zur genauen Diagnose der Angstsymptomatik erfragen Sie **Auftretensform, Verlauf** und **situative Gebundenheit** sowie den **Inhalt** der Ängste (➤ Tab. 16.1). Bezüglich der Auftretensform klären Sie, ob die Angst attackenartig und relativ unvorhersehbar auftritt (→ Abklärung Panikstörung) oder nicht. Bezüglich der situativen Gebundenheit erfragen Sie, ob die Angst in umschriebenen Situationen auftritt (z. B. nur in Situationen mit Bezug zur Arbeit), oder unabhängig von der Situation nahezu dauernd präsent ist (→ Abklärung Generalisierte Angststörung). Zur Abklärung einer sozialen Phobie fragen Sie zudem, ob die Angst in erster Linie in sozialen Situationen auftritt und sich vor allem in der Befürchtung manifestiert, anderen Personen gegenüber einen schlechten Eindruck zu machen.

Tab. 16.1 Angststörungen und deren Kardinalsymptome nach der ICD-10.

F40.1 Soziale Phobie	Die Angst bezieht sich v. a. auf die prüfende Betrachtung durch andere Menschen und äußert sich in Zittern, Herzklopfen, Erröten u. a.; soziale Situationen werden vermieden oder nur mit großer Angst ertragen (➤ Fall 34)
F40.2 Spezifische Phobie	Die Angst ist beschränkt auf eng umschriebene Situationen, z. B. die Nähe bestimmter Tiere, Höhen, geschlossene Räume u. a. (➤ Fall 6)
F41.0 Panikstörung	Wiederkehrende schwere Angstattacken (Panik), nicht situativ gebunden und damit unvorhersehbar oder situativ ausgelöst als Agoraphobie und Panikstörung; typische Symptome sind Herzrasen, Brustschmerz, Schwindel etc. (➤ Fall 9)
F41.1 Generalisierte Angststörung	Die Angst ist generalisiert (nicht auf bestimmte Situationen beschränkt) und lang anhaltend, sie „flottiert frei"; typisch sind Ängste vor Krankheiten der eigenen Person oder naher Angehöriger
F41.2 Angst und Depression, gemischt	Sowohl depressive als auch Angstsymptome liegen vor, es herrscht jedoch keine der beiden Störungen vor, keine rechtfertigt für sich genommen die Diagnose (➤ Fall 12)

Gesprächsverlauf

Die Patientin beschreibt den Verlauf der Angst nicht als attackenartig. Stattdessen trete sie immer wieder über längere Zeit auf, sie sei auch nicht an bestimmte Situationen gebunden. Inhaltlich spielten neben der Angst vor Erkrankungen andere Ängste bezüglich der Zukunft eine Rolle. Außer der Angst vor Ehe und Schwangerschaft befürchte sie auch manchmal, wirtschaftlich in eine schwierige Lage zu kommen, obwohl aktuell nichts dafür spräche. In sozialen Situationen fühle sie sich häufig etwas befangen, sie sei schon immer schüchtern gewesen. Allerdings habe dies mit der Angst nicht viel zu tun, sie träte in sozialen Situationen nicht stärker auf als sonst und richte sich nicht vor allem auf die Befürchtung, vor anderen einen schlechten Eindruck zu machen.

F R A G E

Welche Diagnose hat Ihre genauere Befragung ergeben?

Die Patientin leidet an einer **generalisierten Angststörung,** da die Angst nicht situationsgebunden und nicht attackenartig auftritt, sie ist nicht in erster Linie auf soziale Situationen bezogen und flottiert frei über eine Reihe von Themen.

Die generalisierte Angststörung ist auf Anhieb schwer zu diagnostizieren, da ihre Symptomatik sowohl einer Depression als auch verschiedenen anderen psychischen Störungen (Hypochondrie, andere Angststörungen) ähneln kann. **M E R K E**

F R A G E

Welche Informationen geben Sie der Patientin hinsichtlich Häufigkeit, Verlauf, Prognose und Behandlung der generalisierten Angststörung?

Im Laufe ihres Lebens sind etwa **5 % aller Menschen** von einer generalisierten Angststörung betroffen. Dabei wird die Störung oft gar nicht erkannt, da die Betroffenen sich aufgrund ihrer typischen Sorgen vor körperlichen Erkrankungen in erster Linie an Haus- und andere somatische Ärzte und nicht an Psychiater oder Psychotherapeuten wenden.

Ohne Behandlung verläuft die Störung häufig chronisch, die Prognose bessert sich, wenn eine spezifische Behandlung eingeleitet wird. Dabei ist die **medikamentöse Therapie** mit Antidepressiva, wie z. B. selektiven Serotonin-Wiederaufnahme-Hemmern (SSRI) oder dual wirksamen Antidepressiva wie Venlafaxin (Trevilor®), etwa ebenso erfolgreich wie eine Psychotherapie.

F R A G E

Die Patientin befürwortet eine Psychotherapie und lehnt eine medikamentöse Therapie ab, da sie womöglich bald schwanger werden wolle. Wie sieht Ihr Therapieplan aus?

Ihr Therapieplan umfasst mehrere Elemente:

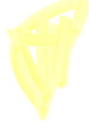

- **Ausführliche Informationen über Angststörungen** sollen der Patientin Wissen darüber vermitteln, dass die von ihr erlebten Angstsymptome zwar unangenehm sind und an somatische Erkrankungen denken lassen können, letztlich jedoch harmlos sind.
- Mit einem **Entspannungsverfahren** soll die Patientin lernen, ihr Erregungsniveau zu reduzieren.
- **Kognitive Umstrukturierung** dient dem Ziel, sorgenvolle Gedanken auf ihren Realitätsgehalt hin zu hinterfragen und durch alternative Gedanken und Interpretationen zu ersetzen (➤ Fall 28).
- Mit dem **Aufbau angenehmer Aktivitäten** soll insgesamt das Selbstvertrauen der Patientin verbessert und ihre soziale Integration an ihrem neuen Wohnort gefördert werden (➤ Fall 44).

F R A G E

Sie planen die Durchführung eines Entspannungsverfahrens.
Welche Entspannungsverfahren kennen Sie, und welches Verfahren schlagen Sie der Patientin vor?

Es gibt eine Fülle von Verfahren, mit denen Entspannung induziert werden kann. Lange etabliert und in ihrer Wirksamkeit gut belegt sind die progressive Muskelrelaxation und das autogene Training.

Bei der **progressiven Muskelrelaxation (PMR)** werden die Teilnehmer angewiesen, nacheinander verschiedene Körperpartien (Hände, Arme, Gesichtsmuskulatur etc.) zunächst fest anzuspannen und danach maximal zu entspannen. Wenn sie damit willkürliche Muskelentspannung erlernt haben, wird Entspannung mit einem konditionierten Stimulus (z. B. einem bestimmten Begriff, einer bestimmten Vorstellung) gekoppelt, sodass sich die Teilnehmer im Idealfall, wenn sie das ganze Übungsprogramm absolviert haben, beim Einsatz dieses Stimulus sofort entspannen können.

M E R K E   Die progressive Muskelrelaxation (PMR) ist ein Trainingsverfahren, bei dem die Teilnehmer Muskelentspannung dadurch lernen, dass sie Muskeln erst anspannen und dann entspannen. Mit zunehmender Übung kann auf das Anspannen der Muskeln verzichtet werden.

Beim **autogenen Training** werden die Teilnehmer instruiert, sich vorzustellen, dass Arme und Beine warm und schwer werden. Diese Instruktion dient als Stimulus für Entspannung.

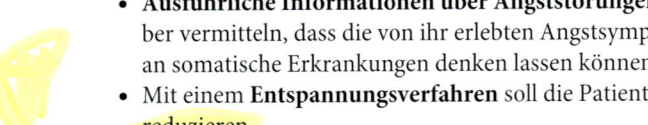

Darüber hinaus existieren jedoch noch weitere Verfahren, etwa imaginative Verfahren, bei denen die Teilnehmer angenehme und entspannende Vorstellungen durchführen. Auch Verfahren, die Achtsamkeitsübungen nutzen, beinhalten entspannende Elemente.

Aufgrund der gut nachgewiesenen Wirksamkeit der PMR und ihres fokussierten und strukturierten Charakters entscheiden Sie sich dafür, der Patientin dieses Verfahren vorzuschlagen.

F R A G E

Schildern Sie die Durchführung der progressiven Muskelrelaxation.

Für eine erfolgreiche Anwendung der PMR ist entscheidend, dass die Teilnehmer **regelmäßig üben** und **das ganze Programm durchführen.** Es gibt verschiedene Anwendungen und Weiterentwicklungen des klassischen Trainings von Jacobson, Sie entscheiden sich für das Vorgehen nach Olschewski (1996).

- Im ersten Schritt lernt die Patientin, im Liegen nacheinander 14 Muskelgruppen (rechter Fuß und Unterschenkel, rechter Oberschenkel, linker Fuß und Unterschenkel, linker Oberschenkel, Becken und Gesäßbereich, rechter Oberarm, rechter Unterarm und Hand, linker Oberarm, linker Unterarm und Hand, Nackenbereich, Kopfhaut und Stirn, Gesicht, Kinn und Hals, Brust, Bauch, Rücken) zunächst maximal anzuspannen und danach maximal zu entspannen.
- Wenn die Patientin diese Übung beherrscht, wird sie im nächsten Schritt im Sitzen instruiert, nacheinander denselben Vorgang mit 7 Muskelgruppen (rechter Arm, linker Arm, Gesichtsmuskulatur, Nackenmuskulatur, Schulter-, Brust- und Bauchmuskulatur, Bein- und Fußmuskulatur des rechten Beins, Bein- und Fußmuskulatur des linken Beins) durchzuführen.
- Im dritten Schritt wird nach dem Üben mit 7 Muskelgruppen die Übung nur noch mit 4 Muskelgruppen (beide Hände und Arme, Gesicht und Nacken, gesamter Rücken-, Nacken-, Brust- und Bauchraum, beide Beine und Füße) geübt.
- Im vierten Schritt wird An- und Entspannung mit allen Muskelgruppen gleichzeitig geübt.
- Danach übt die Patientin, sich ohne vorherige Anspannung direkt zu entspannen, was aufgrund der bisherigen umfassenden Entspannungsverfahren möglich wird. Diese willkürliche Entspannung verbindet sie mit einem Bild oder einem Begriff, indem sie sich häufig entspannt und gleichzeitig das Bild oder den Begriff vergegenwärtigt.

F R A G E

Die Patientin fragt Sie, wie lange es dauern wird, die Entspannung zu lernen. Was können Sie dazu mitteilen?

Wenn die Patientin regelmäßig übt, kann sie das vollständige Programm der PMR in ca. fünf Wochen durchführen (etwa eine Woche für jeden Schritt). Für die zusätzlich geplanten therapeutischen Schritte veranschlagen Sie ca. 15 Therapiestunden.

Therapieverlauf

Neben der Entspannung führen Sie wie geplant kognitive Umstrukturierung (➤ Fall 28) durch und arbeiten mit der Patientin am Aufbau positiver Aktivitäten. Die Patientin erreicht im Laufe eines halben Jahres eine bessere Integration in ihr soziales Umfeld und kann sich für Hochzeit und Schwangerschaft entscheiden. Sie macht sich weiterhin etwas mehr Sorgen als angemessen, kann sich jedoch davon distanzieren und lernt, ihre Sorgen durch Ablenkung und soziale Kontakte zu relativieren und damit auch zu bewältigen.

> **Lernziele**
> Diagnostik und Differenzialdiagnostik der generalisierten Angststörung (GAS)
> Elemente der Verhaltenstherapie bei GAS
> Vorgehen bei der Vermittlung der progressiven Muskelrelaxation

 ## ICD-10

F41.1   Generalisierte Angststörung

17 Reinigungsrituale

Erstgespräch

Eine 21-jährige Patientin stellt sich in Begleitung ihrer Mutter in Ihrer Ambulanz vor. Der Patientin ist es offensichtlich sehr unangenehm, über ihre Beschwerden zu berichten. Zögerlich, mit leiser Stimme und den Blick auf den Boden gerichtet, berichtet sie schließlich, dass sie seit ca. sechs Monaten kaum noch außer Haus gehe, weil sie befürchte, sich mit dem HI-Virus zu infizieren bzw. infiziert zu haben. Aus Angst vor AIDS könne sie auch niemanden in die Wohnung lassen und müsse mehrmals täglich duschen, um sich zu reinigen. Sie wisse aber andererseits genau, dass diese Angst unbegründet sei und ihre Handlungen erscheinen ihr unsinnig. Sogar die Mutter müsse sich duschen, wenn sie von außen käme. Wenn sie selbst einmal draußen gewesen sei, müsse sie sich gründlich von Kopf bis Fuß desinfizieren, was bis zu zwei Stunden in Anspruch nehme. Auch Gegenstände, die andere berührt haben, müsse sie genauestens reinigen. In den letzten zwei Monaten habe sie praktisch nur noch ihr eigenes Zimmer benutzt, das sie für einigermaßen „sauber" halte. Ihre Mutter habe sie so weit gebracht, ihr praktisch alles abzunehmen.

Das Ganze habe vor drei Jahren begonnen, zunächst mit Ängsten, sich zu infizieren. Vor zwei Jahren habe sie angefangen, sich zu waschen, seit einem Jahr sei es ganz schlimm. Auslöser sei gewesen, dass sie von Freunden gehört habe, dass sich ein ehemaliger Schulkamerad mit HIV infiziert hatte.

Da sie seit drei Monaten zunehmend lust- und kraftloser geworden sei, habe ihre Hausärztin ihr 75 mg Nortriptylin (Antidepressivum, z. B. Nortrilen®) verordnet, was jedoch kaum Besserung gebracht habe. Das Studium der Architektur habe sie aufgeben müssen, auch ihre anschließend begonnene Lehre als Einzelhandelskauffrau habe sie vor einem Jahr abgebrochen. Zurzeit sei sie arbeitslos. Sie stelle sich jetzt auf Empfehlung einer mit der Familie befreundeten Ärztin vor. Über das, was sie geschildert habe, habe sie bisher mit keinem Arzt gesprochen.

Die Mutter bestätigt im Wesentlichen das Gesagte und ergänzt, dass ihre Tochter täglich mindestens sechs Stunden mit Reinigungen verbringe. Zur Vorgeschichte befragt, berichtet die Mutter, die Tochter sei schon immer eher ängstlich und besorgt gewesen und habe sich wenig zugetraut. Sie habe immer Angst, kritisiert oder von anderen nicht gemocht zu werden.

FRAGE
Welche psychopathologischen Leitsymptome werden hier beschrieben?

Die psychopathologischen Leitsymptome sind Zwangsgedanken und Zwangshandlungen. **Zwangsgedanken** sind Ideen, Vorstellungen oder Impulse, die sich dem Patienten gegen seinen Willen aufdrängen und die ihn ständig beschäftigen. Zwangsgedanken beinhalten am häufigsten aggressive Impulse oder Gedanken, die sich mit Kontamination und Schmutz beschäftigen. In unserem Fall ist die Patientin immer wieder mit der Befürchtung befasst, sich mit HIV zu infizieren bzw. infiziert zu haben.

Als **Zwangshandlungen** bezeichnet man Verhaltensweisen, die meist in ritualisierter Form stereotyp mit dem Ziel durchgeführt werden, Anspannung und Angst zu reduzieren bzw. ein befürchtetes Ereignis unwirksam zu machen oder zu verhüten. Die häufigsten Zwangshandlungen sind Kontroll- und Waschzwänge. Unsere Patientin führt ritualisierte Wasch- und Putzhandlungen durch. Zwangsgedanken und Zwangshandlungen treten häufig in Kombination auf.

Ein weiteres Leitsymptom ist das ausgeprägte **Vermeidungsverhalten:** Die Patientin geht kaum mehr außer Haus, meidet soziale Kontakte und benutzt im Wesentlichen nur noch ihr eigenes Zimmer.

FRAGE

Erklären Sie den Unterschied zwischen Zwangsgedanken und Wahnideen.

Als **Wahn** bezeichnet man eine Fehlbeurteilung der Realität, die mit erfahrungsunabhängiger und damit oft unkorrigierbarer Gewissheit auftritt und an der der Patient mit subjektiver Gewissheit festhält, auch wenn sie im Widerspruch zu den Erfahrungen und Meinungen seiner Mitmenschen steht. Beim Wahn besteht typischerweise kein Bedürfnis, diese Fehlbeurteilung der Realität zu begründen. Der wahnhafte Gedanke wird vom Patienten nicht als unsinnig, sondern als real erlebt.

Im Gegensatz dazu handelt es sich bei den **Zwängen** um sich immer wieder gegen den inneren Widerstand des Patienten aufdrängende Gedanken, Impulse oder Handlungen, die vom Patienten als unsinnig und unangenehm erlebt werden. Sie lassen sich nicht oder nur schwer unterbinden, weil sich bei der Unterdrückung der Zwänge das Gefühl von Anspannung, Unbehagen oder Angst bis zur Unerträglichkeit steigern kann.

FRAGE

Welche Verdachtsdiagnose stellen Sie nach der ICD-10?

Sie stellen die Verdachtsdiagnose einer „Zwangsstörung mit Zwangsgedanken und Zwangshandlungen gemischt" (ICD-10: F 42.2).

FRAGE

Nennen Sie die charakteristischen Merkmale der Zwangsstörung.

Bei der Zwangsstörung bestehen entweder Zwangsgedanken oder Zwangshandlungen oder in den meisten Fällen eine Kombination beider (gemischte Zwangsstörung) **über mindestens zwei Wochen,** wobei diese Zwangssymptome quälend sind und die normalen Aktivitäten des Patienten stören.
Merkmale der Zwangsstörung sind:
* Die Gedanken, Vorstellungen oder Impulse wiederholen sich in unangenehmer Weise, sie drängen sich gegen den Willen auf und beschäftigen den Patienten stereotyp.
* Die Gedanken oder Impulse sind für den Patienten als eigene erkennbar.
* Die Gedanken oder Handlungen werden nicht als angenehm erlebt, sondern als sinnlos und quälend empfunden.

Wichtiger Parameter für die Schwere der Erkrankung ist das Ausmaß der Beeinträchtigung des Soziallebens und die Zeit, die mit den Zwangshandlungen verbracht wird. Bei unserer Patientin diagnostizieren Sie demnach eine schwere Zwangsstörung.

Bei der Zwangsstörung treten Zwangshandlungen und/oder Zwangsgedanken auf. Zwangssymptome werden sehr häufig verheimlicht, weswegen der gezielten Exploration dieser Symptome bei der Erhebung des psychopathologischen Befunds ein besonderer Stellenwert zukommt.   **M E R K E**

F R A G E
Die Anamnese hat einen Hinweis auf eine komorbide bzw. differenzialdiagnostisch wichtige psychische Erkrankung geliefert. Um welche handelt es sich dabei?

Die Patientin berichtete, dass sie seit ca. drei Monaten zunehmend lust- und kraftloser sei. Dies kann auf eine **depressive Störung** hinweisen. Einerseits sind Zwangsgedanken bei Depressionen häufig (meist handelt es sich hier um Zwangsgrübeln), andererseits entwickeln ca. 30 % aller Zwangspatienten eine sekundäre Depression.

Wichtig ist also, hier die psychopathologisch relevanten Symptome einer depressiven Episode zu erfragen (➤ Fall 5). Sollte bei unserer Patientin ein depressives Syndrom bestehen, würden Sie die Diagnose einer sekundären Depression stellen, da die Zwangssymptome bereits seit ca. drei Jahren bestehen, die depressive Symptomatik aber vor drei Monaten erstmals auftrat.

Wenn Zwangssymptome hingegen ausschließlich in direktem zeitlichem Zusammenhang mit einer Depression zu beobachten sind und mit dem Abklingen der affektiven Symptomatik remittieren, wird lediglich die Diagnose einer depressiven Episode gestellt.

F R A G E
Nennen Sie weitere psychische Erkrankungen, die mit Zwangssymptomen einhergehen können bzw. die häufig komorbid bei Zwangsstörungen vorliegen.

Auch Ängste gehören zum klinischen Bild einer Zwangsstörung. So treten Anspannung und Ängste besonders dann auf, wenn ein Zwangsritual, das ein befürchtetes Ereignis verhindern soll, nicht durchgeführt werden kann. In 5–10 % der Fälle besteht komorbid eine spezifische **Angsterkrankung** wie z. B. eine soziale Phobie (übermäßige Angst in zwischenmenschlichen Situationen, ➤ Fall 34), eine generalisierte Angststörung (➤ Fall 16) oder eine Panikstörung (➤ Fall 9). Die Diagnose einer Angststörung lässt sich durch genaue Exploration stellen. Auch an das Vorliegen einer **Suchterkrankung** oder einer **Anorexie** sollte gedacht werden. Bis zu 25 % der Patienten mit **schizophrenen Störungen** zeigen Zwangssymptome, die jedoch oft bizarr ausgestaltet sind. Hier kann die Exploration schizophrener Erstrangsymptome eine Differenzialdiagnose ermöglichen (➤ Fall 3).

Häufige komorbide psychische Erkrankungen bei Zwangsstörungen sind: affektive Störungen, Angsterkrankungen (soziale Phobie, generalisierte Angsterkrankung), schizophrene Psychosen, Suchterkrankungen oder Anorexie.   **M E R K E**

F R A G E
Auch bei verschiedenen organischen Erkrankungen können Zwangssymptome auftreten. Welche kennen Sie, und welche spezifische Diagnostik führen Sie durch?

➤ Tabelle 17.1 gibt einen Überblick über organische Erkrankungen bzw. medikamentöse Behandlungen, in deren Rahmen Zwänge auftreten können, und die daher differenzialdiagnostisch bei der Patientin abgeklärt werden müssen. Diese Erkrankungen sind durch die Anamneseerhebung und körperliche Untersuchung meist auszuschließen. Zusätzlich empfiehlt sich die Durchführung einer Bildgebung des Gehirns (am besten Kernspintomografie), um eine Hirnschädigung (z. B. Tumor) als Ursache der Zwangssymptomatik auszuschließen.

Tab. 17.1 Organische Ursachen von Zwangssymptomen.

Gilles-de-la-Tourette-Syndrom (Tic-Störung)
Sydenham-Chorea (neurologische Manifestation eines rheumatischen Fiebers)
Schädel-Hirn-Trauma
Bilaterale Nekrose des Globus pallidus
Raumfordernde Prozesse (z. B. Tumor)

FRAGE

Ungefähr 60 % der Patienten mit Zwangssymptomen weisen komorbid eine Persönlichkeitsstörung auf. Welche zwei sind am häufigsten? Finden Sie in der Anamneseschilderung der Patientin Hinweise auf das Vorliegen einer Persönlichkeitsstörung?

 Bei je ca. 20 % der Zwangspatienten tritt komorbid eine **selbstunsichere** (ängstlich-vermeidende) oder **dependente** (abhängige) **Persönlichkeitsstörung** auf. Auch die zwanghafte Persönlichkeitsstörung besteht mit etwa 12 % sehr häufig.

Die fremdanamnestischen Angaben der Mutter, dass die Tochter schon immer ängstlich und besorgt gewesen sei und sich wenig zugetraut bzw. Angst habe, kritisiert oder von anderen nicht gemocht zu werden, könnten auf das Vorliegen einer selbstunsicheren Persönlichkeitsstörung hinweisen.

FRAGE

Beschreiben Sie die diagnostischen Kriterien der selbstunsicheren und der dependenten Persönlichkeitsstörung. Welches Untersuchungsinstrument hilft Ihnen bei der Diagnosefindung?

 Die ➤ Tabelle 17.2 listet die wichtigsten Symptome einer selbstunsicheren und dependenten (abhängigen) Persönlichkeitsstörung auf, die neben den allgemeinen Kriterien für das Vorliegen einer Persönlichkeitsstörung erfüllt sein müssen. Sie können ein strukturiertes Interview (z. B. SCID II) durchführen, um die Diagnose einer Persönlichkeitsstörung zu operationalisieren und auch um andere Persönlichkeitsstörungen auszuschließen (➤ Fall 43).

Tab. 17.2 ICD-10-Diagnosekriterien der selbstunsicheren und dependenten Persönlichkeitsstörung.

Selbstunsichere Persönlichkeitsstörung	Dependente Persönlichkeitsstörung
• Andauernde und umfassende Gefühle von Anspannung und Besorgtheit • Überzeugung, selbst sozial unbeholfen, unattraktiv und minderwertig im Vergleich mit anderen zu sein	• Bei den meisten Lebensentscheidungen wird an die Hilfe anderer appelliert oder die Entscheidung wird anderen überlassen • Unterordnung eigener Bedürfnisse unter die anderer Personen und unverhältnismäßige Nachgiebigkeit gegenüber den Wünschen anderer

Tab. 17.2 ICD-10-Diagnosekriterien der selbstunsicheren und dependenten Persönlichkeitsstörung. (Forts.)

Selbstunsichere Persönlichkeitsstörung	Dependente Persönlichkeitsstörung
• Ausgeprägte Sorge, in sozialen Situationen kritisiert oder abgelehnt zu werden • Abneigung, sich auf persönliche Kontakte einzulassen, außer man ist sicher, gemocht zu werden • Eingeschränkter Lebensstil wegen des Bedürfnisses nach körperlicher Sicherheit • Vermeidung sozialer und beruflicher Aktivitäten, die zwischenmenschliche Kontakte voraussetzen, aus Furcht vor Kritik, Missbilligung oder Ablehnung	• Mangelnde Bereitschaft zur Äußerung angemessener Ansprüche gegenüber Personen, zu denen eine Abhängigkeit besteht • Unbehagliches Gefühl beim Alleinsein aus übertriebener Angst, nicht für sich allein sorgen zu können • Häufige Angst, von einer Person verlassen zu werden, zu der eine enge Beziehung besteht, und auf sich selbst angewiesen zu sein • Eingeschränkte Fähigkeit, Alltagsentscheidungen zu treffen, und ein hohes Maß an Ratschlägen und Bestätigung von anderen

MERKE

Die häufigsten komorbiden Persönlichkeitsstörungen bei Zwangsstörungen mit jeweils ca. 20 % sind die selbstunsichere und die dependente Persönlichkeitsstörung.

Diagnostik

Ihre weiterführende Anamneseerhebung und Diagnostik hat keinen Hinweis für eine komorbide affektive Erkrankung, eine Schizophrenie oder Angststörung geliefert. Klinisch und mithilfe eines strukturierten Interviews (z. B. SCID II, d. h. Structured Clinical Interview for DSM-IV, Axis II in dt. Übersetzung) haben Sie die Diagnose einer selbstunsicheren Persönlichkeitsstörung gestellt. Das Vorliegen einer organischen Erkrankung als Ursache der Zwangssymptome ist anamnestisch unwahrscheinlich, eine Kernspintomografie des Gehirns zur Ausschlussdiagnostik war zudem unauffällig.

FRAGE
Welche Diagnosen stellen Sie?

Sie können jetzt die Diagnosen einer **Zwangsstörung mit Zwangshandlungen und Zwangsgedanken gemischt** und einer **selbstunsicheren Persönlichkeitsstörung** stellen.

FRAGE
Wie klären Sie die Patientin über die Diagnose auf? Welche Informationen geben Sie ihr und der Mutter mit?

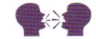

Sie gehen bei der Aufklärung äußerst behutsam vor und geben der Patientin zunächst zu verstehen, wie mutig Sie es finden, dass sie so offen über ihre Beschwerden gesprochen hat. Sehr viele Patienten verheimlichen die Zwangssymptome, unter denen sie sehr leiden, lange, weil sie ihre Zwänge als abstrus und unsinnig erleben und sich dafür schämen. Aus diesem Grund wird durchschnittlich erst elf Jahre nach Krankheitsbeginn die Diagnose gestellt!

Sie sagen der Patientin auch, dass Zwangsstörungen häufig sind (Lebenszeitprävalenz 1–2,5 %), und dass die Zwangsstörung eine Krankheit ist, die sie nicht selbst verschuldet hat, sondern dass diese Erkrankung neben psychischen Ursachen auch eine biologische Ursache hat. Nach jetziger Auffassung vermutet man eine Störung der Basalganglienfunktion mit serotonergem Defizit.

Ganz entscheidend ist es, der Patientin zu vermitteln, dass die Erkrankung mit medikamentösen und psychotherapeutischen Verfahren effektiv behandelbar ist. Diese Therapie sollte möglichst frühzeitig einsetzen, um eine Chronifizierung zu vermeiden. Sie können der Patientin die Hoffnung machen, dass es in 60–80 % der Fälle zu einer deutlichen Besserung der Zwangssymptomatik durch Therapie kommt.

MERKE Zwangsstörungen haben eine Lebenszeitprävalenz von 1–2,5 %. Bis zur Diagnosestellung vergehen durchschnittlich elf Jahre. Verhaltenstherapeutische und pharmakologische Therapieverfahren sind in 60–80 % der Fälle effektiv. Sie sollten frühzeitig eingesetzt werden, um eine Chronifizierung der Erkrankung zu verhindern.

FRAGE
Für welche Therapieverfahren ist die Wirksamkeit am besten belegt? Welches Verfahren empfehlen Sie der Patientin zur Behandlung?

Wenn Zwangshandlungen im Vordergrund stehen, ist die **kognitive Verhaltenstherapie** das bestbelegte Therapieverfahren. Bei Zwangsstörungen, die sich ausschließlich in Form von Zwangsgedanken manifestieren, sowie bei gemischten Zwangsstörungen empfiehlt sich zusätzlich eine **medikamentöse Therapie.** Auch bei unserer Patientin ist daher eine Kombination aus Psychotherapie und medikamentöser Behandlung sinnvoll.

FRAGE
Ist das wegen „Traurigkeit" verordnete Antidepressivum Nortriptylin auch zur Behandlung der Zwangsstörung geeignet?

Nein, denn bei Nortriptylin (z. B. Nortrilen®) handelt es sich um einen trizyklischen Noradrenalin-Wiederaufnahme-Hemmer (➤ Fall 5). Durch zahlreiche Studien ist belegt, dass sich Zwangsstörungen besonders durch Medikamente bessern, die selektiv die Serotonin-, nicht jedoch die Noradrenalin-Wiederaufnahme hemmen. Sinnvoll ist also der Einsatz von **selektiven Serotonin-Wiederaufnahme-Hemmern (SSRI).** Beispiele für SSRI, deren Wirksamkeit bei Zwangsstörungen belegt ist, sind das trizyklische Antidepressivum Clomipramin (Anafranil®) sowie die neueren SSRI wie Citalopram (z. B. Cipramil®) oder Sertralin (z. B. Zoloft®).

FRAGE
Welche Informationen geben Sie der Patientin hinsichtlich der Wirklatenz und der Dosierung der Medikamente?

Sie informieren die Patientin darüber, dass im Gegensatz zur antidepressiven Therapie, bei der eine **klinische Besserung** meist nach zwei bis vier Wochen eintritt, bei der Behandlung von Zwangsstörungen meist erst **nach sechs bis acht Wochen** ein deutlich positiver Effekt zu beobachten ist. Der Therapieerfolg sollte nach drei Monaten beurteilt werden.

In der Regel müssen die Medikamente **höher dosiert** werden als in der Depressionsbehandlung. Andere Studien zeigen, dass bei Wirkungslosigkeit Augmentierungsstrategien mit Antipsychotika der 2. Generation, wie z. B. Risperidon (Risperdal®) oder Olanzapin (Zyprexa®) hilfreich sein können.

Bei Zwangsstörungen sind SSRI Medikamente der ersten Wahl. Sie müssen hoch dosiert werden und haben eine Wirklatenz von ca. 6–8 Wochen.

MERKE

Verlauf

Aufgrund der Schwere der Zwangsstörung und der Tatsache, dass die Patientin das Haus nicht verlassen kann, haben Sie sie stationär aufgenommen. Die Medikation haben Sie auf den SSRI Citalopram (z. B. Cipramil®) umgestellt und einschleichend auf 40 mg aufdosiert. Bis auf anfängliche Übelkeit und Unruhe hat die Patientin die Medikation ohne Nebenwirkungen vertragen.

FRAGE
Beschreiben Sie die wichtigsten Schritte der verhaltenstherapeutischen Behandlung.

- Erster Schritt in der Verhaltenstherapie ist der **Aufbau von Motivation** für Therapie und Veränderung.
- In einer **Zielanalyse** legen Sie gemeinsam mit der Patientin fest, was die Patientin erreichen möchte. In unserem Fall möchte die Patientin wieder das Haus verlassen und ihr Studium fortsetzen können.
- Sie erstellen eine ausführliche **Verhaltensanalyse,** zu der die Patientin in Form von **Selbstbeobachtungsprotokollen** beiträgt (➤ Fall 9).
- Die **graduierte Konfrontationsbehandlung** beginnen Sie zunächst gemeinsam mit der Patientin. Im weiteren Verlauf führt Sie die Expositionsübungen selbstständig durch.

FRAGE
Erklären Sie das therapeutische Hauptelement der kognitiven Verhaltenstherapie von Zwangshandlungen.

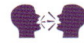

Therapeutisches Hauptelement der kognitiven Verhaltenstherapie ist das **Expositionstraining mit Reaktionsmanagement:** Dabei konfrontiert sich die Patientin in gestuftem (hierarchisiertem s. u.) Vorgehen mit Situationen (z. B. das Berühren einer Türklinke), die bei ihr Zwangshandlungen auslösen (z. B. eine Waschhandlung).

Grundlage des Expositionstrainings ist die Beobachtung, dass die Patientin bei Berühren der Türklinke Angst und Anspannung erlebt, die sie durch das Handwaschritual abbaut. Die Patientin ist davon überzeugt, dass ihr Spannungszustand nach Berühren der Klinke nie enden und sich immer weiter steigern wird, wenn sie das Zwangsritual nicht ausübt. Sie macht somit nie die Erfahrung, dass sich die Angst nach einiger Zeit physiologisch erschöpft und beim wiederholten Erleben der gleichen Situation an Dauer und Intensität verliert.

An erster Stelle steht die umfassende Information der Patientin über diese Zusammenhänge und die Vorbereitung der Konfrontationsbehandlung. In der Expositionssituation wird sie dazu angehalten in der zwangauslösenden Situation zu verbleiben (z. B. Türklinke permanent festhalten, Verzicht auf die Waschhandlung) bis sie einen deutlichen Abfall von Angst und Anspannung verspürt. Durch wiederholtes Üben der Situation wird die Angst immer schwächer auftreten (= **Habituation**) (➤ Abb. 17.1, ➤ Abb. 17.2).

Expositionsübungen werden graduiert durchgeführt. Dabei erstellen Sie mit der Patientin zunächst vorab eine **Hierarchie** der auslösenden Situationen, die sie nach dem Ausmaß der Angst, die sie auslösen, ordnen. Anschließend übt die Patientin diese Situationen nacheinander im Expositionstraining, wobei mit der am wenigsten angstauslösenden Situation begonnen wird.

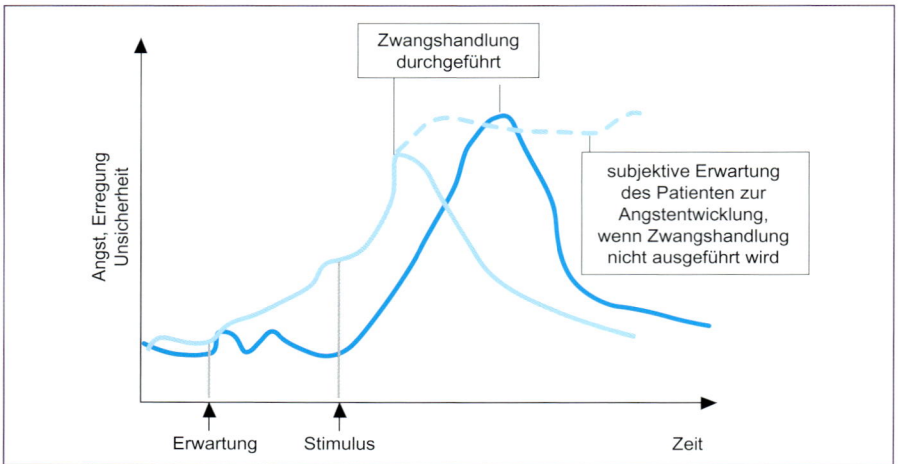

Abb. 17.1 Verlaufskurven und Erwartung des Verlaufs durch den Patienten für Angst, Anspannung und Erregtheit ohne Habituationsbehandlung. [L106]

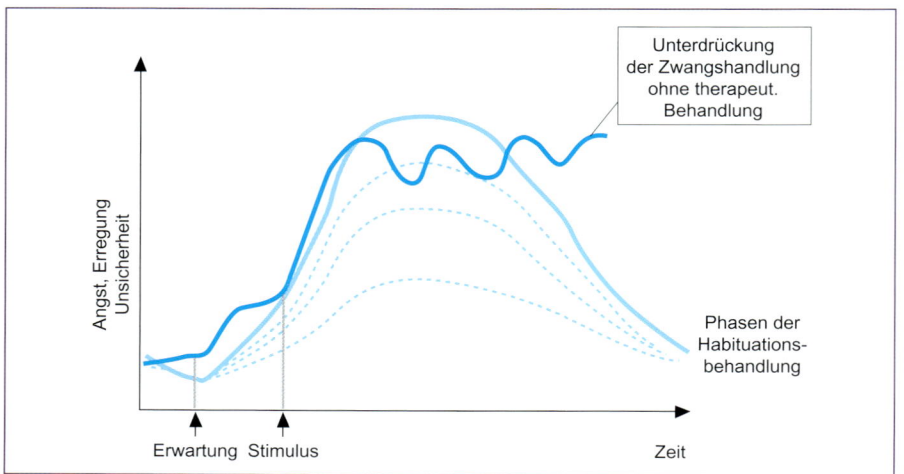

Abb. 17.2 Verlaufskurven für Angst, Anspannung und Erregtheit mit und ohne Habituationsbehandlung. [L106]

Verlauf

Nach drei Monaten stationärer Behandlung geht es der Patientin deutlich besser. Sie hat zwar immer noch Zwangssymptome; die mit Zwangshandlungen verbrachte tägliche Zeit ist jedoch von sechs Stunden auf eine Stunde zurückgegangen. Der Sozialarbeiter der Klinik vermittelt ihr noch während der stationären Behandlung eine „berufliche Belastungserprobung". Von Station aus beginnt sie, zunächst für zwei Stunden täglich ein Praktikum in einem Architekturbüro. Sie informiert sich überdies über die für die Fortsetzung des Studiums erforderlichen Veranstaltungen und besucht probeweise eine Vorlesung. Nach knapp vier Monaten kann die Patientin ihre Behandlung ambulant fortsetzen.

Lernziele
Definition von Zwangssymptomen Komorbide Erkrankungen bei Zwangsstörungen Organische Ursachen von Zwangsstörungen Medikamentöse Therapie der Zwangsstörung, Wirkprinzip auf Neurotransmitterebene Grundlagen der verhaltenstherapeutischen Behandlung von Zwangsstörungen

ICD-10

F42.2   Zwangsstörung mit Zwangsgedanken und Zwangshandlungen gemischt
F60.6   Selbstunsichere oder ängstlich-vermeidende Persönlichkeitsstörung

18 In der Hautklinik

Konsil

Ein 48-jähriger Zimmermann wird stationär in die Hautklinik aufgenommen, um ein Lokalrezidiv eines malignen Melanoms am Rücken operieren zu lassen, welches bei der letzten regelmäßigen Nachuntersuchung festgestellt wurde. Seit der Erstdiagnose des Melanoms sind knapp drei Jahre vergangen.

Es wird ein psychiatrisches Konsil angemeldet, da der Patient jetzt – anders als beim ersten stationären Aufenthalt – ängstlich und verunsichert wirkt. Der Konsilauftrag lautet: „Antidepressive Therapie? Unterstützung bei der Krankheitsverarbeitung erbeten."

Beim Eintreffen des Konsilpsychiaters in der Hautklinik ist der Patient gerade zum EKG abgerufen worden und nicht auf der Station.

FRAGE
Welche Fragen können Sie schon vorab klären, ohne den Patienten zu sehen?

Die **Verhaltensauffälligkeiten** sollten bei den behandelnden Ärzten und beim Pflegepersonal möglichst genau erfasst werden. Was ist mit „ängstlich und verunsichert" gemeint?

Der Assistenzarzt der Hautklinik berichtet, dass der Patient verlangsamt wirke. Bei der Aufklärung über den geplanten operativen Eingriff hatte er den Eindruck, dass der Patient die Informationen nicht vollständig habe aufnehmen können. Für ihn wirke der Patient – wohl aufgrund der Diagnose eines Rezidivs – „geschockt und wie in Trance".

Auf die Frage nach **neurologischen Symptomen** berichtet der Assistenzarzt der Hautklinik, dass die neurologische Untersuchung „kein fokales Defizit" gezeigt habe.

MERKE

Ein fehlender Seitenhinweis in der neurologischen Untersuchung schließt eine organische psychische Störung nicht aus, da sich z. B. eine diffuse Hirnschädigung oder isolierte frontale Läsionen im Gehirn nicht neurologisch in peripheren Seitendifferenzen zeigen müssen.

Die übliche Frage nach **Hinweisen für Abhängigkeitserkrankungen** (Entzugssymptome nach stationärer Aufnahme?) wird verneint, die diesbezüglichen Laborwerte (Gamma-GT, MCV, Thrombozyten als mögliche Hinweise für Alkoholabhängigkeit) sind im Normbereich. Unauffällige Herzfrequenz und normaler Blutdruck machen ein schweres Entzugssyndrom, z. B. von Benzodiazepinen, eher unwahrscheinlich. Auch Ihre nächste Frage nach möglichen **Medikamentennebenwirkungen** wird vom Assistenzarzt verneint, da der Patient keinerlei Medikamente (wie z. B. Antibiotika, Schmerzmedikamente etc.) einnimmt.

Das Pflegepersonal berichtet, dass der Patient auf der Station sein Zimmer mehrfach nicht gefunden habe. Seine Familie erlebe den Patienten laut Auskunft der Krankenschwester zudem als „völlig verändert".

F R A G E

Fassen Sie zusammen, welche psychopathologischen Auffälligkeiten Arzt und Pflegepersonal berichtet haben?

Es wurden berichtet:
- psychomotorische Verlangsamung
- Auffassungsstörungen
- räumliche Orientierungsstörungen (Zimmer nicht gefunden)
- Wesensänderung.

Es gibt keine Hinweise für ein Entzugssyndrom oder medikamentöse zentralnervöse Nebenwirkungen.

F R A G E

Wie lautet Ihre Verdachtsdiagnose, und welche Untersuchung sollten Sie deshalb veranlassen, auch ohne den Patienten selbst bisher gesehen zu haben?

Sie vermuten einen **Verwirrtheitszustand im Rahmen einer organischen psychischen Störung** (➤ Fall 7).

Bei einem Rezidiv eines malignen Melanoms müssen Hirnmetastasen als mögliche Ursache der psychischen Störung ausgeschlossen werden. Dazu sollte eine Kernspintomografie des Schädels mit Kontrastmittel durchgeführt werden.

Diagnostik

Die umgehend durchgeführte Kernspintomografie des Schädels mit Kontrastmittel ergibt folgenden Befund:

Rechts zerebral lassen sich zwei Hirnmetastasen abgrenzen, hochparietal von 7 mm und rechts temporal von 1,6 cm. Hochparietal links zwei Metastasen von 1 cm und 5 mm. Links temporookzipital Nachweis von zwei großen Hirnmetastasen von 3 × 1,6 sowie 3 × 3 cm mit umgebendem Ödem und geringgradiger Komprimierung des Hinterhorns des linken Seitenventrikels. Weitere Hirnmetastasen finden sich links zerebellär von 7 mm und links frontal von 5 mm. Die meisten Metastasen weisen in der T1-Gewichtung hypodense Areale im Rahmen von Einblutungen auf. Rechts okzipital Nachweis einer KM-aufnehmenden subkutanen Metastase von 1,4 cm. Homogenes Signal der Schädelkalotte.

M E R K E   10–25 % der Patienten mit systemischen Tumoren haben im Krankheitsverlauf Hirnmetastasen. Wichtige Beispiele sind: Bronchialkarzinom, Mammakarzinom, gastrointestinale Tumoren, Melanome, urogenitale Tumoren und Keimzelltumoren.

F R A G E

Welche Therapieprinzipien stehen zur Behandlung von Hirnmetastasen prinzipiell zur Verfügung?

Die Differenzialtherapie ist unter anderem abhängig von der Histologie und Prognose des Primärtumors, der neurochirurgischen Zugänglichkeit sowie der Zahl der Metastasen. Prinzipiell stehen Operation und/oder verschiedene radiotherapeutische Verfahren sowie Chemotherapie zur Verfügung. Bei ausgeprägtem Hirnödem kann supportiv z. B. Dexamethason eingesetzt werden, evtl. ist auch eine Anfallsprophylaxe mit einem Antikonvulsivum notwendig.

FRAGE

Wie können Sie den Patienten von psychiatrischer Seite unterstützen?

Dem Patienten sollte man immer vermitteln, dass er sowohl mit seinen körperlichen als 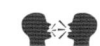 auch mit seinen psychischen Beschwerden nicht alleine gelassen wird.

Man sollte also **aktiv nach häufigen psychischen Beeinträchtigungen** wie Schmerzen, Angst, Depression und Schlafstörungen **fragen** und spezifische, syndromorientierte medikamentöse Behandlung und Psychotherapie anbieten. Nicht selten sind seelsorgerische Unterstützung und Sterbebegleitung notwendig.

Verlauf

Kurz nach Diagnosestellung fällt der Patient in ein tiefes Koma, in dem er nach zwei Tagen verstirbt. Als Ursache wird eine Hirnblutung vermutet, die Familie lehnt eine Autopsie ab.

Lernziele
Hirnmetastasen als Ursache für organische psychische Störungen

---

ICD-10

F05.0   Organische psychische Störung bei Hirnmetastasen M8000/6

FALL

19 Ein hoffnungsloser Fall?

Aufnahmegespräch

Ein 42-jähriger verheirateter Bauingenieur kommt wegen einer zweiten schweren depressiven Episode zur stationären Aufnahme. Fünf Jahre zuvor hatte er an einer ersten Depression gelitten.

Der Patient berichtet, die jetzige Episode habe vor ca. sechs Monaten begonnen. Zunächst hatten sich vermehrte Erschöpfbarkeit und Antriebslosigkeit sowie Schlafstörungen eingestellt. Er habe zunehmend das Gefühl entwickelt, „nichts mehr wert zu sein" und „nichts mehr zu schaffen". In der Zwischenzeit sähe er „alles schwarz" und habe große Angst davor, wie es in Zukunft mit ihm weitergehen solle. Der Schlaf sei auch immer schlechter geworden, meist wache er schon gegen 4 Uhr morgens auf und könne nicht mehr einschlafen. Morgens schaffe er es kaum aufzustehen. Tagsüber fühle er sich erschöpft und habe keinen Appetit. Morgens sei es am schlimmsten, zum Abend hin würde es dann etwas besser. Zeitweise sei er hoffnungslos und verzweifelt. Er habe allerdings noch nie daran gedacht, sich etwas anzutun. Seiner Familie, insbesondere seinen zwei Kindern, würde er das nie antun.

Die erste Phase vor fünf Jahren sei unter Medikation mit Paroxetin (z. B. Seroxat®, ein selektiver Serotonin-Wiederaufnahme-Hemmer) nach drei Monaten abgeklungen. In der jetzigen Phase bekomme er inzwischen das dritte Medikament, es gehe ihm aber unverändert schlecht. Seit zwei Monaten befinde er sich zusätzlich in psychotherapeutischer Behandlung, was auch keine Besserung bewirkt habe.

Wegen der bisher erfolglosen Behandlung habe sein niedergelassener Nervenarzt ihn nun zur stationären Behandlung eingewiesen.

FRAGE
Welche Verdachtsdiagnose stellen Sie? Welche weiteren Informationen benötigen Sie, um das Prozedere zu planen?

Der Patient schildert ein gehemmt-depressives Syndrom mit Antriebslosigkeit, Insuffizienzerleben, Tagesschwankungen mit Morgentief, pessimistischen Zukunftsgedanken, Schlafstörungen und vermindertem Appetit. Aufgrund dieser Angaben stellen Sie die Verdachtsdiagnose einer schweren depressiven Episode bei rezidivierender depressiver Störung (zu den Diagnosekriterien nach ICD-10 und weiteren diagnostischen Maßnahmen ➤ Fall 5).

Die Angabe des Patienten, bereits mit dem dritten Medikament erfolglos behandelt zu werden, macht eine genaue Medikamentenanamnese erforderlich.

Medikamentenanamnese

 Der Patient erklärt, in der aktuellen Phase zunächst zwei Monate lang nicht behandelt worden zu sein. Dann habe er zwei Monate lang ohne Erfolg **Johanniskraut** eingenommen. Anschließend seien ambulant folgende Medikamente eingesetzt worden (zu den Substanzklassen der Antidepressiva ➤ Fall 5): **Sertralin** (z. B. Zoloft®) bis 100 mg in Kombination mit **Mirtazapin** (Remergil®) bis 45 mg für vier Wochen. Anschließend sei eine Umstellung auf das trizyklische Antidepressivum **Nortriptylin** (z. B. Nortrilen®) erfolgt. Dieses Medikament nehme er ohne Zeichen einer Besserung seit fünf Wochen in einer Dosis von 100 mg ein. Während er unter Sertralin Nebenwirkungen in Form von Übelkeit und innerer Unruhe verspürt habe, vertrage er Maprotilin bis auf eine leichte Mundtrockenheit und Obstipation recht gut.

FRAGE
Wie schätzen Sie die bisherige psychopharmakotherapeutische Behandlung ein?

 Das Phytopharmakon Johanniskraut ist nur bei leichten und höchstens mittelschweren, nicht jedoch bei schweren depressiven Störungen indiziert. Es hätte also in unserem Fall nicht eingesetzt werden sollen. Der Einsatz von Sertralin (selektiver Serotonin-Wiederaufnahme-Hemmer, SSRI) war sinnvoll, weil bereits in der ersten Phase ein SSRI zur Remission geführt hatte. Auch die zusätzliche Gabe von Mirtazapin (präsynaptischer Alpha-2-Rezeptor- und postsynaptischer 5-HT2- und 5-HT3-Rezeptor-Antagonist) war sinnvoll. Die Gabe beider Medikamente stellt in vielen Fällen durch das sich ergänzende Wirkungsprofil eine sehr wirksame Kombination dar! Auch der anschließende Wechsel des Wirkprinzips (Umstellung auf den selektiven Noradrenalin-Wiederaufnahme-Hemmer Nortriptylin) war indiziert.

Da die bisher eingesetzten Medikamente sowohl lange genug als auch in ausreichender Dosierung eingesetzt wurden, muss von einer Therapieresistenz ausgegangen werden.

FRAGE
Welche diagnostische Maßnahme hinsichtlich der Behandlung mit Nortriptylin ist bei Vorliegen einer Therapieresistenz sinnvoll?

 Sie sollten die **Plasmakonzentration** von Nortriptylin bestimmen, um zu überprüfen, ob im Plasma eine ausreichende Konzentration des Medikaments nachweisbar ist. Dies ist sinnvoll, da der Patient bereits seit fünf Wochen mit einer eigentlich antidepressiv wirksamen Dosis von Nortriptylin (100 mg) behandelt wurde und dennoch keine Besserung erfahren hat.

MERKE Von Therapieresistenz spricht man, wenn mindestens zwei Antidepressiva in ausreichender Dosierung und für einen Zeitraum von je mindestens vier bis sechs Wochen ohne Erfolg eingesetzt wurden.

Bei Therapieresistenz auf ein ausreichend dosiertes Antidepressivum sollte spätestens nach vier Wochen ein Plasmaspiegel des Medikaments bestimmt werden, da zu niedrige Plasmaspiegel eine Therapieresistenz bedingen können.

FRAGE

Was könnten Ursachen für eine zu niedrige Plasmakonzentration von Nortriptylin sein? Wie häufig muss man damit rechnen?

Prinzipiell wäre denkbar, dass der Patient die Medikamente **nicht immer eingenommen** hat. Sollte dieser Verdacht bestehen, ist es unerlässlich, diese Problematik behutsam anzusprechen und eventuelle Schwierigkeiten des Patienten mit der Medikation zu erfassen (z. B. die Angst, durch das Medikament eine Veränderung in der Persönlichkeit zu erleiden oder Nebenwirkungen, die schwer zu thematisieren sind, wie z. B. eine Ejakulationsstörung).

Als weitere Ursache kommt infrage, dass Nortriptylin zu schnell in der Leber metabolisiert wird. Fast alle Psychopharmaka (Ausnahmen z. B.: Lithium, Amisulprid, Pregabalin) werden über das sogenannte **Cytochrom-P450**-Enzymsystem der Leber verstoffwechselt (➤ Tab. 19.1). Bei bis zu 10 % der Normalbevölkerung bestehen genetische Polymorphismen (Genvarianten), die dazu führen, dass diese Gruppe von Enzymen entweder besonders stark oder besonders schwach arbeitet. Demzufolge werden Medikamente sehr schnell bzw. sehr langsam abgebaut. Man unterscheidet:

- „**ultra-rapid metabolizer**": Die Medikamente werden so schnell abgebaut, dass keine ausreichenden Plasmakonzentrationen aufgebaut werden
- „**poor-metabolizer**": Die Medikamente werden langsam abgebaut, sodass bereits bei kleinen Dosen ausgeprägte Nebenwirkungen auftreten können.

Diese genetischen Polymorphismen können mittels Polymerase-Kettenreaktion (PCR) nachgewiesen werden.

Die meisten Medikamente werden über das Cytochrom-P450-Isoenzym 2D6 abgebaut. Bei ca. 5 bis max. 10 % der Normalbevölkerung in Europa liegt dieses Gen mehrfach vor, wobei bis zu 13 Kopien des Gens gefunden wurden. Durch solche Genduplikationen kann es zu einem verstärkten Abbau des Medikaments kommen.

Die **Cytochrom-P450-Isoenzyme** sind auch bzgl. **Medikamenteninteraktionen** relevant. Manche Antidepressiva wie z. B. die selektiven Serotonin-Wiederaufnahme-Hemmer (SSRI) Paroxetin, Fluoxetin und Fluvoxamin können hemmend auf P450-Isoenzyme einwirken. Dadurch kann es z. B. bei gleichzeitiger Gabe von Paroxetin und dem trizyklischen Antidepressivum Nortriptylin zu erhöhten Plasmakonzentrationen von Nortriptylin kommen. Auf der anderen Seite gibt es Medikamente wie z. B. Carbamazepin (z. B. Tegretal®), die die Aktivität bestimmter P450-Isoenzyme (CYP3A3/4) aktivieren können. Dadurch können Plasmakonzentrationen von z. B. Amitriptylin bei Komedikation gesenkt werden.

MERKE

Liegt der Plasmaspiegel eines ausreichend dosierten Antidepressivums unterhalb der empfohlenen Konzentration, kann ein Einnahmefehler oder die beschleunigte Metabolisierung über das Cytochrom-P450-System in der Leber vorliegen.

Tab. 19.1 Beispiele für Antidepressiva, die durch die Cytochrom-(CYP-)-450-Enzyme 2D6, 2C9, 2C19 und 3A3/4 metabolisiert werden.

Enzym	Substrat (Beispiele)
CYP 2D6	Amitriptylin, Nortriptylin, Imipramin, Paroxetin, Mirtazapin
CYP 2C9	Amitriptylin, Fluoxetin, Sertralin
CYP 2C19	Amitriptylin, Clomipramin, Imipramin, Citalopram, Moclobemid
CYP 3A3/4	Amitriptylin, Clomipramin, Imipramin, Venlafaxin, Sertralin, Mirtazapin

Diagnostik

Sie lassen im Labor die Plasmakonzentration mittels HPLC-Verfahren (High-Pressure-Liquid-Chromatography) bestimmen. Sie liegt mit 118 ng/ml im Zielbereich (➤ Tab. 19.2). Eine Therapieresistenz aufgrund eines Ultra-Rapid-Metabolizer-Status liegt hier also nicht vor.

Tab. 19.2 Therapeutisches Drug Monitoring (TDM) bei Depressionsbehandlung – empfohlene Plasmakonzentrationen von einigen tri- und tetrazyklischen Antidepressiva.

Substanz	Empfohlene Plasmakonzentration
Nortriptylin	70–170 ng/ml
Amitriptylin	80–200 ng/ml (einschließlich Metabolit Nortriptylin)
Imipramin	175–300 ng/ml (einschließlich Metabolit Desipramin)
Maprotilin	75–130 ng/ml

FRAGE

Welche nichtmedikamentösen Therapieverfahren bei Therapieresistenz auf Antidepressiva kennen Sie?

Folgende nichtmedikamentöse Therapieverfahren stehen zur Verfügung:
- **Schlafentzug:** Er kann als kompletter oder partieller (2. Hälfte der Nacht) Schlafentzug durchgeführt werden. Nach Studienlage kommt es bei 60–70 % der Patienten am Morgen nach der durchwachten Nacht zu einer deutlichen Besserung der depressiven Symptomatik. **Tagesschwankungen der Stimmung,** wie ein Morgentief bei unserem Patienten oder **Schlafstörungen mit morgendlichem Früherwachen** stellen **Positivprädiktoren** für ein Ansprechen auf Schlafentzug dar. 60–70 % der Patienten erleiden jedoch einen Rückfall, wenn sie am Abend des Tags nach dem Schlafentzug wieder normal ins Bett gehen. Um dies zu verhindern, kann der Schlafentzug auch seriell angeboten werden (z. B. 3 × pro Woche).
- **Elektrokonvulsionstherapie (EKT):** Die EKT ist ein effektives Behandlungsverfahren vor allem für schwere melancholische und wahnhafte Depressionen (➤ Fall 33).

Da die medikamentösen Therapieverfahren in unserem Fall jedoch noch nicht ausgeschöpft wurden, sollten Sie den Patienten über weitere Behandlungsmöglichkeiten aufklären und ihm weitere medikamentöse Verfahren vorschlagen. Erst bei fortbestehender Therapieresistenz oder auf ausdrücklichen Wunsch des Patienten (z. B. weil er sich außer Stande fühlt, noch einen weiteren medikamentösen Therapieversuch abzuwarten), sollte die Elektrokonvulsionstherapie eingesetzt werden.

In allen Fällen von Therapieresistenz ist eine **intensivierte psychosoziale Diagnostik und Therapie** unumgänglich. So können z. B. schwere, bislang nicht identifizierte oder ungelöste Konfliktsituationen im familiären oder beruflichen Bereich dazu beitragen, die depressive Symptomatik aufrechtzuerhalten (➤ Fall 5).

MERKE

Nichtmedikamentöse Verfahren bei therapieresistenter Depression sind die Schlafentzugstherapie und die Elektrokonvulsionstherapie. Immer ist auch eine intensivierte psychosoziale Diagnostik und Therapie erforderlich.

FRAGE

Welche medikamentösen Therapieverfahren bei Therapieresistenz kennen Sie?

➤ Tabelle 19.3 listet pharmakologische Maßnahmen auf, die bei Therapieresistenz auf Antidepressiva durchgeführt werden können.

Tab. 19.3 Mögliche medikamentöse Maßnahmen bei Therapieresistenz.

Erhöhung der Dosis auf die Maximaldosis
Wechsel auf ein anderes Antidepressivum mit anderem Wirkprinzip
Kombination zweier Antidepressiva mit unterschiedlichen Wirkprofilen
Kombination eines Antidepressivums mit Lithium („Augmentierung")
Kombination eines Antidepressivums mit Schilddrüsenhormonen („Augmentierung")
Gabe des irreversiblen MAO-Hemmers Tranylcypromin (Jatrosom®)

FRAGE
Für welche therapeutischen Maßnahmen entscheiden Sie sich in unserem Fall?

Eine sinnvolle pharmakologische Maßnahme ist zunächst, Nortriptylin weiter aufzudosieren. Dabei muss beachtet werden, dass vermehrt anticholinerge Nebenwirkungen (➤ Fall 5) auftreten können (EKG-Kontrollen!). Zusätzlich bietet sich ein Schlafentzug an, da der Patient unter Tagesschwankungen mit Morgentief leidet (Positivprädiktor für ein günstiges Ansprechen!).

Verlauf

Sie besprechen mit dem Patienten eine Dosiserhöhung von Nortriptylin auf 150 mg und empfehlen ihm die Durchführung eines kompletten Schlafentzugs. Im Rahmen Ihrer erweiterten psychosozialen Diagnostik haben Sie in Erfahrung gebracht, dass am Arbeitsplatz und mit der Ehefrau ein chronischer Konflikt besteht. Diese Konfliktsituation besteht im Kern darin, dass der Patient im Rahmen seiner beruflichen Tätigkeit überfordert ist, diese Überforderung durch zeitlichen Mehraufwand zu kompensieren versucht und dadurch die Familie und insbesondere die Ehefrau vernachlässigt. Sie besprechen daher mit dem Patienten die Notwendigkeit weiterer psychotherapeutischer Gespräche, zu denen Sie teilweise auch die Ehepartnerin dazubitten.

FRAGE
Wie führen Sie einen kompletten Schlafentzug durch? Welche Anweisungen geben Sie dem Pflegepersonal?

Wichtig ist, dass der Patient nachts oder am darauffolgenden Tag auch nicht für kurze Zeit (Minuten) einschläft, weil der antidepressive Effekt sonst ausbleibt oder zunichte gemacht werden kann. Sie besprechen mit dem Patienten ein „Programm" für die Nacht, z. B. mit Spielen, Fernsehen und Lesen. Sie nehmen Kontakt mit dem zuständigen Pflegepersonal auf und bitten die Nachtwache, den Patienten dabei zu unterstützen. Günstig ist es überdies, sich auf anderen Stationen der Klinik nach Patienten zu erkundigen, die ebenfalls an einem Schlafentzug teilnehmen, damit die Patienten gemeinsam die Nacht verbringen können.

Verlauf

Am nächsten Morgen berichtet der Patient, durch den Schlafentzug keine Besserung der Stimmungslage erfahren zu haben. Er äußert, die Nacht nur mit Müh und Not durchgehalten zu haben. Aufgrund des ausbleibenden Therapieerfolgs entscheiden Sie, keinen weiteren Schlafentzug mehr durchzuführen. Sie warten weitere zehn Tage ein Ansprechen auf die höhere Nortriptylindosis ab. Auch darauf zeigt sich jedoch keine Besserung.

FRAGE
Wie gehen Sie weiter vor?

Es ist jetzt sinnvoll, auf ein Medikament bzw. eine Medikamentenkombination umzustellen, das die beiden Wirkprinzipien der Serotonin- und Noradrenalin-Wiederaufnahme-Hemmung vereint (➤ Tab. 5.2 in ➤ Fall 5). Sie entscheiden sich daher für eine Behandlung mit dem Antidepressivum Venlafaxin (Trevilor®). Bei Venlafaxin handelt es sich um einen kombinierten starken Serotonin- und Noradrenalin-Wiederaufnahme-Hemmer, der darüber hinaus auch eine schwache Dopamin-Wiederaufnahme-Hemmung zeigt (➤ Tab. 5.2).

FRAGE
Wie führen Sie eine Umstellung auf Venlafaxin durch? Welche Nebenwirkungen können auftreten?

Venlafaxin sollte **langsam aufdosiert** und wegen der besseren Verträglichkeit als Retard-Präparat (Trevilor ret.®) eingesetzt werden. Der Patient beginnt mit einer Einnahme von 75 mg am Morgen. Bei guter Verträglichkeit kann die Einnahme dann in Schritten von 37,5–75 mg bis auf die Höchstdosis von 375 mg gesteigert werden. Nortriptylin setzen Sie parallel dazu ausschleichend ab.

Unter der Therapie kann es **initial** zu **Nebenwirkungen** wie innerer Unruhe, Schlafstörungen und gastrointestinalen Beschwerden (Übelkeit, Appetitlosigkeit, Diarrhö) kommen, die jedoch in der Regel nach zwei Wochen nachlassen. Durch die Noradrenalin-Wiederaufnahme-Hemmung kann es bei höheren Dosen auch zu geringfügigen Blutdruckanstiegen kommen, weshalb Sie den Blutdruck täglich kontrollieren.

Verlauf

Trotz fünfwöchiger Therapie mit der Höchstdosis von Venlafaxin (375 mg/d) stellt sich keine Besserung des depressiven Syndroms ein. Auch in den psychotherapeutischen Gesprächen ist noch keine Lösung des chronischen Konflikts am Arbeitsplatz und zu Hause in Sicht.

FRAGE
Wie gehen Sie weiter vor?

Entsprechend den Vorgehensweisen in ➤ Tabelle 19.3 bietet sich jetzt eine Augmentierung mit Lithium an. Dabei behalten Sie die Therapie mit Venlafaxin unverändert bei und geben zusätzlich Lithium (z. B. Quilonum ret.®).

FRAGE
Auf welche Nebenwirkung müssen Sie bei einer Kombination von Venlafaxin und Lithium besonders achten?

Bei Kombination von selektiven Serotonin-Wiederaufnahme-Hemmern (SSRI) mit Lithium besteht die erhöhte Gefahr eines serotonergen Syndroms.

Das Syndrom tritt selten bei Pharmaka bzw. Drogen mit serotonerger Wirkkomponente wie SSRI, MAO-Hemmern, trizyklischen Antidepressiva, Kokain, Amphetaminen und Lithium auf. Die Gefahr eines serotonergen Syndroms ist bei Patienten mit „Poor-Metabolizer-Status" oder bei Kombination der o. g. Medikamente erhöht (wegen der Gefahr eines serotonergen Syndroms dürfen selektive oder überwiegende Serotonin-Wiederaufnahme-Hemmer auch nicht mit MAO-Hemmern kombiniert werden!).

FRAGE
Nennen Sie die Symptome eines serotenergen Syndroms.

Symptome eines serotonergen Syndroms sind:
- **Trias** aus
  - Fieber,
  - neuromuskulären Symptomen: Hyperrigidität, Hyperreflexie, Myoklonien, Tremor,
  - psychopathologischen Auffälligkeiten: Desorientiertheit, Verwirrtheit, Erregungszuständen
- gastrointestinale Symptome: Übelkeit, Erbrechen, Diarrhö
- vital bedrohliche Komplikationen: Krampfanfälle, Herzrhythmusstörungen, Koma, Multiorganversagen, Verbrauchskoagulopathie.

Um ein potenziell lebensbedrohliches serotonerges Syndrom frühzeitig zu erkennen, müssen Sie den Patienten über die Symptome aufklären.

FRAGE
Welche Kontraindikationen für Lithium müssen Sie beachten?
Welche diagnostischen Maßnahmen führen Sie vor Einleitung der Therapie durch?

Absolute Kontraindikationen für eine Lithiumbehandlung sind:
- schwere Nierenfunktionsstörung
- Nebennierenrindeninsuffizienz
- schwere Herz- und Kreislauferkrankungen
- Störungen des Elektrolythaushalts
- Schwangerschaft und Stillzeit.

Vor Beginn der Lithium-Augmentierungstherapie sollten insbesondere eine **Schilddrüsen-, Nierenfunktionsstörung** sowie eine **Elektrolytstörung** ausgeschlossen werden. Es empfiehlt sich daher eine laborchemische Bestimmung von TSH, FT3 und FT4, der Kreatinin-Clearance sowie eines Blutbilds inkl. Elektrolyte.

Ein EKG zum Ausschluss einer schweren **Herzerkrankung** haben Sie bereits im Rahmen der Aufnahmeroutine durchgeführt.

Falls noch nicht geschehen, sollten Sie vor Beginn der Lithiumbehandlung ein EEG veranlassen, um eine evtl. **erhöhte Krampfbereitschaft** zu erkennen.

FRAGE

Über welche Nebenwirkungen klären Sie den Patienten auf, und welche Verhaltensmaßregeln empfehlen Sie ihm?

Grundsätzlich sollten Sie den Patienten über alle Nebenwirkungen von Lithium aufklären (➤ Abb. 19.1), dabei aber unterscheiden, welche Nebenwirkungen häufig und welche selten sind.

- **Häufig** treten auf: feinschlägiger Tremor der Hände (25–50 %), Nierenfunktionsstörung mit Polyurie und Polydipsie (bis zu 30 %), Gewichtszunahme (20–30 %) und euthyreote Struma (bei länger dauernder Therapie; 5–10 %).
- **Seltener** sind: gastrointestinale Beschwerden, Muskelschwäche und Müdigkeit, Gesichts- und Knöchelödeme (bei länger dauernder Behandlung), dermatologische Symptome und kognitive Defizite.
- **Initiale Nebenwirkungen:** feinschlägiger Tremor, Polyurie/Polydipsie, Müdigkeit und gastrointestinale Beschwerden. Dabei ist zu beachten, dass einige der unerwünschten

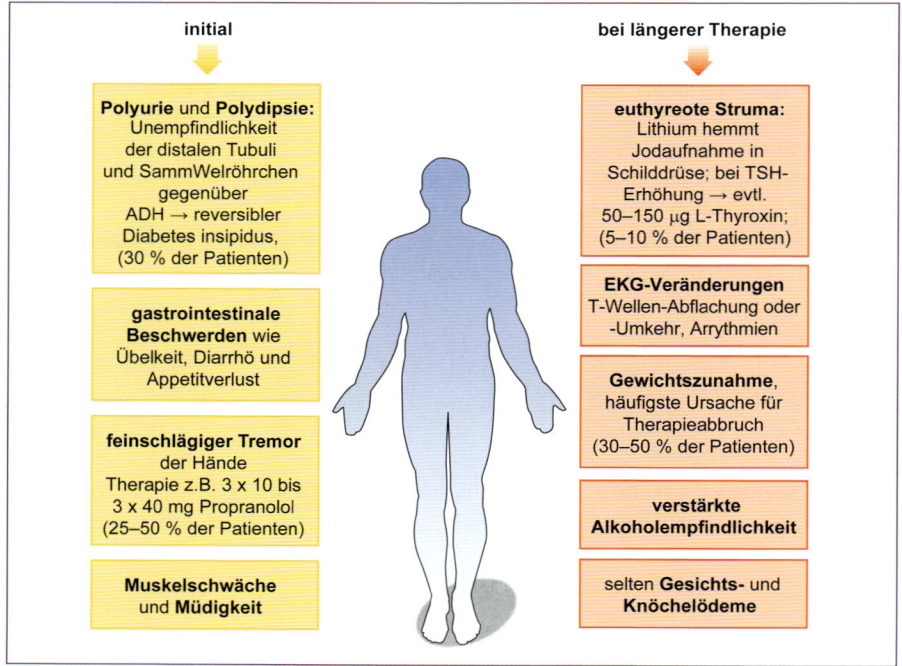

Abb. 19.1 Nebenwirkungen von Lithium. [L141, M515]

Wirkungen häufig nur zu Beginn der Behandlung auftreten. Die Nebenwirkungen können durch Alkohol verstärkt werden.

An **Verhaltensmaßnahmen** empfehlen Sie dem Patienten, insbesondere auf eine regelmäßige, kalorienarme Flüssigkeitsaufnahme zu achten, keine kochsalzarme Diät durchzuführen und zusätzliche Medikamente nur nach Rücksprache mit dem Arzt einzunehmen. Weiter sollten Sie dem Patienten einen **Lithiumpass** aushändigen, in dem Dosierung und Plasmakonzentration eingetragen sind.

Überdies sollten Sie den Patienten mit den klinischen Zeichen einer **Lithiumintoxikation** vertraut machen: Beim Auftreten von Erbrechen, Durchfall, verwaschener Sprache, Ataxie (= Gefühl „wie betrunken"), grobschlägigem Tremor, Verlangsamung oder Schläfrigkeit soll der Patient unbedingt sofort einen Lithium-Serum-Spiegel bestimmen lassen (➤ Fall 23).

Weiterhin informieren Sie den Patienten über die möglichen **Ursachen einer Intoxikation.** Dies sind Verschiebungen des Wasser- und Elektrolythaushalts jeglicher Art, z.B. durch starkes Schwitzen, eine Durchfallerkrankung, einen grippalen Infekt oder die Einnahme von z.B. thiazidhaltigen Diuretika, nichtsteroidalen Antiphlogistika oder ACE-Hemmern (➤ Fall 23).

FRAGE

Welchen Serumspiegel von Lithium streben Sie an? Ab welchem Spiegel ist mit Intoxikationsze chen zu rechnen? Was ist bei der Blutentnahme zur Spiegelbestimmung zu beachten?

Der **Lithiumspiegel** sollte zwischen **0,6 und 0,8 mmol/l** liegen. **Über 1,3 mmol/l können Intoxikationssymptome** auftreten, **ab ungefähr 3,0 mmol/l** besteht **Lebensgefahr.**

Die Serumspiegelkontrollen müssen genau 12 ± 0,5 Std. nach der letzten Einnahme erfolgen. Da Lithium meist zweimal pro Tag gegeben wird (morgens und abends), empfiehlt es sich, den Serumspiegel morgens um 8 Uhr, d.h. 12 Std. nach der letzten Einnahme um 20:00 Uhr, zu bestimmen.

Verlauf

Durch die Einleitung der Lithiumtherapie bessert sich der Zustand des Patienten innerhalb von zwei Wochen wesentlich, nach vier Wochen ist die depressive Episode vollständig remittiert. Der Patient konnte inzwischen durch ein Gespräch mit seinem Arbeitgeber eine Versetzung an seiner Arbeitsstelle erwirken. In Paargesprächen konnten seine Ehefrau und er Bedürfnisse und Wünsche an den anderen artikulieren, was zu einem besseren Verständnis der Position des anderen und zu einer größeren Bereitschaft zur Veränderung führte. Während zweier Wochenendbeurlaubungen konnte er befriedigende Aktivitäten mit der Familie unternehmen. Nach zwei Wochen stabiler Stimmungslage entlassen Sie den Patienten in die weitere ambulante Behandlung.

FRAGE

Welche Empfehlung geben Sie aufgrund der Vorgeschichte und des Therapieverlaufs für die weitere Behandlung?

Bei der hier vorliegenden rezidivierenden depressiven Störung empfehlen Sie, Lithium als rezidivprophylaktische Medikation dauerhaft fortzusetzen. Die Notwendigkeit der rezidivprophylaktischen Behandlung ergibt sich daraus, dass innerhalb von 5 Jahren zwei depressive Episoden aufgetreten sind (➤ Fall 5). Sie empfehlen darüber hinaus, Venlafaxin im Sinne einer Erhaltungstherapie weitere sechs Monate in voller Dosis einzunehmen und dann über 2–3 Monate langsam ausschleichend abzusetzen. Weiterhin empfehlen Sie dem Patienten, ambulant die psychotherapeutischen Gespräche inkl. Paargespräche fortzusetzen. Diese sollen den Patienten bei der stufenweisen Wiedereingliederung am Arbeitsplatz (kontinuierliche Steigerung der täglichen Arbeitszeit über 2 Monate) unterstützen und weitere Veränderungen am Arbeitsplatz und in der Paarbeziehung begleiten.

FRAGE

Welchen Lithiumspiegel streben Sie zur rezidivprophylaktischen Therapie an? Wie oft sollte der Patient den Lithiumspiegel bestimmen lassen?

Der **Lithiumspiegel** sollte zwischen **0,6 und 0,8 mmol/l** liegen. Unter 0,5 mmol/l ist wahrscheinlich nicht mehr mit einer prophylaktischen Wirkung zu rechnen.

Zumindest in den ersten vier Behandlungswochen muss **einmal wöchentlich eine Spiegelbestimmung** erfolgen, im ersten halben Jahr bei stabiler Einstellung monatlich, später im Abstand von ca. drei Monaten.

Lernziele

Plasmakonzentrationen von Antidepressiva

Bedeutung des Cytochrom-P450-Systems für den Antidepressivametabolismus

Nichtmedikamentöse Therapieverfahren bei Therapieresistenz auf Antidepressiva

Medikamentöse Therapieverfahren bei Therapieresistenz auf Antidepressiva

Therapie mit Lithium

 ICD-10

F33.2   Schwere depressive Episode bei rezidivierender depressiver Störung

20 Dramatische Ängste

Erstgespräch

In der verhaltenstherapeutischen Ambulanz stellt sich eine auffallend modische, freizügig und eher zu jugendlich gekleidete und zurechtgemachte 46-jährige Frau vor. Sie habe seit Jahren eine Panikstörung und leide an grauenhaften Angstzuständen. Diese Zustände träten nahezu überall auf, besonders in Bussen, Kaufhäusern und anderen Situationen mit vielen Menschen. Sie habe wegen der Ängste schon seit acht Jahren nicht mehr in den Urlaub fahren können, obwohl sie sich das so sehr wünschte. Heute sei es besonders schlimm gewesen, als sie auf dem Weg zu Ihnen am nahe liegenden Friedhof vorbeigekommen sei. Sie habe kaum weitergehen können und wisse nicht mehr ein noch aus. Die Patientin zeigt große Verzweiflung, beginnt immer wieder mit verzerrter Mimik zu schluchzen und bittet Sie sehr inständig um Hilfe.

Sie hören der Patientin zu und reichen ihr ein Taschentuch zum Trocknen ihrer Tränen. Noch schluchzend erläutert sie, dass Ihre Ambulanz ihr zur Angstbehandlung wärmstens empfohlen worden sei. Gleich darauf lächelt sie spontan und sagt, sie sei sehr optimistisch und habe größtes Vertrauen, dass Sie ihr gut helfen könnten. Obwohl Sie nur 25 Minuten für den spontan eingeschobenen Termin übrig haben und Sie dies der Patientin auch mitteilen, dauert das Gespräch fast eine Stunde, da sich die Patientin in der dramatischen Präsentation ihrer Symptome kaum unterbrechen lässt. Währenddessen hellt sich die Stimmung der Patientin deutlich auf. Auf Nachfrage berichtet sie, dass ihre Angstattacken etwa alle zwei Tage, manchmal auch täglich aufträten. Sie dauerten etwa zwischen zehn Minuten und einer Stunde. Die wichtigsten Symptome seien Schwindel, Herzrasen, Übelkeit, Beklemmungsgefühle und Durchfall. Ihr Internist hätte immer wieder ergebnislos umfangreiche Diagnostik durchgeführt, die Ängste seien garantiert psychisch. Sie bittet um einen möglichst raschen Termin, den Sie ihr für die kommende Woche geben. Daraufhin verlässt sie Ihren Raum in sehr gelöster Stimmung.

FRAGE
Die Patientin berichtet, dass sie eine Panikstörung habe. Können Sie diese Diagnose bestätigen?

Die von der Patientin berichteten Symptome erfüllen alle Kriterien einer Panikstörung. Die Ängste treten häufig und attackenartig auf, sind nicht situativ gebunden und gehen mit mehr als vier der in der ICD-10 genannten Angstsymptome einher, eine somatische Ursache wurde ausgeschlossen (➤ Fall 9).

FRAGE
Was fällt Ihnen darüber hinaus am Verhalten der Patientin in der Erstgesprächssituation auf? Wie beschreiben Sie ihren Interaktionsstil?

Die Patientin trägt verschiedenartige Ängste vor, die sie **sehr dramatisch** schildert, mit mehrfachem Schluchzen und unter Verwendung von drastischen Begriffen wie etwa „grauenhaft", „nicht ein noch aus wissen". Ihr interaktioneller Stil ist stark gefühlsbetont durch das häufige Weinen und die mimisch stark ausgedrückte Verzweiflung (verzerrtes Gesicht) und wirkt damit insgesamt deutlich **theatralisch.**

Hinsichtlich formaler Aspekte der Situationsgestaltung fällt auf, dass die Patientin ihre vorgegebene Struktur (25-minütiger Termin) nicht einhält, sondern um mehr als das doppelte überschreitet. Darüber hinaus registrieren Sie, dass sie Ihnen ohne nähere Kenntnis Ihrer Person oder Ihrer therapeutischen Vorgehensweise mit großem Vertrauen und starker Hoffnung begegnet. Diese beiden Punkte weisen darauf hin, dass sie die **Beziehung zu Ihnen als enger interpretiert,** als Sie dies tun.

Weiterhin ist in diesem Gesamtkontext auffällig, dass die Patientin **sehr auffallend und unangemessen sexualisiert gekleidet ist.**

FRAGE
Wie beschreiben Sie die Affektivität der Patientin?

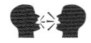

Die Patientin stellt ihre Ängste sehr dramatisch und theatralisch dar (s. o.). Dabei wechselt der Gefühlsausdruck jedoch sehr rasch von tiefer Verzweiflung zu spontanem Lächeln. Dieses Verhalten ist typisch für einen **labilen, schwankenden Affekt.** Der Verlauf der Untersuchung, in der das Reichen eines Taschentuchs den affektiven Umschwung bewirkt, deutet außerdem darauf hin, dass der **Affekt relativ oberflächlich** ist.

FRAGE
An welche Verdachtsdiagnose denken Sie aufgrund dieser Beobachtungen?

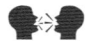

Aufgrund Ihrer Beobachtungen vermuten Sie das Vorliegen einer **histrionischen Persönlichkeitsstörung** als Achse-II-Störung neben der **Panikstörung** auf Achse I.

FRAGE
Welche Kriterien müssen für die Diagnose der histrionischen Persönlichkeitsstörung vorliegen?

Zunächst müssen die **allgemeinen Kriterien** für das Vorliegen einer Persönlichkeitsstörung nach DSM-IV erfüllt sein (➤ Fall 43), d. h.:
- Das Verhalten und/oder Erleben des Betroffenen weicht eindeutig von den allgemeinen Normen ab.
- Diese Abweichungen sind unflexibel, unangepasst oder in anderer Weise unzweckmäßig.
- Es ergeben sich daraus Leiden des Betroffenen oder seiner Umwelt.

Die Abweichung
- muss stabil sein,
- darf nicht durch eine andere psychische Erkrankung zu erklären sein und
- darf nicht auf organische Faktoren zurückgeführt werden können.

Darüber hinaus müssen für die Diagnose der histrionischen Persönlichkeitsstörung nach DSM-IV mindestens 5 der folgenden 8 Kriterien vorliegen (➤ Tab. 20.1):

Tab. 20.1 Diagnostische Kriterien einer histrionischen Persönlichkeitsstörung nach DSM-IV.

1.	Fühlt sich unwohl, wenn er/sie nicht im Mittelpunkt der Aufmerksamkeit steht
2.	Die Interaktion mit anderen ist oft durch ein unangemessen sexuell verführerisches oder provokantes Verhalten charakterisiert
3.	Zeigt rasch wechselnden und oberflächlichen Gefühlsausdruck
4.	Setzt durchweg seine körperliche Erscheinung ein, um die Aufmerksamkeit auf sich zu lenken
5.	Hat einen übertrieben impressionistischen, wenig detaillierten Sprachstil
6.	Zeigt Selbstdramatisierung, Theatralik und übertriebenen Gefühlsausdruck
7.	Ist suggestibel, d. h. leicht beeinflussbar durch andere Personen oder Umstände
8.	Fasst Beziehungen enger auf, als sie tatsächlich sind

FRAGE
Welche dieser Kriterien sind bei unserer Patientin gegeben?

In der Untersuchungssituation konnten Sie die Kriterien 3, 6 und 8 unmittelbar beobachten. Die auffällig jugendliche Erscheinung legt auch das Zutreffen von Kriterium 4 nahe. Die anderen Kriterien können Sie nach Ihren bisherigen Beobachtungen weder bestätigen noch ausschließen.

FRAGE
Können Sie aufgrund dieser Überlegungen bereits die Diagnose einer histrionischen Persönlichkeitsstörung stellen?

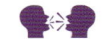

Nein. Die Diagnose einer Persönlichkeitsstörung erfordert **genaue Informationen über den längerfristigen Verlauf** der Achse-II-Symptomatik, um einerseits deren Stabilität zu sichern und andererseits andere Erkrankungen als Erklärung für die Symptomatik auszuschließen. Aktuell können Sie z. B. noch nicht ausschließen, dass das Verhalten der Patientin in Ihrer Sprechstunde eine ungewöhnliche Exazerbation ihrer Ängste dargestellt hat und nicht typisch im Sinne einer Persönlichkeitsstörung ist. Daher können Sie die Diagnose einer Persönlichkeitsstörung bisher noch nicht als gesichert betrachten!

MERKE

Bei dem Verdacht auf eine Persönlichkeitsstörung muss genau geprüft werden, ob sich die Symptomatik nicht durch eine andere Erkrankung erklären lässt. Allerdings tritt auch häufig der Fall auf, dass ein Patient mit einer Persönlichkeitsstörung eine zusätzliche psychische Erkrankung, etwa Depression oder Angststörung, entwickelt.

FRAGE
Wie klären Sie die histrionische Persönlichkeitsstörung im nächsten Gespräch weiter ab?

Zum einen klären Sie ab, ob noch weitere außer den bereits beobachteten Kriterien vorliegen. Zum anderen erfragen Sie, ob die beobachteten Kriterien der histrionischen PS schon über mehrere Jahre stabil bestehen und nicht nur situativ als Exazerbation der komorbiden Panikstörung erklärbar sind. Dafür erheben Sie eine **genaue psychiatrische Anamnese** der

Patientin und holen nach Möglichkeit **fremdanamnestische Informationen** von vorbehandelnden Ärzten oder Psychotherapeuten ein.

Gesprächsverlauf

In die nächste Sitzung kommt die Patientin in relativ beschwingter Stimmung. Von den Ängsten her gehe es ihr etwas besser, seit sie Hoffnung auf eine Verhaltenstherapie habe. Ihre Fragen nach ihrem Persönlichkeitstyp beantwortet sie weitschweifig und mit vielen expressiv vorgetragenen dramatischen Anekdoten. Dabei haben Sie nie das Gefühl, präzise Antworten zu bekommen. Insgesamt bestätigen die Auskünfte jedoch das Vorliegen einer oberflächlichen Affektivität und ausgeprägten Suggestibilität.

Zur Vorgeschichte gibt Ihnen die Patientin die Auskunft, dass sie seit ihrem 30. Lebensjahr schon verschiedene ambulante und stationäre Psychotherapien zur Behandlung der Ängste absolviert habe. Unter anderem sei sie zweimal in stationärer verhaltenstherapeutischer Behandlung gewesen, die dort erzielten Verbesserungen hätten allerdings nicht lange vorgehalten.

Bei Ihrem Gespräch mit dem letzten Psychotherapeuten der Patientin bestätigt dieser Ihren Eindruck einer histrionischen Persönlichkeit. Die Symptomatik sei sehr wechselhaft gewesen und habe schlecht auf therapeutische Veränderungsstrategien angesprochen, da sich immer, wenn an einem Thema die intensive Arbeitsphase begonnen habe, rasch ganz andere Themen in den Vordergrund geschoben hätten.

FRAGE
Können Sie mit diesen Zusatzinformationen die Diagnose der histrionischen Persönlichkeitsstörung stellen?

Ja. Sie wissen nun, dass die im ersten Gespräch beobachteten Kriterien der histrionischen PS schon seit Jahren bestehen. Darüber hinaus konnten Sie im Gespräch mit der Patientin die Kriterien 5 und 7 nach DSM-IV bestätigen.

MERKE Persönlichkeitsstörungen gehen mit Beeinträchtigungen von Wohlbefinden und Funktionsfähigkeit einher, allerdings führen die Betroffenen dies oft nicht auf die Persönlichkeitsstörung zurück. Behandlungsanlass sind meist andere Erkrankungen, bei deren Behandlung die komorbide Persönlichkeitsstörung dann berücksichtigt werden muss.

FRAGE
In welcher Hinsicht ist das Vorliegen einer histrionischen Persönlichkeitsstörung wichtig für die Planung der weiteren Behandlung, v. a. hinsichtlich der Rahmenbedingungen, der Gesprächsführung und Beziehungsgestaltung?

Für die Behandlung der histrionischen Persönlichkeitsstörung liegen **keine störungsspezifischen Verfahren** vor. Das bedeutet, dass die vom Patienten als Behandlungsanlass genannte Problematik zunächst zum primären Ziel der Behandlung gemacht wird. Da die histrionische Persönlichkeitsstörung sicher für viele Schwierigkeiten der Patientin bedeutsam ist, werden Sie nach Möglichkeiten suchen, mit der Patientin darauf zu sprechen zu kommen und sie zum ergänzenden Behandlungsziel zu machen. Zu Beginn der Therapie müssen Sie jedoch zunächst folgende Probleme bedenken, die die histrionische Persönlichkeitsstörung für den Verlauf der Psychotherapie im Allgemeinen haben kann.

Insbesondere das Kriterium der ständigen Suche nach aufregenden Erlebnissen, in denen die Betroffene im Mittelpunkt der Aufmerksamkeit steht, kann durch die exzessive Inanspruchnahme psychotherapeutischer oder psychiatrischer Behandlungsmaßnahmen realisiert werden. Typischerweise stellen sich die Betroffenen mit dramatisch geschilderten Symptomen bei einem Therapeuten vor; der Verlauf der Behandlung kann sich in verschiedener Hinsicht dramatisch gestalten, z. B. durch das wiederholte Präsentieren neuer, anderer Symptome oder auch durch parallel zur Behandlung laufende persönliche Dramen, die mit der Symptomatik verknüpft sind. Nicht unüblich ist auch die gleichzeitige Inanspruchnahme verschiedener Therapeuten, die jedoch bei ambulanter Psychotherapie nicht gleichzeitig abrechnen dürfen. Dieser typischen Komplikation begegnen Sie, indem Sie einerseits abklären, wer außer Ihnen an der Behandlung beteiligt ist. Weiterhin definieren Sie **klare zeitliche Rahmenbedingungen,** legen mit der Patientin gemeinsam **präzise Behandlungsziele** fest und **achten streng auf die Einhaltung dieser Vereinbarung.**

In der **Beziehungsgestaltung** müssen Sie dem Phänomen begegnen, dass die Patientin Ihnen gegenüber übermäßig vertrauensvoll, ggf. auch sexualisiert auftritt. Daher wahren Sie ihr gegenüber bei professioneller Freundlichkeit eine sichere therapeutische Distanz und lassen sich nicht dazu hinreißen, sich ihr gegenüber freundschaftlicher zu geben als gegenüber anderen Patientinnen. Dieser Hinweis auf die gebotene therapeutische Distanz mag trivial und selbstverständlich erscheinen. Leider zeigt jedoch die Erfahrung, dass gerade Patientinnen mit histrionischen Zügen oder histrionischer Persönlichkeitsstörung immer wieder in zu enge, u. U. auch sexuelle Beziehungen mit Therapeuten geraten. Dies mag von den Patientinnen auch aktiv angestrebt werden und ihnen kurzfristig Bestätigung vermitteln, langfristig ist es jedoch immer schädlich.

FRAGE

Wie schätzen Sie aufgrund Ihrer gesamten Informationen die Prognose einer verhaltenstherapeutischen Angstbehandlung ein?

Grundsätzlich ist bei Panikstörungen eine **Expositionstherapie** (➤ Fall 9) zweifelsfrei die Therapie der Wahl. Daran ändert das Vorliegen einer komorbiden histrionischen Persönlichkeitsstörung zunächst einmal nichts. Allerdings muss in Erwägung gezogen werden, dass die Patientin bereits ohne bleibenden Erfolg zweimal eine stationäre verhaltenstherapeutische Angstbehandlung absolviert hat. Dies ist für die Prognose der weniger intensiven ambulanten Behandlung äußerst ungünstig.

FRAGE

Die Vorgeschichte zeigt, dass störungsspezifische Therapien der Panik nicht gut gewirkt haben. Die Patientin wendet sich aber mit der Bitte um genau solch eine Therapie an Sie. Was ist Ihr erster psychotherapeutischer Behandlungsschritt, wie gehen Sie vor?

Ihr erster Schritt ist es, die **Motivation** der Patientin zu klären. Dazu erfragen Sie, welche konkreten Ziele die Patientin mit der Behandlung anstrebt. Um der Falle von schwer konkretisierbaren Antworten wie „Es soll mir besser gehen" zu entgehen, stellen Sie Ihre Fragen dazu möglichst verhaltensnah.

Mögliche **Leitfragen** dazu lauten:

- Woran können Sie nach Ende der Behandlung merken, dass sie Ihnen geholfen hat?
- Woran kann jemand anderer erkennen, dass es Ihnen besser geht?
- Welche Symptome oder Probleme sollen sich bis zum Ende der Behandlung auf jeden Fall geändert haben?

Aufgrund der Vorbehandlung können Sie davon ausgehen, dass der Patientin das Vorgehen in Expositionsbehandlungen bekannt ist, sie davon jedoch nicht profitiert hat. Im Rahmen der Ziel- und Motivationsklärung fragen Sie die Patientin daher, wie die bisher erfolglosen Behandlungsstrategien in diesem Falle helfen sollen.

Dazu können Sie in folgender Reihenfolge vorgehen:

- Sie fragen die Patientin nach ihren bisherigen Kenntnissen der Expositionstherapie und lassen sich von ihr genau erklären, wie dieses Verfahren ihrer Ansicht nach funktioniert.
- Sie besprechen mit ihr, was in den bisherigen Behandlungen passiert ist und wie es zu den Misserfolgen kam.
- Sie stellen die Frage, was in Ihrer Behandlung anders laufen muss als bisher, damit sie zum Erfolg wird.

Verlauf

Bei Ihrer Motivationsklärung stellt sich heraus, dass die Patientin in erster Linie ihre Ängste verlieren und sich wieder freier bewegen können möchte. Sie stellen fest, dass sie das Rational der Expositionstherapie gut verstanden und in ihren Behandlungen auch angemessen durchgeführt hat. Die Frage, was in Ihrer Behandlung anders laufen muss als bisher, kann die Patientin spontan nicht beantworten, deshalb geben Sie sie ihr als Hausaufgabe auf.

Den folgenden Termin sagt die Patientin zwei Stunden vorher wegen Kopfschmerzen ab, zu dem vereinbarten Ersatztermin erscheint sie nicht. Danach hören Sie nie wieder von ihr.

Lernziele
Kriterien und Erscheinungsform der histrionischen Persönlichkeitsstörung
Beziehungsgestaltung bei Patienten mit histrionischer Persönlichkeitsstörung
Motivationsklärung bei unklarer oder ambivalenter Motivation

ICD-10

F60.4   Histrionische Persönlichkeitsstörung

21 Wieder eine Psychose?

Aufnahmesituation

Ein 42-jähriger Mann wird von seiner Ehefrau in der psychiatrischen Ambulanz vorgestellt. Sie hat den Verdacht, er habe „wieder eine Psychose". Bis vor 15 Jahren, als sie sich kennengelernt hatten, habe er regelmäßig verschiedene Drogen eingenommen, hauptsächlich Cannabis und LSD. Damals sei er mehrfach wegen Verwirrtheit und Halluzinationen stationär in der Psychiatrie gewesen. Seit diesen Ereignissen habe er aber keine Drogen mehr genommen. Er sei psychisch stabil und im Beruf erfolgreich gewesen.

In den vergangenen drei Tagen habe sich ihr Mann aber zunehmend zurückgezogen. Er mache auf sie einen verwirrten Eindruck und antwortete zuletzt auf Ansprache nicht mehr „richtig". Außerdem habe er sich über seltsame Gerüche („wie aus einem Gully") beschwert. Sie vermute, es könne sich dabei um Halluzinationen handeln. Zusätzlich klage er über Kopfschmerzen und Übelkeit.

Der Patient sitzt währenddessen still neben seiner Frau. Ihnen fallen seine ausdrucksarme Mimik und Gestik auf; überdies macht er auf Sie einen äußerst ratlosen Eindruck.

FRAGE

An welche psychiatrische Verdachtsdiagnose denken Sie?

Die bisherigen fremdanamnestischen Auskünfte reichen noch nicht aus, um eine Verdachtsdiagnose zu stellen. Die Symptome „**Kopfschmerzen und Übelkeit**" sollten Sie aber aufhorchen lassen, da diese in zeitlichem Zusammenhang mit der psychischen Symptomatik auftraten und primär keine Symptome psychischer Störungen sind. Zunächst sollten daher die somatischen Beschwerden näher erfragt werden.

MERKE

Auch bei bekannten psychiatrischen Vorerkrankungen müssen neu aufgetretene körperliche Beschwerden immer vordringlich abgeklärt werden.

FRAGE

Welche Informationen sollten Sie zum Kopfschmerz und zur Übelkeit einholen?

Sie sollten sich nach der Qualität der Kopfschmerzen erkundigen, ob diese bereits früher bestanden oder jetzt neu aufgetreten sind. Bezüglich der Übelkeit sollten Sie nach Brechreiz und Erbrechen fragen.

Untersuchung

Der Patient schüttelt auf Ihre Bitte, die Kopfschmerzen näher zu beschreiben, nur sehr behutsam und vorsichtig den Kopf (Nackensteifigkeit?). Die Ehefrau berichtet, ihr Mann habe früher eigentlich nie Kopfschmerzen gehabt. Vor drei Tagen habe er geäußert, er fühle sich schlapp und müde, und er habe Schmerzen „im ganzen Kopf, besonders im Nacken" entwickelt. Er habe zunächst vermutet, eine „Grippe" zu bekommen. Gestern habe er zweimal heftig erbrochen. Außerdem habe er über einen Geruch wie Fäkalien in der Wohnung geklagt, den sie selbst nicht wahrgenommen habe. Seinen Gedankengängen habe sie gestern im Laufe des Tages immer weniger folgen können. Nachdem er am Vorabend nur noch in Bruchstücken gesprochen habe, rede er seit heute morgen überhaupt nicht mehr.

FRAGE

Welchen Vitalparameter sollten Sie jetzt überprüfen?

Die Körpertemperatur. Sie beträgt 38,8 °C.

FRAGE

Fassen Sie die bisherigen Informationen und den psychopathologischen Befund so weit möglich zusammen.

Aktuell spricht der Patient nicht, was man im Rahmen einer psychischen Störung als **Mutismus,** bei neurologischer Ätiologie als **Aphasie** bezeichnet. Er reagiert aber auf Ansprache. Die Bewusstseinslage erscheint nicht getrübt.

Psychopathologisch wurden fremdanamnestisch formale Denkstörungen geschildert („Bruchstücke", Gedanken für die Ehefrau nicht nachvollziehbar). Seiner Ehefrau hatte der Patient Geruchsmissempfindungen berichtet, wobei eine Einordnung als olfaktorische Halluzination oder neurologisches Symptom bisher noch nicht möglich ist.

Sie selbst beobachten, dass der Patient antriebsgemindert und im Affekt ratlos wirkt.

FRAGE

Welche weiteren Informationen sollten den psychopathologischen Befund vervollständigen?

Auch bei Patienten, die sich verbal nicht äußern können (z.B. weil sie ein Tracheostoma haben) kann die Orientierung geprüft werden, indem ihnen mehrere Antwortmöglichkeiten zur Auswahl vorgegeben werden und man sie durch Zeichen eine Antwort auswählen lässt. Zusätzlich kann in gleicher Weise nach inhaltlichen Denkstörungen (z.B.: „Werden Sie verfolgt oder bedroht?"), Todeswunsch und Suizidalität gefragt werden.

FRAGE

Sie können keine weiteren diagnoseweisenden psychopathologischen Befunde erheben. Sehen Sie einen Zusammenhang der Beschwerden mit den früheren „Drogenpsychosen"?

Nein. Ein solcher Zusammenhang ist aufgrund der langen Latenz zur letzten Drogeneinnahme (Jahre!) unwahrscheinlich, ebenso, dass der Patient jetzt erneut Drogen eingenommen hat (glaubhafte Fremdanamnese). Ein Drogenscreening im Labor kann beim Ausschluss dieser Differenzialdiagnose weiterhelfen.

FRAGE
In welche Richtung denken Sie differenzialdiagnostisch weiter?

Sie sollten an eine neurologische Genese der Symptomatik denken (Kopfschmerz, Krank-
heitsgefühl, Erbrechen und Fieber).

FRAGE
Auf welche Symptome achten Sie besonders bei der Erhebung des neurologischen Befunds?

Sie suchen nach Zeichen für **Meningismus** wie:
• Nackenbeugezeichen nach Lhermitte
• Versuch nach Lasègue
• Kernig-Versuch
• Versuch nach Brudzinski.
Fokale Anfälle schließen Sie aus durch den Seitenvergleich bei der Untersuchung von:
• Hirnnerven
• Motorik
• Sensibilität
• Koordination.

FRAGE
Welche neurologischen Symptome sollten Sie noch erfragen?

Sie sollten nach **epileptischen Anfällen** fragen.
Die Ehefrau berichtet, dass ihr Mann gestern Abend eine kurze Zeit mit der rechten
Hand rhythmisch gezuckt habe. Er sei dabei aber nicht bewusstlos gewesen.

FRAGE
Um welche Art eines epileptischen Anfalls handelt es sich dabei wahrscheinlich?

Es handelt sich vermutlich um einen **fokalen epileptischen Anfall.** Fokale Krampfanfälle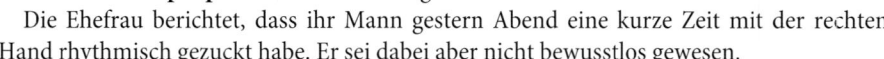
werden meist durch morphologisch nachweisbare Hirnläsionen ausgelöst. Das **Bewusst-
sein bleibt** bei Begrenzung der epileptischen Erregung auf rindennahe Hirnareale **meist
erhalten.** Bei generalisierten Anfällen hingegen oder bei sekundärer Generalisierung durch
Ausbreitung der Erregung auf Hirnstamm, Thalamus und beide Hemisphären verliert der
Patient in der Regel das Bewusstsein.

FRAGE
Welche Verdachtsdiagnose stellen Sie nun aufgrund der vorliegenden Informationen?

Fokale Anfälle, Fieber, Kopfschmerz und Übelkeit mit Erbrechen lassen z. B. an eine **Enzephalitis** oder **Meningoenzephalitis** denken. Auch Aphasie und Geruchsmissempfindungen können im Rahmen einer Enzephalitis auftreten. Die dadurch hervorgerufenen psychischen Symptome könnten Sie (nach Sicherung der neurologischen Diagnose) nach ICD-10 als **organische psychische Störung (OPS)** verschlüsseln. (Zur Einteilung und Ätiologie organischer psychischer Störungen ➤ Fall 7.)

MERKE   Folgende somatische Befunde sind Hinweise auf internistische oder neurologische Erkrankungen als Auslöser einer organischen psychischen Störung: Fieber, Kopfschmerz, Übelkeit und Erbrechen, Bewusstseinsstörung und Orientierungsstörung, neurologische Herdbefunde und vegetative Befunde wie Tachykardie, Hypertonus, Schwitzen.

FRAGE
Welche nächsten diagnostischen Schritte müssen Sie unternehmen? Nehmen Sie den Patienten stationär auf? Wenn ja, wo würden Sie den Patienten stationär aufnehmen?

Sie haben den Verdacht auf eine Enzephalitis oder Meningoenzephalitis. **Unbehandelt** liegt die **Letalität** z. B. bei **Herpes-Enzephalitis** bei **70 %**. Jeder Zeitverlust stellt daher für den Patienten eine vitale Gefährdung dar.
 Sie veranlassen die **sofortige stationäre Aufnahme in die neurologische Klinik** mit folgenden Zielen:
 • Kernspintomografie evtl. zum Nachweis enzephalitischer Herde, zum Ausschluss eines erhöhten Hirndrucks, eines Tumorgeschehens und zur weiteren Differenzialdiagnostik
 • Liquordiagnostik unmittelbar im Anschluss nach Ausschluss von Hirndruck
 • Laboruntersuchungen: u. a. Entzündungsparameter (Diff-BB, CRP, insbesondere Lymphozytose bei V. a. Enzephalitis), aber auch Hypokaliämie (nach mehrfachem Erbrechen, **cave:** Herzrhythmusstörungen). Außerdem werden die Antikörpertiter gegen neurotrope Viren bestimmt. Das ZNS kann u. a. von Herpesviren, Enteroviren, Paramyxoviren, Arboviren sowie Varicella-Zoster-Viren befallen werden. Der Nachweis eines Anstiegs der Antikörpertiter braucht jedoch meistens einige Tage.
 • EEG zum Nachweis von Allgemeinveränderungen und Herdbefunden. Bei unauffälligem EEG im akuten Krankheitsstadium ist eine Enzephalitis eher unwahrscheinlich.

MERKE   Bei Hinweisen auf eine akute somatische Erkrankung sollte die Aufnahme nicht primär in einer psychiatrischen Klinik erfolgen. Jeder Zeitverlust, etwa durch fehlende apparative Ausstattung und intensiv-medizinische Versorgungsmöglichkeiten, kann vital bedrohliche Folgen haben.

FRAGE
Warum sollte der Patient unmittelbar in die Neurologie und nicht in die Psychiatrie aufgenommen werden?

Weil im Rahmen einer Enzephalitis sehr rasch ein Hirnödem mit Bewusstseinsstörungen auftreten kann. Die Möglichkeit einer sofortigen Intubation und Hirnödemtherapie muss daher gegeben sein.

Wie ist der typische Liquorbefund bei einer Herpes-Enzephalitis?

Im Liquor ist eine **Pleozytose** (Erhöhung der Zellzahl) nachweisbar. Als Zeichen einer gestörten Blut-Liquor-Schranke ist das **Gesamteiweiß** im Liquor **erhöht.** Erst nach mehreren Tagen sind **spezifische Antikörper** im Liquor nachweisbar.

Diagnostik

Kernspintomografisch ist linkstemporal und im Temporallappen eine hyperintense Zone (T2-Bild) nachweisbar, die kein Kontrastmittel aufnimmt. Dazu passend findet sich im EEG neben einer Allgemeinveränderung ein linkstemporaler Herdbefund als Zeichen erhöhter Krampfbereitschaft. Das Drogenscreening und die Elektrolyte sind unauffällig.

An welchen Erreger denken Sie aufgrund der erhobenen Befunde? Starten Sie sofort eine Behandlung? Wenn ja, welche therapeutischen Maßnahmen leiten Sie ein?

Obwohl die Verdachtsdiagnose einer Herpes-Enzephalitis noch nicht definitiv bestätigt wurde (Antikörpertiter und PCR stehen noch aus), sind die Klinik, der kernspintomografische Befund und das EEG gut mit einer Herpes-Enzephalitis vereinbar, deshalb muss mit der Therapie sofort begonnen werden. **Allein der Verdacht** auf eine **Herpes-Enzephalitis** erfordert eine **sofortige Therapie!** Die antivirale Therapie (Aciclovir i. v., 3×10 mg/kg KG) wird durch eine antikonvulsive Behandlung, z. B. mit Phenytoin (z. B. Phenhydan® 100 mg, dreimal täglich je nach Plasmakonzentration) ergänzt.

Verlauf

Der Nachweis von Herpes-Viren (PCR) gelingt am nächsten Tag. Nach 14 Tagen Behandlung mit Aciclovir und Phenytoin hat sich die neurologische und psychische Symptomatik vollständig zurückgebildet. Der Patient kann ohne Restsymptome nach Hause entlassen werden.

Bei organischen psychischen Störungen wird nach Möglichkeit primär die somatische Ursache diagnostiziert und behandelt. Bei Bedarf erfolgt eine symptomatische psychiatrische Behandlung am psychiatrischen Syndrom orientiert (➤ Fall 7).

MERKE

> **Lernziele**
> Symptomatik einer organischen psychischen Störung (OPS)
> Klinische Hinweise auf eine OPS
> Diagnostik bei akuter OPS
> Therapeutische Prinzipien bei OPS

 ICD-10

F05.0   Organische psychische Störung bei G05.1 Herpes-Enzephalitis

22 Unruhe im Kopf

Erstkontakt

Eine 34-jährige Buchhändlerin stellt sich bei Ihnen in der psychiatrischen Ambulanz zur Diagnostik vor. Sie verspätet sich um 15 Minuten, entschuldigt sich aber sofort für ihre „Schussligkeit". Sie berichtet, dass der Kinderarzt bei ihrem elfjährigen Sohn die Diagnose einer Aufmerksamkeitsdefizit-/Hyperaktivitätsstörung (ADHS; früher hyperkinetische Störung genannt) gestellt habe. Ihr Sohn habe inzwischen von einer Therapie mit Methylphenidat (z. B. Ritalin®) und einer psychotherapeutischen Behandlung deutlich profitiert. Nachdem sie dem Kinderarzt berichtet hatte, dass sie eigentlich in vielen Verhaltensweisen ihrem Sohn ähnlich sei, habe sie der Arzt über die genetische Komponente der ADHS informiert und ihr geraten, sich auf diese Diagnose überprüfen zu lassen.

FRAGE

Beschreiben Sie die Epidemiologie der ADHS. Wie wahrscheinlich ist diese Diagnose in diesem Fall?

Eine ADHS beginnt entsprechend den Kriterien der internationalen Diagnosesysteme schon in der Kindheit vor dem 7. Lebensjahr. Ungefähr 4–5 % aller Kinder, Jungen häufiger als Mädchen, entwickeln mit unterschiedlicher Ausprägung die Symptome einer ADHS. Die ADHS **gehört damit** zu den **häufigsten psychischen Erkrankungen** im **Kindes- und Jugendalter.**

Erst in den letzten Jahren wurde auch in Deutschland zunehmend bekannt, dass sich die Symptomatik mit dem Erwachsenwerden nicht bei allen Betroffenen „auswächst", sondern dass bei vielen Jugendlichen die Symptomatik bis in das Erwachsenenalter fortbesteht. Schätzungsweise 2 % aller Erwachsenen zeigen – mit unterschiedlichem Schweregrad – persistierende Symptome einer ADHS. Die ADHS ist somit bei Erwachsenen mindestens so häufig wie z. B. schizophrene oder manisch-depressive Erkrankungen.

Die Zwillings- und Adoptionsforschung bei ADHS konnte zeigen, dass **genetische Faktoren** in ungefähr 80 % eine ursächliche Rolle spielen. Für Verwandte ersten Grades besteht ein 5- bis 8fach erhöhtes Erkrankungsrisiko. Es ist daher sinnvoll, auch die Eltern von Kindern mit ADHS gezielt nach den entsprechenden Symptomen zu befragen. Die Symptome werden allerdings oft nicht als „Krankheit" erlebt, da die Menschen seit der Kindheit „schon immer so waren". Es ist also gut möglich, dass bei Eltern von Kindern mit ADHS die Diagnose einer ADHS erst nachträglich im Erwachsenenalter gestellt wird.

MERKE

Die ADHS beginnt in der Kindheit, ist häufiger bei Jungen und besteht oft bis in das Erwachsenenalter fort. Nicht selten findet man die Symptome der ADHS über mehrere Generationen in einer Familie.

Typischerweise berichten die Erwachsenen, dass sie schon in der Grundschule unter **Konzentrationsproblemen** mit Ablenkbarkeit und Aufmerksamkeitsstörungen gelitten hätten.

Bei Kindern fallen Verträumtheit beim Erledigen der Hausaufgaben oder in der Schule auf, beim Spielen **mangelndes Durchhaltevermögen.** Sie haben Schwierigkeiten, ihren Alltag zu organisieren. Bei entsprechender Stimulation und Motivation (z. B. bei bestimmten Lehrern, in ihren Lieblingsfächern oder beim Sport) können die Leistungen aber auch überdurchschnittlich gut sein. Jungen zeigen häufiger als Mädchen motorische Hyperaktivität, sind zapplig und können nicht still sitzen. Langeweile kann rasch auftreten und zu Gereiztheit führen.

Die Kinder leiden unter starken **Stimmungsschwankungen;** sie können schnell wütend werden und in Streitigkeiten geraten. Gesteigerte Impulsivität äußert sich in unüberlegten Handlungen, aber auch in einem erhöhten Unfallrisiko. Sie können einerseits ungehorsam oder aufsässig wirken, jedoch andererseits sehr ängstlich und besorgt, einhergehend mit einem reduzierten Selbstwertgefühl. Die Eltern beklagen nicht selten, dass ihre Kinder Schwierigkeiten haben einzuschlafen, weil ihnen noch „tausend Dinge durch den Kopf" gingen.

Depressive Episoden treten bei ADHS schon in jungen Jahren gehäuft auf.

Zusätzliche Symptome wie z. B. Nägelkauen oder spezifische Lernstörungen (wie z. B. Legasthenie, Probleme in Mathematik) sind möglich. Auch eine Neigung zu Allergien scheint bei ADHS häufiger zu sein.

Im nordamerikanischen Diagnosesystem (DSM-IV) wird zwischen einer ADHS vom vorwiegend hyperaktiv-impulsiven Typ und einer ADHS vom vorwiegend unaufmerksamen Typ unterschieden. Der am häufigsten diagnostizierte Mischtyp erfüllt die Kriterien für beide genannten Typen.

MERKE   Die Grundsymptome der ADHS sind:
- Aufmerksamkeitsstörungen, Konzentrationsdefizite, Desorganisiertheit
- Impulsivität
- emotionale Instabilität
- fakultativ: Hyperaktivität.

Untersuchung

Die Patientin bestätigt, dass bei ihr fast alle Grundsymptome der ADHS im Kindesalter aufgetreten seien. Im Gegensatz zu ihrem Sohn sei sie aber nicht motorisch hyperaktiv gewesen, sondern habe die „Unruhe schon immer im Kopf" gehabt. Sie sei in der Schule nicht wie ihr Sohn umhergelaufen, sondern habe häufig aus dem Fenster gestarrt und geträumt, Vögel und Wolken beobachtet, statt dem Unterricht zu folgen.

FRAGE
Welches Vorgehen ist sinnvoll, wenn Sie die Angaben der Patientin objektivieren wollen?

Eine Fremdanamnese der Eltern mit Einverständnis der Patientin kann die Angaben der Patientin bestätigen. Zusätzlich könnten die Beurteilungen ihrer alten Schulzeugnisse eingesehen werden.

FRAGE

Die Patientin hat die Symptome einer ADHS im Kindesalter berichtet. Wie gehen Sie nun vor, um zu überprüfen, ob sie auch als Erwachsene weiterhin an Symptomen einer ADHS leidet?

Sie befragen die Patientin nach aktuell vorliegenden Grundsymptomen der ADHS. Allein die Schilderung der Biografie ergibt oft deutliche Hinweise auf das Vorliegen einer ADHS und insbesondere auf den Grad der Beeinträchtigung. Daher bitten Sie die Patientin, Ihnen auch den Ausbildungsweg, den beruflichen Werdegang und den Verlauf ihrer Partnerschaften zu erläutern.

Untersuchung

Die Patientin schildert mit sehr lebhafter Mimik und Gestik, dass sie sich in der Schule bis zum Abitur immer so „durchgemogelt" habe. Ihre schlechten Leistungen in Mathematik habe sie durch ihre sprachliche Begabung ausgleichen können. Mit der Pubertät seien die vorher bestehenden Stimmungsschwankungen und die innere Unruhe noch stärker geworden. Vorübergehend habe sie dann auch eine Zeit lang Cannabis konsumiert, um ruhiger zu werden. Stabilisierend habe sich ausgewirkt, dass sie im Leichtathletikverein viel Sport betrieben habe und eine gute Läuferin wurde. Beim Laufen und danach sei sie „im Kopf ganz ruhig geworden".

Anschließend habe sie ein Fremdsprachenstudium begonnen, weil sie nicht recht gewusst habe, wie es mit ihr weitergehen solle. Mit der Freiheit an der Universität sei sie überhaupt nicht zurechtgekommen. Sie habe die Struktur der Schule vermisst und z. B. vergessen, sich fristgerecht zu Kursen anzumelden. Das Einhalten von Terminen falle ihr schon immer schwer, sie wisse auch schon gar nicht mehr, wie oft sie den Schlüssel oder ihren Geldbeutel verlegt habe. Ihre Lebensführung sei zunehmend chaotischer geworden. Ausgelöst durch ihre desorganisierte Haushaltsführung in ihren Wohngemeinschaften sei sie häufig wegen Konflikten umgezogen („Sie sollten mal meinen Schreibtisch sehen").

Aufgrund ihrer Stimmungsschwankungen („himmelhoch jauchzend, zu Tode betrübt") habe sie Schwierigkeiten mit festen Beziehungen gehabt. Außerdem lasse sie sich wohl immer mit den „falschen Typen" ein. Zweimal habe sie den Studiengang gewechselt, weil sie – wenn überhaupt – immer nur auf den letzten Drücker auf Klausuren gelernt habe und ihr andere Fächer immer verlockender erschienen waren. Schließlich sei sie ungeplant schwanger geworden, habe das Studium abgebrochen und sei nach der Trennung vom Vater des Kindes vorübergehend wieder zu den Eltern gezogen.

Inzwischen arbeite sie nach einer Ausbildung zur Buchhändlerin halbtags als Angestellte mit flexiblen Arbeitszeiten. Mit den Kunden komme sie gut zurecht, sie könne sich rasch auf Menschen einstellen. Die Arbeit mache ihr Freude, sie habe schon seit der Jugend meistens drei verschiedene Bücher auf dem Nachttisch, die sie abwechselnd lese. Sie mache ohnehin „immer alles gleichzeitig"; für sie sei es kein Problem, bei laufendem Fernseher Radio zu hören, nebenher zu kochen und dabei zu telefonieren. Mit organisatorischen Fragen

(z. B. der Steuererklärung) oder der EDV am Arbeitsplatz sei sie aber überfordert. In Computerkursen bei der Volkshochschule verfalle sie immer noch in Tagträumereien. Sie brauche vier bis fünf große Tassen Kaffee pro Tag, um funktionieren zu können.

Mit ihrem Sohn sei sie immer rasch in Streit geraten, dann werfe sie „schon auch mal Obst durch die Küche". Seit ihr Sohn Ritalin® dreimal am Tag einnehme, seien seine Schulleistungen aber deutlich besser geworden, und sie müsse nicht mehr „alles hinter ihm herräumen".

FRAGE
Welche Grundsymptome der ADHS können Sie den Schilderungen der Patientin im Erwachsenalter entnehmen? Nennen Sie jeweils ein Beispiel aus den Schilderungen der Patientin!

Sie konnten erfragen, dass folgende Grundsymptome der ADHS auch im Erwachsenenalter fortbestehen:
- situativ auftretende Aufmerksamkeitsstörungen (z. B. Computerkurs)
- Vergesslichkeit (Schlüssel, Geldbeutel, Termine)
- Ablenkbarkeit, Desorganisiertheit (chaotischer Schreibtisch)
- Stimmungsschwankungen, Impulsivität („Obst werfen")
- Hyperaktivität (psychomotorisch sehr lebhaft, „immer alles gleichzeitig", innere Unruhe).

FRAGE
Wie könnten Sie jetzt die klinische Diagnose ADHS untermauern?

Sie können die Patientin darüber informieren, dass vieles dafür spricht, dass sie die Diagnosekriterien der ADHS erfüllt. Sie verabreden dann einen erneuten Termin, um eine **testpsychologische Überprüfung** der Aufmerksamkeits- und Konzentrationsleistungen durchzuführen. Im Rahmen einer **standardisierten Diagnostik** ist es auch hilfreich, die Patientin störungsspezifische Fragebögen (wie z. B. die Wender-Utah-Rating-Scale, die 64 Fragen zu ADHS-Symptomen im Kindesalter erfasst) beantworten zu lassen.

Diagnostik

Beim folgenden Termin eine Woche später fällt in den testpsychologischen Untersuchungen auf, dass die Patientin überdurchschnittlich schnell arbeitet, dabei aber eine erhöhte Fehlerrate hat. Aufmerksamkeit und Konzentration sind über eine kurze Zeitspanne sogar überdurchschnittlich, im Konzentrations-Leistungs-Test werden die Leistungen aber mit zunehmender Testdauer immer schlechter. Die Patientin berichtet hierzu, dass ihr dieser Test mit der Zeit „langweilig" geworden sei.

Die erreichte Punktzahl in den Fragebögen bestätigt die anamnestisch erhobenen Befunde.

MERKE   Die Diagnose ADHS wird anhand der klinischen Symptome gestellt. Es gibt (wie bei anderen psychischen Störungen) keine diagnoseweisenden biologischen Marker. Testpsychologie und Fragebögen dienen der Bestätigung der klinischen Diagnostik.

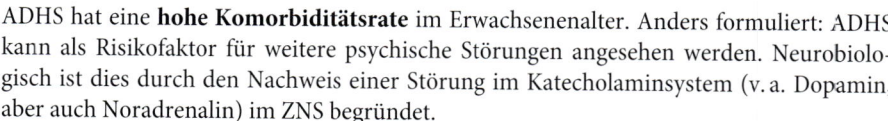
Es wurde erwähnt, dass bei ADHS bereits im jugendlichen Alter zusätzlich auch andere psychische Probleme auftreten können. Gilt das auch für das Erwachsenenalter?

ADHS hat eine **hohe Komorbiditätsrate** im Erwachsenenalter. Anders formuliert: ADHS kann als Risikofaktor für weitere psychische Störungen angesehen werden. Neurobiologisch ist dies durch den Nachweis einer Störung im Katecholaminsystem (v. a. Dopamin, aber auch Noradrenalin) im ZNS begründet.

Depressionen treten, wie bereits erwähnt, oft schon in jungen Jahren auf, insbesondere wiederkehrende, kurz dauernde depressive Schwankungen („recurrent brief depression"). Aber auch andere **affektive Störungen** und **Angststörungen** (v. a. soziale Phobien) sind häufig mit ADHS vergesellschaftet. Zusätzlich kann jede Art von **stoffgebundenen Süchten** (Alkohol, Nikotin, Koffein, aber auch andere Drogen) und **nicht stoffgebundene Süchte** (z. B. Sport, süchtiges Sexualverhalten oder süchtiges Internetverhalten) auftreten.

Die Folgen eines Lebens mit ADHS lassen sich unter dem Stichwort **„sekundäre Neurotisierung"** zusammenfassen. Hierunter kann verstanden werden, dass auf die Symptomatik der ADHS Reaktionen der Umwelt folgen (z. B. Bestrafung für Zappeligkeit, „Zu-laut-Sein" oder Unaufmerksamkeit; schlechte Noten, Misserfolge), die dann das Selbstwertgefühl bei vielen Menschen mit ADHS deutlich herabsetzen.

Emotionale Instabilität und Impulsivität sind auch Symptome der **Borderline-Persönlichkeitsstörung** (➤ Fall 43), und viele Menschen mit BPS erfüllen ebenfalls die Kriterien der ADHS. Auch **dissoziale und kriminelle Verhaltensweisen** sind häufiger bei ADHS. Untersuchungen zeigen, dass viele Gefängnisinsassen unter einer ADHS vom hyperaktiv-impulsiven Typ leiden und auch die Kriterien der antisozialen Persönlichkeitsstörung erfüllen.

Die Mehrzahl der Erwachsenen mit ADHS erfüllen auch Kriterien für weitere psychische Störungen. ADHS kann als Risikofaktor für weitere psychische Störungen angesehen werden.   **MERKE**

Sie wollen der Patientin, nachdem Sie bei ihr weitere psychische Störungen ausgeschlossen haben, die Prinzipien der Behandlung der ADHS im Erwachsenenalter erklären. Was ist der erste Schritt?

Bei ADHS ist das Stellen der Diagnose und die ausführliche **Information des Betroffenen** über die Störung schon der erste Schritt der Behandlung. Sie können der Patientin auch Bücher und Internetseiten zum Thema ADHS empfehlen, damit sie sich mit der Problematik vertraut machen kann. Falls vor Ort vorhanden, können Kontakte zu ADHS-Selbsthilfegruppen hergestellt werden.

Muss jede ADHS behandelt werden?

Sie sollten der Patientin vermitteln, dass nicht jede ADHS behandelt werden muss. Viele Menschen lernen den Umgang mit den Symptomen ohne spezifische Therapie. In bestimmten Berufen kann eine ADHS und die damit verbundene Flexibilität und Kreativität sogar von Vorteil sein.

M E R K E   Nicht jeder Mensch mit der Diagnose ADHS muss behandelt werden. Bei relevanten Beeinträchtigungen darf den Patienten aber eine spezifische Therapie nicht vorenthalten werden.

F R A G E
Welche medikamentösen Behandlungsmöglichkeiten gibt es?

Im Kindes- und Jugendalter und bei Erwachsenen ist, falls eine deutliche und klinisch relevante Beeinträchtigung vorliegt, die Behandlung mit **Stimulanzien** die Therapie der Wahl. Sie ist nach der bisherigen Studienlage effektiver als psychotherapeutische Maßnahmen alleine. Begleitend zu den psycho- und soziotherapeutischen Maßnahmen wird meist Methylphenidat eingesetzt. Es wird in Schritten von 5 mg bis zu einer Dosis von ca. 0,5–1,0 mg/kg KG langsam aufdosiert.

Aufgrund seiner kurzen Halbwertszeit von wenigen Stunden muss es mehrmals am Tag eingenommen werden. Alternativ kann ein Retard-Präparat eingesetzt werden. Die Verschreibung erfolgt mit einem **Betäubungsmittelrezept.**

F R A G E
Welche unerwünschten Wirkungen können unter Methylphenidat auftreten?

Häufige unerwünschte Wirkungen sind **Appetitminderung** und **Schlafstörungen,** daher sollte es in der Regel nicht abends eingenommen werden. Andere seltenere Nebenwirkungen sind z. B. Hypertonus, Tachykardie, Kopfschmerz und gastrointestinale Beschwerden.

Während einer Schwangerschaft darf Methylphenidat nicht gegeben werden, bei Epilepsie nur unter neurologischer Kontrolle.

F R A G E
Welche medikamentösen Alternativen gibt es, falls Methylphenidat nicht ausreichend wirksam ist oder Gegenanzeigen vorliegen sollten? Welche psychiatrischen Kontraindikationen für Methylphenidat kennen Sie?

Bei ungenügender Wirkung von Stimulanzien und bei Kontraindikationen (Manie, Schizophrenie) kommen als Alternativen zu Methylphenidat meist **noradrenerg wirksame Medikamente** wie z. B. Atomoxetin (Strattera®) zum Einsatz.

F R A G E
Ist eine psychotherapeutische Behandlung sinnvoll?

Es liegen noch keine Vergleichsstudien zum Thema „Psychotherapie und/oder Pharmakotherapie" bei ADHS im Erwachsenenalter vor. Dennoch besteht Einigkeit darin, dass eine medikamentöse Behandlung alleine den Nöten der Patienten zumeist nicht gerecht wird. Eine psychotherapeutische Behandlung, z. B. im Sinne einer stützenden und strukturierenden Verhaltenstherapie, wird von vielen Patienten als sehr hilfreich erlebt und es wurden Untersuchungen zur Wirksamkeit von strukturierter Psychotherapie bei ADHS im Erwachsenenalter mit guter Wirksamkeit durchgeführt.

In den USA wird häufig nach dem Prinzip des „coaching" gearbeitet: Dabei werden die Patienten von einer Person wie beim Sport trainiert („gecoacht"), ihren Alltag zu organisieren, Termine einzuhalten und ihre Ziele zu erreichen. Diese von außen vorgegebene Struktur wird von vielen Menschen mit ADHS als sehr wirkungsvoll erlebt und kann helfen, ihr „Chaos" zu reduzieren.

FRAGE

Was könnten Sie der Patientin bezüglich ihrer Lebensführung noch raten?

Sie sollten der Patientin raten, zur Spannungsreduktion und Stimmungsstabilisierung wieder regelmäßig Sport zu betreiben, da dies bereits in der Vergangenheit positive Wirkungen zeigte. In der empfohlenen Literatur (s. u.) und im Internet kann sich die Patientin auch mit „Tipps und Tricks" eindecken, wie sie selbst dazu beitragen kann, mehr Struktur und zielorientiertes Handeln in ihr Leben zu bringen (z. B. Terminplaner, Einsatz von Erinnerungshilfen, Computer etc.).

Verlauf

Die Patientin ist zunächst mit der Diagnosestellung und den von Ihnen vermittelten Informationen (Bücher, Internet) zufrieden. Sie möchte sich in Ruhe belesen und dann überlegen, welche Möglichkeiten der Behandlung sie wahrnehmen wird. Auf jeden Fall will sie sich bei der Selbsthilfegruppe vorstellen, zumal sie sich auch dort Tipps für den Umgang mit ihrem Sohn verspricht.

Nach einigen Wochen stellt sie sich dann erneut vor, um einen medikamentösen Behandlungsversuch mit Methylphenidat zu beginnen. Sie habe wieder begonnen, regelmäßig Sport zu betreiben, was ihr sehr gut tue. Inzwischen könne sie sich wieder vorstellen, ihr Studium mit medikamentöser und psychotherapeutischer Unterstützung vielleicht doch noch abzuschließen.

Nach Aufdosierung von Methylphenidat in Schritten von 5 mg im Abstand einiger Tage erfährt sie bei einer Tagesdosis von 20–20–0 mg eine deutliche Verbesserung ihrer Aufmerksamkeits- und Konzentrationsleistung. Erstmals könne sie konzentriert beinahe eine Stunde am Computer arbeiten, ohne mehrmals aufstehen zu müssen. Die ständige „Unruhe im Kopf" sei rückläufig, die Stimmungsschwankungen seien zwar noch vorhanden, aber lange nicht mehr so stark ausgeprägt wie zuvor. Das Zusammenleben mit ihrem Sohn gestalte sich jetzt deutlich weniger spannungsgeladen.

Lernziele
Häufigkeit und Verlauf der ADHS
Symptome der ADHS im Kindes- und Erwachsenenalter
Unterschiedliche Typen der ADHS
Zusatzdiagnostik bei ADHS
ADHS als Risikofaktor für andere psychische Störungen
Prinzipien der Behandlung

WEITERFÜHRENDE LITERATUR
Hallowell EM und Ratey J (1999): Zwanghaft zerstreut – oder die Unfähigkeit, aufmerksam zu sein. Ro-
wohlt Taschenbuch Verlag (ein Buch für Patienten, Ärzte, Therapeuten, Erzieher, Angehörige und In-
teressierte)
Leitlinien: www.dgppn.de

 ICD-10

F90.0   ADHS

23 Verwaschene Sprache

Notfallsituation

Sie haben Nachtdienst in der Medizinischen Notaufnahme, als gegen 23 Uhr eine 48-jährige Heimleiterin in Begleitung ihres Ehemanns und zweier Sanitäter eingeliefert wird. Die Patientin hatte seit zwei Tagen über verstärkten Schwindel und Übelkeit geklagt. Am späten Nachmittag sei ihr Gang unsicher geworden, sie habe unverständlich gesprochen und habe stark gezittert. Daraufhin habe der Ehemann den Rettungsdienst verständigt. Die Erstuntersuchung ergab zusätzlich zu der beschriebenen Symptomatik einen leichten Rigor beider Arme sowie geringgradig gesteigerte Eigenreflexe der oberen und unteren Extremitäten.

Fremdanamnese

Der Ehemann berichtet, dass seine Ehefrau seit acht Jahren an einer wiederkehrenden depressiven Störung leide und seit zwei Jahren mit Lithium (Quilonum retard®) und Mirtazapin (Remergil®) behandelt werde. Vor vier Wochen habe sie starke Schulterschmerzen entwickelt, sodass sie seither täglich 2 × 75 mg Diclofenac (Voltaren resinat®) einnehme. Vor einer Woche habe ihr Hausarzt eine leicht eingeschränkte Nierenfunktion festgestellt, deren Ursache bisher unbekannt sei. Die verordneten Medikamente habe sie immer regelmäßig eingenommen, und es sei ihr bis zur Entwicklung des Schmerzsyndroms so gut wie noch nie gegangen.

FRAGE

Welche Verdachtsdiagnose stellen Sie?

Aufgrund des klinischen Bilds und der Medikamentenanamnese stellen Sie die Verdachtsdiagnose einer **Lithium-Intoxikation.** Zu den Initialsymptomen einer Lithium-Intoxikation gehören Schläfrigkeit, Schwindel, verwaschene Sprache und Ataxie sowie Erbrechen, Durchfall und grobschlägiger Tremor der Hände. Später können Rigor, Reflexsteigerung und Krampfanfälle hinzukommen. Ein sehr hoher Lithiumspiegel (> 3,5 mmol/l) führt zu Bewusstlosigkeit und Tod.

FRAGE

Nennen Sie die wahrscheinlichen Ursachen in unserem Fall.
Welche weiteren Ursachen kennen Sie?

Als Ursache einer Lithium-Intoxikation kommt zunächst eine **Überdosierung** von Lithium infrage, z. B. im Rahmen eines Suizidversuchs oder durch eine unkontrollierte Einnahme der Medikation. Dies erscheint in unserem Fall unwahrscheinlich, da der Ehemann versichert, dass die Medikation regelmäßig wie verordnet eingenommen worden sei und die Patientin nach glaubwürdigen Angaben des Ehemanns seit längerer Zeit nicht mehr unter einer depressiven Symptomatik leide.

Eine Lithium-Intoxikation kann aber auch sekundär auftreten:

- als Folge einer kochsalzarmen Diät (verminderte Lithiumausscheidung)
- in Kombination mit bestimmten Medikamenten (➤ Tab. 23.1)
- bei einer Niereninsuffizienz
- im Rahmen eines relevanten Flüssigkeitsverlusts
- im Zusammenhang mit einer interkurrenten Erkrankung.

In unserem Fall haben wahrscheinlich zwei Ursachen zu dem erhöhten Lithiumspiegel geführt: einerseits die leichte Niereninsuffizienz und andererseits die Behandlung mit Diclofenac, die durch Hemmung der renalen Prostaglandin-Synthese zu einer weiter verminderten Lithiumausscheidung und damit erhöhtem Spiegel führte.

➤ Tabelle 23.1 gibt eine Übersicht über die Medikamente, die zu Wechselwirkungen mit Lithium führen können.

Tab. 23.1 Arzneimittelinteraktionen von Lithium.

Substanz	Einfluss auf Lithiumspiegel bzw. Lithiumneurotoxizität
Thiaziddiuretika Schleifendiuretika	Intoxikationsgefahr durch verminderte Lithiumausscheidung bei verstärkter Natriurese
Kochsalzarme Diät	Intoxikationsgefahr infolge gesteigerter Resorption von Lithium
Nichtsteroidale Antiphlogistika (z. B. Diclofenac, Ibuprofen, Piroxicam)*	Anstieg des Lithiumspiegels infolge verminderter Lithiumausscheidung
Tetrazykline	Erhöhter Lithiumspiegel
ACE-Hemmer (z. B. Enalapril)	Verminderte Lithiumausscheidung
Kalziumantagonisten (z. B. Verapamil, Diltiazem)	Erhöhte Neurotoxizität bei normalen Plasmakonzentrationen
Carbamazepin	Erhöhte Neurotoxizität bei normalen Plasmaspiegeln
Phenytoin	Erhöhte Lithiumtoxizität
* Die Gabe von Azetylsalizylsäure ist unbedenklich	

FRAGE

Warum ist die Gefahr einer Intoxikation bei Lithium so groß?

Die Gefahr einer Intoxikation ist groß, da die **therapeutische Breite von Lithium klein** ist. Daher sind regelmäßige Serumspiegel-Kontrollen notwendig. Zielwert bei einer rezidivprophylaktischen Behandlung ist ein Serumspiegel von 0,6–0,8 mmol/l. Auch ist immer auf Komedikationen oder andere Erkrankungen zu achten, die zu einem erhöhten Spiegel führen können.

MERKE   Wegen der geringen therapeutischen Breite von Lithium können Intoxikationssymptome rasch auftreten. Zu den **Initialsymptomen** einer Lithium-Intoxikation gehören abdominale Schmerzen,

Schläfrigkeit, Schwindel, verwaschene Sprache und Ataxie sowie Durst, Übelkeit, Erbrechen, Durchfall, grobschlägiger Tremor der Hände, Muskelschwäche und Muskelrigidität. **Symptome der schweren Lithium-Intoxikation** sind Erbrechen, Diarrhö, Tremor, Ataxie, Streckkrämpfe, Somnolenz, Koma, Krampfanfälle, kardiale Arrhythmien und Hypotension.

FRAGE

Ab welchen Serumkonzentrationen von Lithium rechnen Sie mit Intoxikationserscheinungen?

Eine Lithium-Intoxikation liegt bei einem Serumspiegel über 1,6 mmol/l vor, eine vitale Gefährdung des Patienten besteht ab einem Serumspiegel von 3,0 mmol/l.

FRAGE

Welche Therapiemaßnahmen kommen infrage?

Ein Antidot zur Behandlung einer Lithium-Intoxikation gibt es nicht. Sie **setzen Lithium sofort ab.** Ist die Einnahme erst vor Kurzem erfolgt oder wurde in suizidaler Absicht eine hohe Dosis eingenommen, kann eine **Magenspülung** mit Gabe von Aktivkohle indiziert sein. Als spezifische Therapiemaßnahmen kommen eine **forcierte Diurese** mit Gabe von 0,9 % NaCl-Lösung sowie Peritoneal- oder Hämodialyse infrage. Die Hämodialysebehandlung ist als effektiveres und einfach durchzuführendes Verfahren der Peritonealdialyse zu bevorzugen. Eine forcierte Diurese mit osmotischen Diuretika wird kontrovers diskutiert.

Sobald es der Patientin besser geht, klären Sie die Patientin über die Ursachen der Intoxikation auf. Sie weisen sie darauf hin, dass sie in Zukunft die Einnahme weiterer Medikamente unmittelbar mit ihrem Psychiater absprechen und sich bei anderen Erkrankungen ebenfalls sofort bei ihm melden muss. Darüber hinaus geben Sie der Patientin einen Lithiumpass mit, in den Sie die aktuelle Dosis und den letzten Serumspiegel eintragen. Diesen Pass soll die Patientin immer bei sich tragen, damit die behandelnden Ärzte in Notfallsituationen immer darüber aufgeklärt sind, dass sie mit Lithium behandelt wird.

Den **Lithiumpass** sollten Patienten immer bei sich tragen. Aus ihm geht hervor, welches Präparat er bekommt, wie hoch der Lithiumspiegel ist und wann dieser zuletzt kontrolliert wurde.

MERKE

Verlauf

Der Lithiumspiegel bei unserer Patientin beträgt 2,0 mmol/l bei einer leicht eingeschränkten Nierenfunktion. Sie starten eine forcierte Diurese mit 0,9 % NaCl-Lösung, was innerhalb von 48 Stunden zu einem Lithiumwert von 0,8 mmol/l und zu einem kompletten Rückgang der Symptomatik führt. Danach beginnen Sie vorsichtig mit der erneuten Aufdosierung von Lithium, wobei Sie als Zieldosis zunächst bei 50 % der bisher gegebenen Tagesdosis bleiben und dann durch regelmäßige Spiegelkontrollen den Spiegel auf 0,7 mmol/l einstellen. Eine Nierenfunktionsanalyse erbringt eine kompensierte Niereninsuffizienz, die nicht sicher auf die zweijährige Therapie mit Lithium zurückzuführen ist. Sie setzen daher die Therapie mit Lithium fort, auch unter Berücksichtigung der Tatsache, dass sich die psychische Symptomatik bei der Patientin unter Lithiumtherapie deutlich stabilisiert hatte und die Medikation von der Patientin insgesamt gut toleriert wurde (Nutzen-Risiko-Abwägung zugunsten von Lithium). Sie empfehlen regelmäßige Kontrollen der Nierenfunktion und eine regelmäßige Vorstellung beim niedergelassenen Psychiater zur Kontrolle des Lithiumspiegels. Da Diclofenac wahrscheinlich zur Erhöhung des Lithiumspiegels beigetragen hat, setzen Sie diese Schmerzmedikation ab und empfehlen eine Therapie mit Paracetamol oder Tramadol und krankengymnastische Behandlung.

Lernziele
Symptomatik der Lithium-Intoxikation
Ursachen für eine Lithium-Intoxikation
Wechselwirkungen von Lithium mit anderen Substanzen
Therapeutische Maßnahmen bei einer Lithium-Intoxikation

ICD-10

T43.2   Lithium-Intoxikation

24 Der gescheiterte Kaufmann

Aufnahmesituation und Vorgeschichte

Ein 24-jähriger lediger Mann wird von seinem niedergelassenen Nervenarzt zur stationären Behandlung auf einer offenen Station eingewiesen.

Dem Einweisungsbrief entnehmen Sie folgende Informationen: Der Patient hatte im 18. und 22. Lebensjahr jeweils eine zweimonatige Episode einer paranoiden Schizophrenie erlitten. Die Symptomatik war beide Male akut aufgetreten und durch bizarre Wahnideen (von Außerirdischen überwacht und verfolgt zu werden) sowie akustische Halluzinationen gekennzeichnet.

Der ersten Episode war eine Phase von ca. einem Jahr vorausgegangen, in der die schulischen Leistungen des Patienten deutlich nachgelassen hatten, obwohl er vorher ein guter Gymnasiast gewesen war. Er habe sich in dieser Zeit sozial zurückgezogen, Körperhygiene und Kleidung vernachlässigt und sich fast ausschließlich mit Esoterik und philosophischen Schriften beschäftigt. Die erste Krankheitsphase war unter einer Medikation mit 20 mg/d Perphenazin (z. B. Decentan®) hinsichtlich der akuten paranoid-halluzinatorischen Symptomatik während eines achtwöchigen Klinikaufenthalts relativ gut remittiert. Nach sechs Monaten habe er auf Drängen des Patienten die Medikation ausschleichend abgesetzt. Da Konzentrations- und Aufmerksamkeitsstörungen weiter bestanden hätten, habe der Patient jedoch den Besuch des Gymnasiums abbrechen müssen. Er habe dann eine Lehre zum Einzelhandelskaufmann begonnen und auch abgeschlossen.

Bei der zweiten Episode vor zwei Jahren sei die psychotische Symptomatik stationär unter einer Medikation mit Flupentixol (z. B. Fluanxol®) ebenfalls gut abgeklungen. Die Konzentrations- und Aufmerksamkeitsstörungen und Schwierigkeiten in sozialen Kontakten seien seither aber so ausgeprägt, dass er beruflich keinen Anschluss mehr gefunden habe, jetzt arbeitslos sei und auch ansonsten sehr zurückgezogen lebe.

Der Patient habe erst nach Ablauf der zweiten Episode wieder Kontakt zu ihm aufgenommen. Seither habe er 15 mg/d Flupentixol zunächst oral eingenommen. Seit einigen Monaten erhalte er es alle zwei Wochen als Depotpräparat intramuskulär in einer Dosis von 40 mg, da er die orale Medikation nur unregelmäßig eingenommen hatte.

Untersuchung

In der Untersuchungssituation sitzt Ihnen ein jünger wirkender, etwas ungepflegter Patient gegenüber, der im Wesentlichen den Krankheitsverlauf, wie ihn der Nervenarzt in seinem Bericht beschrieben hatte, bestätigt. Im Gespräch hat der Patient wiederholt Schwierigkeiten, den Faden nicht zu verlieren, ist umständlich, teilweise unkonzentriert und unaufmerksam. Der Patient beklagt, dass er den ganzen Tag mehr oder weniger „rumhänge", „nichts mehr auf die Reihe bringe"; morgens liege er lange im Bett und nachts sehe er bis 2:00 Uhr fern. Das Schlafen sei kein Problem. Er habe nur wenig Kontakt zum Vater. Aktivitäten mit anderen Menschen bereiteten ihm keine Freude, überhaupt könne er nichts mehr richtig genießen. Auch an Sexualität habe er das Interesse fast vollständig verloren. Zweimal habe er versucht, wieder eine Arbeit als Einzelhandelskaufmann aufzunehmen, sei aber wegen schlechter Leistungen „rausgeflogen". Er sei in den letzten zwei Jahren „einfach nicht mehr auf die Beine gekommen". Er sehe zwar nicht so recht ein, warum sein Nervenarzt ihn zur stationären Aufnahme schicke (von den Medikamenten halte er sowieso nicht viel, die würden ihn nur müde und „steif" machen), auf der anderen Seite könne es so aber auch nicht weitergehen. Er wolle mal sehen, was der Klinikaufenthalt „so für ihn bringe".

Ihre Fragen nach Wahrnehmungsstörungen (z. B. akustische Halluzinationen), Ich-Störungen (z. B. Gedankeneingebung oder -entzug, Fremdbeeinflussungserleben), Wahnerleben und Schlafstörungen verneint er. Er kann Ihre Fragen zur Orientierung korrekt beantworten; Suizidgedanken oder Suizidabsichten hat er keine.

FRAGE

Beschreiben Sie den psychopathologischen Befund, den Sie der Anamneseschilderung und der Untersuchung entnehmen können.

Der Patient ist bewusstseinsklar und zu allen Qualitäten orientiert. Es bestehen Konzentrations- und Aufmerksamkeitsstörungen. Der formale Gedankengang wirkt umständlich und assoziativ gelockert. Es bestehen aktuell keine Hinweise für Wahnerleben, Halluzinationen oder Ich-Störungen. Im Affekt erscheint der Patient **verflacht** (damit bezeichnet man Symptome wie Gefühlsleere und Abstumpfung, „Wurstigkeit" und Gleichgültigkeit, verminderte emotionale Ansprechbarkeit). Es besteht eine **Anhedonie** (Verlust der Fähigkeit, Freude zu empfinden) und ein sozialer Rückzug sowie eine Antriebsminderung („rumhängen", lange im Bett liegen). Schlafstörungen liegen nicht vor. Es besteht kein Anhalt für akute Eigen- oder Fremdgefährdung.

FRAGE

Mit welchem Fachausdruck bezeichnet man die hier vorliegende Symptomatik?

Es handelt sich um eine sogenannte **schizophrene Negativsymptomatik.** ➤ Tabelle 24.1 stellt sogenannte Negativ- und Positivsymptome der Schizophrenie gegenüber. Negativ- und Positivsymptome können gleichzeitig bestehen, es ist jedoch wie in unserem Fall häufig zu beobachten, dass während der akuten Krankheitsepisode Positivsymptome dominieren, während zwischen den akuten Krankheitsepisoden Negativsymptome bestehen bleiben.

Tab. 24.1 Negativ- und Positivsymptome bei Schizophrenie.

Negativsymptome	Positivsymptome
Affektverflachung	Halluzinationen
Verarmung von Sprache, Mimik, Gestik	Wahn
Apathie	Ich-Störungen
Anhedonie	Bizarres Verhalten

Tab. 24.1 Negativ- und Positivsymptome bei Schizophrenie. *(Forts.)*

Negativsymptome	Positivsymptome
Aufmerksamkeitsstörungen	Formale Denkstörungen
Sozialer Rückzug	

Bei unserem Patienten können rückblickend auch vor der ersten schizophrenen Episode eine Negativsymptomatik und außergewöhnliche Verhaltensweisen (Beschäftigung mit für den Patienten ungewöhnlicher Lektüre) diagnostiziert werden.

Man spricht hier auch von der **Prodromalphase** einer Schizophrenie, d. h. einer Phase, die der akuten Episode vorausgeht und durch Negativsymptome gekennzeichnet ist. Sehr häufig lässt sich früh ein sogenannter **Leistungsknick** beobachten (in unserem Fall ließen ein Jahr vor der ersten Episode die schulischen Leistungen nach). Es können aber als Prodromi auch andere Symptome auftreten, wie z. B. depressive Syndrome, Zwangsgedanken und -handlungen oder dysmorphophobe Ängste (subjektive Überzeugung, in irgendeiner Form körperlich fehlgestaltet zu sein, ohne dass tatsächlich eine Fehlbildung besteht).

M E R K E
Zu den Negativsymptomen bei Schizophrenien gehören u. a. Aufmerksamkeitsstörungen, Affektverflachung, Anhedonie, Apathie und sozialer Rückzug. Schizophrene Positivsymptome sind z. B. Halluzinationen, Wahn und Ich-Störungen.

F R A G E
Welche Verdachtsdiagnose stellen Sie?

Aufgrund des Krankheitsverlaufs und der im Vordergrund stehenden Negativsymptomatik stellen Sie die Verdachtsdiagnose eines **schizophrenen Residuums**. Diese Diagnose kann nach **ICD-10** gestellt werden, wenn folgende Kriterien vorliegen:
- In der Vorgeschichte trat mindestens ein psychotisches Zustandsbild auf, das die Kriterien einer Schizophrenie erfüllte (➤ Fall 3).
- In den letzten 12 Monaten waren ausgeprägte Negativsymptome vorhanden, während floride Symptome, wie z. B. Wahn und Halluzinationen, mit geringer oder wesentlich verminderter Intensität vorlagen.

Das schizophrene Residuum kann zeitlich begrenzt z. B. im Übergang von der akuten Krankheitsphase zur vollständigen Remission oder aber kontinuierlich über viele Jahre mit und ohne akute Exazerbation auftreten. Auch wenn der Begriff Residualzustand es suggeriert, ist ein Residualzustand nicht zwangsläufig irreversibel (zur Therapie s. u.)!

M E R K E
Die Diagnose eines schizophrenen Residuums kann gestellt werden, wenn in der Vorgeschichte mindestens eine schizophrene Episode vorlag und über mindestens 12 Monate Negativsymptome das klinische Bild beherrschen.

F R A G E
Handelt es sich hier um einen typischen Verlauf einer schizophrenen Psychose? Welche weiteren häufigen Verlaufsformen kennen Sie?

Der Verlauf schizophrener Psychosen kann sehr unterschiedlich sein. In ➤ Abbildung 24.1 sind drei häufige Verlaufsformen dargestellt. Bei unserem Patienten handelt es sich um einen episodischen Verlauf einer Schizophrenie mit einem zunehmenden Residuum (zweite Verlaufsform in Abbildung 24.1). Diese Verlaufsform tritt in ca. 20–25 % der Fälle auf.

Für die tägliche klinische Arbeit ist es meist ausreichend, zwischen Prodromalphase (Monate bis Jahre, Negativsymptomatik; > 50 % der Fälle), aktiver Phase (akute „floride" Positivsymptomatik) und Residualphase (Negativsymptomatik mit oder ohne Positivsymptome; ca. 60–75 % der Fälle) zu unterscheiden.

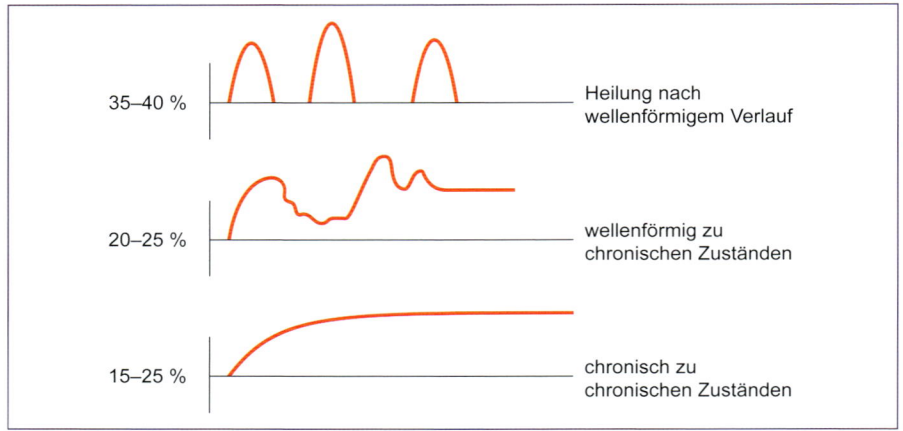

Abb. 24.1 Mögliche Verlaufsformen einer Schizophrenie. [M515]

F R A G E

Nennen Sie die Symptome der Erkrankung bzw. Umstände, die eher einen schlechten Verlauf der Erkrankung unseres Patienten erwarten lassen.

Grundsätzlich gibt es kein Symptom bzw. keinen Umstand, anhand dessen es möglich wäre, bei der Ersterkrankung sicher den weiteren Verlauf vorauszusagen. Aus epidemiologischen Studien weiß man jedoch, welche Symptome bzw. Umstände für einen eher günstigen und welche für einen eher ungünstigen Verlauf sprechen (➤ Tab. 24.2). Aus der Tabelle können Sie entnehmen, dass die Symptome unseres Patienten für den eher ungünstigen Verlauf der Erkrankung sprechen.

Tab. 24.2 Prädiktoren für einen guten und einen schlechten Verlauf schizophrener Psychosen.

Gute Prognose	Schlechte Prognose
Verheiratet	Geschieden, getrennt
Weiblich	Männlich
Gute Anpassung im Arbeits- und Freizeitbereich	Soziale Isolation
Stress oder akute schwere Lebensereignisse vor Krankheitsausbruch	Anpassungsprobleme während der Adoleszenz

Tab. 24.2 Prädiktoren für einen guten und einen schlechten Verlauf schizophrener Psychosen. *(Forts.)*

Gute Prognose	Schlechte Prognose
Seltene und kurze Krankheitsphasen	Lange und häufige Krankheitsphasen
Akuter Krankheitsbeginn	Schleichender Krankheitsbeginn
Affektive Auffälligkeiten	Negativsymptomatik, akustische Halluzinationen, Wahnideen
Frühzeitige Behandlung einer floriden psychotischen Symptomatik, gutes initiales Ansprechen auf Antipsychotika	Lange pharmakologisch unbehandelte produktiv psychotische Symptomatik

Ein ganz entscheidender Faktor für den Verlauf schizophrener Psychosen ist die **Therapie mit Antipsychotika.** Man weiß heute, dass ca. 60–80 % der schizophren Erkrankten innerhalb von zwei Jahren nach dem ersten Klinikaufenthalt einen Rückfall erleiden. Durch die Therapie mit Antipsychotika kann die Rückfallrate gegenüber einer Placebobehandlung um mindestens 50 % reduziert werden! Bei unserem Patienten hat wahrscheinlich auch das zu frühe Absetzen der Medikation zum schlechten Krankheitsverlauf beigetragen. Sogar bei einer Ersterkrankung mit Vollremission muss die Therapie mit Antipsychotika für mindestens zwölf Monate fortgesetzt werden und kann dann ausschleichend über drei Monate abgesetzt werden. Wie in unserem Fall (keine Vollremission, sondern Bestehenbleiben einer Residualsymptomatik) hätte die antipsychotische Medikation fortgesetzt werden müssen, was aber an der Compliance des Patienten gescheitert war (➤ Fall 3).

MERKE

Entscheidend für den Verlauf schizophrener Psychosen ist eine konsequente pharmakologische Therapie. Dadurch kann die Rückfallrate deutlich gesenkt werden!

FRAGE
Welche therapeutischen Möglichkeiten stehen Ihnen in unserem Fall zur Verfügung?

Zum einen bietet sich als therapeutische Intervention eine Umstellung der Medikation an, da unter der aktuellen Depotmedikation mit einem klassischen Antipsychotikum eine erhebliche Negativsymptomatik besteht und heute mehrere Substanzen zur Verfügung stehen, die eine gute Wirksamkeit auf schizophrene Negativsymptomatik zeigen. Neben der medikamentösen Behandlung sind psychotherapeutische und soziotherapeutische Interventionen wichtige Bestandteile der Therapie.

FRAGE
Welches Medikament bietet sich hier zur Behandlung an? Begründen Sie Ihre Entscheidung.

Mit klassischen hochpotenten Antipsychotika lassen sich Negativsymptome der Schizophrenie häufig weniger gut beeinflussen. Geeigneter sind oft die sogenannten **atypischen Neuroleptika** (Unterscheidung atypischer und klassischer Neuroleptika ➤ Fall 3 und ➤ Fall 27), die man heute besser als Antipsychotika der 2. Generation bezeichnet. Die Datenlage ist dabei bisher am besten für Clozapin (z. B. Leponex®); aber auch für einige andere Substanzen konnte eine günstige Wirkung auf die Negativsymptomatik gezeigt werden. Zu nennen sind z. B. Olanzapin (Zyprexa®), Risperidon (Risperdal®), Amisulprid (Solian®) und Quetiapin (Seroquel®) (Richtlinien zur Behandlung mit Leponex® ➤ Fall 27).

Verlauf

Sie stoppen bei ihrem Patienten die Depotinjektionen von Fluanxol und beginnen überlappend eine Behandlung mit Clozapin (Testdosis: 12,5 mg). Da der Patient die Testdosis gut verträgt, dosieren Sie die Medikation stufenweise bis 250 mg/d auf. Bis auf einen erhöhten Speichelfluss (der sich unter 50 mg/d Pirenzepin, z. B. Gastrozepin® deutlich bessert) sowie eine leicht erhöhte Tagesmüdigkeit verträgt der Patient die Medikation sehr gut.

FRAGE

Schildern Sie die Bausteine der psycho- und soziotherapeutischen Interventionen.

Entscheidend ist bei Behandlungsbeginn der **Aufbau einer tragfähigen Beziehung** zwischen Patient und Therapeut, denn nur dann wird der Patient zu den notwendigen Behandlungsschritten zu motivieren sein.

Psychotherapeutische Interventionen umfassen die Vermittlung eines verständlichen und akzeptablen **Krankheitsmodells** für

• Entstehung
• Symptomatik
• Behandlung der Erkrankung.

Aus diesem Modell geht auch die hohe Bedeutung der medikamentösen Behandlung als **Rückfallschutz** hervor. Dies ist besonders wichtig, da viele Antipsychotika – wie hier in unserem Fall Clozapin – nur oral angewendet werden können, sodass der Patient für eine selbstständige Einnahme des Medikaments über längere Zeit erst motiviert werden muss.

Überdies benötigen die meisten Patienten die Unterstützung des Therapeuten, um sich mit den durch die Schizophrenie verursachten Funktions- und Ressourceneinbußen auseinanderzusetzen. In einem weiteren Schritt sollte die Aufmerksamkeit auf „Stärken" und individuelle Bewältigungsmöglichkeiten („Ressourcen") des Betroffenen gerichtet werden: Der Patient erarbeitet sich z. B. zusammen mit Ihnen und seinen Angehörigen einen individuellen **Krisenplan,** der „seine" Frühsymptome und gestufte Strategien enthält, die er bei einem drohenden Rückfall ergreifen kann (z. B. Erhöhung der Medikation im Selbstmanagement, Aufsuchen des behandelnden Arztes).

Die meisten Rehabilitationsprogramme für Patienten mit schizophrenen Erkrankungen beinhalten überdies differenzierte Interventionen zum **Training sozialer Wahrnehmung** und **sozialer Fertigkeiten** (z. B. zur Reduktion sozialer Kontaktängste) und Kommunikation von Problemlösefertigkeiten. Es hat sich gezeigt, dass ein frühzeitiges Einbeziehen von Angehörigen in psychoedukative und ressourcenorientierte Behandlungsbausteine sehr hilfreich ist. Die Wirksamkeit bestimmter **familientherapeutischer Behandlungsprogramme** für die Aufrechterhaltung des Therapieerfolgs konnte nachgewiesen werden.

Die **Soziotherapie** der Schizophrenie umfasst ein breites Spektrum von Interventionsmöglichkeiten, die in der Therapieplanung individuell auf den Patienten und seine Bedürfnisse abgestimmt werden. Die soziotherapeutischen Komponenten können in stationären, teilstationären und ambulanten Einrichtungen durchgeführt werden. Dazu gehören z. B.:

• Ergotherapie
• Arbeitstherapie
• berufliche Rehabilitationsprogramme

- sozialpsychiatrische Dienste als Kontakt- und Beratungsstellen
- betreute Wohneinrichtungen
- Tagesstätten
- Selbsthilfe- oder Angehörigengruppen.

Ziel ist die Verkürzung stationärer Behandlungszeiten und die gemeindenahe Versorgung des Patienten.

F R A G E
Sie haben im Rahmen des „Krisenplans" die Erfassung von Frühwarnzeichen einer schizophrenen Psychose angesprochen. Nennen Sie Beispiele.

Die Aufklärung über typische Frühwarnsymptome einer Schizophrenie ist ein wichtiger Baustein der Therapie. Am günstigsten ist es, individuell die ersten Symptome der beginnenden schizophrenen Episode an der vorangegangen Krankheitsphase mit dem Patienten zu besprechen. Auf jeden Fall sollte der Patient über folgende häufig auftretende Frühwarnsymptome informiert sein:
- Ruhelosigkeit
- Nervosität und Gespanntheit
- Schlafstörungen
- Schwierigkeiten bei der Arbeit, Überforderungsgefühle
- Konzentrations- und Gedächtnisstörungen
- sozialer Rückzug.

Wichtige Frühwarnsymptome einer akuten schizophrenen Episode sind Nervosität, Schlafstörungen, Schwierigkeiten bei der Arbeit, Konzentrations- und Gedächtnisstörungen sowie sozialer Rückzug.

M E R K E

Verlauf

Durch die Therapie mit Clozapin stabilisiert sich der Zustand Ihres Patienten innerhalb von zwölf Wochen. Die formalen Denkstörungen bilden sich zurück. Antrieb und Konzentration sind verbessert. Der Patient ist jetzt in der Lage, erste Schritte einer beruflichen Rehabilitation zu planen. Nach einem computergestützten Trainingsprogramm für kognitive Fähigkeiten (Wahrnehmung, Aufmerksamkeit, Konzentration, Durchhaltevermögen etc.) kann sich der Patient zunehmend in Ergo- und Arbeitstherapie (Schreinerei) belasten. Nach 16 Wochen stationärer Therapie kann der Patient in einer beruflichen Rehabilitationsklinik weiterbehandelt werden, in der er weiter schrittweise an den Arbeitsprozess herangeführt wird. In diesem Rahmen absolviert er auch erfolgreich ein Praktikum bei einer größeren Firma.

Ein Jahr nach der stationären Behandlung lebt der Patient in einer betreuten Wohngemeinschaft und arbeitet als Verkäufer in einer großen Gärtnerei. Er nimmt 200 mg Leponex®/d ein, das er bis auf einen erhöhten Speichelfluss (Therapie mit 25 mg Gastrozepin®/d) gut verträgt.

Lernziele
Negativ- und Positivsymptomatik der Schizophrenie
Symptomatik des schizophrenen Residuums
Verlaufsformen der Schizophrenie
Frühwarnsymptome der Schizophrenie
Therapie des schizophrenen Residuums

 ICD-10

F20.5   Schizophrenes Residuum

25 Bauchschmerzen

Erstgespräch

Eine 32-jährige verheiratete Fachverkäuferin wird von ihrer Hausärztin an Sie zur Diagnostik und Therapie überwiesen. Die Ärztin schreibt in ihrem Überweisungsbericht, die Patientin klage schon seit mehr als zwei Jahren über immer wieder wechselnde körperliche Beschwerden, ohne dass jemals ein richtungweisender körperlicher Befund festgestellt wurde. Zuletzt habe die Abklärung von Magen-Darm-Beschwerden mehr als sechs Monate in Anspruch genommen. Es seien eine Gastroskopie, eine Koloskopie, eine Stuhluntersuchung auf pathogene Keime und eine Magen-Darm-Passage durchgeführt worden, ohne dass sich ein pathologischer Befund erheben ließ.

Beim Erstkontakt berichtet die Patientin sehr ausführlich und detailliert von ihren unterschiedlichen Beschwerden, die vor mehr als zwei Jahren begonnen hätten. Damals habe sie an einer schweren Bronchitis gelitten, die erst auf eine Antibiotikagabe nachgelassen habe. Überhaupt habe sie damals viel Stress gehabt, mit ihrem Mann habe es häufig Streit gegeben. Direkt im Anschluss an die Bronchitis habe sie über mehrere Monate an Brustschmerzen und Kurzatmigkeit gelitten. Später hätten sich Gelenkschmerzen sowie Taubheits- und Kribbelgefühle eingestellt. Vor einem Jahr sei es dann ganz schlimm gewesen: Sie habe starke Schmerzen beim Wasserlassen gehabt, was sich auch durch mehrmalige Antibiotikabehandlung nicht gebessert habe. Seit ca. sechs Monaten habe sie ständig einen schlechten Geschmack im Mund, leide häufig unter dünnem Stuhlgang und habe das Gefühl, dass ihr Bauch aufgebläht sei.

Sie glaube, dass hinter den Beschwerden eine körperliche Erkrankung stecke. Sie taste sich daher z. B. häufig den Bauch ab, um Verhärtungen aufzuspüren. Wenn die Hausärztin keine körperliche Ursache gefunden habe, sei sie zwar für kurze Zeit beruhigt, sobald die Beschwerden aber am nächsten Tag wieder begännen, mache sie sich erneut große Sorgen. Inzwischen könne sie ihrem Beruf nicht mehr richtig nachgehen; sie sei häufig krank geschrieben, insgesamt 50 Tage im letzten Jahr. Bei der Arbeit müsse sie auch häufig Pausen machen und lege sich oft hin, um auszuruhen. Das ewige Hin und Her mit den Symptomen und den Arztbesuchen mache sie „ganz fertig". Dass sie einmal bei einem Psychiater und Psychotherapeuten landen würde, hätte sie nie gedacht, schließlich sei sie ja nicht verrückt. Sie erwarte sich jedoch Hilfe, mit den körperlichen Beschwerden fertig zu werden.

FRAGE
Was in diesem Fall ist das Leitsymptom?

Leitsymptom sind die **körperlichen Beschwerden** bzw. **Symptome, für die sich keine organische Ursache finden lassen.** Bei unserer Patientin betreffen die Beschwerden verschiedene Organsysteme, nämlich das kardiovaskuläre System (Atemlosigkeit ohne Anstrengung, Brustschmerzen), den Gastrointestinaltrakt und das Nervensystem (Taubheitsgefühl, Kribbelparästhesien).

FRAGE
Wie nennt man die Gruppe von Störungen, die durch körperliche Beschwerden oder Symptome ohne nachweisbare organische Ursache gekennzeichnet sind? Welche Begriffe hat man früher für diese Erkrankungen verwendet?

Störungen, bei denen körperliche Beschwerden ohne organische Ursache bestehen, bezeichnet man als **somatoforme Störungen.** Der Begriff „somatoform" weist darauf hin, dass die Symptomatik klinisch zunächst an eine organische Ursache denken lässt.

Früher wurden stattdessen Begriffe wie funktionelle Beschwerden, psychovegetative Labilität, vegetatives Syndrom, nervöses Erschöpfungssyndrom oder psychosomatischer Beschwerdekomplex verwendet.

FRAGE
Welche Formen somatoformer Störungen kennen Sie?

Somatoforme Störungen sind ein Überbegriff für verschiedene Krankheitsbilder, von denen die drei wichtigsten sind:
- Somatisierungsstörung (ICD-10: F 45.0)
- anhaltende somatoforme Schmerzstörung (ICD-10: F 45.4, ➤ Fall 44)
- hypochondrische Störung (ICD-10: F 45.2, ➤ Fall 47).

MERKE   Somatoforme Störungen sind eine Gruppe von Erkrankungsbildern, bei denen die bestehenden körperlichen Beschwerden nicht durch eine diagnostizierbare körperliche Erkrankung erklärt werden können. Die wichtigsten Unterformen sind die Somatisierungsstörung, die anhaltende somatoforme Schmerzstörung und die hypochondrische Störung.

FRAGE
Welches der drei genannten Krankheitsbilder besteht bei unserer Patientin? Grenzen Sie die beiden anderen Krankheitsbilder davon ab.

Folgende Kriterien sind für die Klassifikation eine einfache klinische Orientierungshilfe: Zunächst klären Sie, ob körperliche Beschwerden oder ob Ängste (nämlich an einer körperlichen Krankheit zu leiden) im Vordergrund der Beschwerdeschilderung stehen. Stehen körperliche Beschwerden im Vordergrund, klären Sie weiter ab, ob mehrere Symptome bestehen, was für eine Somatisierungsstörung spricht. Handelt es sich um ein einziges Symptom (Schmerz), besteht der V. a. eine somatoforme Schmerzstörung. Wenn die Ängste überwiegen, besteht der Verdacht auf eine hypochondrische Störung.

Wie Sie der ➤ Tabelle 25.1 entnehmen können, erfüllt die Patientin die Kriterien für eine **Somatisierungsstörung.** In den beiden weiteren Tabellen (➤ Tab. 25.2, ➤ Tab. 25.3) sind die diagnostischen Kriterien für die anhaltende somatoforme Schmerzstörung und die hypochondrische Störung aufgeführt.

MERKE   Bei der Somatisierungsstörung und der anhaltenden somatoformen Schmerzstörung steht die Klage über körperliche Symptome, bei der Hypochondrie die Angst, an einer körperlichen Krankheit zu leiden, im Vordergrund der Beschwerdeschilderung.

Tab. 25.1 Diagnosekriterien der Somatisierungsstörung nach ICD-10.

1.	Multiple und wechselnde körperliche Symptome über mindestens zwei Jahre, die nicht ausreichend durch eine körperliche Erkrankung erklärt werden können
2.	Andauerndes Leiden und mehrfache Arztkonsultationen
3.	Keine oder nur unzureichende Akzeptanz der ärztlichen Feststellung, dass keine ausreichende körperliche Ursache für die körperlichen Symptome besteht
4.	Mindestens sechs Symptome aus mindestens zwei verschiedenen Gruppen: gastrointestinale Symptome, kardiovaskuläre Symptome, urogenitale Symptome sowie Haut- und Schmerzsymptome

Tab. 25.2 Diagnosekriterien der anhaltenden somatoformen Schmerzstörung nach ICD-10.

1.	Ein schwerer und belastender Schmerz ohne organische Ursache, der mindestens sechs Monate lang an den meisten Tagen besteht und den Hauptfokus in der Aufmerksamkeit des Patienten darstellt
2.	Eine Diagnosestellung soll nur erfolgen, wenn der Schmerz das klinische Bild beherrscht und keine weiteren, klinisch relevanten Somatisierungssymptome vorliegen
3.	Der Schmerz tritt in Verbindung mit emotionalen Konflikten oder psychosozialen Problemen auf

Tab. 25.3 Diagnosekriterien der hypochondrischen Störung nach ICD-10.

1.	Eine über mindestens sechs Monate anhaltende Angst und Überzeugung, an einer körperlichen Krankheit zu leiden
2.	Andauerndes Leiden oder Beeinträchtigung des alltäglichen Lebens sowie Aufsuchen von medizinischen Behandlungen
3.	Keine oder nur unzureichende Akzeptanz der ärztlichen Feststellung, dass keine ausreichende körperliche Ursache für die körperlichen Symptome besteht

F R A G E

Bei den meisten Menschen treten ähnliche Symptome irgendwann einmal während des Lebens auf. Nennen Sie Kriterien, die helfen, solche „normalen Beschwerden" von einer somatoformen Störung zu unterscheiden.

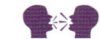

Entscheidend sind die **Dauer** und der **Ausprägungsgrad** der Beschwerden. Wie Sie in den Diagnosekriterien gesehen haben, müssen die Beschwerden dauerhaft bestehen, d. h. bei der Somatisierungsstörung über mindestens zwei Jahre und bei der Schmerzstörung und der Hypochondrie über mindestens sechs Monate. Weiterhin müssen die Beschwerden so stark ausgeprägt sein, dass sie ein ständiges Leiden bzw. eine deutliche Beeinträchtigung in der Lebensführung verursachen.

F R A G E

Auch während einer Panikattacke können die Symptome, unter denen die Patientin leidet, auftreten (➤ Fall 9). Warum handelt es sich bei der Panikstörung nicht um eine Somatisierungsstörung?

Bei der Panikstörung treten die genannten Symptome nur während der Panikattacke auf. ➤ Tabelle 25.4 stellt weitere Unterscheidungsmerkmale einer somatoformen Störung und einer Panikstörung gegenüber.

Tab. 25.4 Vergleich von Panikstörung und somatoformer Störung.

Panikstörung	Somatoforme Störung
Attackenförmig	Überdauernde Angst/Sorgen
Schnelle unmittelbare körperliche Bedrohung („jetzt")	Langsame Entwicklung und Bedrohung („später")
Angst im Vordergrund	Körpernahe Wahrnehmung
Flucht/Vermeidung als unmittelbare Bedrohungsabwehr	Medizinische Hilfe als primäres Mittel der Bedrohungsabwehr

FRAGE

Die Patientin sagte, dass sie „das ewige Hin und Her mit den Symptomen und den Arztbesuchen ganz fertig mache". Welche häufige komorbide Erkrankung könnte hier vorliegen und wie klären Sie diese diagnostisch ab? Kennen Sie weitere häufige komorbide Erkrankungen?

Die Bemerkung der Patientin könnte auf das Vorliegen eines **depressiven Syndroms** hinweisen. Sie erheben daher wie immer (!) einen kompletten psychopathologischen Befund (➤ Fall 5). Folgende Erkrankungen können gemeinsam mit einer somatoformen Störung vorliegen:
- depressive Erkrankung bei bis zu ⅔ der Patienten
- Angsterkrankungen (20–50 %)
- Zwangsstörungen (ca. 20 %)
- Alkohol- oder Medikamentenabhängigkeit bzw. -missbrauch (ca. 20 %).

Diagnostik

Ihre erweiterte psychiatrische Diagnostik ergibt keinen Hinweis für eine komorbide psychische Erkrankung. Die Patientin klagt zwar über rasche Erschöpfbarkeit, depressive Symptome lassen sich aber nicht erheben. Auch eine Angst- oder Zwangserkrankung, eine Alkohol- oder Medikamentenabhängigkeit bestehen nicht.

FRAGE

Warum ist es so wichtig, bei somatoformen Störungen immer das Bestehen einer komorbiden Erkrankung abzuklären?

Wie auch bei anderen psychischen Erkrankungen können komorbide Erkrankungen zum einen die **Symptomatik der Primärerkrankung verstärken bzw. aufrechterhalten:** So kann z. B. eine schwere Depression zur Zunahme der körperlichen Beschwerden führen.

Zum anderen kann durch komorbide Erkrankungen die **Therapie der Primärerkrankung erheblich erschwert** werden.

Komorbide Erkrankungen wie z. B. eine schwere Depression oder Zwangsstörung müssen daher **immer bevorzugt therapeutisch angegangen** werden. Umgekehrt ist zu berücksichtigen, dass sich eine depressive Episode nicht selten in Form vielfältiger körperlicher Beschwerden manifestiert (eine sogenannte „**larvierte Depression**") und die Leitsymptome (Störung von Affekt und Antrieb) erst bei genauerer Anamneseerhebung zutage treten.

Bei einer erfolgreichen antidepressiven Behandlung ist in dem Fall einer vorliegenden depressiven Störung auch eine Remission der körperlichen Symptome zu erwarten.

FRAGE
Welche Therapieverfahren kennen Sie zur Behandlung von somatoformen Störungen?

Es kommen psychotherapeutische und medikamentöse Therapieverfahren infrage. Als effektive Psychotherapie hat sich die **kognitive Verhaltenstherapie** erwiesen.

Medikamente werden im Wesentlichen zur Behandlung der **somatoformen Schmerzstörung** eingesetzt, während Wirksamkeitsnachweise zur medikamentösen Behandlung für die Somatisierungsstörung und die hypochondrische Störung noch fehlen.

Bei der anhaltenden somatoformen Schmerzstörung kann ein **niedrig dosiertes trizyklisches Antidepressivum** Linderung bringen (in der Regel wird etwa die halbe Tagesdosis, bezogen auf die übliche antidepressiv wirksame Dosis, verordnet). Die Datenlage ist am besten für Amitriptylin (z. B. Saroten retard®) in einer Dosis von 50–75 mg. Aber auch die neueren, ebenfalls durch das serotonerge und noradrenerge System wirkenden Antidepressiva Venlafaxin (Trevilor®) und Duloxetin (Cymbalta®) haben eine nachgewiesene schmerzdistanzierende Wirkung.

FRAGE
Welches Problem ergibt sich bei der Behandlung somatoformer Störungen mit Psychopharmaka?

Antidepressiva und andere Psychopharmaka werden von Patienten mit somatoformen Störungen, insbesondere von Patienten mit Somatisierungsstörung, häufig nicht toleriert, da sie aufgrund der **Nebenwirkungen** zumindest initial die **Symptomatik verschlechtern** können. Die Patienten bitten daher oft rasch um das Absetzen des Medikaments, bevor eine therapeutisch wirksame Dosis erreicht wurde.

FRAGE
Auf welcher Modellvorstellung der Entstehung und Aufrechterhaltung somatoformer Störungen basiert die kognitive Verhaltenstherapie?

Kognitiv verhaltenstherapeutische Therapieansätze basieren auf einem **psychophysiologischen Modell** der somatoformen Störungen, das in ➤ Abbildung 25.1 skizziert ist:

Das psychophysiologische Modell versteht die somatoformen Störungen als das Produkt eines **Teufelskreises,** in dem körperliche Symptome und Empfindungen als bedrohliche Krankheitszeichen wahrgenommen werden. Diese **Fehlwahrnehmung** kann durch bestimmte **Auslöser** getriggert werden, wie z. B. spezifische Informationen über eine bestimmte Krankheit, eine tatsächlich vorliegende körperliche Erkrankung oder auch psychosoziale Belastungsfaktoren. Diese Wahrnehmung der Symptome als bedrohlich führt zu

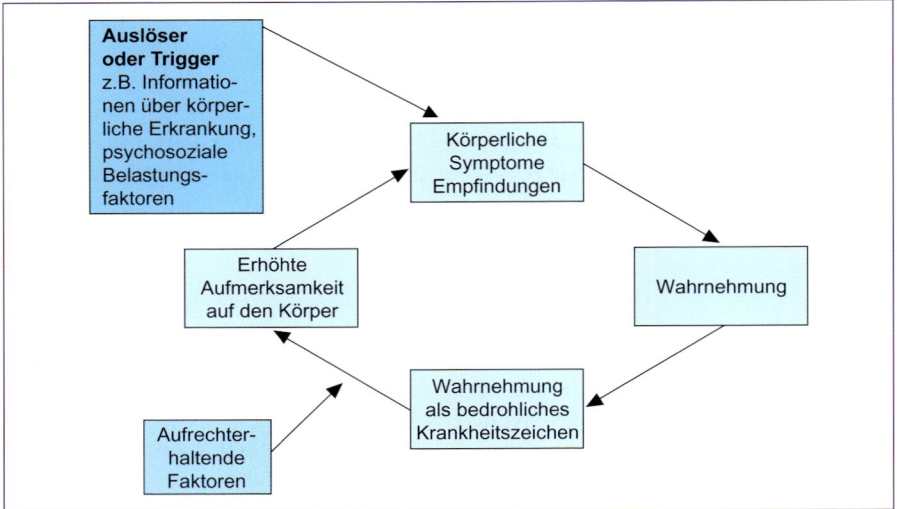

Abb. 25.1 Psychophysiologisches Modell somatoformer Störungen. [M515]

einer erhöhten Aufmerksamkeitslenkung auf den Körper, was wiederum zu einer verstärkten Wahrnehmung von Körpersymptomen führt usw.

F R A G E

Welche Verhaltensweisen der Patientin, die den Teufelskreis aufrechterhalten, können Sie aus der Anamneseschilderung entnehmen?

Zu den aufrechterhaltenden Verhaltensweisen gehören das **Kontrollverhalten** („checking"), also bei unserer Patientin z. B. das Abtasten des Bauchbereichs auf Verhärtungen. Kontrollverhalten bezogen auf den Körper führt zu einer erhöhten Aufmerksamkeitslenkung auf den Körper, sodass körperliche Symptome verstärkt wahrgenommen werden.

Weitere aufrechterhaltende Faktoren sind die **häufigen Arztbesuche,** die zu einer verstärkten Aufmerksamkeitslenkung auf den Körper führen, und das **Schonverhalten.** Schonverhalten kann dazu führen, dass durch einen verminderten Trainingszustand bei Belastung häufiger körperliche Missempfindungen entstehen, die wiederum als krankhaft bewertet werden. Eine dadurch bedingte Erhöhung des Schon- und Vermeidungsverhaltens kann zu einer weiteren Reduktion der körperlichen Belastbarkeit führen.

F R A G E

Leiten Sie aus dem psychophysiologischen Modell spezifische Elemente der Verhaltenstherapie für unsere Patientin ab.

Die Vermittlung eines **psychophysiologischen Krankheitsmodells** ist ein zentraler Baustein der Verhaltenstherapie von Somatisierungsstörungen. Wichtig ist dabei jedoch immer, sehr behutsam vorzugehen und der Patientin nicht den Eindruck zu vermitteln, man wolle ihr das eigene ärztliche Krankheitsverständnis „überstülpen". Die treffende Bezeichnung für das ideale therapeutische Vorgehen ist (nicht nur für diesen Fall!) das „**geleitete Entdecken**".

Bei der Vermittlung des psychophysiologischen Modells sind **Symptomtagebücher** hilfreich, anhand derer situative Einflüsse auf das körperliche Befinden erfasst werden. Sie machen deutlich, welchen Einfluss psychosoziale Faktoren (z. B. konflikthafte Auseinandersetzung mit dem Ehemann) auf das psychische und körperliche Wohlbefinden haben können.

Auch **Verhaltenstests** können hilfreich sein, um psychophysiologische Zusammenhänge deutlich zu machen, wie z. B. Übungen zur gelenkten Aufmerksamkeit, die zeigen, dass die völlige Konzentration auf eine Körperfunktion (z. B. Schlucken) zu einer Misswahrnehmung derselben führt.

Ein weiteres Therapieelement ist der **Abbau aufrechterhaltender Faktoren:** Dazu gehört die Reduktion des „Checking"-Verhaltens und der Abbau von Rückversicherungen durch Arztbesuche. Ziel ist es, die Arztbesuche zeitkontingent zu steuern, d. h., dass sich die Patientin nur zu bestimmten festgelegten Zeitpunkten körperlich untersuchen lässt, und nicht wie bisher immer sofort dann, wenn subjektiv Symptome auftreten. Das Schonverhalten wird durch ein stufenweises Aufbau- und Konditionstraining ersetzt, das die Patientin zunehmend fordert, aber nicht überfordert. Zusätzlich sollte die Patientin ein Entspannungsverfahren, wie z. B. die progressive Muskelrelaxation nach Jacobson, erlernen.

Verlauf

Die Patientin hat sich nach dem Erstkontakt und drei Wochen Bedenkzeit für eine ambulante Psychotherapie entschieden, die Sie zunächst auf 25 Therapiesitzungen in einem Zeitraum von 6 Monaten begrenzt haben. Für diese Zeit haben Sie mit der Patientin erreichbare Ziele vereinbart, z. B. eine Reduktion der zeitlichen Inanspruchnahme durch körperliche Symptome um 50 %, eine Reduktion der „Körperarzt"-Besuche um 80 % und eine Reduktion der Fehlzeiten bei der Arbeit um 50 %.

Neben den oben genannten spezifischen Therapieelementen haben Sie weitere Therapieelemente eingesetzt:
- Erstellung von Verhaltens- und Bedingungsanalysen
- kritische Auseinandersetzung mit dem inadäquaten Gesundheitsbegriff der Patientin („gesund sein heißt, völlig frei zu sein von körperlichen Beschwerden")
- Übungen zur Verbesserung der Wahrnehmung und des emotionalen Ausdrucks
- Übungen zur sozialen Kompetenz (Bewältigung von Konflikten mit dem Ehemann und am Arbeitsplatz)
- Aufbau angenehmer Aktivitäten (z. B. Kinobesuche, Treffen mit Freundinnen, Stadtbummel).

Nach 6 Monaten ambulanter Therapie hat die Patientin ihre Ziele weitgehend erreicht. Sie berichtet über eine deutliche Verbesserung ihrer Lebensqualität und -zufriedenheit. Es bestehen zwar noch vereinzelte Körpersymptome – diese werden aber von ihr nicht mehr als bedrohlich erlebt und sind zunehmend in den Hintergrund getreten. Sie fühlt sich jetzt in der Lage, zunächst ohne therapeutische Hilfe zurechtzukommen. Sie nimmt jedoch gerne Ihr Angebot an, sich nach weiteren sechs Monaten nochmals bei Ihnen vorzustellen, um evtl. notwendige weitere Therapiemaßnahmen zu erörtern.

Lernziele
Definition von somatoformen Störungen
Symptomatik der Somatisierungsstörung
Abgrenzung der Somatisierungsstörung von anderen somatoformen Störungen
Komorbide psychische Erkrankungen bei somatoformen Störungen
Prinzipien der Verhaltenstherapie bei somatoformen Störungen

 ICD-10

F45.0   Somatisierungsstörung

26 In der Hämatologie

Konsilsituation

Ein 62-jähriger selbstständiger Handwerker wird wegen einem progredienten Plasmozytom (multiples Myelom) in der Hämatologie/Onkologie stationär behandelt.

Der Patient hat nach einem zerebralen Infarkt wegen Hyperviskositätssyndrom eine Hemiparese, durch osteolytische Herde hat er mehrere Spontanfrakturen erlitten. Wegen einer Niereninsuffizienz bei „Myelomniere" ist er dialysepflichtig.

Als der Patient die Hämodialyse verweigert, wird ein psychiatrisches Konsil angemeldet. Fragestellung: „Zunehmend aggressiver Patient, verweigert Dialyse, Therapieoptionen?"

Untersuchung

Sie erheben folgenden Befund: Patient in deutlich reduziertem Allgemeinzustand, mit Ikterus und einer Hemiparese.

Der Patient ist bewusstseinsklar, zeitlich unscharf, zu den anderen Qualitäten (Person, Ort, Situation) voll orientiert. Im Kontakt ist er vordergründig zwar freundlich zugewandt, aber unterschwellig angespannt, rasch aufbrausend und latent verbal aggressiv (er äußert sich z. B. herablassend und beleidigend über Klinikpersonal und Familienmitglieder).

Der formale Gedankengang ist beschleunigt, weitschweifig und assoziativ gelockert, aber nicht zerfahren. Es sind intermittierend visuelle Halluzinationen zu eruieren, keine Ich-Störungen und kein Verfolgungserleben. Der Patient hat Größenideen (z. B. will er vom Krankenbett aus seinen Betrieb komplett umstrukturieren und zahlreiche Mitarbeiter telefonisch entlassen, ist der Überzeugung, sehr bald wieder „vollständig gesund" zu sein und „Marathon zu laufen", die Hämodialyse sei nicht notwendig, da er „mit Willenskraft sein Blut reinigen" könne). Im Affekt ist er einerseits situationsinadäquat hoch gestimmt, lacht und scherzt, bestätigt auf Nachfrage andererseits eine innere Unruhe und eine seiner Persönlichkeit fremde Gereiztheit und Impulsivität. Auf die Frage nach Todeswunsch beginnt er sofort zu weinen. Er verneint aber Todeswünsche, Suizidgedanken, Suizidimpulse sowie Suizidpläne.

Laut Pflegebericht hat der Patient seit zwei Tagen nicht mehr geschlafen.

FRAGE
Welche psychischen Symptome und Syndrome können Sie zusammenfassend feststellen? Ist der Patient gefährdet?

Es sind einerseits Symptome vorhanden, die einem **manischen Syndrom** zuzuordnen sind, wie z. B. beschleunigter Gedankengang, Gereiztheit, Aggression, Hochgestimmtheit, Größenwahn und schwere Schlafstörungen. Andererseits sind auch Symptome vorhanden, wie sie bei einer **organischen psychischen Störung** häufig auftreten, wie z. B. Orientierungsstörungen, visuelle Halluzinationen und affektive Inkontinenz (hier rascher Wechsel von Scherzen zu Weinen).

Durch die Ablehnung der Hämodialyse besteht eine erhebliche akute Eigengefährdung.

F R A G E
Welche Verdachtsdiagnose stellen Sie, und was sind Ihre nächsten Schritte?

Wahrscheinliche Ursache ist eine **organische psychische Störung,** klinisch imponiert sie hauptsächlich als manisches Syndrom. Es gilt die Ursache der organischen psychischen Störung zu finden und – falls möglich – zu beseitigen und gleichzeitig das manische Syndrom zu behandeln (➤ Fall 7).

Das CCT zeigt keine Veränderung gegenüber dem Vorbefund, insbesondere keinen neuen Hirninfarkt und keine Hirnblutung.

F R A G E
Was wurde bisher noch nicht berücksichtigt?

Die **Medikation.** Der Patient erhält neben einer Schmerzbehandlung monatliche Infusionen mit Biphosphonaten zur Hemmung der Osteolyse (zuletzt vor 4 Wochen), ASS sowie Prednison.

F R A G E
Warum ist diese Information relevant?

Kortikosteroide werden in sehr vielen Fachrichtungen der Medizin (Innere Medizin, HNO, Dermatologie etc.) häufig eingesetzt. Sie können **organische psychische Störungen** verursachen. Sowohl depressive als auch manische und psychotische Syndrome sowie Mischbilder sind durch Kortikosteroide möglich. Die psychischen Symptome, die im klinischen Sprachgebrauch oft als „Kortisonpsychose" bezeichnet werden, können dabei unabhängig von der Art der Verabreichung (oral oder i. v.) in jeder Dosierung und oft auch in der Phase der Dosisreduktion und des Ausschleichens auftreten.

Häufig sind bei der Gabe von Kortikosteroiden im klinischen Alltag auch innere Unruhe, Gereiztheit und Schlafstörungen zu beobachten, ohne dass das Vollbild einer schweren psychischen Störung daraus entsteht.

M E R K E   Kortikosteroide können „Kortisonpsychosen" verursachen. Es sind dabei sowohl depressive als auch manische und psychotische Syndrome sowie Mischbilder möglich.

F R A G E
Welche Patienten sind besonders gefährdet?

Patienten mit **hirnorganischer Vorschädigung** (in unserem Fall Hirninfarkt), mit psychischen Vorerkrankungen oder mit **zusätzlicher psychotroper Medikation** (wie z. B. Analgetika, einige Antibiotika, Antidepressiva etc.).

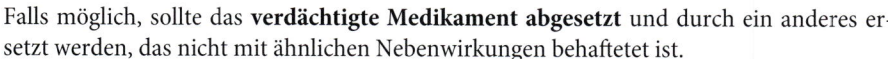

FRAGE

Was sind die allgemeinen Therapieprinzipien bei medikamentös verursachten psychischen Störungen?

Falls möglich, sollte das **verdächtigte Medikament abgesetzt** und durch ein anderes ersetzt werden, das nicht mit ähnlichen Nebenwirkungen behaftet ist.

Falls das Absetzen (oder zumindest ein Auslassversuch) aber nicht möglich ist, erfolgt die Behandlung der psychischen Störung syndromorientiert unter engmaschiger klinischer Kontrolle und in intensiver Zusammenarbeit der beteiligten Fachdisziplinen. Die eingesetzten Psychopharmaka kommen wegen der meist gleichzeitig bestehenden somatischen Erkrankungen (z. B. Leber- oder Niereninsuffizienz) in initial niedrigerer Dosierung zum Einsatz, als sonst in der psychiatrischen Behandlung üblich.

Bei Hinweisen für Eigen- oder Fremdgefährdung ist immer eine lückenlose Überwachung des Patienten notwendig (z. B. Sitzwache). Bei fehlender Einsichts- oder Einwilligungsfähigkeit in die medizinische Behandlung ist die Einrichtung einer Betreuung für medizinische Angelegenheiten und für den Aufenthaltsort beim Vormundschaftsgericht notwendig.

MERKE

Bei medikamentös verursachten psychischen Störungen sollte versucht werden, die verantwortliche Substanz abzusetzen. Ist das nicht möglich, erfolgt eine syndromorientierte Therapie. Wichtig ist außerdem, eine Eigen- oder Fremdgefährdung rechtzeitig zu erkennen.

FRAGE

Wie würden Sie bei unserem Patienten vorgehen?

Ein wichtiges allgemeines Therapieprinzip bei manischen Syndromen ist die **Induktion von Schlaf.** Dies kann in unserem Fall mit einem kurz wirksamen Benzodiazepin in Kombination mit einem Neuroleptikum erfolgen.

Verlauf

Nach Gabe von Haldol® 3 × 1 mg/Tag und Tavor® 3 × 1 mg/Tag stimmt der Patient nach einer Nacht mit sechs Stunden Schlaf am nächsten Morgen der Fortsetzung der Hämodialyse zu.

In den nächsten Tagen kommt es zu einer psychischen Stabilisierung mit Normalisierung des Nachtschlafs und einer vollständigen Rückbildung des manischen Syndroms und der visuellen Halluzinationen. Im weiteren Verlauf kann die psychopharmakologische Behandlung stufenweise auf eine Einmalgabe zur Nacht reduziert werden.

Lernziele
Kortikosteroide als Ursache psychischer Störungen
Symptomatische Behandlung einer kortisoninduzierten Psychose

ICD-10

F05.0   Organische psychische Störung und
F06.30   Organische manische Störung durch Kortison-Behandlung bei C90.0 Plasmozytom

27 Nur eine Infektion?

Erstgespräch

Eine 23-jährige Studentin stellt sich am späten Abend beim Dienstarzt in der psychiatrischen Ambulanz vor.

Fünf Monate zuvor war sie erstmals an einer paranoid-halluzinatorischen Schizophrenie erkrankt. Zur **Vorgeschichte** können Sie den Akten folgende Informationen entnehmen:

Zu Beginn der Akutphase war sie mit 10 mg **Haloperidol** pro Tag behandelt worden. Diese medikamentöse Intervention hatte jedoch trotz der zusätzlichen Gabe von 4 mg **Biperiden** pro Tag (z. B. Akineton retard®) zu ausgeprägten extrapyramidalmotorischen Nebenwirkungen (Frühdyskinesien, Parkinsonoid) geführt.

Daher wurde die antipsychotische Medikation überlappend und schrittweise auf 5 mg/d **Risperidon** (Risperdal®) umgestellt. Risperidon ist ein Antipsychotikum der 2. Generation (sog. „atypisches Neuroleptikum"), das im mittleren Dosierungsbereich um 4–6 mg nur selten extrapyramidalmotorische Nebenwirkungen zeigt. Unter dieser Medikation war die produktiv-psychotische Symptomatik (Verfolgungswahn, akustische Halluzinationen und Ich-Störungen) zwar teilweise abgeklungen, die Patientin hatte aber Spannungsgefühl in den Brüsten, eine Galaktorrhö (Milchfluss) und eine Amenorrhö entwickelt. Ursache dafür ist ein Anstieg der Prolaktinsekretion, eine Nebenwirkung von Antipsychotika mit starker Dopamin$_2$-Rezeptor-Blockade. Dies besserte sich auch durch eine Dosisreduktion von Risperidon nicht.

Nach umfassender Aufklärung durch die behandelnde Ärztin und nach Einwilligung der Patientin war die Medikation neun Wochen vor dem aktuellen Vorstellungstermin auf das trizyklische Antipsychotikum **Clozapin** (Leponex®) umgestellt worden. Clozapin löst in der Regel erst bei sehr hoher Dosierung einen Anstieg von Prolaktin aus und hat keine extrapyramidalmotorischen Nebenwirkungen.

Beginnend mit 12,5 mg war die Dosis in Schritten von jeweils 25 mg auf insgesamt 300 mg Clozapin pro Tag gesteigert worden. Wenig später konnte die Patientin dann in weitgehend remittiertem Zustand in ambulante Behandlung entlassen werden.

In den seither vergangenen vier Wochen sei sie zu Hause ganz gut zurechtgekommen. Sie leide noch unter mäßigen Konzentrationsschwierigkeiten und einer erhöhten geistigen und körperlichen Erschöpfbarkeit. Als Nebenwirkung von Clozapin habe sie nur einen leicht erhöhten Speichelfluss bemerkt, der sie aber nicht weiter störe. Sie habe begonnen, einige Vorlesungen und Seminare zu besuchen, und hoffe, ihr Studium bald ohne Einschränkungen weiterführen zu können.

Die Patientin stellt sich jetzt in der Ambulanz vor, weil sie akut Fieber, Halsschmerzen und eine Zahnfleischentzündung entwickelt hat. Sie war zu Beginn der Behandlung mit Clozapin aufgeklärt worden, dass sie bei Zeichen einer Infektion sofort einen Arzt aufsuchen müsse.

FRAGE
Woran denken Sie?

Sie denken an eine durch Clozapin induzierte **Störung der Hämatopoese** als Ursache der klinischen Symptomatik. Bei einem fieberhaften Infekt unter Behandlung mit Clozapin muss immer eine Granulozytopenie (weniger als 1.500 Granulozyten/µl) bzw. eine Agranulozytose (weniger als 500 Granulozyten/µl) ausgeschlossen werden. Patienten, die mit Clozapin behandelt werden, müssen daher immer vor Therapiebeginn über die klinischen Zeichen einer Agranulozytose aufgeklärt werden.

F R A G E
Wie hoch ist das Agranulozytoserisiko unter Clozapin?

Das Agranulozytoserisiko von Clozapin ist höher als bei anderen Antipsychotika und liegt bei 1–2 %.

M E R K E   Clozapin hat ein Agranulozytoserisiko von 1–2 %.

F R A G E
In welchem Zeitraum der Behandlung mit Clozapin liegt der Häufigkeitsgipfel von Agranulozytosen?

Der Häufigkeitsgipfel liegt in der 6. bis 14. Behandlungswoche.

F R A G E
Welche Sicherheitsmaßnahmen sind deshalb notwendig?

Die Hersteller von Clozapin machen klare Vorgaben zur Behandlung:
➤ Tabelle 27.1 gibt einen Überblick. Die Patienten müssen zu regelmäßigen Blutbildkontrollen bereit und in der Lage sein.

Tab. 27.1 Richtlinien für die Behandlung mit Clozapin.

Einsatz nur bei fehlendem Ansprechen auf andere Antipsychotika oder Unverträglichkeit von anderen Antipsychotika
Vor Beginn der Behandlung normales Differenzialblutbild und > 3.500/µl Leukozyten
In den ersten 18 Wochen der Behandlung wöchentliche Blutbildkontrollen, danach mindestens einmal im Monat
Engmaschigere Blutbildkontrollen und Absetzen nach den Vorgaben der aktuellen Fachinformation
Sofort absetzen wenn Leukozyten < 3.000/µl und/oder neutrophile Granulozyten < 1.500/µl
Absetzen empfohlen bei Eosinophilie (> 3.000/µl) oder Thrombozytopenie (< 50.000/µl)

Diagnostik

Der psychopathologische Befund ist unauffällig (➤ Fall 3).

Sie hat eine Körpertemperatur von 39,2 °C, eine Parodontitis und einen geröteten Rachenring. Die übrigen körperlichen Befunde sind unauffällig. Vor sechs Tagen bei der letzten Blutentnahme war das Blutbild noch unauffällig gewesen. Jetzt sind die Leukozyten auf 1.800/µl abgefallen, die neutrophilen Granulozyten auf 600/µl. Die BSG ist erhöht mit 90 mm in der ersten Stunde, Erythrozyten- und Thrombozytenzahl sind im Normbereich, ebenso die übrigen Laborparameter (Differenzialblutbild, Nieren- und Leberwerte, Elektrolyte und Gerinnung).

FRAGE
Was ist zu tun?

Das Blutbild zeigt eine **Granulozytopenie** an der Grenze zur Agranulozytose mit fieberhafter Infektion. **Clozapin muss daher sofort abgesetzt werden.**

Da nicht abzusehen ist, wie sich die Leukozytenzahl weiterentwickeln wird, sollte die Patientin zur weiteren Diagnostik und Therapie in eine internistische oder hämatologische Abteilung verlegt werden. Dort wird die Patientin umgehend isoliert und antibiotisch behandelt.

Verlauf

Am nächsten Morgen sind die Leukozyten bei der Kontrolle weiter auf 1.400/µl abgefallen, das Differenzialblutbild zeigt eine Agranulozytose. Im Knochenmarkpunktat ist histologisch die Makroblasten- und die Megakaryozytenzahl zwar nicht reduziert, es findet sich aber eine, die Granulozytopoese betreffende, nahezu aplastische Myelopathie. Zytologisch besteht in der Granulozytopoese ein beinahe vollständiger Proliferations- und Reifungsstopp.

FRAGE
Es ist damit zu rechnen, dass die Leukozytenzahl auch nach Absetzen von Clozapin in den nächsten Tagen vorübergehend noch weiter abfallen wird. Welche Therapieoptionen bestehen in diesem Fall?

Die Patientin ist durch die Agranulozytose **vital gefährdet.** Vor der Einführung der wöchentlichen Blutbildkontrollen betrug die Letalität einer Agranulozytose durch Clozapin zwischen 35–50 %.

Es wird daher eine Behandlung mit dem **granulozytenkolonienstimulierenden Faktor (G-CSF)** begonnen (subkutan 300 µg pro Tag). G-CSF ist ein gentechnologisch hergestellter Wachstumsfaktor, der 1991 für die Behandlung der Neutropenie im Rahmen einer Behandlung mit Zytostatika zugelassen wurde. Die Wirkung kann sehr schnell eintreten.

In Studien (mit allerdings kleiner Fallzahl) wurde nachgewiesen, dass ein frühzeitiger Einsatz von G-CSF die Dauer einer durch Clozapin ausgelösten Agranulozytose verkürzt und dadurch die Gefahr einer schweren Komplikation durch Infektionen vermindern kann.

Weiterer Verlauf

In den nächsten drei Tagen fallen bei fortbestehender Agranulozytose die Leukozyten auf minimal 1.200/μl ab. Die Kontrollpunktion des Knochenmarks am siebten Tag zeigt dann eine Befundbesserung mit nach links verschobener Regeneration. Im Differenzialblutbild steigt die Leukozytenzahl auf 1.900/μl, das Fieber klingt ab. Am neunten Tag der Therapie mit G-CSF finden sich im Differenzialblutbild Promyeloblasten, Myeloblasten und Myelozyten.

Nach elf Tagen wird G-CSF abgesetzt, am 14. Tag wird die Antibiose beendet. Nach einer vorübergehenden leukämoiden Reaktion mit deutlich erhöhten Leukozytenzahlen kann die Patientin nach insgesamt drei Wochen klinisch beschwerdefrei mit normalen Zellzahlen im Differenzialblutbild entlassen werden.

Bei engmaschigen Kontrollen durch den Konsiliarpsychiater hat sich in den drei Wochen trotz Absetzen des Antipsychotikums kein Hinweis auf ein Rezidiv der psychotischen Symptomatik ergeben.

FRAGE
Warum ist Clozapin überhaupt zugelassen, wenn das Risikopotenzial so hoch ist?

Clozapin wurde Anfang der 1970er-Jahre zugelassen. Es war das erste Antipsychotikum, das praktisch **keine extrapyramidalmotorischen Nebenwirkungen** hatte. In den folgenden Jahren wurde es dann wegen tödlich verlaufenden Agranulozytosen in einigen Ländern vorübergehend wieder vom Markt genommen.

Seit 1979 ist es in Deutschland nur unter Auflagen und kontrollierten Bedingungen wieder zugelassen. Clozapin war über mehrere Jahre das einzig wirksame Antipsychotikum, mit dem vielen Patienten extrem quälende extrapyramidalmotorische Nebenwirkungen (Frühdyskinesien, Parkinsonoid, evtl. Spätdyskinesien, ➤ Fall 3) erspart blieben. Außer den fehlenden motorischen Nebenwirkungen zeigt es zusätzlich **bei Therapieresistenz** eine **Überlegenheit gegenüber den klassischen Antipsychotika** und auch **günstige Effekte bei „Negativ"-Symptomatik** wie z. B. Antriebsstörung, sozialer Rückzug, Affektverflachung und kognitive Defizite.

Deswegen konnte die Psychiatrie trotz der Gefahr der Agranulozytose auf dieses Medikament nicht verzichten.

Auch bei medikamenteninduzierten Psychosen kommt Clozapin z. B. im Rahmen eines Morbus Parkinson zum Einsatz.

FRAGE
Welche Nebenwirkungen von Clozapin kennen Sie noch?

Senkung der Krampfschwelle: v. a. bei raschem Aufdosieren und in hoher Dosis senkt es die Krampfschwelle stärker als andere Neuroleptika → EEG-Kontrollen; evtl. Kombination mit einem Antikonvulsivum wie Valproat.
- **Anticholinerges Delir:** bei schneller Dosissteigerung → langsame Dosissteigerung
- **Sedierung:** vor allem initial sehr ausgeprägt → langsame Dosissteigerung
- Orthostatische Symptome
- **Gewichtszunahme:** kann ausgeprägt sein (ähnlich wie bei Olanzapin, auch mit der Folge einer diabetischen Stoffwechsellage)

- **Vermehrter Speichelfluss:** die Patienten quälend → Therapie mit Pirenzepin
- **Temperaturerhöhung:** typischerweise nach 10 Tagen, bei stabilem Differenzialblutbild Absetzen nicht zwingend.

Weiterhin kommen gastrointestinale Nebenwirkungen (Obstipation), Blasenstörungen, allergische Hautreaktionen, Tachykardie, Transaminasenanstieg (Lebernekrosen sehr selten) sowie Myo- und Endokarditis (→ EKG-Kontrollen!) vor.

In Einzelfällen wurden beobachtet: Stottern, Priapismus, Nephritis, Hyponatriämie und ein malignes neuroleptisches Syndrom (➤ Fall 14).

FRAGE

Sollte die Patientin jetzt wieder eine antipsychotische Medikation erhalten, obwohl keine Hinweise auf eine schizophrene Symptomatik vorliegen?

Im **ersten Jahr** nach einer schizophrenen Episode liegt das **Rezidivrisiko ohne antipsychotische Medikation** bei ungefähr **80 %.** Mit einer adäquaten medikamentösen Behandlung beträgt das Risiko eines Rezidivs aber nur ca. **20 %.** Die Patientin muss darüber aufgeklärt werden, ihr sollte eine medikamentöse Rezidivprophylaxe angeraten werden.

FRAGE

Welches Antipsychotikum könnte empfohlen werden? Dürfen Sie die Behandlung mit Clozapin fortsetzen? Begründen Sie Ihre Empfehlung!

Die **vorausgegangene Blutbildschädigung** stellt eine **Kontraindikation** für die erneute Behandlung mit Clozapin dar. Aufgrund der Vorgeschichte mit ausgeprägten extrapyramidalmotorischen Nebenwirkungen unter einem klassischen Neuroleptikum (Haloperidol) sollte wieder ein **Antipsychotikum der 2. Generation (sog. „atypisches Neuroleptikum")** gewählt werden. Wegen der gesteigerten Prolaktinsekretion unter der Behandlung mit Risperidon wäre jedoch ein Antipsychotikum vorzuziehen, welches diesbezüglich wenig Beeinträchtigung erwarten lässt. Infrage käme z. B. Quetiapin (Seroquel®) in einer Dosierung um 400–600 mg, unter Beibehaltung regelmäßiger Blutbildkontrollen.

Bei der Behandlung schizophrener Störungen ist das Nebenwirkungsmanagement von entscheidender Bedeutung, da die Patienten Medikamente langfristig nur einnehmen, wenn der Nutzen gegenüber den Nebenwirkungen überwiegt. Der Langzeitverlauf schizophrener Erkrankungen ist sehr eng an die medikamentöse Compliance gekoppelt.   **MERKE**

FRAGE

Was bedeutet der Begriff „atypisches Neuroleptikum"?

Früher dachte man, dass die Wirkung von Antipsychotika oberhalb einer sogenannten neuroleptischen Schwelle (daher der Begriff „Neuroleptika") an die extrapyramidalmotorische Nebenwirkung gekoppelt ist.

Niederpotente Neuroleptika (z. B. Melperon, Pipamperon) werden dadurch charakterisiert, dass sie weniger antipsychotisch wirksam sind und selten extrapyramidalmotorische Nebenwirkungen auslösen, dafür aber sedierend wirken.

Hochpotente Neuroleptika (z. B. Haloperidol, Fluphenazin) haben eine stark antipsychotische Wirkung mit ausgeprägten extrapyramidalmotorischen Nebenwirkungen, sind dafür weniger sedierend.

Mit Clozapin kam die Entdeckung, dass „Neuroleptika" auch ohne extrapyramidalmotorische Nebenwirkungen gut antipsychotisch wirken können. Die klassische Definition eines „**atypischen**" **Neuroleptikums** beinhaltet, dass die **antipsychotische Wirkung nicht an die extrapyramidalmotorische Nebenwirkung gekoppelt** ist.

Ein neueres, erweitertes Konzept von „Atypie" beinhaltet, dass neben der Wirkung auf die produktiv-psychotischen Symptome (z. B. Wahn, Halluzinationen, Ich-Störungen) noch weitere Effekte auftreten, die in ➤ Tabelle 27.2 zusammengefasst sind.

Tab. 27.2 Eigenschaften atypischer Neuroleptika.

Verminderung von „Negativ"-Symptomen (➤ Fall 24)
Verminderung von kognitiven Defiziten
Wirksamkeit bei Therapieresistenz
Geringe oder überhaupt keine motorische Nebenwirkungen
Geringer oder überhaupt kein Anstieg der Prolaktinsekretion

Es darf aber nicht unerwähnt bleiben, dass es unterschiedliche Definitionen von „Atypie" gibt, und dass es sich um eine pharmakologisch heterogene Gruppe von Substanzen mit unterschiedlicher Wirkstärke und sehr unterschiedlichem Nebenwirkungsprofil (z. B. hinsichtlich Gewichtszunahme, Prolaktinsekretion oder sedierender Wirkung) handelt. Daher spricht man heute zusammengefasst besser von Antipsychotika der 2. Generation.

F R A G E
Welche Antipsychotika der 2. Generation kennen Sie?

Clozapin (z. B. Leponex®) war das erste und über viele Jahre auch das einzige atypische Neuroleptikum (siehe oben). Mitte der 1990er-Jahre wurde dann **Risperidon** (Risperdal®) in Deutschland zugelassen. In den letzten Jahren wurden anschließend **Olanzapin** (Zyprexa®), **Quetiapin** (Seroquel®), **Ziprasidon** (Zeldox®), **Aripiprazol** (Abilify®) und **Amisulprid** (Solian®) neu eingeführt. Auch einige „ältere" Substanzen wie z. B. **Zotepin** (Nipolept®) werden zu den atypischen Neuroleptika gerechnet.

Mit der Zulassung weiterer „Atypika" ist in naher Zukunft zu rechnen. Auch Depotpräparate und parenterale Applikationsformen wurden eingeführt.

F R A G E
Welches Problem stellt sich in Zusammenhang mit den „Atypika"?

Sie sind **deutlich teurer** als die älteren, klassischen Neuroleptika und werden deshalb in Deutschland im internationalen Vergleich angesichts limitierter Arzneimittelbudgets seltener eingesetzt. Die gegenüber klassischen Neuroleptika **bessere Compliance** kann aber auch zu **weniger Rehospitalisierungen** führen. Einer Erhöhung der ambulanten Kosten steht dann eine Reduktion der stationären Kosten gegenüber.

| **Lernziele** |
| Überwachungspflicht bei Behandlung mit Clozapin |
| Diagnostik der Agranulozytose |
| Therapieoptionen bei Agranulozytose |
| Eigenschaften atypischer Neuroleptika |

ICD-10

D70   Agranulozytose durch Clozapin bei F20.05 Schizophrenie

28 Nie mehr Thermalbad!

Erstgespräch beim Psychotherapeuten

Auf Anraten eines Psychiaters erscheint eine sehr gepflegt und beherrscht wirkende 66-jährige Frau zum psychotherapeutischen Erstgespräch. Dem Arztbrief entnehmen Sie, dass die ledige, kinderlose Patientin seit dem 40. Lebensjahr im Zusammenhang mit Änderungen der Lebenssituation insgesamt dreimal unter einer mittelgradigen Depression gelitten habe. Unter medikamentöser Therapie mit 150 mg Amitriptylin (z. B. Saroten ret.®) seien diese Störungen jeweils rasch und gut remittiert, eine Dauermedikation sei nicht notwendig gewesen. Seit etwa neun Monaten bestehe erneut eine mittelgradige Depression mit herabgedrückter Stimmung, Interessensverlust, Antriebsminderung und Schlafstörungen, die trotz multipler medikamentöser Therapieversuche therapieresistent sei. Aktuell nehme die Patientin 75 mg Amitriptylin.

Nach der Berentung im Alter von 62 Jahren habe die Patientin im Verlauf mehrerer Jahre eine unregelmäßige mittelgradige Schmerzsymptomatik entwickelt, für die der Hausarzt außer geringfügigen arthrotischen Veränderungen keine ausreichend erklärende Ursache gefunden habe. Diese persistiere seit nunmehr zwei Jahren trotz medikamentöser Schmerzbehandlung mit einem nichtsteroidalen Antiphlogistikum und einem Opioid-Analgetikum, Physiotherapie und dem Einsatz des als schmerzdistanzierend bekannten Amitriptylin. Die Schmerzen seien für die Patientin körperlich sehr belastend und hätten dazu geführt, dass sie im Lauf der letzten zwei Jahre viele Aktivitäten, denen sie früher sehr gerne nachgegangen sei, aufgegeben habe. Mit dem zunehmenden sozialen Rückzug habe die geschilderte depressive Symptomatik eingesetzt. Nach Einschätzung des Hausarztes könne die Patientin von einer Auseinandersetzung mit ihren Schmerzen und ihrer Lebenssituation in einer Psychotherapie profitieren.

FRAGE
Der Hausarzt hält die Schmerzen und die aktuelle Lebenssituation für depressionsrelevant. Welche Fragen stellen Sie, um die Depressionsgenese zu verstehen?

Um den Zusammenhang zwischen Schmerzen und Depression besser zu verstehen, explorieren Sie, **welche Veränderungen die Schmerzen im Leben der Patientin bewirkt haben.** Dazu erfragen Sie insbesondere, welche Aktivitäten die Patientin aufgrund der Schmerzen eingeschränkt oder aufgegeben hat.

Die aktuelle biografische Situation ist für das psychotherapeutische Störungsverständnis grundsätzlich relevant. Unsere Patientin steht mit 66 Jahren, wenige Jahre nach Beginn der Rente, am Beginn des Alters. In dieser Lebensphase sind wichtige Entscheidungen nicht mehr rückgängig zu machen, das Leben wird bilanziert. Daher erfragen Sie, wie die Patientin ihr bisheriges Leben beurteilt und in welchem Maße sie damit zufrieden ist.

Gesprächsverlauf

Auf die Frage nach den Folgen der Schmerzen klagt die Patientin, dass sie sich ursprünglich sehr auf ihre Rente gefreut habe, sie habe viele Pläne für diese Zeit gehabt. Insbesondere habe sie sich auf häufige Wanderungen mit ihrem Wanderverein gefreut, sie habe Reisen unternehmen und sich naturkundlich weiterbilden wollen. Alles das würde jetzt wegen der Schmerzen nicht mehr gehen. Wenn sie an einer Reise teilnehme, wisse sie ja nie, wie sie das Klima vertrage, und im Hotel wolle sie nicht sitzen. Natürlich sei sie auch schon vor ihrer Berentung recht aktiv gewesen, so habe sie z. B. lange in einem Chor gesungen und sei regelmäßig schwimmen gewesen. Weil aber dies alles wegen der Schmerzen nur noch unregelmäßig geklappt habe, habe sie es schließlich ganz aufgegeben. Sie sei nun ja auch keine verlässliche Freizeitpartnerin mehr, könne mit ihrer Schwimmfreundin nicht mehr ins Thermalbad gehen und wolle die anderen nicht mehr damit belasten, dauernd auf sie warten zu müssen.

Zur konkreten Beeinträchtigung durch die Schmerzen gibt sie an, dass sie „fast gar nichts mehr machen" könne. Der Schmerz sei wenig vorhersehbar und wenn er auftrete, bräuchte sie z. B. beim Wandern und Schwimmen häufigere Pausen, könne nicht lange am Stück stehen, und ihre Stimmung verschlechtere sich merklich.

Die Frage nach ihrer Lebenssituation beantwortet die Patientin zunächst mit etwas angespannter Stimme „Es sei alles bestens, wenn nur die Schmerzen nicht wären." Im Gespräch über ihre frühere Arbeit wird sie zunehmend entspannt und gesprächig. Sie sei immer berufstätig gewesen, das sei halt so gekommen in ihrem Leben. Eigentlich habe sie sich schon Familie gewünscht und habe sich im Alter von 25 mit einem wenig älteren Arbeitskollegen verlobt. Der Verlobte habe sie jedoch völlig überraschend wegen einer anderen Frau verlassen. Ihren Wunsch nach einer Familie habe sie nach dieser Enttäuschung abgehakt, früher sei ja auch noch alles anders gewesen, ein Leben als Alleinerziehende sei nicht infrage gekommen. Sie habe sich aber damit arrangiert, habe immer viel mit Freunden unternommen, sei beim Wandern und im Chor sehr aktiv gewesen – bei dieser Thematik kommen ihr die Tränen, jetzt ginge ja alles nicht mehr wegen der Schmerzen.

FRAGE
Fassen Sie zusammen, wodurch die Depression vermutlich ausgelöst wurde und was sie aufrechterhält!

Die Patientin hat als Reaktion auf eine schwere partnerschaftliche Enttäuschung auf ein wichtiges Lebensziel (Familie und Kinder) verzichtet und als Alternative eine aktive Freizeitgestaltung aufgebaut, deren Fortführung und Ausbau sie auch für ihren Ruhestand geplant hatte. Die Schmerzsymptomatik behindert diese Pläne teilweise und zwingt die Patientin so, ihr Leben umzugestalten. Gleichzeitig sind die Schmerzen ein deutliches Zeichen dafür, dass die Patientin älter geworden ist, und sie machen damit deutlich, dass ihr Wunsch nach einer Familie nicht mehr erfüllt werden kann. Dieses Thema vermeidet die Patientin vermutlich, da es sie traurig macht. Durch diese Vermeidung wird jedoch eine konstruktive Auseinandersetzung mit der aktuellen Situation und mit der notwendigen Umgestaltung des Lebens verhindert.

Die Depression wird einerseits durch den fortbestehenden Schmerz aufrechterhalten, andererseits durch den sozialen Rückzug der Patientin und die Aufgabe bestehender Aktivitäten.

FRAGE
Wie wollen Sie psychotherapeutisch vorgehen?

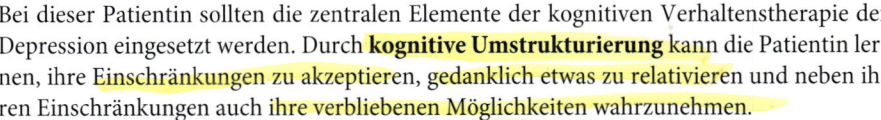

Bei dieser Patientin sollten die zentralen Elemente der kognitiven Verhaltenstherapie der Depression eingesetzt werden. Durch **kognitive Umstrukturierung** kann die Patientin lernen, ihre Einschränkungen zu akzeptieren, gedanklich etwas zu relativieren und neben ihren Einschränkungen auch ihre verbliebenen Möglichkeiten wahrzunehmen.

In der Folge soll ihr Leben durch den **Aufbau positiver Aktivitäten** wieder erfüllter werden. Dazu muss überprüft werden, welche Aktivitäten sie trotz der Schmerzen noch durchführen kann und wo evtl. Modifikationen notwendig sind. Daneben sollte sie auch neue Aktivitäten aufbauen, wobei hier darauf geachtet werden muss, dass diese neuen Aktivitäten altersgerecht sind und von ihr noch einige Jahre verfolgt werden können.

FRAGE
Die Änderung der Einstellung vom Hadern hin zu einer lösungsorientierten, relativierenden Sichtweise ist eine typische Aufgabenstellung der kognitiven Umstrukturierung.
Welche Theorie steckt hinter diesem Begriff?

Die **kognitive Umstrukturierung** ist ein zentrales Element der kognitiven Therapie. Es wird davon ausgegangen, dass Wahrnehmungen, Interpretationen und Bewertungen bei depressiven Patienten in spezifischer Weise fehlerhaft sind. Diese verzerrten Gedanken werden als „automatische Gedanken" bezeichnet, da sie vom Patienten nicht bewusst wahrgenommen werden.

Die **wichtigsten Denkfehler** sind das sog.
- Schwarz-Weiß-Denken,
- Übergeneralisierung,
- Katastrophisieren und
- selektives Wahrnehmen.

Beim **Schwarz-Weiß-Denken** werden nur Extreme in Betracht gezogen, z. B. die Überlegung eines Freizeitsportlers, der wöchentlich 15 km Jogging betreibt: „Man kann entweder sportlich oder unsportlich sein. Sportlich sind Menschen, die viele Sportarten gut beherrschen. Ich bin völlig unsportlich." Als **übergeneralisierend** wird eine Denkweise bezeichnet, mit der von einer Beobachtung auf viele andere, nicht unmittelbar vergleichbare Situationen geschlussfolgert wird (z. B. „Heute habe ich den Zug verpasst – mir gelingt einfach nie etwas!"). **Katastrophisierendes Denken** liegt vor, wenn von einer an sich unwesentlichen Begebenheit die Befürchtung schrecklicher Konsequenzen abgeleitet wird (z. B. Überlegung eines Patienten mit einer guten Beziehung zu seiner Vorgesetzten: „Heute hat mich meine Chefin auf dem Flur nur ganz kurz begrüßt. Sicher kann sie mich nicht leiden. Ich habe sicher keine großen Chancen in diesem Haus!"). **Selektives Wahrnehmen** besteht darin, dass lediglich diejenigen Aspekte einer Situation wahrgenommen werden, die sich negativ interpretieren lassen (z. B. beim Bericht über Kollegen in einem recht gut funktionierenden Team nur Probleme und Schwierigkeiten berichten).

FRAGE
Wie sieht die praktische Arbeit der kognitiven Umstrukturierung aus?

Das Ziel der kognitiven Umstrukturierung besteht darin, im therapeutischen Gespräch die verzerrten Gedanken zu identifizieren, sie auf ihren Realitätsgehalt zu überprüfen und sie in Richtung auf eine realitätsgerechtere Denkweise hin zu verändern. Das Vorgehen umfasst vier Schritte:

- Beobachtung der negativen, automatischen Gedanken
- Diskussion der Evidenz, die jeweils für und gegen die automatischen Gedanken spricht
- Ersetzen der verzerrten Gedanken durch realistischere Interpretationen
- Lernen, negative automatische Gedanken selbstständig zu erkennen und zu verändern.

Zur Verdeutlichung und zum Einsatz der Methode im Alltag des Patienten werden Protokolle eingesetzt, in denen die Situation („Gedankenauslöser"), die automatischen Gedanken und daneben die realistischeren Alternativen eingetragen werden. Zusätzlich werden die jeweils mit den automatischen und den korrigierten Gedanken einhergehenden Gefühle notiert, um deren Zusammenhang mit depressiver Stimmung zu demonstrieren (➤ Tab. 28.1).

Tab. 28.1 Tagesprotokoll automatischer Gedanken nach Hautzinger.

Auslöser	Gefühl	Automatischer Gedanke	Realistischere Gedanken	Neues Gefühl

Davison, G. C.; Neale, J. M.; Hautzinger, M.: Klinische Psychologie, Beltz Psychologie Verlags Union, 2002, S. 173–174, 350

MERKE Die kognitive Umstrukturierung ist ein wesentliches Element der kognitiven Verhaltenstherapie. Anhand der kognitiven Umstrukturierung werden automatische negativ verzerrte Gedanken identifiziert, auf ihren Realitätsgehalt überprüft und durch angemessene und positive Alternativen ersetzt.

FRAGE
Welche Methode der therapeutischen Gesprächsführung kommt bei der kognitiven Umstrukturierung vorwiegend zum Einsatz?

Die Diskussion der automatischen Gedanken findet in der Form des „sokratischen Dialogs" statt. Beim **sokratischen Dialog** hinterfragt der Therapeut die Annahmen und Interpretationen des Patienten in scheinbar „naiver" Weise. Ziel ist, dass der Patient nicht vom Therapeuten von der Fehlerhaftigkeit seiner Gedanken überzeugt wird, sondern diese selbst erkennt.

Beispiele für „sokratische Fragen" auf die Aussage des Patienten „Meine Chefin hat sicher was gegen mich, sie hat mich heute auf dem Flur nur ganz kurz gegrüßt":

„Das ist bei Ihrer Chefin wohl ein untrügliches Zeichen, wenn sie jemand nicht mehr leiden mag?"

„Könnte es womöglich noch irgendeine andere Ursache dafür geben, dass Ihre Chefin kurz angebunden ist?"

Gegenbeispiel (keine sokratische Reaktion): „Die hat Sie sicher nur so kurz gegrüßt, weil sie an irgendetwas anderes gedacht hat. Das muss doch nichts mit Ihnen zu tun haben!"

FRAGE

Sie erläutern unserer Patientin das Vorgehen der kognitiven Umstrukturierung und die Protokollführung. In welchen Situationen soll sie ihre automatischen Gedanken protokollieren?

Im Erstgespräch ist bereits aufgefallen, dass die Patientin viele Aktivitäten wegen der Schmerzen stark eingeschränkt oder aufgegeben hat, die sie, evtl. mit gewissen Modifikationen, noch durchführen könnte. Dabei ist Ihnen bereits ihr starkes Schwarz-Weiß-Denken aufgefallen, z. B. in der Aussage, dass sie keine verlässliche Freizeitpartnerin mehr sei, weil sie nicht mehr ins Thermalbad gehen könne. Die Patientin denkt auch übergeneralisierend, was z. B. in der Aussage deutlich wird, dass sie „alles" (Hobbys, Freizeitbeschäftigungen) wegen der Schmerzen nicht mehr machen könnte. Daher tragen Sie ihr auf, ihre Gedanken in solchen Situationen zu protokollieren, in denen sie sich durch die Schmerzen beeinträchtigt fühle. Dies können entweder Situationen sein, in denen ihr die Schmerzen direkt zu schaffen machen, oder Situationen, in denen sie eine Aktivität wegen der Schmerzen vermeidet.

Therapieverlauf

Zunächst erklären Sie der Patientin das Verfahren der kognitiven Umstrukturierung und üben das Ausfüllen der Protokolle anhand einiger Beispiele mit ihr in der Therapiestunde. In den nächsten Stunden bringt Ihnen die Patientin unter anderem folgende Aufzeichnungen mit. Sie diskutieren mit ihr die Evidenz für ihre automatischen Gedanken und lassen Sie die Protokolle um realistischere Gedanken (kursiv gedruckt) ergänzen (➤ Tab. 28.2).

Tab. 28.2 Tagesprotokoll automatischer Gedanken nach Hautzinger, ausgefüllt.

Auslöser	Gefühl	Automatischer Gedanke	Realistischere Gedanken	Neues Gefühl
Bekannte ruft an, ob Pat. mit zum Chorprojekt kommt	*Bitterkeit, Enttäuschung*	*Beim Chor muss ich dauernd stehen, dann bekomme ich sicher wieder Schmerzen, ich kann nicht mal mehr zum Chor gehen, ich kann nie mehr Musik genießen*	*Wenn ich wirklich Schmerzen bekomme, kann ich mich kurz setzen, wenn ich vorher mit dem Dirigenten spreche. Es ist zwar etwas schwieriger als früher, aber ich kann noch aktiv Musik machen*	*Etwas Freude, Erleichterung*
Pat. sieht Werbung (fröhliche Badende) für Thermalbad	*Ärger, Enttäuschung*	*Ich kann nichts mehr mit anderen machen, ich bin nur eine Last*	*Ich kann noch viel mit anderen unternehmen, manchmal muss ich Kompromisse eingehen. Ich werde immer wieder zu Aktivitäten eingeladen, das zeigt, dass ich die anderen nicht nur störe*	*Erleichterung*

Davison, G. C.; Neale, J. M.; Hautzinger, M.: Klinische Psychologie, Beltz Psychologie Verlags Union, 2002, S. 173–174, 350

Auf der Basis dieser Aufzeichnungen erarbeiten Sie einerseits den Zusammenhang zwischen depressiv verzerrten Gedanken und depressiver Stimmung. Zum anderen lernt die Patientin, ihre Situation weniger pessimistisch zu sehen und ihre verbliebenen Ressourcen verstärkt wahrzunehmen.

Unterstützt durch die kognitive Umstrukturierung, wagt die Patientin sich aus ihrer Zurückgezogenheit und nimmt wieder angenehme Aktivitäten auf, die sie lange vernachlässigt hatte. Dabei helfen ihr zunächst Hausaufgaben und Wochenprotokolle. In den ersten drei Monaten der Behandlung benötigt die Patientin noch intensive therapeutische Unterstützung, um ihre Verbitterung und ihren Pessimismus zu bekämpfen. Im Anschluss daran gehen die kognitive Arbeit und der Aufbau angenehmer Aktivitäten zunehmend in die Eigenregie der Patientin über.

In der Therapie werden zunehmend biografische Themen der Patientin besprochen. Ihr wird deutlich, wie sehr sie es bedauert, keine Familie gegründet zu haben. Diese Erkenntnis macht die Patientin einerseits traurig, andererseits eröffnet sie ihr die Möglichkeit, die aktuelle Situation so, wie sie ist, hinzunehmen, nicht mehr damit zu hadern und das Beste daraus zu machen.

Nach 25 Stunden ambulanter Therapie innerhalb von acht Monaten ist die Depression deutlich gebessert und die Patientin ist mit ihrem Leben trotz der weiter bestehenden Schmerzen wesentlich zufriedener. Sie nimmt wieder regelmäßig am Chor teil, geht schwimmen und gelegentlich wandern und hat zusätzlich mit der Aquarellmalerei begonnen, mit der sie schon seit Jahren immer wieder geliebäugelt hatte. Die antidepressive Medikation wird in Rücksprache mit dem Hausarzt ohne negative Konsequenzen schrittweise abgesetzt.

Lernziele

Kognitive Verhaltenstherapie der Depression
Verfahren der kognitiven Umstrukturierung
Gesprächstechnik des sokratischen Dialogs

 # ICD-10

F32   Depressive Episode

29 Das gestohlene Gebiss

Aufnahmesituation

Es ist Freitagnachmittag in der psychiatrischen Ambulanz. Aus einem örtlichen Pflegeheim wird per Krankentransport eine 86-jährige Patientin gebracht. Als Vorstellungsgrund wird angegeben, die Patientin sei seit dem Vortag zunehmend aggressiv geworden, habe nun die ganze Nacht nicht geschlafen und heute das Mittagessen verweigert. Der betreuende Hausarzt sei jetzt am Freitagnachmittag nicht mehr erreichbar. Weitere Informationen liegen nicht vor.

In einem Rollstuhl sitzt die zierliche, weißhaarige Patientin ohne Zahnprothese im Bademantel vor Ihnen und schimpft „wie ein Rohrspatz". Zur Begrüßung verweigert sie, ohne Blickkontakt aufzunehmen, den Handschlag und äußert gereizt: „Was willst du denn jetzt noch!"

FRAGE
Wie verhalten Sie sich, um mehr Informationen von der Patientin zu erhalten?

Auch wenn eine geordnete Gesprächsführung primär schwierig erscheint, ist geduldiges und freundliches Zuhören und Beobachten immer die beste Erstmaßnahme. Die spontanen Äußerungen der Patientin können die diagnostische Einordnung auf der psychiatrischen Syndromebene ermöglichen. Nebenher können Sie dabei schon einige somatische Befunde erheben. Betrachten Sie Mimik und Gestik. Erfolgt sie neurologisch seitengleich? Zeigt die Haut Hinweise auf Austrocknung? Dehydrierung kann beim alten Menschen zu einem akuten Verwirrtheitszustand führen!

Untersuchung

Die Patientin ist psychomotorisch erregt, sie schimpft weiter: „Was wollen die alle von mir? Wo haben die mich jetzt wieder hingebracht?" Sie beschuldigt „die Müllerin", die ihr das Gebiss und alles Geld gestohlen habe. Dann fordert Sie, dass sie sofort wieder in ihre Wohnung zurückgebracht werden wolle. Sie sagt zu Ihnen: „Und du bist also der Hausmeister hier?!"

Ihre Frage, wer denn „die Müllerin" sei, beantwortet sie nicht, sondern fährt fort, sprunghaft im Gedankengang vor sich hin zu schimpfen (Aufmerksamkeits-, Konzentrationsdefizit?). Gedächtnisprüfungen (➤ Fall 11) sind nicht durchführbar.

Die Patientin bewegt die Arme seitengleich, es fällt aber eine leichte Fazialis-Mundastschwäche linksseitig auf. Die Lippen sind trocken aber nicht zyanotisch. Die Haut zeigt stehende Hautfalten. Es gibt keine Hinweise auf Atemnot oder Schmerzen.

F R A G E

Eine geordnete Exploration ist nicht möglich. Worüber sollten Sie sich jedoch psychopathologisch wenigstens klar werden?

Über die Orientierung zu Person, Ort, Zeit und Situation. Das Ausmaß der Desorientiertheit gibt einen Hinweis darauf, ob überhaupt eine verständliche Kommunikation möglich sein kann.

Untersuchung

Die Frage, wer sie sei, wird von der Patientin einschließlich des Geburtsdatums korrekt beantwortet. Meist bleibt die Orientierung zur Person am längsten erhalten und die zeitliche Orientierung geht zuerst verloren. Bei der Frage nach dem heutigen Datum antwortet die Patientin nicht. Bei der Nachfrage nach der Jahreszeit antwortet sie „Frühjahr" statt Herbst, bei der Jahreszahl antwortet sie „89 haben wir".

Auch zu Ort und Situation ist sie offensichtlich nicht orientiert.

F R A G E

Wie fassen Sie den psychopathologischen Befund zusammen?

Die Patientin erscheint zur Person orientiert, sonst zu Zeit, Ort und Situation desorientiert. Sie verkennt möglicherweise Personen („Du bist also der Hausmeister hier"), sie ist psychomotorisch erregt, der Gedankengang erscheint sprunghaft, eine geordnete Exploration und verständliche Kommunikation ist nicht möglich. Zusätzlich gibt es Hinweise auf ein wahnhaftes Erleben („Gebiss gestohlen"). Es besteht die Möglichkeit der Eigengefährdung aufgrund der schweren Desorientiertheit und für den Fall, dass die Patientin ihre Nahrungsverweigerung weiter aufrechterhält.

M E R K E   Schwere Desorientierung kann, besonders in Zusammenhang mit Nahrungsverweigerung, schnell zu vitaler Eigengefährdung führen.

F R A G E

Wie ordnen Sie den Zustand der Patient diagnostisch ein?

Sie gehen von einem **Delir** oder einem **Verwirrtheitszustand** aus. Der Begriff Delir wurde klinisch früher meist ausschließlich beim Alkoholentzugsdelir eingesetzt oder auf einen Verwirrtheitszustand mit vegetativen Symptomen (wie z. B. Tachykardie, Hypertonus, Fieber, Zittern, ➤ Fall 2) angewendet. Heute wird er aber weiter gefasst.

Es handelt sich dabei um ein Syndrom, das ätiologisch durch verschiedenste Ursachen ausgelöst werden kann (Ursachen für organische psychische Störungen ➤ Fall 7).

Ein Delir oder Verwirrtheitszustand entsteht meist innerhalb weniger Tage oder noch schneller (in einigen Stunden). Charakteristische Symptome nach ICD-10 sind:

- Desorientiertheit
- Störungen von Auffassung, Konzentration und Gedächtnis
- formale Denkstörungen im Sinne eines inkohärenten Gedankengangs.

Oft ist eine sinnvolle Kommunikation nicht möglich.

Der **Affekt** kann ängstlich, gereizt, herabgestimmt oder ratlos sein. Auch ein rascher Wechsel der Gestimmtheit ist möglich (Affektlabilität). Überdies treten **Antriebsstörungen,** in der Regel psychomotorische Unruhe und Agitiertheit, aber auch Stupor und Mutismus auf. **Wahnhaftes Erleben** ist oft nicht als ausgeprägtes Wahnsystem, sondern im Sinne flüchtiger Wahneinfälle vorhanden. **Wahrnehmungsstörungen** können in Form von optischen oder akustischen illusionären Verkennungen oder Halluzinationen bestehen.

F R A G E

Was ist jetzt zu tun? Wie erleichtern Sie sich Ihre Aufgabe?

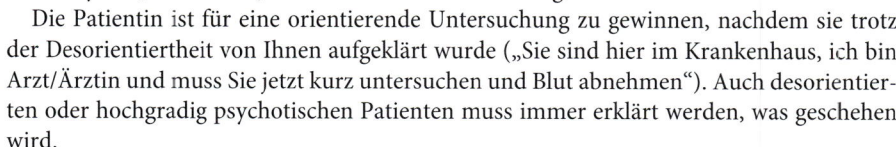

Es steht jetzt (wie immer!) die somatische Untersuchung an.

Die Patientin ist für eine orientierende Untersuchung zu gewinnen, nachdem sie trotz der Desorientiertheit von Ihnen aufgeklärt wurde („Sie sind hier im Krankenhaus, ich bin Arzt/Ärztin und muss Sie jetzt kurz untersuchen und Blut abnehmen"). Auch desorientierten oder hochgradig psychotischen Patienten muss immer erklärt werden, was geschehen wird.

Hilfreich ist dabei die Zuwendung und Ablenkung z. B. durch einen Mitarbeiter des Pflegepersonals.

Körperliche Untersuchung und Labor

Die Vitalparameter ergeben folgende Werte: Puls 98/Min. regelmäßig, Blutdruck 145/90 mmHg, Temperatur axillär 37,4 °C, Herz und Lunge unauffällig. Neurologisch seitengleiche Muskeleigenreflexe, keine pathologischen Reflexe, bis auf Fazialis-Mundastschwäche links, sonst seitengleicher Befund (bei unzureichender Kooperation).

Das Labor wurde abgenommen (Blutbild, CRP, Blutzucker, Elektrolyte, Leber- und Nierenwerte, CK und TSH).

F R A G E

Die Exploration bringt Sie jetzt nicht weiter. Wie können Sie weitere notwendige Informationen erhalten?

Eine Fremdanamnese sollte eingeholt werden. So können Sie z. B. beim Pflegepersonal des Altenheims, aus dem die Patientin kommt, anrufen.

F R A G E

Welche Informationen holen Sie ein?

Wichtig ist, die medizinischen Vordiagnosen, den psychopathologischen Befund vor der jetzigen akuten Verschlechterung und die medikamentöse Vorbehandlung zu erfragen. Insbesondere Letztere dürfen Sie auf keinen Fall vergessen.

Fremdanamnese

Die Altenpflegerin berichtet am Telefon, dass die Patientin seit zwei Jahren im Pflegeheim sei. Im Krankenblatt seien die Diagnosen Hypertonus und vaskuläre Enzephalopathie aufgeführt. Auf Ihre Nachfrage berichtet die Altenpflegerin, dass sie sicher sei, dass der linke Mundwinkel der Patientin schon „die ganze Zeit" tiefer gestanden sei. Ein frisches zerebrovaskuläres Ereignis als Ursache für die Mundastschwäche ist daher unwahrscheinlich.

Die Patientin habe die ganze Zeit ein demenzielles Syndrom gezeigt, mit ausgeprägten Gedächtnisstörungen und zeitlicher Desorientiertheit. Sie sei aber ansonsten orientiert und immer freundlich gewesen.

Die Erregtheit sei gestern erstmals aufgefallen; sie habe bisher auch noch niemals behauptet, dass ihre Zimmernachbarin Frau Müller sie bestehlen würde.

Medikamentös sei sie mit einem Antihypertensivum (Nifedipin, Adalat®) behandelt.

Vor vier Tagen habe sie erstmals über Unterbauchschmerzen geklagt und leicht erhöhte Temperatur gehabt. Wegen eines Harnwegsinfekts habe sie vom Hausarzt seit drei Tagen das Antibiotikum Ciprobay® (Ciprofloxacin, ein Gyrasehemmer) verschrieben bekommen.

Ihre Nachfrage nach Benzodiazepinen (Benzodiazepin-Entzug als Ursache der Symptomatik?) wird nicht bestätigt.

F R A G E

Vor dem Verwirrtheitszustand bestand also nach den vorliegenden Informationen ein chronisches demenzielles Syndrom auf dem Boden einer vaskulären Enzephalopathie, wahrscheinlich bedingt durch eine arterielle Hypertonie. Warum sollte Sie die Information bezüglich der antibiotischen Behandlung aufhorchen lassen?

Gyrasehemmer können erhebliche psychische Nebenwirkungen haben.

F R A G E

Welche Nebenwirkungen auf Nervensystem und Psyche sind Ihnen bei Gyrasehemmern bekannt?

Nebenwirkungen von Gyrasehemmern können unter anderem Schlaflosigkeit, Erregungszustände, Halluzinationen, Depressionen, Verwirrtheitszustände, akute Angstzustände und andere psychotische Symptome sein.

M E R K E Bei unklaren psychischen Auffälligkeiten sollte immer überprüft werden, ob die Medikation des Patienten dafür verantwortlich sein könnte!

F R A G E

Welche Medikamente können noch Verwirrtheitszustände/Delirien auslösen?

➤ Tabelle 29.1 gibt eine Auswahl an Medikamenten, die zu Verwirrtheitszuständen führen können.

Tab. 29.1 Medikamente, die zu Verwirrtheitszuständen führen können.

Antibiotika
Antidepressiva
Neuroleptika
Benzodiazepine
Anticholinergika
Antiepileptika
Parkinson-Medikamente
Narkotika
Kortison-Präparate
Digitalis

FRAGE

Welche Patienten haben ein erhöhtes Risiko für psychische Nebenwirkungen, z. B. im Sinne eines Verwirrtheitszustands oder Delirs durch Medikamente?

Patienten mit einer zerebralen Vorschädigung (z. B. in unserem Fall eine vaskuläre Enzephalopathie) haben ein deutlich erhöhtes Risiko. Viele schwere körperliche Erkrankungen können sekundär ein Delir auslösen.

Verlauf

Inzwischen sind die Laborwerte eingegangen. Nur das CRP ist geringfügig erhöht (passend zum Harnwegsinfekt), die anderen Werte liegen im Normbereich.

FRAGE

Wie lautet Ihre Verdachtsdiagnose? Wie kann sie bestätigt werden?

Sie stellen die Verdachtsdiagnose eines **medikamentös induzierten Verwirrtheitszustands.** Erst der weitere Verlauf kann jedoch die Diagnose bestätigen. Wegen des zeitlichen Zusammenhanges von Medikamenteneinnahme und der Symptomatik sowie fehlenden diagnoseweisenden somatischen Befunden (➤ Fall 21) entscheiden Sie sich aktuell, nach Rücksprache mit dem Oberarzt, gegen eine weitere diagnostische Abklärung (z. B. zerebrale Computertomografie).

FRAGE

Wie gehen Sie therapeutisch vor?

Die auslösende Substanz muss abgesetzt werden. Da die Patientin drei Tage antibiotisch behandelt wurde, besteht kein zwingender Bedarf vor Kontrolle des Urinbefunds mit einer anderen Substanzklasse antibiotisch weiterzubehandeln.

Eine **symptomatische sedierende Behandlung** über wenige Tage kann z. B. mit Pipamperon (Dipiperon®, Behandlungsprinzip und Dosierung ➤ Fall 7) bis zum Abklingen der Erregtheit und zur Stabilisierung des Nachtschlafs erfolgen. Bei unzureichender Wirkung oder Zunahme des wahnhaften Erlebens („Gebiss gestohlen") könnte **zusätzlich ein hochpotentes Neuroleptikum** in sehr niedriger Dosierung (z. B. Haloperidol, Haldol® zweimal 0,5 mg/d oder Risperidon, Risperidon® zweimal 0,5 mg/d) verordnet werden.

Diese Behandlung sollte, wenn immer möglich, in der für die Patientin vertrauten Umgebung im Pflegeheim durchgeführt werden. Das Pflegepersonal dort sollte aber über die Verdachtsdiagnose und den Behandlungsplan informiert sein und das Angebot erhalten, die Patientin umgehend zu einer kurzen stationären Aufnahme bis zur Stabilisierung wieder vorzustellen, falls keine rasche Besserung eintreten oder die Aggressivität zunehmen sollte. Falls es nicht durch geduldige Zuwendung gelingen sollte, die Patientin, vor allem ausreichend mit Flüssigkeit, oral zu ernähren, müsste sie vorübergehend parenteral versorgt werden.

Verlauf

Die Patientin wird nach Information des Pflegeheims entsprechend dem obigen Vorschlag wieder zurückverlegt. Unter Medikation ist sie deutlich ruhiger und weniger aggressiv, sie isst und trinkt wieder. Nach wenigen Tagen hat sich die Symptomatik wieder vollständig auf das Ausgangsniveau vor der Einnahme des Antibiotikums zurückgebildet. Das Psychopharmakon wird drei Tage später problemlos abgesetzt.

> **Lernziele**
> Diagnostik bei Verwirrtheitszuständen im Alter
> Therapieoptionen bei Verwirrtheitszuständen im Alter
> Bedeutung medikamentöser Nebenwirkungen bei psychiatrischer Symptomatik

WEITERFÜHRENDE LITERATUR
Hollweg M, Kapfhammer H-P, Krupinski M, Möller H-J (1997): Psychopathologische Syndrome unter Behandlung mit Gyrasehemmern. Nervenarzt 68: 38–47

 ## ICD-10

F05.1   Organische psychische Störung durch Antibiose bei Demenz

30 Fraktur mit Folgen

Konsil

Sie werden im Nachtdienst von einer Krankenschwester auf die chirurgische Wachstation gerufen. Dort wird seit dem vergangenen Morgen ein 55-jähriger Patient nach einer operativ versorgten Oberschenkelfraktur behandelt. Die Krankenschwester berichtet, der Patient sei heute schon tagsüber zunehmend unruhig geworden. Seit 15 Minuten mache er den Eindruck, als sei er verwirrt. Er behaupte, er sei zu Hause; er sitze im Bett und fingere unruhig herum. Er wolle ständig aufstehen, sei sehr ängstlich und schreckhaft. Im Arztbericht lesen Sie, dass die Operation und auch der bisherige postoperative Verlauf komplikationslos waren. Der körperliche Untersuchungsbefund hatte (von der Oberschenkelfraktur abgesehen) bis auf mehrere Spider naevi am Stamm und eine leicht vergrößerte Leber keine Auffälligkeiten gezeigt. Im Laborbericht finden Sie eine Erhöhung des MCV, der Gamma-GT und der GOT sowie eine leichte Thrombozytopenie. Die Elektrolyte und Nierenfunktionswerte sind normal.

FRAGE
Beschreiben Sie das psychiatrische Syndrom, das hier vorliegt. Welche Verdachtsdiagnose stellen Sie?

Aus der bisherigen Schilderung können Sie entnehmen, dass sich der Patient in einem Verwirrtheitszustand befindet, der durch Desorientiertheit (der Patient glaubt sich zu Hause!), Nesteln sowie Unruhe, Angst und Schreckhaftigkeit gekennzeichnet ist. Diese Symptomkonstellation lässt Sie an die Verdachtsdiagnose eines Delirs denken.

FRAGE
Welche psychopathologischen Symptome explorieren Sie ausführlich nach, um Ihre Verdachtsdiagnose zu erhärten? Welche Untersuchungen leiten Sie ein und welche weiteren Informationen benötigen Sie?

Hinsichtlich des psychopathologischen Befunds sind die Einschätzung der Bewusstseinslage, die genaue Beurteilung der Orientierung sowie die Frage, ob Halluzinationen, inhaltliche Denkstörungen und eine Eigen- und Fremdgefährdung vorliegen, entscheidend.

Sie untersuchen den Patienten auf das Vorliegen vegetativer Entgleisungen. Dazu gehört eine Inspektion auf Tremor und Schwitzen sowie eine Messung von Blutdruck, Puls und Temperatur.

Wenn möglich holen Sie Informationen von Dritten (z. B. Ehefrau) ein, die Angaben über die weitere Anamnese machen können. Delirante Zustände treten häufig im Rahmen von Suchterkrankungen auf. Wichtig ist hier daher die Erhebung der weiteren körperlichen und psychiatrischen Anamnese sowie insbesondere der Suchtanamnese (z. B. Alkohol, Benzodiazepine).

Untersuchung

Bei Ihrer Untersuchung stellen Sie fest, dass der Patient schläfrig ist, sich aber durch Berühren an der Schulter leicht wecken lässt. Er weiß nicht, wo er ist und welchen Tag wir haben, kann aber seinen Namen und sein Alter korrekt angeben. Er spricht z. T. unzusammenhängende Sätze und ist leicht ablenkbar. Er blickt zeitweise erschreckt um sich und berichtet von im Zimmer umherhuschenden kleinen Tieren und dunklen Gestalten. Er sagt, dass er sich von den Gestalten bedroht fühle und glaube, von ihnen umgebracht zu werden. Er wirkt dabei sehr verängstigt, aber nicht aggressiv oder reizbar. Ihre Frage nach Gedanken, nicht mehr Leben zu wollen, beantwortet er mit einer wegwerfenden Handbewegung.

Die körperliche Untersuchung ergibt eine Blutdruck- und Pulserhöhung (RR 160/100 mmHg; Pulsfrequenz 104/Min.), eine leichte Temperaturerhöhung (38,2 °C), eine verstärkte Schweißneigung sowie ein Zittern der Hände.

Die erweiterte Labordiagnostik zeigt einen positiven Befund für Benzodiazepine und einen negativen Blutalkoholspiegel.

Aus der Anamnese vom Vortag entnehmen Sie, dass der Alkoholkonsum des Patienten täglich zehn Flaschen Bier betrug. Dies wird durch die Ehefrau des Patienten bestätigt, die ergänzt, dass ihr Mann auch immer wieder Beruhigungsmittel („so ein Mittel mit Namen ‚Valum‘ oder so ähnlich") eingenommen habe.

F R A G E

Formulieren Sie den psychopathologischen Befund und ihre diagnostische Einschätzung.

Der Patient ist somnolent **(quantitative Bewusstseinsstörung)** und zeitlich und örtlich desorientiert. Der **formale Gedankengang** ist teilweise inkohärent. Hinweise für wahnhaftes Erleben **(inhaltliche Denkstörung)** ergeben sich aus den Angaben des Patienten, dass er sich bedroht fühle und glaube, umgebracht zu werden. **Wahrnehmungsstörungen** bestehen in Form von optischen Halluzinationen (umherhuschende kleine Tiere und dunkle Gestalten!). **Psychomotorisch** ist der Patient unruhig, er nestelt. **Ich-Störungen** lassen sich nicht beurteilen. Aufgrund der schweren Realitätsstörung lässt sich eine **Eigen- oder Fremdgefährdung** nicht sicher ausschließen.

Der erweiterte psychopathologische Befund und die vegetative Symptomatik bestätigen die Verdachtsdiagnose eines **Delirs.**

F R A G E

Wie definieren Sie ein Delir, welche Symptome und Risikofaktoren kennen Sie?

Als Delir bezeichnet man eine organische psychotische Störung mit Verwirrtheit und häufig vegetativen Symptomen. Sie tritt gewöhnlich akut auf und zeigt einen fluktuierenden Verlauf. **Typische Krankheitszeichen** sind:
- Störungen des Bewusstseins, der Konzentration, der Auffassung und des Gedächtnisses
- psychomotorische Störungen in Form von Agitiertheit
- Wahrnehmungsstörungen vor allem in Form optischer Halluzinationen
- Wahnerleben
- Störungen des Schlaf-wach-Rhythmus

- Angst, Reizbarkeit
- vegetative Störungen (z. B. Blutdruckerhöhung, Tachykardie, Schwitzen).

Höheres Lebensalter und zerebrale Vorschädigung (z. B. Demenz) stellen Risikofaktoren für delirante Zustände dar.

FRAGE

Welche Ursache liegt dem Delir bei unserem Patienten wahrscheinlich zugrunde? Welche Informationen können Sie diesbezüglich aus der Anamneseschilderung und dem körperlichen Untersuchungsbefund entnehmen? Welche weiteren Ursachen können einem Delir zugrunde liegen?

Bei unserem Patienten besteht ein **Alkoholentzugsdelir.** Dafür sprechen neben der Alkoholanamnese (zehn Flaschen Bier! Jetzt zwei bis drei Tage nüchtern) der körperliche Untersuchungsbefund (Spider naevi und vergrößerte Leber) und die Laborparameter, die alle auf einen chronischen Alkoholkonsum hinweisen.

Die Ursachen für Delirien können vielfältig sein. Am häufigsten sind alkoholinduzierte Delirien, die meist als Alkoholentzugsdelir und seltener als Kontinuitätsdelir (hoher Alkoholspiegel!) auftreten. **Entzugsdelirien** treten auch nach Absetzen von z. B. Sedativa und Hypnotika auf. Aber auch **Medikamentenintoxikationen,** z. B. mit Anticholinergika, trizyklischen Antidepressiva, Sedativa und Hypnotika, Lithium und Antibiotika, können zu Delirien führen. Besonders gefährdet sind ältere Menschen mit zerebraler Vorschädigung.

Weitere Ursachen für Delirien sind Infektionskrankheiten (z. B. Enzephalitis, Sepsis), metabolische Erkrankungen (z. B. Störungen des Wasser- und Elektrolythaushalts, Hypo-, Hyperthyreose, Leber- oder Nierenversagen), Tumoren und Schädel-Hirn-Traumen oder kardiovaskuläre Erkrankungen (z. B. zerebraler Infarkt, Vaskulitis).

MERKE

Unter einem Delir versteht man eine akute organische Psychose, die mit Desorientiertheit, Störungen der Konzentration und des Gedächtnisses, des Antriebs und des Vegetativums einhergeht. Zusätzlich können – vor allem beim Entzugsdelir – Nesteln, optische Halluzinationen, Angst und Suggestibilität auftreten. Ein Delir ist eine **Notfallsituation.**

FRAGE

Welche Medikamente werden zur Behandlung eines Alkoholentzugsdelirs eingesetzt?

Zur spezifischen Therapie des Alkoholentzugsdelirs kommen vor allem **Clomethiazol** (Distraneurin®) und **Benzodiazepine** wie Diazepam (Valium®) oder Chlorazepat (Tranxilium®) zum Einsatz. Wird das Entzugsdelir, wie in unserem Fall, kompliziert durch ein ausgeprägtes psychotisches Erleben (z. B. Wahn und Halluzinationen), wird zusätzlich **Haloperidol** (z. B. 5–10 mg Haldol®) gegeben. Wichtig ist auch die Flüssigkeits- und Elektrolytsubstitution, da die vegetative Entgleisung mit z. B. starkem Schwitzen zu Flüssigkeits- und Elektrolytverlust führt.

FRAGE

Diskutieren Sie die Vor- und Nachteile der genannten Medikamente.
An welchem klinischen Symptom richten Sie die Dosierung aus?

Zur Behandlung des unkomplizierten Alkoholentzugs und des Alkoholdelirs wird häufig **Clomethiazol (Distraneurin®)** eingesetzt, dessen Vorteile in seiner hypnotischen und antikonvulsiven Wirkung liegen. Bei unkomplizierten Entzügen wird Distraneurin® oral gegeben (bis max. 24 Kps./d). Wegen der erhöhten Gefahr von Atem- und Kreislaufdepression sowie der Gefahr von Bronchospasmen durch eine gesteigerte Bronchialsekretion steht eine parenterale Applikationsform nicht mehr zur Verfügung.

Benzodiazepine haben ebenso den Vorteil, dass sie hypnotisch und antikonvulsiv wirken.

Clonidin (Catapresan®) wird selten eingesetzt und über einen Perfusor verabreicht. Es hat den Vorteil, dass es den Sympathikotonus senkt und die Atemwege nicht verschleimt. Der Nachteil liegt darin, dass es weniger sedierend und nicht antikonvulsiv wirkt.

Die Dosierung orientiert sich an der motorischen Unruhe. Sie erfolgt so, dass die motorische Unruhe verschwindet unter gleichzeitiger Verhinderung einer zu starken Sedierung, die die Verlaufsbeurteilung erschwert. Der Patient soll jederzeit aus dem Schlaf erweckbar sein!

Eine Gabe von Alkohol i. v. ist bei bestehendem Delir obsolet! In einigen Kliniken wird jedoch Alkohol z. B. bei polytraumatisierten Patienten gegeben, um zum Polytrauma nicht auch noch die Komplikation eines schweren Delirs zu haben.

MERKE Clomethiazol (Distraneurin®) und Benzodiazepine sind wegen ihrer hypnotischen und antikonvulsiven Wirkung sehr gut zur Behandlung des Alkoholentzugssyndroms geeignet.

Weiterer Verlauf

Sie behandeln den Patienten mit dem Benzodiazepin Diazepam (z. B. Valium®) in einer Dosis von 4 × 5–10 mg. Zusätzlich geben Sie ausreichend Flüssigkeit und verordnen 2 × 5 mg Haloperidol zur Behandlung der psychotischen Symptomatik. Darunter kommt der Patient zur Ruhe, die psychotische Symptomatik ist rückläufig. Der Patient ist jederzeit leicht erweckbar.

FRAGE
Welche Anweisungen geben Sie dem Pflegepersonal?

Sie weisen das Pflegepersonal an, den Patienten an einen Monitor **mit kontinuierlicher Blutdruck- und Pulsüberwachung** anzuschließen und Ihnen zunächst halbstündlich die Werte mitzuteilen. Zusätzlich bitten Sie um das Anbringen von Bettgittern und eine engmaschige Überwachung auch der Atemfunktion. Bei anhaltender Agitiertheit und Desorientiertheit (und darin begründeter Eigengefährdung) wäre die Anordnung einer Sitzwache indiziert.

FRAGE
Wie hoch ist die Mortalität des unbehandelten Alkoholdelirs und welche Komplikationen können auftreten? Welche Folgezustände kennen Sie?

Das Alkoholdelir hat unbehandelt eine **Mortalität** von bis zu **25 %.**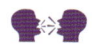

Komplikationen des Alkoholdelirs können **zerebrale Krampfanfälle** sein.

Im Rahmen von Desorientiertheit und Verwirrtheit kann sich ein Patient selbst gefährden (Stürze, Unfälle) oder eine Bedrohung für andere darstellen (Gereiztheit mit Fremdaggressivität).

Außerdem können sich eine **Wernicke-Enzephalopathie** oder ein **Korsakow-Syndrom** entwickeln.

Das unbehandelte Alkoholdelir hat eine Mortalität von bis zu 25 %. Schwere Folgezustände sind die Wernicke-Enzephalopathie und das Korsakow-Syndrom. **MERKE**

FRAGE

Auf welche Symptome achten Sie, die auf eine Wernicke-Enzephalopathie hinweisen?

Die Wernicke-Enzephalopathie stellt die schwerste Alkoholfolgeerkrankung dar, die unbehandelt schnell zum Tod führen kann. Neben einem **schweren organischen Psychosyndrom** mit **Bewusstseinstrübung** und **amnestischen Syndrom** treten hier zusätzlich Symptome auf wie z. B. ein pathologischer Nystagmus, Augenmuskelparesen, Pupillenstörung und eine Ataxie.

FRAGE

Was wissen Sie zur Ursache der Wernicke-Enzephalopathie und was ist das pathologisch-anatomische Korrelat?

Pathologisch-anatomisch findet sich ein spongiöser Zerfall von Hirngewebe mit petechialen Einblutungen vor allem im Zwischen- und Mittelhirn. Ursache ist ein Vitamin-B_1-Mangel.

FRAGE

Welche prophylaktischen Maßnahmen ergreifen Sie, um die Entwicklung einer Wernicke-Enzephalopathie zu verhindern?

Zur Prophylaxe empfiehlt sich bereits zu Beginn der Behandlung des Alkoholdelirs die hoch dosierte Gabe von **Vitamin B_1** (Thiamin, z. B. Betabion® 100 mg/d i. m. oder i. v.). Da die Gabe von Glukose einen Vitamin-B_1-Mangel verstärken kann, verzichten Sie auf die Infusion hochprozentiger Glukoselösungen.

FRAGE

Durch welche Trias ist das Korsakow-Syndrom gekennzeichnet?
Welche Behandlungsmöglichkeiten kennen Sie?

Das Korsakow-Syndrom (= organisches amnestisches Syndrom) ist durch **Desorientiertheit** zu Ort und Zeit und evtl. auch zur eigenen Person, durch **Merkfähigkeitsstörungen,** die insbesondere das Kurzzeitgedächtnis betreffen, und durch **Konfabulationen** gekennzeichnet. Von Konfabulationen spricht man, wenn Patienten auf Fragen, die sie aufgrund ihrer amnestischen Lücken nicht beantworten können, mit erfundenen Aussagen antworten. Auch das Korsakow-Syndrom wird nicht ausschließlich durch chronischen Alkoholgenuss ausgelöst. Es kann sich durch Abstinenz und Gabe von hoch dosiertem Vitamin-B-Komplex bessern; eine vollständige Remission ist jedoch selten.

MERKE Eine **Wernicke-Enzephalopathie** äußert sich in den Kardinalsymptomen Ataxie/Nystagmus, Augenmuskellähmungen/Blickparesen, Bewusstseinsstörungen und Desorientiertheit. Bereits bei Verdacht ist die sofortige Gabe von Vitamin B_1 indiziert. Sie kann übergehen in ein **Korsakow-Syndrom,** das durch massive Störungen des Kurzzeitgedächtnisses mit Desorientiertheit zu Zeit, Ort und Situation sowie Konfabulationsneigung charakterisiert ist.

Weiterer Verlauf

Nach sieben Tagen hat der Patient das Delir überstanden: Der Patient hat jetzt keine vegetativen Entzugserscheinungen mehr, und auch die psychopathologischen Symptome wie inhaltliche Denkstörungen und Wahrnehmungsstörungen haben sich zurückgebildet.

FRAGE
Wie gehen Sie weiter vor?

Leider ist es häufig so, dass Patienten nach durchgemachtem Alkoholentzugssyndrom bzw. Alkoholdelir nach kurzem Aufklärungsgespräch nach Hause entlassen werden. Wenn möglich, sollte ein längeres Gespräch mit dem Patienten geführt werden, in dem er ausführlich über die psychischen und körperlichen Folgen der Alkoholkrankheit aufgeklärt wird und in dem die Motivation für eine weitere Alkoholabstinenz geweckt werden sollte.

FRAGE
Wie klären Sie den Patienten über die Behandlungsmöglichkeiten auf?

Zunächst machen Sie dem Patienten die Begriffe **Entgiftungs-** und **Entwöhnungstherapie** deutlich. Bei der Entgiftung handelt es sich um den rein körperlichen Entzug vom Alkohol.

Bei der Entwöhnungstherapie werden psycho- und sozialtherapeutische Techniken und medikamentöse Therapieverfahren eingesetzt, um den Patienten langfristig vom Alkohol wegzubringen, ihn also zu entwöhnen. Solche Entwöhnungstherapien werden in speziellen Kliniken typischerweise über zwei bis vier Monate durchgeführt. Sie haben immer noch die höchsten Erfolgsraten hinsichtlich der langfristigen Alkoholabstinenz.

Auch werden heute häufig zwei- bis dreiwöchige stationäre Kurzzeitprogramme angeboten, die einer Entwöhnungstherapie, für die der Patient ja auch erst motiviert sein muss, vorgeschaltet werden (➤ Fall 2).

An die Entwöhnungsbehandlung schließt sich eine **Nachsorgephase** an, die zur Aufrechterhaltung des Therapieerfolgs über Selbsthilfegruppen (z. B. Anonyme Alkoholiker),

Psychotherapie sowie berufliche und soziale Rehabilitationsmaßnahmen beitragen soll. Besonders gute Ergebnisse werden erzielt, wenn die Phasen der Behandlung sehr eng miteinander verzahnt sind.

Die Phasen der Suchttherapie sind Kontakt- und Motivationsphase, Entgiftung, Entwöhnung und Nachsorgephase. Sie sollten möglichst eng miteinander verzahnt sein. **M E R K E**

Weiterer Verlauf

Der Patient entscheidet sich für eine stationäre Weiterbehandlung in einer psychiatrischen Klinik. Als motivationale Gründe führt er an, dass er jetzt schon das zweite Delir durchgestanden hat und dass er bereits drei Alkoholentzüge durchgemacht habe, ohne länger als zwei Tage nach Abschluss abstinent zu bleiben. In der psychiatrischen Klinik wird er drei Wochen stationär behandelt. Das Therapiekonzept basiert auf einem verhaltenstherapeutischen Ansatz.

F R A G E
Was beinhaltet diese Therapie?

Sie beinhaltet unter anderem eine Analyse typischer Situationen, die Trinkverhalten auslösen, eine Erarbeitung der Positiv- und Negativ-Verstärker des Trinkkonsums, das Erlernen von Techniken, die den Griff zum Alkohol verhindern sollen und eine motivationale Beratung für weitergehende Maßnahmen (z. B. Langzeitentwöhnungstherapie, ➤ Fall 2).

F R A G E
Welche medikamentösen Maßnahmen können Sie dem Patienten empfehlen, um einen Rückfall zu verhindern?

Zur medikamentösen Rückfallprophylaxe sind in Deutschland **Acamprosat** (Campral®) und Naltrexon (Adepend®) zugelassen. Diese Medikamente reduzieren das Verlangen nach Alkohol, das sogenannte „Craving". Deshalb werden diese Mittel auch als **Anti-Craving-Substanz** bezeichnet.

F R A G E
Welche ambulanten Einrichtungen stehen für alkoholkranke Menschen zur Verfügung, über die Sie unseren Patienten informieren?

Eine sehr wichtige Funktion haben die verschiedenen **Selbsthilfegruppen,** zu denen sich Patienten mit dem Ziel der Erhaltung der dauerhaften Abstinenz zusammenschließen (z. B. Anonyme Alkoholiker). Weiterhin gibt es in jeder Stadt **sozialpsychiatrische Dienste** und **Suchtberatungsstellen,** an die sich die Patienten wenden können. Von Psychiatern oder Psychologen werden psychotherapeutische Behandlungen angeboten, die zusätzlich die Fähigkeit zur Abstinenz verbessern können. Nicht zuletzt sollte jeder alkoholkranke Patient regelmäßig zu seinem Hausarzt und einem Psychiater gehen, um körperliche und psychische Symptome bzw. Folgeerkrankungen des Alkoholkonsums konsequent zu behandeln.

> **Lernziele**
> Symptomatik des Delirs
> Medikamentöse Therapie des Alkoholdelirs
> Schwere Folgeschäden des Alkoholkonsums
> Therapieoptionen bei Alkoholabhängigkeit

 ICD-10

F 10.4   Alkoholentzugssyndrom mit Delir
F 10.2   Alkoholabhängigkeit

31 Traumfigur

Erstgespräch

In der Ambulanz einer Psychiatrischen Universitätsklinik stellt sich eine 18-jährige Schülerin vor. Sie wird von ihrer Mutter geschickt, die der Patientin aufgrund der kontinuierlichen Gewichtsabnahme in den letzten zwei Jahren auf jetzt 43 kg bei einer Körpergröße von 167 cm das Buch „Magersucht" gegeben und sie telefonisch angemeldet hatte.

Die Patientin ist zunächst wenig bereit, über „die Probleme der Mutter" zu reden. Nach einigem Hin und Her berichtet sie dann aber, dass sie sich seit dem 13. Lebensjahr sehr eingeschränkt und „bewusst kalorienarm" ernährt habe. Sie sei ständig mit ihrer Figur unzufrieden gewesen. Mit 16 Jahren habe sie ca. 48 kg gewogen, habe dabei aber ihren Körper immer noch als „zu mollig" empfunden. Später habe sie Leistungssport betrieben und versucht, ihre Figur durch Lauf- und Krafttraining nach ihren Idealvorstellungen zu verändern. Ihre Traumfigur habe sie jedoch dadurch nicht erreicht, weshalb sie seit zwei Jahren noch weniger esse. Sie fühle sich dadurch sicherer und selbstbewusster. Die Patientin vermittelt Ihnen, dass sie „alles im Griff" habe, und dass die Idee ihrer Mutter, ihr Essverhalten sei nicht in Ordnung, schon „etwas überzogen" sei.

FRAGE
Welche Verdachtsdiagnose stellen Sie?

Sie stellen die Verdachtsdiagnose einer **Magersucht (Anorexia nervosa).**

FRAGE
Tragen Sie aus der Fallbeschreibung die entscheidenden Kriterien nach ICD-10 für die Diagnosestellung zusammen.

Drei entscheidende Kriterien für eine Anorexia nervosa nach ICD-10 sind bei unserer Patientin erfüllt:

Ein Körpergewichtsverlust unter 15 % des normalen Gewichts. Das normale Gewicht der Patientin wäre bei einer Körpergröße von 167 cm 57 kg (167–100–15 %). 43 kg entsprechen 75 % des normalen Gewichts oder 25 % unter dem normalen Gewicht.

Die Gewichtsabnahme ist die Folge einer wesentlichen Einschränkung der Nahrungszufuhr durch Fasten und Diäten.

Die Patientin nimmt sich selbst als „zu fett" wahr und hat trotz Untergewicht Angst vor einer Gewichtszunahme (sog. **Körperschemastörung**).

Ein weiteres diagnostisches Kriterium sind endokrine Störungen wie z. B. eine Amenorrhö über drei konsekutive Menstruationszyklen.

M E R K E   Diagnostische Kriterien für eine Anorexia nervosa sind ein Gewichtsverlust ($< 85\,\%$ des normalen Gewichts) durch willentliche Einschränkung der Nahrungszufuhr, eine Selbstwahrnehmung als „zu fett" und endokrine Störungen wie z. B. eine Amenorrhö.

F R A G E
Berechnen Sie den Body-Mass-Index (BMI) der Patientin. Ab welchem BMI liegt (bei entsprechender Symptomatik) eine Anorexie vor?

Der BMI berechnet sich nach folgender Formel: BMI = Körpergewicht in kg/Quadrat der Körpergröße in m. Bei einer Anorexie liegt der BMI unter $17{,}5\,\text{kg/m}^2$. Bei unserer Patientin ergibt sich folgender BMI $= 43\,\text{kg} : (1{,}67\,\text{m})^2 = 15{,}4\,\text{kg/m}^2$.

M E R K E   Bei einer Anorexia nervosa liegt der BMI unter $17{,}5\,\text{kg/m}^2$. Der BMI errechnet sich nach folgender Formel: BMI = Körpergewicht in kg/Quadrat der Körpergröße in m.

F R A G E
Welche andere wichtige Essstörung kennen Sie? Nach welchen Symptomen fragen Sie, um sie differenzialdiagnostisch abgrenzen zu können?

Eine weitere wichtige Essstörung ist die **Bulimia nervosa** (➤ Fall 38). Hier bestehen häufige Episoden von Essattacken, während derer die Patientinnen große Mengen an sonst „verbotenen" (= hochkalorischen) Nahrungsmitteln in sehr kurzer Zeit konsumieren. Die Patientinnen versuchen anschließend, einer Gewichtszunahme durch selbstinduziertes Erbrechen, Missbrauch von Abführmitteln, Gebrauch von Appetitzüglern, Schilddrüsenpräparaten oder Diuretika oder zeitweiligen Hungerperioden entgegenzuwirken. Auch die Patientinnen mit Bulimie nehmen sich selbst als zu dick wahr und leiden unter der Furcht, zu dick zu werden. Meist sind Patientinnen mit Bulimia nervosa normal- oder untergewichtig.

Auch bei einer Anorexia nervosa kann eine bulimische Symptomatik vorliegen. Das DSM-IV (Diagnostical and Statistical Manual of Mental Disorders – Fourth Edition, ein neben der ICD-10 benutztes Klassifikationssystem v. a. des englischsprachigen Raums) unterscheidet demzufolge zwei Typen der Anorexia nervosa:
* die asketische Anorexia nervosa, **„restricting type"**, ohne Essattacken und „zusätzliche" Maßnahmen
* der bulimische Typ, **„purging type"**, bei dem zusätzlich Essattacken oder zusätzliche Maßnahmen zur „Gewichtsregulation" (s. o.) bestehen.

Auf Ihre Nachfrage berichtet die Patientin, sie leide nicht unter Essattacken und erbreche auch nicht.

F R A G E
Welche weiteren Differenzialdiagnosen müssen in Betracht gezogen werden?

Differenzialdiagnostisch sind verschiedene **somatische** Erkrankungen auszuschließen, die zu Gewichtsabnahme bis zur Kachexie führen können, z. B. Tumoren, Hyperthyreose, Infektionskrankheiten, Pankreatitis oder Colitis ulcerosa.

Auch **psychische** Erkrankungen wie schwere Depressionen oder Schizophrenien (z. B. mit Vergiftungswahn) können zu deutlicher Gewichtsabnahme führen.

Entscheidend ist, dass im Vergleich zu den genuinen Essstörungen bei diesen Erkrankungen **keine Angst vor einer Gewichtszunahme** besteht. Die Diagnose einer Anorexia nervosa kann aufgrund des typischen klinischen Bilds meist leicht gestellt werden. Die differenzialdiagnostische Abklärung sollte auf das Nötigste begrenzt werden. Viel wichtiger ist es, frühzeitig eine Therapie zu beginnen, da die frühe Behandlung die Prognose verbessert.

FRAGE
Welche Aussagen zu Epidemiologie, Geschlechtsverteilung, Prognose und Komorbidität können Sie über die Anorexia nervosa und die Bulimia nervosa machen?

➤ Tabelle 31.1 stellt Daten zur Epidemiologie, Prognose und zu häufigen Komorbiditäten bei Anorexie und Bulimie zusammen.

Tab. 31.1 Epidemiologie, Prognose und häufige Komorbiditäten bei Anorexie und Bulimie.

	Anorexia nervosa	**Bulimia nervosa**
Epidemiologie	Erkrankungsbeginn im Durchschnitt mit 16 Jahren Lebenszeitprävalenz bei Frauen: 0,5–3,7 % Familiäre Häufung (auch mit affektiven Störungen und Suchterkrankungen)	Erkrankungsbeginn im 18./19. Lebensjahr Lebenszeitprävalenz für Frauen: 1,1 % Familiäre Häufung von Bulimie, Suchterkrankungen, affektiven Störungen
Prognose	Langzeitletalität: 10–20 % (!) Verlauf: ⅓ Heilung; ⅓ Gewichtsnormalisierung, aber Persistenz von Körperschemastörungen, fluktuierender Verlauf mit Rückfällen; ⅓ schwere chronische Erkrankung	Günstiger als bei Anorexie (uneinheitliche Datenlage) Unter Behandlung bei ca. 60 % guter, bei 30 % mittlerer und bei 10 % ungünstiger Verlauf
Komorbidität	Depressive Syndrome, soziale Phobie, Persönlichkeitsstörungen, Zwangsstörungen	Suchterkrankungen, Persönlichkeitsstörungen, Aufmerksamkeits-Defizit-Hyperaktivitäts-Störung, affektive Störungen, Angststörungen

MERKE

Die Anorexia nervosa hat eine Prävalenz von 0,5–3,7 %. Über 90 % der Patienten sind Frauen. Das mittlere Erkrankungsalter liegt bei 16 Jahren. Die Langzeitmortalität ist hoch.

FRAGE
Auf welche medizinischen Komplikationen des Gewichtsverlusts achten Sie?

Internistische Befunde sind fast immer Folge und nicht Ursache des Gewichtsverlusts. Medizinische Komplikationen können fast alle Organsysteme betreffen. Besonders zu beachten sind **kardiale Symptome** mit Bradykardie, Hypotonie, Arrhythmien und verlängerte QT-Intervalle, **gastrointestinale Beschwerden** oft mit Obstipation, Ödeme, trockene, rissige Haut, Lanugobehaarung, Haarausfall, Leukopenie, Amenorrhö und Osteoporose (➤ Abb. 31.1).

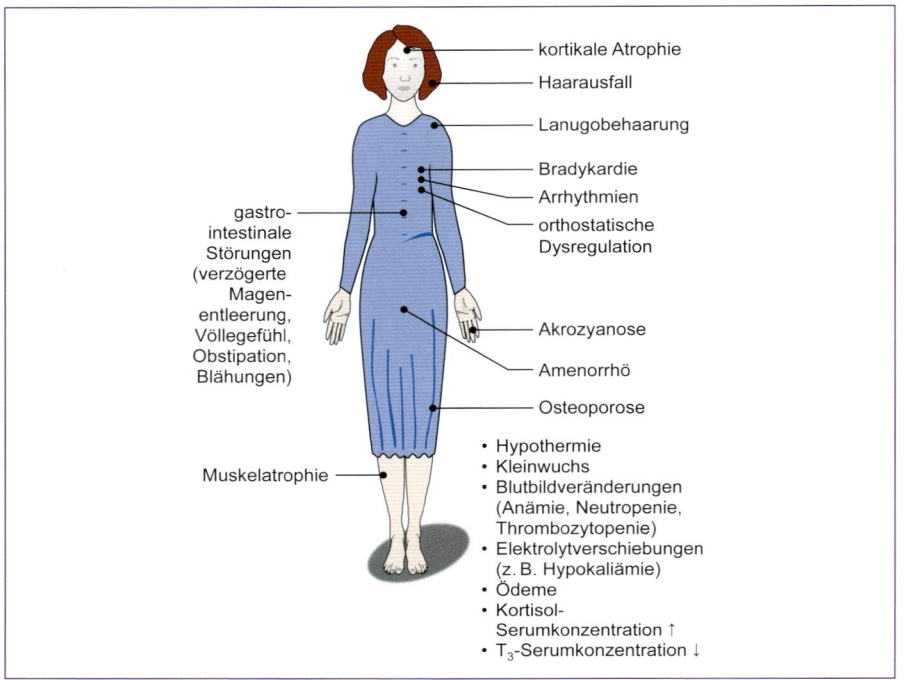

Abb. 31.1 Körperliche Folgeerscheinungen der Anorexia nervosa. [L141, M516]

Bei **bulimischer Symptomatik** treten zusätzlich **Komplikationen durch** das **Erbrechen** auf wie Hypokaliämie (Herzrhythmusstörungen! Nierenversagen!), Ösophagitis, Schwellung der Speicheldrüsen, Erosionen der Zähne und Zahnverfall.

M E R K E   Internistische Komplikationen wie Bradykardie, Hypotonie, Obstipation, Amenorrhö, Leukopenie und trockene, rissige Haut und Haarausfall sind Komplikationen, die sekundär durch den Gewichtsverlust auftreten.

F R A G E

Welche Therapiemöglichkeiten bieten sich an? Nehmen Sie die Patientin stationär auf?

Zur Behandlung bietet sich in erster Linie eine **multimodale Psychotherapie** (s. u.) an. Die wichtigsten Verfahren sind die **kognitive Verhaltenstherapie** (s. u.), **tiefenpsychologisch orientierte Verfahren** sowie **familientherapeutische Verfahren.**

Wenn komorbid eine andere psychiatrische Erkrankung wie z. B. eine Depression vorliegt, muss diese auch konsequent behandelt werden.

Etwa ab einem BMI < 14,5 ist eine stationäre Aufnahme indiziert, weil dann eine vitale Gefährdung besteht, insbesondere, wenn sich die Gewichtsabnahme schnell entwickelt hat. Wenn die Gewichtsabnahme nicht so stark ausgeprägt ist, kann eine ambulante oder teilstationäre Behandlung ausreichend sein. Das Ziel aber, das Essverhalten zu normalisieren, kann im Rahmen einer stationären Aufnahme durch Entlastung von Alltagsbelastungen und Konflikten oft schneller erreicht werden.

Die Therapie der Anorexie umfasst entsprechend ihrer Priorität folgende Behandlungsschritte:
- Abwenden lebensbedrohlicher Zustände (körperliche Komplikationen, Suizidalität)
- Gewichtsnormalisierung
- Behandlung weniger akuter körperlicher Folgen der Anorexie
- Vermittlung eines normalen Essverhaltens
- Bearbeitung von Defiziten der Emotionsregulation, dysfunktionalen Gedanken, Beziehungskonflikten.

MERKE

FRAGE

Welcher Umstand aus der Anamneseschilderung ist bezüglich eines Therapieerfolgs als ungünstig einzuschätzen?

Die Patientin wurde von der Mutter geschickt und äußert, dass sie „alles im Griff" habe. Dies weist darauf hin, dass die Patientin keine oder zumindest nur eine begrenzte Krankheitseinsicht hat und damit aktuell wenig Therapie- und Veränderungsmotivation bestehen könnte. Ein erster Schritt der Therapie wäre deshalb, die Krankheitseinsicht bei der Patientin zu fördern und die Motivation für eine Therapie aufzubauen.

Verlauf

Im Verlauf des Gesprächs haben Sie den psychopathologischen Befund vervollständigt. Bei der Patientin liegen bis auf leichtere soziale Ängste keine weiteren psychopathologischen Auffälligkeiten vor. Insbesondere konnten Sie keine Hinweise auf eine derzeitige affektive Symptomatik mit akuter Eigengefährdung eruieren. Sie ziehen Ihren **Oberarzt** hinzu, der Ihre Verdachtsdiagnose bestätigt und selbst mit der Patientin spricht. Sie informieren die Patientin über die Verdachtsdiagnose einer Anorexia nervosa und bieten ihr an, da sie eine stationäre Behandlung sofort ablehnt, zunächst an einer **ambulanten Motivationsgruppe** für eine Psychotherapie teilzunehmen. Die Patientin weicht jedoch auch diesem Angebot aus und verabschiedet sich mit den Worten, sie werde sich wieder melden, wenn sie Hilfe brauche. Da keine akute Eigengefährdung vorliegt, lassen Sie die Patientin nach Hause gehen.

Zwei Stunden später ruft aufgebracht die Mutter der Patientin bei Ihnen an und äußert großes Unverständnis darüber, dass Sie ihre Tochter nicht „dabehalten" hätten. Sie klären die Mutter über fehlende Rückhaltegründe im juristischen Sinne auf. Sie weisen aber auch auf die Möglichkeit hin, dass bei chronischer Erkrankung eine Betreuung für die Patientin beantragt werden kann, wenn diese mit der Bewältigung ihrer Angelegenheiten (und dazu gehört auch z. B. die Sorge für die eigene Gesundheit) nicht mehr zurechtkommt (zum Betreuungsgesetz ➤ Fall 11). Die Mutter berichtet Ihnen am Telefon, dass die Patientin täglich nur etwa einen Apfel, einen Becher fettarmen Joghurt und ein paar Salatblätter zu sich nehme. Ihre Tochter behaupte zwar, dass sie viel mehr esse, aber das könne sie ihr nicht glauben. Beim Essen sitze die Patientin gemeinsam mit der Familie am Tisch, schneide aber die kleinen Mahlzeiten in winzigste Stücke, schiebe sie auf dem Teller hin und her und kaue „ewig" an jedem Bissen. Wegen dieses Verhaltens gebe es viel Streit in der Familie. Die Gewichtsabnahme versuche die Tochter durch das Tragen weiter Kleidung zu verheimlichen; von der Mutter auf das Essverhalten angesprochen, reagiere sie häufig sehr gereizt oder bagatellisierend.

Ein Jahr später wird die Patientin bei einem Gewicht von 38 kg (BMI 13,6) in deutlich reduziertem körperlichen Allgemeinzustand in die Medizinische Abteilung der Universitätsklinik aufgenommen. Die Einweisung erfolgt auf Drängen der Eltern. In der Medizinischen Klinik wurde eine Gewichtszunahme durch Nahrungszufuhr über Magensonde auf 40 kg erreicht.

Im Anschluss erfolgt erneut die Vorstellung in Ihrer Ambulanz. Die Patientin berichtet nun, sie sei nach Abschluss ihres Abiturs vor sechs Monaten von zu Hause ausgezogen, um ein Kunststudium aufzunehmen. Damals sei sie auf ihr Gewicht von 42 kg noch sehr stolz gewesen und habe ihre Gewichtsabnahme bei den Wochenendbesuchen zu Hause in ihrer Bedeutung heruntergespielt. Außerdem habe sie versucht, ihre Eltern durch das Vermeiden gemeinsamer Mahlzeiten wegen erfundener Gründe über ihre Störung hinwegzutäuschen, obwohl sie schon längst völlig die Kontrolle über ihre Gewichtsabnahme verloren hatte und die Entwicklung nicht mehr habe stoppen können. Seit ca. drei Monaten fühle sie sich schwach, müde und könne sich nur noch schlecht konzentrieren. Sie habe den Eindruck, dass sie mit ihren Schwierigkeiten doch nicht alleine zurechtkomme und wolle durch eine Therapie etwas an ihrem Zustand ändern.

Sie nehmen die Patientin daher zur stationären Psychotherapie auf eine offene Psychotherapiestation mit Behandlungsschwerpunkt „Essstörungen" auf.

FRAGE

Nennen Sie drei allgemeine Problembereiche, die in einer kognitiven Verhaltenstherapie der Anorexia nervosa neben individuellen Problembereichen der Patientin fokussiert werden.

Die kognitive Verhaltenstherapie fokussiert folgende allgemeine Problembereiche:
• Essverhalten und Gewichtsregulation
• Körperwahrnehmung (Körperschemastörung)
• Selbstwerterleben (Selbstbild, Wert- und Hilflosigkeitsgefühl).

MERKE   Kognitiv-verhaltenstherapeutische Ansätze fokussieren drei Problembereiche der Anorexia nervosa: Essverhalten und Gewichtsregulation, Körperwahrnehmung und Selbstwerterleben.

FRAGE

Schildern Sie den Verlauf der Therapie und die therapeutischen Möglichkeiten, die zur Bearbeitung der jeweiligen Schwerpunkte eingesetzt werden.

Zur Bearbeitung des Problembereichs „**Essverhalten und Gewichtsregulation**" erarbeiten Sie mit der Patientin eine **Vereinbarung** über die anzustrebende **Gewichtszunahme:** Definiertes Ziel ist eine Gewichtszunahme von mindestens 750 g und max. zwei Kilogramm pro Woche. Es ist sinnvoll, mit der Patientin **Verstärker** zu suchen, die ein sinnvolles Essverhalten fördern können. So vereinbaren Sie mit der Patientin z. B. als Wochenziel, dass sie bei einer Gewichtszunahme von 750 g mit Besuch die Station verlassen kann oder in einem weiteren Schritt Zugang zu einem Malkurs erhält, um ihren künstlerischen Begabungen nachzugehen. Außerdem bieten Sie der Patientin **Hilfestellungen** zur regelmäßigen und ausreichenden Nahrungsaufnahme auch bisher tabuisierter Lebensmittel an. Eine Möglichkeit kann z. B. Essen unter Anleitung des Pflegepersonals sein.

Essenziell ist auch eine intensive Beratung zu ausgewogener Ernährung und sinnvollem Essverhalten. Obwohl essgestörte Patientinnen gedanklich fast ständig mit „Essen" und

„Kalorien" beschäftigt sind, liegen in den genannten Bereichen ausgeprägte Fehlinformationen oder -überzeugungen vor.

Zur Arbeit am zweiten Problembereich „**Körperwahrnehmung**" nimmt die Patientin in der physiotherapeutischen Abteilung der Klinik an **körperorientierten Therapien** wie z. B. einer Tanztherapie teil, um eine bessere Wahrnehmung und Akzeptanz des eigenen Körpers zu erreichen. Videoaufnahmen des eigenen Körpers, die dann im Rahmen der Einzeltherapie angeschaut werden, bilden ein weiteres sinnvolles Hilfsmittel. Durch Übungen zum Wahrnehmen und Ausdrücken von Emotionen sowie **gestalttherapeutische Elemente** kann die Patientin den Zugang zu ihren Emotionen verbessern.

Der dritte Problembereich nimmt einen besonderen Raum in der Therapie ein. Die Patientin soll sich zunehmend mit ihrer **Selbstwertproblematik** auseinandersetzen. Sie beobachtet, dass sie ihre starke Selbstunsicherheit und das damit verbundene Gefühl, abgelehnt zu werden, durch ein sehr perfektionistisches Bestreben in Bezug auf Studienleistungen, Anerkennung und Aussehen kompensiert. So wird der Patientin jetzt deutlich, dass sie durch hungern können und dünn sein (= Leistung!) subjektiv ein Gefühl der Stärke und Überlegenheit erleben konnte und dadurch zunächst keine Motivation für eine Veränderung ihres Verhaltens bestand. Darüber hinaus setzt sie sich intensiv mit der in der Familie erlebten Ablehnung und Zurückweisung auseinander und erlebt im Kontakt zu Mitpatienten erstmals wieder befriedigende soziale Beziehungen. Im **Training sozialer Kompetenz** lernt die Patientin in Rollenspielen, sich in alltagsrelevanten Situationen kompetenter zu verhalten.

Verlauf

Innerhalb der 12-wöchigen stationären Therapie steigert die Patientin ihr Gewicht auf 44 kg. Sie kümmert sich um die ambulante Weiterführung einer Psychotherapie und baut im Rahmen von Wochenendbeurlaubungen und einer Probeentlassung soziale Kontakte an ihrem Studienort auf. Nach der Entlassung nimmt die Patientin ihr Kunststudium wieder auf und erreicht im Verlauf von zwei Jahren ein stabiles Gewicht von 50 kg.

Lernziele
Symptomatik von Anorexia und Bulimia nervosa
Epidemiologie und Verlauf von Anorexia und Bulimia nervosa
Medizinische Komplikationen durch Gewichtsverlust und Differenzialdiagnosen der Anorexia nervosa
Grundprinzipien der Verhaltenstherapie bei Anorexia nervosa

ICD-10

F 50.0   Anorexia nervosa

32 Krisenplanung

Vorstellungsgespräch in der Tagesklinik

Sie sind Stationsarzt einer psychiatrischen Tagesklinik an einem psychiatrischen Akutkrankenhaus. Bei Ihnen stellt sich ein 22-jähriger Patient zur Aufnahme vor, der vor ca. drei Monaten zum zweiten Mal psychotisch dekompensierte (➤ Fall 3) und aktuell kurz vor der Entlassung aus der stationären Behandlung steht. Nach sechs Wochen vollstationärer Akutbehandlung ist die psychotische Symptomatik mittlerweile fast vollständig remittiert. An die Tagesklinik wendet er sich auf Anraten seines behandelnden Arztes von Station, der ihm von einer sofortigen Wiederaufnahme des Studiums abgeraten habe. Dazu fühle er sich auch noch nicht in der Lage.

Seine nächsten Ziele seien ein besseres Durchhaltevermögen, da er noch Schwierigkeiten mit der Konzentration und dem Antrieb hätte. Außerdem fürchte er sich etwas davor, wieder nach Hause zu gehen, und bräuchte noch Unterstützung bei der Organisation des Alltags und der Tagesstrukturierung. Langfristig wolle er sein Studium fortsetzen und nach Möglichkeit weitere psychotische Episoden verhindern. Die Medikation solle auf Anraten des Stationsarztes unverändert fortgesetzt werden.

Fremdanamnese

Von Ihrem Kollegen auf Station bekommen Sie den aktuellen psychischen Befund des Patienten mitgeteilt, der Ihren Eindruck und die Aussagen des Patienten bestätigt. Der Patient ist voll orientiert, er hat keine Halluzinationen mehr, gelegentlich treten noch flüchtige Wahnideen auf, von denen er sich jedoch distanzieren kann. Affektiv ist er wenig schwingungsfähig bei insgesamt gleichgültigem bis leicht gedrücktem Affekt. Der Antrieb ist noch vermindert. Die Konzentration ist diskret gestört, die Gedächtnisleistung ist unauffällig. Der Patient ist nicht suizidal. Er tritt nur eingeschränkt mit dem Gesprächspartner in Kontakt, hält den Blick oft auf den Boden gerichtet und vermeidet direkten Blickkontakt; er reagiert etwas langsam und spricht teilweise stockend. Inhaltlich sind seine Aussagen vollkommen adäquat. Die Körperpflege ist angemessen.

FRAGE
Der Patient ist von der akuten psychotischen Symptomatik remittiert. Medikamentös ist er gut eingestellt. Was sind die wichtigsten Ziele Ihrer tagesklinischen Behandlung?

Trotz des bisher guten Behandlungserfolgs kann der Patient noch nicht als völlig gesund betrachtet werden. Aktuell ist noch **weitere Stabilisierung** notwendig sowie eine **Wieder-**

herstellung der Leistungsfähigkeit im sozialen, kognitiven und beruflichen Bereich. Dazu kommt die vom Patienten bereits angesprochene **Rückfallprophylaxe.**

FRAGE

Welche Methoden sind zum Verfolgen dieser verschiedenen Ziele geeignet? Welche Berufsgruppen sind jeweils beteiligt?

Stabilisierung und Rückfallprophylaxe sind Teil der ärztlichen pharmakologischen Behandlung und ärztlichen Patientenedukation. Zur Rückfallprophylaxe gehören weiterhin psychotherapeutische Programme zum Umgang mit Frühwarnsymptomen, die auch von Psychologen durchgeführt werden. An der Wiederherstellung der kognitiven, sozialen und beruflichen Leistungsfähigkeit sind verschiedene Berufsgruppen beteiligt (➤ Tab. 32.1).

Tab. 32.1 Elemente der multidisziplinären Rehabilitation schizophrener Patienten.

Ziel	Methode	Berufsgruppe
Aufbau der kognitiven Leistungsfähigkeit	Kognitives Training	Ergotherapeut, Neuropsychologe
Aufbau der sozialen Leistungsfähigkeit	Training sozialer Kompetenz	Psychologe, Pflege
Aufbau der beruflichen Leistungsfähigkeit	Beschäftigungstherapie, Arbeitsversuche, stufenweise Wiedereingliederung	Ergotherapeut, Sozialarbeiter
Stabilisierung und Rückfallprophylaxe	Medikation, Frühwarnzeichenprogramme	Arzt, Psychologe

FRAGE

Nennen Sie beispielhaft Maßnahmen, die im Rahmen von Trainings sozialer Kompetenzen durchgeführt werden!

Im **Training sozialer Kompetenzen** (SK-Trainings) werden vor allem **edukative** und **übende Elemente** eingesetzt. In den edukativen Trainingsabschnitten erarbeitet die Gruppe mithilfe von Arbeitsblättern u. Ä. Material angemessenes Sozialverhalten für verschiedene Situationsklassen. Im Rahmen der übenden Anteile wird das Sozialverhalten zunächst im Rollenspiel – idealerweise mit Videofeedback – und anschließend als Hausaufgabe im „echten" sozialen Umfeld geübt.

Es gibt verschiedene manualisierte SK-Trainings, die in etwas unterschiedlichen Variationen verschiedene Klassen sozialer Situationen behandeln. Typischerweise werden in SK-Trainings die Themen „Forderungen stellen" (z. B. gerade gekaufte Ware umtauschen; jemanden um etwas bitten), „Neinsagen" (z. B. Haustürverkäufer ablehnen, ungerechtfertigte Anforderungen ablehnen) und „Sympathie erwerben" (z. B. ein Gespräch auf einer Party beginnen) behandelt.

Verlauf

Sie übernehmen den Patienten direkt von Station in die Tagesklinik. Im Rahmen Ihres interdisziplinären Therapieangebots wird für ihn folgender Wochentherapieplan erstellt (➤ Tab. 32.2):

Tab. 32.2 Beispielhafter Wochentherapieplan der tagesklinischen Nachbehandlung für einen Patienten mit schizophrener Psychose.

Zeit	Montag	Dienstag	Mittwoch	Donnerstag	Freitag
8–9	Frühstück, Visite	Frühstück, Visite	Frühstück, Visite	Frühstück, Oberarztvisite	Frühstück, Visite
9–10	Ergotherapie, Beschäftigung	Ergotherapie, Beschäftigung	Konzentrationstraining		Ergotherapie, Beschäftigung
10–11				Konzentrationstraining	
11–12					Kochgruppe
12–13	Mittagessen	Mittagessen	Mittagessen	Mittagessen	Mittagessen
13–14	Training sozialer Kompetenz		Abschlussrunde	Training sozialer Kompetenz	
14–15		Sport			Sport
15–16					
16–17	Abschlussrunde	Abschlussrunde		Abschlussrunde	Abschlussrunde

Hinzu kommen jeweils zwei wöchentliche 25-minütige Gespräche mit dem behandelnden Arzt sowie dem Bezugspfleger und nach Bedarf Termine bei der Sozialarbeiterin.

FRAGE

Da der Patient über die weitere pharmakologische Behandlung bereits umfassend informiert ist, legen Sie in Ihren Einzelgesprächen den Schwerpunkt auf die Erarbeitung eines sog. Frühwarnzeichenprogramms als wichtige Ergänzung der medikamentösen Rückfallprophylaxe. Wie erklären Sie dem Patienten das Programm?

Sie informieren den Patienten darüber, dass sich psychotische Episoden in vielen Fällen bereits einige Zeit vor ihrem akuten Ausbruch durch interindividuell sehr unterschiedliche, aber intraindividuell häufig recht stabile frühe Anzeichen, sog. **Frühwarnsymptome** ankündigen. Typisch sind Ruhelosigkeit, Nervosität, Schlafstörungen, Schwierigkeiten bei der Arbeit, Konzentrations- und Gedächtnisstörungen sowie sozialer Rückzug. Wenn auf die Frühwarnsymptome rasch und angemessen reagiert wird, lässt sich mit einiger Wahrscheinlichkeit der Ausbruch der akuten psychotischen Phase verhindern oder zumindest abschwächen. Um ein angemessenes Vorgehen im Umgang mit Frühwarnzeichen zu planen, explorieren Sie zunächst seine individuellen Frühwarnzeichen.

MERKE

Schizophrene Episoden kündigen sich häufig durch sog. Frühwarnzeichen an. Typische Frühwarnzeichen sind Ruhelosigkeit, Nervosität, Schlafstörungen, Schwierigkeiten bei der Arbeit, Konzentrations- und Gedächtnisstörungen sowie sozialer Rückzug.

Untersuchung

In einer ausführlichen Exploration kristallisieren sich bei Ihrem Patienten folgende Frühwarnsymptome heraus, die bei beiden bisherigen Episoden aufgetreten sind: Eine Verschlechterung des Schlafs mit frühmorgendlichem Erwachen sowie eine Veränderung der Stimmungslage in ängstlich-gereizte Richtung. Darüber hinaus habe er Farben viel lebendiger und kräftiger wahrgenommen als normal. Diese diskreten Symptome hätten jeweils ca. 1–2 Monate vor Ausbruch der akuten Psychose begonnen und bis zum Ausbruch mit geringfügigen Schwankungen angehalten.

F R A G E
Wie erstellen Sie auf der Grundlage dieser Informationen einen Krisenplan mit dem Patienten?

Zunächst besprechen Sie mit dem Patienten, welche **Maßnahmen** im Falle des Auftretens von Frühwarnsymptomen sinnvoll sind. Dazu zählt
- das Aufdosieren bzw. Wiederansetzen der bisher wirksamen antipsychotischen Medikation,
- die Reduktion der Belastung im Alltag, z. B. durch Krankschreibung, Abgabe von familiären und anderen sozialen Aufgaben,
- die Verbesserung des Schlafs (ggf. auch medikamentös) sowie die strikte Vermeidung von Alkohol und Drogen.

Im zweiten Schritt besprechen Sie mit dem Patienten, welchen **Arzt seines Vertrauens** er mit den entsprechenden medizinischen Aufgaben (Medikation, Krankschreibung) betrauen möchte und welche **Person in seinem engen sozialen Umfeld** geeignet ist, ihn bei der Umsetzung seines Frühwarnprogramms zu unterstützen. Diese soziale Unterstützung ist extrem wichtig, da bei psychotischen Erkrankungen bereits in der Frühphase typischerweise keine Krankheitseinsicht mehr besteht.

M E R K E   Ein **Krisenplan** zur Rückfallprophylaxe bei schizophrenen Patienten enthält (1) typische individuelle Frühwarnsymptome, (2) gegensteuernde Maßnahmen beim Auftreten dieser Symptome sowie (3) Vereinbarungen zur Inanspruchnahme von medizinischer oder sozialer Unterstützung bei Frühwarnsymptomen.

Im letzten Schritt füllt der Patient ein **Formular** aus, in dem Frühwarnsymptome, gegensteuernde Maßnahmen sowie Unterstützungspersonen und mit ihnen getroffene Abmachungen dokumentiert werden. Dies wird auch mit den Unterstützungspersonen abgesprochen, eine Kopie des Formulars wird ihnen zur Verfügung gestellt. Damit der Patient diese Informationen jederzeit zugänglich hat, lässt sich das Formular auf Scheckkartengröße zusammenfalten (➤ Tab. 32.3, ➤ Tab. 32.4).

Tab. 32.3 Krisenplan, Außenseite des Formulars.

Adressen und Telefonnummern		Frühwarnzeichenplan von
Psychiater Mustermann *Musterweg 12* *12345 Musterdorf* *Tel. 0123/45678*		*Musterpatient*
Hausarzt Musterdoktor *Musterstraße 10* *Tel. 0123/90123*		

Tab. 32.4 Krisenplan, Innenseite des Formulars.

Meine wichtigsten Frühwarnzeichen	Maßnahmen beim Auftreten von Frühwarnzeichen	Unterschriften
• Gereizt-ängstliche Stimmung • Frühes Erwachen • Veränderte Farbwahrnehmung	• Nach 1 Woche vereinbart Mutter einen Termin beim Psychiater • Patient nimmt diesen Termin wahr	• Musterpatient • Mutter Musterpatient • Psychiater

F R A G E

Ihr Ziel ist es, den Patienten für seine psychotischen Frühsymptome zu sensibilisieren. Wie verhindern Sie, dass er übermäßig sensibilisiert wird und zukünftig jedes frühmorgendliche Erwachen als Hinweis auf eine nahende Psychose interpretiert?

Sie thematisieren diese Gefahr explizit im Gespräch mit dem Patienten und erfragen anhand konkreter Beispiele, welche Abweichungen des Schlafs, der Stimmung und der Wahrnehmung für ihn normal sind und durch welche Ausprägungen der pathologische Bereich beschrieben werden kann. Aufgrund dessen legen Sie gemeinsam **Zeitkriterien** für die Abgrenzung von Frühwarnsymptomen fest.

Gesprächsverlauf

Der Patient versteht die notwendigen gegensteuernden Maßnahmen beim Auftreten von Frühwarnsymptomen ebenso wie die Notwendigkeit von sozialer Unterstützung, da auch bei ihm vor und während der psychotischen Episoden keine Störungseinsicht bestanden hatte. Als Arzt seines Vertrauens nennt er seinen niedergelassenen Psychiater. Im engen sozialen Umfeld traut er seiner Mutter am ehesten zu, die entsprechenden Veränderungen wahrzunehmen und ihn zu einem Arztbesuch zu bewegen.

In einem gemeinsamen Gespräch mit der Mutter bestätigt diese die genannten Frühwarnsymptome und gibt an, dass sie die gereizte Stimmung und den schlechten Schlaf am genauesten wahrnehmen könne. Es wird schriftlich festgelegt, dass sie, wenn sie die Frühwarnsymptome über mindestens eine Woche wahrnimmt, ihren Sohn darauf ansprechen und für ihn einen Termin beim niedergelassenen Psychiater ausmachen darf. Der Patient verpflichtet sich, diesen Termin wahrzunehmen. Der niedergelassene Psychiater wird von diesen Abmachungen in Kenntnis gesetzt und erhält eine Kopie der entsprechenden Dokumentation.

Der Patient besucht die Tagesklinik insgesamt zehn Wochen. Er kommt daheim zunehmend selbstständiger zurecht, die Leistungsfähigkeit verbessert sich in jeder Hinsicht. In den letzten zwei Wochen beginnt er wieder mit dem Besuch einzelner Vorlesungen, denen er recht gut folgen kann. Nach der tagesklinischen Betreuung wird er zu seinem niedergelassenen Psychiater entlassen.

Lernziele
Elemente der multidisziplinären Rehabilitation der Schizophrenie
Psychotherapeutische Rückfallprophylaxe („Frühwarnzeichen-Programm")

ICD-10

F20   Schizophrenie

33 Finanzielle Sorgen

Aufnahmegespräch

Eine 72-jährige Dame kommt in Begleitung ihrer Tochter zur stationären Aufnahme. Da die Patientin kaum sprechen möchte, übernimmt die Tochter die Anamneseschilderung: Sie berichtet, die Mutter lebe allein in einer separaten Wohnung im Haus der Tochter. Der Ehemann sei vor zwei Jahren an Herzversagen verstorben. Früher sei sie Schneiderin und Hausfrau gewesen. Vor 15 Jahren habe sie an einer zwei Monate dauernden Depression gelitten, als der Ehemann schwer erkrankte. Den Tod des Ehemanns vor zwei Jahren habe sie jedoch relativ gut überwunden und sei damals auch nicht depressiv gewesen.

Aktuell gehe es ihr seit etwa drei Monaten immer schlechter. Erst habe sie nicht mehr gut schlafen können, dann sei sie weniger aktiv gewesen und habe ihre Freundinnen nicht mehr besucht. Sie sei nicht mehr in die Kirche gegangen, sodass sie fast nur noch in ihrer Wohnung gesessen sei und am Tisch vor sich hingestarrt habe. Freude und Interesse habe sie nicht mehr empfinden können. Wenn sie ihre Mutter gefragt habe, was denn mit ihr los sei, habe sie nicht viel gesprochen. Bemerkenswert sei jedoch, dass sie sich übermäßig viel wegen der Finanzen und dem Auskommen der Kinder gesorgt habe, womit sie sich sonst eigentlich nie beschäftigt habe. Auch mit Gott habe die Mutter sehr gehadert, was sie sehr gewundert habe, da ihre Mutter doch sonst immer ein so gläubiger Mensch gewesen sei.

Sie habe ihre Mutter nur mit Mühe und Not in die Praxis eines Nervenarztes bringen können. Dieser habe sie eine Woche mit 10 mg Cipramil® (Citalopram, ein Antidepressivum) und seit 5 Wochen mit 20 mg behandelt. Es sei ihr nur gelungen, die Mutter zur stationären Aufnahme zu überreden, weil sie ihr erzählt habe, dass man wegen ihrer Brustkrebserkrankung vor zwölf Jahren wieder einmal nachschauen müsse und weil sie eine Therapie zur Verbesserung des Schlafs benötige.

Zur weiteren Vorgeschichte befragt, berichtet die Tochter, ihre Mutter sei früher nie in psychiatrischer Behandlung gewesen. Die depressiven Symptome vor 15 Jahren seien ohne Behandlung abgeklungen, eine Tumornachsorge sei zuletzt vor fünf Jahren erfolgt. Seit drei Jahren leide sie an einem grünen Star.

FRAGE

Welche psychopathologischen Symptome konnten Sie der bisherigen Anamneseschilderung entnehmen? Auf welche Diagnose weisen die Symptome hin?

Hinsichtlich der Affektivität (Freud- und Interesselosigkeit), des Antriebs (Antriebshemmung) sowie des Schlafs (Schlafstörungen) haben Sie schon Informationen erhalten oder sich im Kontakt mit der Patientin ein Bild gemacht: Es liegen damit die **Hauptsymptome einer depressiven Episode** vor, nämlich depressive Verstimmung, Verlust von Freude und

Interesse an normalerweise angenehmen Aktivitäten und eine starke Antriebshemmung (zu den Diagnosekriterien einer depressiven Episode ➤ Fall 5).

Diese Äußerungen der Patientin können darauf hinweisen, dass sie **Wahnvorstellungen** hat (➤ Fall 5). Sie fragen daher genau nach, ob die Patientin z. B. die Überzeugung habe, dass sie verarme, dass sie nichts mehr zum Anziehen habe, dass die Krankenkasse den Klinikaufenthalt nicht bezahle, dass auch die Familie finanziell vor dem Ruin stehe **(Verarmungswahn).**

Ebenso erheben Sie Hinweise auf Versündigungsideen: So fragen Sie die Patientin, ob sie glaube, eine schwere Schuld auf sich geladen zu haben oder ob sie die Erkrankung als Strafe für frühere Verfehlungen sehe **(Versündigungswahn).**

Weitere Wahnthemen bei schweren depressiven Störungen sind:
- **hypochondrischer Wahn:** Der Patient ist unkorrigierbar davon überzeugt, an einer schweren körperlichen Erkrankung zu leiden. So kann er z. B. glauben, innerlich von einem bösartigen Tumor zerfressen zu werden.
- **Kleinheits- bzw. Nichtigkeitswahn (= nihilistischer Wahn):** Hierbei ist der Patient wahnhaft davon überzeugt, er sei nichts mehr wert, er sei bedeutungslos, vollkommen unwichtig oder existiere nicht mehr.

Alle vier genannten Wahnthemen nennt man **synthyme** (oder stimmungskongruente) **Wahninhalte,** da sie zur depressiven Affektlage passen.

Folgende Symptome sollten jetzt erfragt werden: Die Orientierung zu Ort, Zeit, Situation und Person, das Vorliegen von Wahrnehmungsstörungen (Halluzinationen) und Ich-Störungen, Konzentrations- und Gedächtnisstörungen und somatischen Symptomen wie z. B. Art der Schlafstörungen, Morgentief, Appetitmangel und Gewichtsabnahme sowie Suizidalität (➤ Fall 5).

Untersuchung

Ihre Exploration vervollständigt den psychopathologischen Befund: Die Patientin ist bewusstseinsklar und zu allen Qualitäten orientiert. Die Kurzzeitgedächtnisfunktion erscheint nach grober Prüfung intakt: Sie bitten die Patientin drei Begriffe, z. B. Uhr, Pfennig und Boot nachzusprechen und nach fünf Minuten zu wiederholen; dies gelingt der Patientin gut (zur Prüfung kognitiver Funktionen ➤ Fall 11).

Halluzinationen und Ich-Störungen lassen sich nicht eruieren, die Patientin leidet aber an einem ausgeprägten Verarmungs- und Versündigungswahn. Sie leidet zudem unter Ein- und Durchschlafstörungen mit morgendlichem Früherwachen um 4 Uhr. Nach Angaben der Tochter hat die Patientin in drei Monaten von 70 auf 64 kg an Gewicht abgenommen, sie isst und trinkt sehr wenig (Appetitmangel, Gewichtsabnahme). Es besteht überdies ein Morgentief: Morgens komme die Patientin „überhaupt nicht in Gang, rede kein Wort", das sei abends besser.

Auf ihre Nachfrage sagt die Patientin, dass sie „so große Angst vor der Hölle" habe, dass sie sich „auf keinen Fall etwas antun" wolle, obwohl ihr das Leben „verleidet" sei. Außerdem wolle sie dies ihrer Tochter auf keinen Fall antun. Aufgrund dieser Äußerungen schätzen Sie die Patientin als momentan nicht akut suizidgefährdet ein (wobei Sie im Hinterkopf behalten, dass bei wahnhaft-depressiven Zuständen ein erhöhtes Suizidrisiko besteht!).

F R A G E

Die Anamnese ergibt einen Hinweis auf eine mögliche organische Genese der Erkrankung. Woran denken Sie und welche Diagnostik führen Sie durch?

Wegen der vorbestehenden Brustkrebserkrankung denken Sie an eine **intrazerebrale Metastasierung** als mögliche Ursache des gegenwärtig bestehenden depressiven Syndroms. Eine Metastasierung ins Gehirn tritt am häufigsten bei Lungenkrebs (40 %), bei Brustkrebs (19 %), bei malignen Melanomen (10 %), bei gastrointestinalen Tumoren (7 %) und bei Tumoren im Genitalbereich (7 %) auf.

Sie führen folgende Untersuchungen durch (➤ Fall 5):
- ausführliche internistische und neurologische Untersuchung
- Routine-Labor: hier achten Sie besonders auf Hinweise für Tumorerkrankungen (wie eine erhöhte Blutkörperchensenkungsgeschwindigkeit, Anämie und CRP-Erhöhung). Auch eine Schilddrüsenfunktionsstörung schließen Sie durch Bestimmung von TSH, fT3 und fT4 aus
- Zum Ausschluss zerebraler Metastasen veranlassen Sie nach Aufklärung und Einwilligung der Patientin eine Computertomografie des Gehirns mit Kontrastmittel
- EKG und EEG.

Untersuchung

Die körperliche Untersuchung, die laborchemischen Parameter und das Computertomogramm erbringen keine pathologischen Befunde. Auch das EKG und das EEG sind unauffällig. Die Plasmakonzentration von Citalopram liegt im Zielbereich.

F R A G E

Welche Diagnose nach der ICD-10 stellen Sie?

Sie stellen die Diagnose einer **schweren depressiven Episode mit psychotischer Symptomatik** bei **rezidivierender depressiver Störung.** Dass die erste Episode bereits 15 Jahre zurückliegt, spielt dabei keine Rolle; die Kriterien einer rezidivierenden Störung sind erfüllt.

F R A G E
Wie sollte eine depressive Episode mit psychotischen Symptomen grundsätzlich behandelt werden?

Bei einer wahnhaften Depression besteht die **zwingende Indikation** zur **medikamentösen Therapie.** Eine psychotherapeutische Behandlung als alleinige Therapie ist keinesfalls ausreichend! Dies sollte insbesondere angesichts des deutlich erhöhten Suizidrisikos bei wahnhafter Depression bedacht werden.

Bei der medikamentösen Therapie einer wahnhaften Depression wird üblicherweise eine zweigleisige Behandlung mit einem **Antidepressivum** zur Behandlung des depressiven Syndroms und mit einem **Antipsychotikum** zur Behandlung der Wahnsymptomatik durchgeführt.

F R A G E
Welche Substanzklasse unter den Antidepressiva würden Sie zur Behandlung unserer Patientin einsetzen?

Wie in ➤ Fall 5 dargestellt (➤ Tab. 5.2), unterscheidet man bei den Antidepressiva folgende Substanzklassen:
- selektive oder überwiegende Serotonin-Wiederaufnahme-Hemmer (SSRI)
- selektive oder überwiegende Noradrenalin-Wiederaufnahme-Hemmer (NARI)
- kombinierte Serotonin- und Noradrenalin-Wiederaufnahme-Hemmer (SNRI)
- kombinierte Noradrenalin- und Dopamin-Wiederaufnahme-Hemmer (NDRI)
- Monoaminooxidase-Hemmer (MAO-I)
- Antidepressiva mit anderem Wirkmechanismus (z. B. Trimipramin, Mirtazapin oder Agomelatin).

Prinzipiell ist für die Wahl eines Antidepressivums bei älteren Patienten v. a. das Nebenwirkungsprofil der Substanz bzw. das Vorliegen von Kontraindikationen entscheidend, da häufig kardiale oder zerebrovaskuläre Erkrankungen wie z. B. eine Herzrhythmusstörung vorliegen.

Unsere Patientin wurde fünf Wochen erfolglos mit dem SSRI Citalopram in ausreichender Dosis und mit ausreichender Plasmakonzentration behandelt. Entsprechend den Regeln bei Therapieresistenz (➤ Fall 19) empfiehlt sich jetzt ein Wechsel des Wirkprinzips des Antidepressivums. Sie können daher eine Therapie mit einem Noradrenalin-Wiederaufnahme-Hemmer beginnen. Da keine Kontraindikationen gegen eine Therapie mit anticholinerg wirksamen Substanzen vorliegen (kein schwerer Leber- oder Nierenschaden, keine kardiale Erregungsleitungsstörung; zum Glaukom s. u.), können Sie sich entweder für einen NDRI (z. B. Bupropion) oder ein tri- oder tetrazyklisches Antidepressivum mit überwiegender Noradrenalin-Wiederaufnahme-Hemmung (z. B. Nortriptylin) entscheiden.

M E R K E   Der Einsatz tri- und tetrazyklischer Antidepressiva bei älteren Patienten ist aufgrund von anticholinergen Nebenwirkungen und häufig bestehenden Kontraindikationen eingeschränkt.

FRAGE

Die Tochter hatte berichtet, dass ihre Mutter an einem Glaukom (grünem Star) leide. Stellt ein Glaukom grundsätzlich eine Kontraindikation für tri- oder tetrazyklische Antidepressiva dar?

Tri- und tetrazyklische Antidepressiva können aufgrund ihrer anticholinergen Eigenschaften zu einer Verengung des Winkels in der vorderen Augenkammer führen, sodass die Resorption des Augenwassers eingeschränkt ist. Dies ist aber nur bei Vorliegen eines Engwinkelglaukoms problematisch. Beim Weitwinkelglaukom können tri- und tetrazyklische Antidepressiva durchaus eingesetzt werden.

FRAGE

Welche Klassen von Antipsychotika (Neuroleptika) kennen Sie? Diskutieren Sie die Vor- und Nachteile.

Antipsychotika der 1. Generation (sog. „klassische Neuroleptika") können zu **extrapyramidalmotorischen Nebenwirkungen** führen (➤ Fall 3). Bei Verwendung einer niedrigen Dosis treten diese jedoch meist nicht oder nur in geringer Ausprägung auf. Klassische Neuroleptika mit trizyklischer Struktur (Phenothiazine, Thioxanthene) führen häufiger zu vegetativen Begleiterscheinungen und zu EKG-Veränderungen (QT-Verlängerung, Blockbilder) als Substanzen aus der Gruppe der Butyrophenone (z. B. Haloperidol).

    Antipsychotika der 2. Generation (sog. atypische Neuroleptika) haben keine oder nur gering ausgeprägte extrapyramidalmotorische Nebenwirkungen. Ihr Einsatz ist bei älteren Patienten jedoch eingeschränkt, da sie z. T. stark **sedierend** und **anticholinerg** wirken (z. B. Olanzapin, Zyprexa®; Clozapin, Leponex®) oder eine **orthostatische Dysregulation** induzieren können (z. B. Quetiapin, Seroquel®).

    Zur weiteren Diskussion von Vor- und Nachteilen Antipsychotika ➤ Fall 27.

FRAGE

Was müssen Sie hinsichtlich der Dosierung bei älteren Patienten im Vergleich zu jüngeren Patienten beachten?

Bei älteren Patienten reicht meist eine niedrigere Dosis eines Antidepressivums oder Antipsychotikums aus. Als Faustregel kann man davon ausgehen, dass etwa 50 % der Dosis eines jungen Menschen erforderlich sind.

Verlauf

Sie entscheiden sich für eine Therapie mit dem überwiegend auf die Noradrenalin-Wiederaufnahme-Hemmung wirkenden trizyklischen Antidepressivum **Nortriptylin** (z. B. Nortrilen®). Zunächst verordnen Sie 25 mg am Morgen und erhöhen die Dosis nach drei Tagen bei guter Verträglichkeit auf 50 mg. Zusätzlich setzen Sie als Antipsychotikum 2 × 1 mg **Risperidon** (z. B. Risperdal®) an. Zusätzlich geben Sie zur Anxiolyse vorübergehend 2 × 0,5 mg **Lorazepam** (z. B. Tavor®). Citalopram reduzieren Sie sofort auf 10 mg und setzen es nach einer Woche ab.

Trotz Erhöhung der Dosis von Nortriptylin auf 100 mg bei ausreichender Plasmakonzentration und der Gabe von Risperidon kommt es innerhalb von vier Wochen nicht zu einer Besserung der wahnhaften Depression. Im Gegenteil, die wahnhaften Symptome verschlechtern sich weiter, die Patientin wird suizidal und ist weglaufgefährdet, sodass sie auf eine geschlossene Station verlegt werden muss.

FRAGE

Welche therapeutische Option haben Sie, um auf diese Verschlechterung zu reagieren?

Es besteht die Möglichkeit, eine **Elektrokonvulsionstherapie (Elektrokrampftherapie, EKT)** durchzuführen. Die EKT hat sich bei therapieresistenten und insbesondere bei wahnhaften Depressionen als sehr effektives und schnell wirksames Therapieprinzip erwiesen (zur Definition von Therapieresistenz ➤ Fall 19). Gegenüber einer Ansprechrate wahnhafter Depressionen von 30–50 % auf Psychopharmaka erreicht die EKT Responderraten von bis zu 90 %!

Obwohl die EKT sehr gut wirksam und meist auch gut verträglich ist, wird sie aufgrund des relativ hohen Aufwands meist erst spät im Verlauf einer Erkrankung eingesetzt. Dies liegt zum einen daran, dass die EKT nicht in allen Kliniken angeboten wird und der Patient daher oft in eine andere Klinik verlegt werden muss. Zum anderen ist die zurückhaltende Anwendung im deutschsprachigen Raum auch dadurch zu erklären, dass nicht selten sowohl bei Patienten als auch bei Angehörigen und Therapeuten aufgrund historisch begründeter Vorbehalte erhebliche Einwände gegen diese Therapieform bestehen.

MERKE   Die EKT ist ein effektives und schnell wirksames Therapieverfahren zur Behandlung therapieresistenter, insbesondere wahnhafter Depressionen.

FRAGE

Welche Kontraindikationen bestehen für eine EKT? Welche Untersuchungen führen Sie bei der 72-jährigen Patientin durch?

Absolute Kontraindikationen für eine EKT gibt es nicht.
Es gibt jedoch **Erkrankungen,** die das **Risiko** einer EKT **erhöhen:**
- zerebrale Läsionen und Raumforderungen
- erhöhter intrakranieller Druck
- Aneurysma der zerebralen Gefäße
- Retinaablösung
- kürzlich stattgehabter Myokardinfarkt
- Beckenvenenthrombose
- Phäochromozytom.

Vor der Durchführung der EKT müssen **Begleiterkrankungen** wie z. B. chronisch-obstruktive Lungenerkrankungen, Asthma bronchiale, arterielle Hypertonie, koronare Herzkrankheit und Herzrhythmusstörungen **gut eingestellt** sein. Da die EKT in Narkose durchgeführt wird, ist das **Narkoserisiko** zuvor abzuschätzen. Sie müssen gemeinsam mit den Internisten und Anästhesisten eine Nutzen-Risiko-Abwägung durchführen.

Bei unserer Patientin, die an keinen wesentlichen körperlichen Erkrankungen leidet, würde sich vor der EKT die Durchführung eines Ruhe- und Belastungs-EKGs, einer Lungenfunktionsuntersuchung und eines Röntgenthorax empfehlen.

FRAGE
Wie wird eine EKT durchgeführt?

Bei der EKT wird durch elektrische Stimulation des temporoparietalen Schädelbereichs der **nichtdominanten Hemisphäre** (in der Regel also rechts) ein epileptischer Anfall ausgelöst, der etwa 30–60 s anhält. In der Regel werden 6–12 Sitzungen durchgeführt, wobei meist 2–3 Sitzungen pro Woche erfolgen.

FRAGE
Wie erklären Sie der Patientin und den Angehörigen die Durchführung und den Wirkmechanismus der EKT?

Es ist wichtig, der Patientin das Vorgehen genau zu erklären und feinfühlig auf etwaige Vorbehalte und Ängste einzugehen. Viele Patienten haben von dieser Therapieform schreckliche Dinge gehört und teilen nicht Ihre Auffassung, dass es sich dabei um ein nebenwirkungsarmes und sicheres Therapieverfahren handelt. Sie haben auch Angst, dass ihr Gehirn irreversibel geschädigt wird. Dafür gibt es jedoch keine Hinweise.

Obwohl bekannt ist, dass durch die EKT zahlreiche Stoffwechselvorgänge im Gehirn beeinflusst werden, ist der genaue Wirkmechanismus der EKT unbekannt; man weiß jedoch aus langjähriger klinischer Erfahrung, dass sie bei den oben bereits genannten Erkrankungen gut hilft. Dies sollten Sie der Patientin auch so sagen.

Es gibt inzwischen vorgefertigte Aufklärungsbögen, die genau den Ablauf der EKT schildern. Das Aufklärungsgespräch muss im Krankenblatt dokumentiert werden; überdies muss von der Patientin eine schriftliche Einwilligung in die Behandlung eingeholt werden.

FRAGE
Über welche Nebenwirkungen einer EKT klären Sie die Patientin auf?

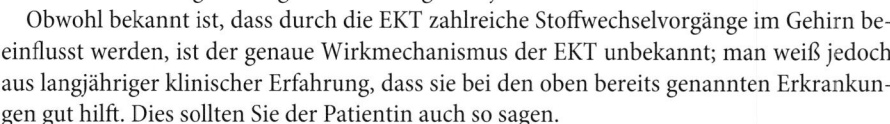

Als **häufige** und **vorübergehende Nebenwirkungen** der EKT sind beschrieben:
- Kopfschmerzen
- Übelkeit
- Muskelkater
- eine anterograde und retrograde Amnesie sowie leichtere kognitive Störungen (Gedächtnis/Merkfähigkeit).

Länger anhaltende kognitive Störungen treten in der Regel nur bei beidseitiger Stimulation auf, die ausschließlich dann angewandt wird, wenn die unilaterale Stimulation nicht zum gewünschten Erfolg führt. Die Mortalität bei sachgerechter Durchführung liegt bei ca. 1 : 50.000 Behandlungen, was in etwa dem allgemeinen Narkoserisiko entspricht.

Bei einer Benzodiazepinbehandlung ist die „Krampffähigkeit" des Gehirns und damit die Wirksamkeit der EKT eingeschränkt. Wenn immer möglich, sollten die **Benzodiazepine** vor der EKT **ausgeschlichen** werden. Alternativ können Benzodiazepine auch kurz vor der Behandlung mit einem Benzodiazepinantagonisten (z.B. Flumazenil, Anexate®) antagonisiert werden.

Im Prinzip kann die antidepressive Pharmakotherapie während der Therapie fortgesetzt werden, wenn hinsichtlich der Narkose keine Bedenken des Anästhesisten bestehen und die Medikation nicht die Krampffähigkeit reduziert (z.B. Antikonvulsiva wie Carbamazepin oder Benzodiazepine, s.o.). Auf der anderen Seite ist es nicht sinnvoll, Medikamente, die nicht wirksam waren, beizubehalten. Daher sollte parallel zur EKT auch die Pharmakotherapie optimiert werden. Beispielsweise kann eine Lithiumaugmentierung der Nortriptylin-Behandlung oder eine Umstellung auf Venlafaxin (Trevilor®) erfolgen (➤ Fall 19). Bei Gabe von Lithium muss allerdings beachtet werden, dass Lithium am Tag vor der EKT-Sitzung ab- und am Tag danach wieder angesetzt werden muss.

Vor Gabe des Muskelrelaxans (z.B. Suxamethoniumchlorid) wird ein Arm oder ein Bein durch einen Stauschlauch abgebunden, um den arteriellen Zufluss zu verhindern. Dadurch kann in diese Extremität kein Muskelrelaxans gelangen, sodass hier die Krampfaktivität zu sehen ist. Früher wurde die EKT ohne Muskelrelaxation durchgeführt, was oft zu erheblichen Verletzungen der Patienten durch die Muskelkontraktionen führte!

Eine elegantere und modernere Methode ist die kontinuierliche Ableitung eines EEGs während der EKT.

Verlauf

Nach sechs Sitzungen EKT und zusätzlicher Gabe von Lithium kommt es zu einer Remission der wahnhaften Depression. Zwei weitere Sitzungen werden zur Stabilisierung des Erfolgs durchgeführt.

FRAGE

Was empfehlen Sie der Patientin zur Rezidivprophylaxe?

Sie empfehlen der Patientin, die Medikamente in voller Dosis weiterzunehmen. Da es sich um die erste schwere wahnhafte Depression handelt, sollten die Medikamente mindestens zwölf Monate unverändert weitergegeben werden. Aufgrund der Schwere der Erkrankung und der Depression in der Vorgeschichte empfiehlt sich jedoch eher eine noch längere Behandlung über zwei Jahre.

Zusätzlich ist zu überlegen, ob z. B. in zunächst ein- und dann zwei- bis vierwöchigen Abständen eine **Erhaltungs-EKT** durchgeführt wird. Sie können der Patientin anbieten, dass sie dazu für eine Nacht stationär aufgenommen wird, um dann am Morgen die EKT durchzuführen. Anschließend kann die Patientin bei stabilem Befund nach wenigen Stunden wieder nach Hause entlassen werden. Bisher gibt es allerdings noch zu wenig Erfahrungen und abgesicherte Daten, in welchen Fällen eine Erhaltungs-EKT indiziert ist und in welchen Fällen nicht.

Lernziele

Erkennen wahnhafter Symptome bei Depression
Organische Ursachen wahnhafter Depressionen
Medikamentöse Behandlung der wahnhaften Depressionen
Besonderheiten der Psychopharmakotherapie im Alter
Vor- und Nachteile klassischer und atypischer Neuroleptika bei der Behandlung der wahnhaften Depression
Indikationen, Kontraindikationen und Durchführung der Elektrokrampftherapie

---

ICD-10

F 33.3   Schwere depressive Episode mit psychotischen Symptomen bei rezidivierender depressiver Störung

FALL

34 Zitternde Hände

Erstgespräch beim Psychotherapeuten

Ein 38-jähriger Bauingenieur sucht Sie aus eigener Initiative zum psychotherapeutischen Erstgespräch auf. Er habe gravierende berufliche Probleme, weil er kaum in der Lage sei, sich in Gegenwart anderer Personen zu Wort zu melden. In seiner Tätigkeit als angestellter Statiker sei dies jedoch häufig notwendig; dabei würden in den Besprechungen mit üblicherweise multiprofessionellen Projektteams (Architekten, Bauträger, Haustechniker etc.) teilweise hitzige Debatten geführt. Wenn er dann das Wort ergreifen müsse, weil sein Aufgabengebiet angesprochen werde, fange er an zu schwitzen und zu zittern. Er sei sicher, dass die anderen Anwesenden das Zittern seiner Hände sehen und die Unsicherheit in seiner Stimme hören könnten. Daher bringe er sich meistens so wenig wie möglich ein. Allerdings bringe dieses Verhalten Folgeprobleme mit sich, da es dazu führe, dass statische Aspekte in der Planung nicht von Anfang an ausreichend berücksichtigt würden. Er empfinde seine Reaktionen selbst als irrational, könne das Problem jedoch trotzdem nicht in den Griff bekommen. Seine fehlende Durchsetzungskraft sei auch seinem Vorgesetzten schon aufgefallen. Eigentlich halte er sich für einen ordentlichen Statiker und würde beruflich gerne noch weiterkommen, mit diesem Problem sei das aber ausgeschlossen. Er habe immer gehofft, dass es sich von alleine legen würde, aber seit Beginn seiner beruflichen Laufbahn kämpfe er nun damit. Von einer psychotherapeutischen Hilfe erwarte er sich, Strategien zu lernen, um mit den problematischen Situationen kompetent und selbstsicher umgehen zu können.

FRAGE

An welche Störung denken Sie? Welche weiteren Informationen benötigen Sie zur Sicherung der Diagnose?

Der Patient berichtet über seine **Angst in sozialen Situationen.** Daher vermuten Sie die Diagnose einer sozialen Phobie. Dafür muss die Furcht vor Bewertung durch andere oder vor eigenem peinlichen Verhalten in sozialen Situationen im Mittelpunkt stehen. Die Ängste treten nur in sozialen Situationen auf, und der Betroffene erlebt seine Ängste selbst als übertrieben. Sie explorieren daher die in ➤ Tabelle 34.1 aufgeführten diagnostischen Kriterien.

Tab. 34.1 Kriterien der sozialen Phobie nach ICD-10 (F40.1).

1.	Entweder 1. oder 2.: 1. deutliche Furcht, im Zentrum der Aufmerksamkeit zu stehen oder sich peinlich oder erniedrigend zu verhalten 2. deutliche Vermeidung, im Zentrum der Aufmerksamkeit zu stehen, oder von Situationen, in denen die Angst besteht, sich peinlich oder erniedrigend zu verhalten. Diese Ängste treten in sozialen Situationen auf wie Essen oder Sprechen in der Öffentlichkeit, Hinzukommen oder Teilnahme an kleinen Gruppen (z. B. Partys, Konferenzen, Klassenräume).

Tab. 34.1 Kriterien der sozialen Phobie nach ICD-10 (F40.1). *(Forts.)*

2.	Mindestens zwei Angstsymptome in den gefürchteten Situationen (➤ Fall 9) sowie zusätzlich mindestens eins der folgenden Symptome: • Erröten oder Zittern • Angst zu erbrechen • Miktions- oder Defäkationsdrang bzw. Angst davor.
3.	Deutliche emotionale Belastung durch die Angstsymptome oder das Vermeidungsverhalten. Einsicht, dass die Symptome oder das Vermeidungsverhalten übertrieben und unvernünftig sind.
4.	Die Symptome beschränken sich ausschließlich oder vornehmlich auf die gefürchteten Situationen oder auf Gedanken an diese.
5.	**Häufigstes Ausschlusskriterium:** Die Symptome des Kriteriums A. sind nicht bedingt durch Wahn, Halluzinationen oder andere Symptome der Störungsgruppen organische psychische Störungen (F0), Schizophrenie und verwandte Störungen (F2), affektive Störungen (F3) oder eine Zwangsstörung (F42) oder sind nicht Folge einer kulturell akzeptierten Anschauung.

Gesprächsverlauf

Auf Ihre genauere Nachfrage hin gibt der Patient an, dass sich seine Ängste darauf bezögen, etwas Lächerliches zu sagen oder inkompetent zu wirken. Dabei wisse er im Grunde, dass er fachlich kompetent sei und dass es wichtig sei, sich in Besprechungen einzubringen. Neben dem Schwitzen und Zittern träten auch Herzklopfen und ein flaues Gefühl im Magen auf, außerdem müsse er vor und während der gefürchteten Situationen häufig die Toilette aufsuchen. Wenn es möglich sei, weil z. B. ein Kollege dabei sei, vermeide er entsprechende Situationen. Depressiv gestimmt sei er im Allgemeinen nicht, Schlaf und Appetit seien unauffällig, Zwangssymptome oder Halluzinationen kenne er nicht. Auch eine wahnhafte Symptomatik lässt sich nicht explorieren.

FRAGE

Aufgrund Ihrer Informationen denken Sie an eine soziale Phobie. Welche psychische Störung kommt differenzialdiagnostisch häufig vor, und wie grenzen Sie diese ab?

Die **soziale Phobie** und die **selbstunsichere Persönlichkeitsstörung** (PS) sind häufig schwer zu unterscheiden, da die Symptomatik stark überlappt. Insbesondere generalisierte soziale Phobien bieten praktisch das gleiche Bild wie eine selbstunsichere PS. Bei Letzterer tritt in mehreren Lebensbereichen Angst vor Bewertung und eigener Unzulänglichkeit auf, die Betroffenen halten sich für minderwertig, weniger kompetent als die meisten Menschen und fürchten sich in ungerechtfertigter Weise vor Kritik und Abwertung (➤ Fall 50). Die soziale Phobie ist dagegen eine umschriebene Furcht vor spezifischen Situationen, wobei die Betroffenen selbst die Furcht als unangemessen bewerten. Bei der selbstunsicheren PS ist die Furcht stark generalisiert und die Betroffenen bewerten sie als relativ angemessen, da sie sich für unzulänglich halten.

MERKE   Die soziale Phobie überlappt, insbesondere in der generalisierten Form, stark mit der selbstunsicheren Persönlichkeitsstörung. Zur Abgrenzung muss geklärt werden, ob sich die soziale Angst auf eine oder wenige Situationsklassen beschränkt oder ob sie in (fast) allen Lebensbereichen auftritt.

Gesprächsverlauf

Der Patient berichtet Ihnen, dass sich seine Ängste ausschließlich auf berufliche Situationen
bezögen. Bei privaten sozialen Anlässen wie Familienfesten oder Treffen mit Freunden sei er
entspannt und habe keine Sorgen, von den anderen nicht gemocht oder kritisiert zu werden.
Damit können Sie das Vorliegen einer selbstunsicheren PS ausschließen und sich bei der Behandlungsplanung auf die auf berufliche Situationen beschränkte soziale Phobie konzentrieren.

FRAGE
Welches therapeutische Vorgehen schlagen Sie vor?

Der Patient kommt mit dem klaren Wunsch, kompetenter mit den für ihn problematischen
Situationen umzugehen. Daher konzentrieren sie sich auf ein **übungsorientiertes Vorgehen,** bei dem mit ansteigendem Schwierigkeitsgrad kompetentes Auftreten in den gefürchteten Situationen geübt wird. Dies entspricht vom Grundprinzip her dem bei Angststörungen üblichen und wirksamen Verfahren der Exposition (> Fall 9).

FRAGE
Ist eine medikamentöse Therapie der sozialen Phobie indiziert?

Die besten Erfolge in der Behandlung der sozialen Phobie sind für verhaltenstherapeutische
Programme, insbesondere in Form einer Gruppentherapie belegt.
   In einzelnen Fällen können **bestimmte Antidepressiva** mit günstigem Effekt unterstützend eingesetzt werden. Zur Anwendung kommen dabei insbesondere SSRI (z. B. Paroxetin), Clomipramin (TZA mit vorwiegend serotonerger Wirkung) oder Moclobemid (rever-
sibler MAO-A-Hemmer). Eine dauerhafte Remission durch die alleinige Gabe von Medikamenten ist jedoch selten. Besondere Fälle von isolierten sozialen Phobien (z. B. Lampenfie-
ber bei Schauspielern) können häufig durch die Gabe eines β-Rezeptoren-Blockers positiv
beeinflusst werden, da dieser körperliche Symptome der Angst mindert. Benzodiazepine
sollten dagegen nicht zum Einsatz kommen (Gefahr der Toleranz- und Suchtentwicklung!).

FRAGE
Welche Besonderheiten der sozialen Phobie müssen Sie bei Ihrer Therapieplanung berücksichtigen?

Bei der sozialen Phobie müssen Sie drei Besonderheiten beachten, worin sich die Behandlung von der anderer Angststörungen (> Fall 6, > Fall 9) unterscheiden:
- Soziale Phobien können – müssen aber nicht! – **vor dem Hintergrund real vorhande-
  ner sozialer Kompetenzdefizite** entstehen. In solchen Fällen haben die Betroffenen die
  soziale Phobie häufig entwickelt, nachdem sie soziale Misserfolgserlebnisse hatten, die
  tatsächlich auf die eigene Ungeschicklichkeit zurückzuführen waren.
- Patienten mit sozialer Phobie konzentrieren sich in besonderem Maße auf ihre **körperlichen Symptome** wie Schwitzen oder Zittern (hohe Innenaufmerksamkeit), da
  sich die Angst oft darauf richtet, dass Außenstehende eben diese Symptome wahrnehmen und als Zeichen von Unsicherheit und Inkompetenz interpretieren. Diese Innen-

aufmerksamkeit verhindert jedoch u. U. die durch die Exposition angestrebte Veränderung der Erfahrung. Wenn der Blick angstvoll nach innen gerichtet bleibt, kann sich der Patient nicht als „kompetenter als erwartet" wahrnehmen – dazu wäre die Einnahme einer Außenperspektive notwendig. Außerdem wird der Patient kaum ein Nachlassen der Angst erleben, da eine hohe Innenaufmerksamkeit praktisch immer zu einer intensiven Wahrnehmung von Phänomenen wie Herzschlag, Schwitzen, Zittern etc. führt.

- Häufig entwickeln Patienten mit sozialer Phobie spezielle Strategien, um die gefürchteten Situationen durch das Überspielen von Symptomen zu überstehen oder auch im Notfall zu verlassen. Beispiele für solche auch als „**Sicherheitsverhalten**" bezeichnete Strategien sind etwa, sein Getränkeglas immer fest zu umklammern, damit niemand das vermeintliche Zittern der Hände bemerkt, oder die Jacke immer anzulassen, damit niemandem das selbst wahrgenommene Schwitzen auffällt. Wenn die Patienten während des Übens das Sicherheitsverhalten weiter unverändert einsetzen, lernen sie keinen spontanen Umgang mit den gefürchteten Situationen.

FRAGE

Wie ermitteln Sie, ob bei Ihrem Patienten im beruflichen Bereich Defizite der sozialen Kompetenz vorhanden sind?

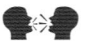

Zum einen befragen Sie Ihren Patienten genau nach seinen **Erfahrungen mit den gefürchteten Situationen.** Um eventuelle frühere Misserfolgserlebnisse auch erzählt zu bekommen, formulieren Sie Ihre Fragen in einer Weise, die Fehler als normal erachtet. Zum Beispiel können Sie fragen: „Wenn man neu im Beruf oder in einer Firma ist, dann kennt man sich ja oft mit den Feinheiten noch nicht so aus und tritt schon mal in ein Fettnäpfchen. Ist Ihnen so was auch passiert?" Darüber hinaus lassen Sie sich einige der problematischen Besprechungen genau schildern.

Besonders wertvolle Informationen bekommen Sie im Rahmen von **Verhaltensexperimenten,** wenn Sie mit dem Patienten im Rollenspiel die problematischen Situationen üben. Dabei können Sie sein soziales Verhalten unmittelbar beobachten.

Verlauf

In der nächsten Stunde fasst der Patient seine bisherigen Erfahrungen zusammen. Er erzählt, dass er sich nie richtig blamiert habe, auch seine Kindheit und Jugend seien unproblematisch verlaufen. Allerdings hätten „großmäulige" Projektleiter Einwände von ihm öfters einfach beiseite gewischt. Er sei sich jeweils vorgekommen wie ein gemaßregelter kleiner Junge und habe sich nicht getraut, seine berechtigten Einwände zu verteidigen. Er fürchte, dass es ihm auch in Zukunft wieder so gehen könnte. Über diese fehlende Fähigkeit zur Selbstbehauptung hinaus können Sie einstweilen keine konkreten Kompetenzdefizite erkennen.

FRAGE

In welcher Form tragen Sie diesem Defizit in Ihrer Therapieplanung Rechnung?

Der Patient möchte üben, seine Position auch gegenüber lautstark agierenden Gesprächspartnern zu verteidigen. Da solche Übungen in der Realität schwer planbar sind, führen Sie sie in Form von **Rollenspielen** durch. Dabei markieren zunächst Sie das lautstarke Gegenüber, das Sie sich vorher von Ihrem Patienten genau beschreiben lassen. Wenn der Patient die Situation in Ihrem Rollenspiel gut meistern kann, können Sie zur Steigerung des Schwierigkeitsgrads einen Ihrer Kollegen bitten, das Rollenspiel mit dem Patienten zu wiederholen, oder das Rollenspiel mit mehreren Teilnehmern durchführen. Die Rollenspiele werden vorher vorbereitet, auf **Video** aufgenommen und hinterher hinsichtlich der bereits erfolgten Fortschritte und weiterer Verbesserungsmöglichkeiten des Patienten ausgewertet.

MERKE

Expositionsübungen sind bei Patienten mit sozialer Phobie häufig nicht leicht in der natürlichen Umgebung durchzuführen, da die gefürchteten Situationen kaum zu Übungszwecken arrangiert werden können. In diesem Fall können Rollenspiele als Expositionsübungen eingesetzt werden.

FRAGE

Die für Sozialphobiker typische Innenaufmerksamkeit spielt auch bei Ihrem Patienten eine Rolle. Wie beziehen Sie dies in die Therapie ein?

Der Patient hat gleich zu Beginn seine Angst vor zitternden Händen und einer zitternden Stimme erwähnt. In den gefürchteten Situationen konzentriert er sich fast durchgehend auf Bewegungen seiner Hände und den Klang seiner Stimme.

Sie beziehen dieses Problem in die Therapie ein, indem Sie zunächst mit ihm die Konsequenzen dieser Innenaufmerksamkeit für seine Selbstwahrnehmung und den Verlauf der Angst besprechen. Als Alternative schlagen Sie vor, seine Aufmerksamkeit gezielt auf Dinge außerhalb seiner Person zu lenken. Zum Beispiel kann er sich in kritischen Situationen, wenn er etwa im Besprechungsraum auf seine Gesprächspartner wartet, damit ablenken, dass er die Größe der Fenster schätzt, die Stäbe der Heizung zählt etc. Zur Verdeutlichung können Sie mit dem Patienten in der Therapiestunde ein Verhaltensexperiment durchführen. Dazu soll der Patient zunächst eine Minute die Aufmerksamkeit nach innen richten und sich auf Wahrnehmungen wie Zittern, Herzklopfen etc. konzentrieren. Zum Vergleich soll er die Wahrnehmung danach eine Minute in der beschriebenen Weise nach außen richten. Im Anschluss soll er mit dieser Strategie in sozialen Situationen experimentieren.

FRAGE

In welcher Form gehen Sie auf die Problematik des Sicherheitsverhaltens ein?

Zunächst explorieren Sie, ob der Patient Sicherheitsverhalten zeigt. Sie fragen ihn, ob er irgendwelche Strategien hat, um seine Ängste vor anderen zu verbergen oder um die Situation verlassen zu können, ohne die Angst als Grund nennen zu müssen.

Gesprächsverlauf

 Zum Thema vorsorglicher Sicherheitsstrategien berichtet Ihnen der Patient, dass er manchmal eine Vorbereitung träfe, die es ihm erlaube, die gefürchtete Situation unauffällig zu verlassen. Dazu stecke er neben seinem eigenen Handy das Handy seiner Frau ein, welches er so einstelle, dass es bei zweimaligem Drücken der grünen Taste sein Handy anrufe. Wenn er glaubt, die Situation nicht mehr aushalten zu können, bediene er unauffällig das Handy seiner Frau so, dass sein eigenes Handy in der Tasche klingele. Daraufhin greife er zum Telefon, murmele eine Entschuldigung und verlasse den Raum. Letztendlich habe er diesen „Notausgang" erst zweimal verwendet. Allerdings sei es auch schon vorgekommen, dass er mitten in einer Besprechung furchtbar erschrocken sei, als er gemerkt habe, dass er das zweite Handy nicht mitgenommen habe.

Für eine erfolgreiche Therapie ist wichtig, dass der Patient auch übt, auf sein Sicherheitsverhalten zu verzichten. Ansonsten kann der Effekt eintreten, dass der Patient sich ohne seine Sicherheitsvorkehrungen hilflos fühlt und so letztlich keine wirkliche eigene Kompetenz erleben kann.

M E R K E   Bei der sozialen Phobie treten im Vergleich zu anderen Angststörungen einige Besonderheiten auf, die bei der Durchführung der übungsorientierten Expositionsbehandlung beachtet werden müssen. Dazu gehören (1) möglicherweise bestehende soziale Kompetenzdefizite, die behoben werden müssen, (2) die Tendenz zur Innenaufmerksamkeit, der durch gezielte Aufmerksamkeitslenkung auf externe Reize entgegengesteuert werden kann, sowie (3) möglicherweise bestehendes Sicherheitsverhalten, das abgebaut werden muss.

Therapieverlauf

 Nach der ausführlichen Problemanalyse unter Einbeziehung von Kompetenzdefiziten, Innenaufmerksamkeit und Sicherheitsverhalten erstellen Sie mit dem Patienten einen **Übungsplan.** Dieser sieht zunächst Rollenspiele mit verschieden „schwierigen" Gesprächspartnern vor, die auf Video aufgenommen und gemeinsam analysiert werden. Um die Schwierigkeit zu steigern, ziehen Sie gegen Ende der Rollenspielübungen einen älteren Kollegen und zwei Ihrer Praktikanten hinzu. In den Rollenspielen übt der Patient, das Wort zu ergreifen und insbesondere kontrovers diskutierte Standpunkte zu vertreten. Durch die Videoaufnahmen bekommt der Patient einerseits die Möglichkeit, die kontinuierlichen Verbesserungen seines Auftretens zu beobachten. Zum anderen kann er feststellen, dass das von ihm so befürchtete Zittern aus der Außenperspektive nicht wahrzunehmen ist.

Im Anschluss an die Rollenspiele übt der Patient in seinem realen beruflichen Umfeld. Dabei treffen Sie in den ersten drei Wochen konkrete Vereinbarungen, in welchen geplanten Besprechungen er sich wie häufig zu Wort meldet. Nachdem er sich daran zunehmend gewöhnt, werden die Vereinbarungen überflüssig und der Patient übt von sich aus intensiv weiter. In dieser Zeit trifft es sich, dass der Patient mit seinem Vorgesetzten das Gespräch sucht, um seine Beteiligung an einem besonders interessanten Projekt zu erreichen. Dieses Gespräch, welches er vor Therapiebeginn nach eigener Einschätzung keinesfalls gewagt hätte, verläuft zum Erstaunen des Patienten erfolgreich. Diese soziale Verstärkung seines offensiveren Verhaltens reicht aus, um das selbstbewusstere Auftreten des Patienten weiter zu stabilisieren. Sie können die Therapie nach 25 Stunden innerhalb von 10 Monaten beenden.

Lernziele
Diagnostik der sozialen Phobie
Differenzialdiagnostik der sozialen Phobie
Besonderheiten der Expositionsbehandlung bei sozialer Phobie

WEITERFÜHRENDE LITERATUR
Ambühl H, Meier B, Willutzki U (2006). Soziale Angst verstehen und behandeln, 3. A. Ein kognitiv-verhaltenstherapeutischer Zugang. Stuttgart: Klett-Cotta.

ICD-10

F40.1   Soziale Phobie

35 Ein spezielles Problem

Erstgespräch

Ein 44-jähriger verheirateter Lehrer stellt sich zur Verlaufskontrolle und Medikamentenverordnung in Ihrer Sprechstunde vor. Er berichtet, dass er vor vier Monaten eine zweite schwere depressive Episode erlitten habe. Wie in der ersten depressiven Episode vor drei Jahren sei er sehr niedergestimmt gewesen, antriebslos, habe immerzu Grübeln müssen und sich kaum mehr konzentrieren können. Wegen des mangelnden Appetits habe er abgenommen. Auch sein Intimleben habe darunter gelitten, sowohl das sexuelle Interesse (Appetenz) als auch die sexuelle Erregung (Libido) seien in der Depression stark vermindert gewesen. Es sei ihm zeitweise so schlecht gegangen, dass er daran gedacht habe, es wäre besser, nicht mehr zu leben. Wegen seiner Familie habe er aber nie einen konkreten Suizidplan gehegt.

Seit 12 Wochen nehme er Tagonis® (Paroxetin, ein Serotonin-Wiederaufnahme-Hemmer) in einer Dosierung von 20 mg am Morgen ein. Unter dieser Medikation sei es nach zwei bis drei Wochen zu einer deutlichen Stimmungsaufhellung gekommen. Nach insgesamt fünf Wochen sei er wieder arbeitsfähig gewesen und habe sich im Beruf wieder als voll belastbar erlebt. Inzwischen gehe es ihm, was Stimmungslage, Antrieb, Leistungsfähigkeit und Konzentration anbelange, seit vier Wochen wieder sehr gut.

Zur weiteren Vorgeschichte berichtet er, dass er erstmals vor drei Jahren an einer etwa vier Monate dauernden Depression erkrankt sei. Vorher habe er weder unter psychischen noch ernsthaften somatischen Erkrankungen gelitten. Die erste Depression sei unter einer Behandlung mit Nortrilen® (Nortriptylin, ein nichtsedierendes trizyklisches Antidepressivum) in einer Dosis von 150 mg pro Tag und einer psychotherapeutischen Behandlung vollständig abgeklungen. Er habe die medikamentöse Rezidivprophylaxe trotz Mundtrockenheit und Neigung zu Obstipation über sechs Monate fortgeführt und das Medikament dann langsam ausgeschlichen, ohne dass es zu einem Wiederauftreten der depressiven Symptome gekommen sei.

Seine Ehe mit einer Lehrerin beschreibt er als glücklich; die Kinder seien 15 und 12 Jahre alt. Die Arbeit in der Schule mache ihm Freude, in der Freizeit sei er außerhalb seiner depressiven Phasen sportlich aktiv und in der Kirchengemeinde engagiert.

Die Erhebung der Familienanamnese erbringt, dass eine erhebliche familiäre Belastung für depressive Erkrankungen besteht (Mutter und Großvater mütterlicherseits wiederkehrend depressiv, Tod einer Kusine durch Suizid im Rahmen einer schweren Depression).

Herr M. berichtet freundlich zugewandt und im Affekt schwingungsfähig, dass die Depression vollständig abgeklungen sei; Stimmung, Antrieb und Konzentration seien gut. Die Suizidgedanken seien schon mit Abklingen der Herabgestimmtheit verschwunden, wegen seiner Familie sei er ohnehin sicher, dass er sich „nie etwas antun" werde.

FRAGE
Ist der aktuelle psychopathologische Befund nach den bisherigen Informationen auffällig?

Nein, die Verlaufskontrolle hat ergeben, dass die zweite depressive Episode abgeklungen ist. Sie müssen nun die Medikamentenanamnese erheben.

Weitere Anamnese

 Ihre Frage, ob er durch das Medikament irgendwelche Nebenwirkungen habe, verneint er zunächst, wirkt dabei aber etwas verlegen. Ohne wie bisher im Gespräch den Blickkontakt zu halten, berichtet er, dass es da noch „ein spezielles Problem" gäbe, was aber auch „möglicherweise noch ein Restsymptom der Depression" sein könnte. Etwas scheint ihm peinlich zu sein.

F R A G E

Woran denken Sie, und wie könnten Sie dem Patienten den Einstieg in das Thema erleichtern?

 Das Verhalten des Patienten bei seiner Schilderung lässt an eine **sexuelle Funktionsstörung** denken. Sie kann sowohl Symptom einer depressiven Episode sein (meist in Form einer Appetenz- oder Libidominderung, s. o.), als auch im Rahmen einer medikamentösen Behandlung auftreten.

Vielen Patientinnen und Patienten fällt es schwer, das persönliche und intime Thema „Sexualität" anzusprechen. Durch aktives Fragen nach Sexualität kann ihnen aber vermittelt werden, dass dieser Bereich des menschlichen Daseins genauso zur Anamnese gehört wie die Frage nach „Appetit und Verdauung".

Die folgende Einleitung kann daher in unserem Fall hilfreich sein: „Manchen Patienten fällt es anfangs nicht leicht darüber zu sprechen, aber ich könnte mir vorstellen, dass das „spezielle Problem" Ihr Sexualleben betrifft? Sie haben gerade eine schwere Depression überwunden und nehmen zudem ein Medikament ein, das Nebenwirkungen im Bereich der Sexualität haben kann."

M E R K E   Sexuelle Funktionsstörungen sind ein wesentlicher Bestandteil der Anamnese und müssen aktiv erfragt werden, jedoch ohne dabei das Bedürfnis des Patienten nach Intimität zu verletzen.

Gesprächsverlauf

 Herr M. berichtet sichtlich entspannter, dass mit Abklingen der Depression „die Lust wieder da" sei, dass auch die Erektion „nicht das Problem" sei, dass es aber mehrmals hintereinander mit seinem Orgasmus „Schwierigkeiten" gegeben habe. Jetzt ist es wichtig genau nachzufragen, was damit gemeint ist: Herr M. berichtet, es habe „wesentlich länger als sonst gedauert" und „zweimal gar nicht geklappt".

F R A G E

Wie beantworten Sie die Frage des Patienten: „Kann das am Medikament liegen?"

Antwort: „Im Prinzip ja". Alle Serotonin-Wiederaufnahme-Hemmer können sexuelle Funktionsstörungen verursachen. Beim Mann wird insbesondere eine verlängerte Zeit bis zur Ejakulation beobachtet und auch bei Frauen sind Orgasmusstörungen möglich.

Sie sollten aber auch nachfragen, ob er früher ohne das Medikament bereits ähnliche Symptome beobachtet hat.

Sexualanamnese

Herr M. berichtet, dass er bisher weder mit der Erektion noch mit dem Orgasmus „Schwierigkeiten gehabt" habe. Er habe auch in sexueller Hinsicht eine harmonische Ehe geführt. Seine Frau habe „zum Glück mit Humor reagiert", auf den Beipackzettel des Medikaments verwiesen und gesagt, er solle das heute ansprechen.

FRAGE

Welche Formen sexueller Funktionsstörungen werden unterschieden? Welche Form liegt bei unserem Patienten vor?

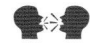

➤ Tabelle 35.1 gibt einen Überblick über die Formen sexueller Funktionsstörungen nach der ICD-10.

Tab. 35.1 Formen sexueller Funktionsstörungen.

Mangel an sexuellem Verlangen (Appetenz- bzw. Libidostörungen)
Sexuelle Aversion (Vermeidung sexueller Handlungen z. B. wegen Ängsten, Scham)
Versagen genitaler Reaktionen (z. B. fehlendes Lustempfinden, Erektionsstörungen)
Orgasmusstörungen (fehlender Orgasmus)
Ejaculatio praecox (vorzeitiger Samenerguss)
Vaginismus (Spasmus der Vaginalmuskulatur)
Dyspareunie (Schmerzen beim Geschlechtsverkehr ohne somatische Ursache)
Gesteigertes sexuelles Verlangen (Nymphomanie bei der Frau, Satyriasis beim Mann)

Bei unserem Patienten handelt es sich um eine neu aufgetretene Orgasmusstörung, die in zeitlichem Zusammenhang mit der Einnahme eines Serotonin-Wiederaufnahme-Hemmers erstmals auftrat. Eine Störung des Sexualverhaltens darf aber immer nur dann als Diagnose nach ICD-10 verschlüsselt werden, wenn keine anderen psychischen Störungen oder somatischen Erkrankungen vorliegen, in deren Rahmen die Sexualstörung erklärbar ist (s. u.). In unserem Fall ist der aktuelle psychopathologische Befund unauffällig, es gibt keine Hinweise auf Restsymptome der Depression.

FRAGE

Wodurch können sexuelle Funktionsstörungen verursacht werden?

Meist ist die Genese einer solchen Störung multifaktoriell bedingt. Im Rahmen zahlreicher **psychischer Störungen** können sexuelle Funktionsstörungen auftreten. Beispiele sind ein Mangel an sexuellem Verlangen bei depressiven Störungen oder Suchterkrankungen (z. B. chronische Alkoholabhängigkeit) oder ein gesteigertes sexuelles Verlangen bei manischen Syndromen.

Jede Art von **Stress** (z. B. in Beruf oder Partnerschaft, Lebensereignisse) kann vorübergehende sexuelle Funktionsstörungen auslösen. Unterschiedliche Vorstellungen von erfüllter Sexualität führen zu – möglicherweise auch verdeckten – Beziehungskonflikten. Schuld- oder Schamgefühle und sexuelles Insuffizienzerleben können einen Teufelskreis von Erwartungsangst, Funktionsstörungen und gestörtem Selbstwertgefühl zur Folge haben (➤ Fall 49). Viele Menschen leiden durch die zunehmende Sexualisierung unserer Gesellschaft (z. B. in Werbung, Film) unter erheblichem sexuellen Leistungsdruck.

Auch **somatische Erkrankungen** internistischer Ätiologie (z. B. Diabetes mellitus, arterielle Hypertonie, pAVK) oder neurologischer Genese (z. B. Polyneuropathie) müssen ausgeschlossen werden. Eine engmaschige Zusammenarbeit mit Kollegen der Urologie bzw. Gynäkologie ist sinnvoll.

Die **Medikamenten-, Alkohol- und Drogen-Anamnese** darf nicht vergessen werden. Zahlreiche Medikamente (z. B. Antidepressiva, Neuroleptika, Antihypertensiva, Steroide) haben unerwünschte Effekte auf das Sexualleben; zur Abklärung sollte im Einzelfall in der Fachinformation des jeweiligen Medikaments nachgelesen werden.

Als Faustregel kann gelten, dass bei jungen Menschen psychische Ursachen (z. B. Unsicherheit mit Versagensangst, mangelnde Erfahrung) und besonders bei älteren Männern zunehmend somatische Faktoren eine Rolle spielen.

Unauffällige Sexualfunktionen ohne Anwesenheit eines Partners (z. B. regelmäßige nächtliche Spontanerektionen, Orgasmus bei Masturbation) aber Auftreten von sexuellen Störungen zusammen mit einem Partner (z. B. erektile Dysfunktion ausschließlich beim Geschlechtsverkehr) sprechen eher für einen psychogenen Auslöser.

Während Männer häufiger unter isolierten Erektionsstörungen oder einer Ejaculatio praecox leiden, treten bei Frauen die einzelnen sexuellen Funktionsstörungen oft kombiniert auf.

Frauen leiden häufiger als Männer unter einem verminderten sexuellen Verlangen, und die damit verbundenen Erregungsstörungen oder Schmerzen beim Koitus führen dann zu Orgasmusstörungen. Dabei ist jedoch zu berücksichtigen, dass reduziertes sexuelles Interesse nicht grundsätzlich als pathologisch zu betrachten ist. Das Bedürfnis nach Sexualität ist interindividuell sehr unterschiedlich ausgeprägt. Schwierigkeiten treten insbesondere dann auf, wenn die sexuellen Wünsche zweier Partner stark voneinander differieren.

M E R K E   Sexuelle Funktionsstörungen sind meist multifaktoriell bedingt. Sowohl psychische als auch somatische Ursachen müssen abgeklärt werden. Auch Medikamente oder Alkohol und andere Drogen können zu sexuellen Funktionsstörungen führen.

F R A G E

Wie häufig sind sexuelle Funktionsstörungen?

In epidemiologischen Untersuchungen gaben in der Allgemeinbevölkerung (in Abhängigkeit vom Alter) 4–9 % aller Männer Erektionsstörungen, 4–10 % verzögerten oder ausbleibenden Samenerguss, und 36–38 % einen vorzeitigen Samenerguss an. 5–10 % aller Frauen gaben Orgasmusstörungen an.

Kurz dauernde vorübergehende sexuelle Funktionsstörungen sind noch häufiger. Bei Patienten mit psychischen Störungen liegen diese Zahlen deutlich höher.

F R A G E

Wie sehen die allgemeinen Therapieprinzipien bei sexuellen Funktionsstörungen aus?

Zunächst sollte eine primäre psychiatrische Erkrankung wie z. B. eine Depression ausgeschlossen werden. Falls eine somatische Ursache vorliegt, sollte diese behandelt werden. Bei erektiler Dysfunktion kann, nach Ausschluss einer kardialen Erkrankung, eine medikamentöse Behandlung z. B. mit Sildenafil (Viagra®), 25–100 mg ungefähr eine Stunde vor dem Koitus, hilfreich sein.

Immer sind Information und Beratung ein wesentlicher Bestandteil der Behandlung. Sind die sexuellen Probleme durch Persönlichkeitszüge des Patienten erklärbar oder treten sie im Rahmen von Anpassungsstörungen auf, richten sich die psychotherapeutischen Interventionen nach der Grundproblematik. Bei Partnerschaftskonflikten ist eine psychotherapeutische Paartherapie indiziert.

Bei spezifischen isolierten sexuellen Problemen werden verschiedene Therapieformen eingesetzt, die meist Variationen der Behandlung nach Masters und Johnson darstellen. In Einzel- oder Paartherapie wird dabei in einem gestuften Behandlungsprogramm mit Verhaltensübungen das schrittweise Erlernen angenehmer sexueller Erfahrungen angestrebt (zunächst Verzicht auf Koitus; Beginn mit Streicheln des gesamten Körpers außer des Genitalbereichs, als nächste Stufe z. B. erkundendes Streicheln der Genitalien usw., ➤ Fall 49).

F R A G E

Welche weiteren Störungen des Sexualverhaltens kennen Sie?

Das ICD-10 unterteilt die Störungen des Sexualverhaltens einerseits in die oben aufgeführten **sexuellen Funktionsstörungen** und andererseits in die **Störungen von Ausrichtung und Ausgestaltung sexueller Aktivität** (z. B. Transsexualismus, Transvestismus, Fetischismus, Exhibitionismus, Voyeurismus und Pädophilie), die z. T. auch von erheblicher juristischer Relevanz sind (z. B. Prüfung der Indikation für eine Geschlechtsumwandlung auf Wunsch des Patienten; gutachterliche Fragestellung der Unterbringungsdauer, Therapieoptionen und Prognose für Sexualstraftäter).

Die Einstufung von sexuellem Verhalten als „krankhaft" ist auch vom historischen, gesellschaftlichen und religiösem Kontext abhängig, wie an den Beispielen Homosexualität oder auch Selbstbefriedigung ersichtlich ist. Als behandlungsbedürftig kann jedes Sexualverhalten gelten, durch das andere Personen Schaden nehmen, oder unter dem die Person selbst leidet.

F R A G E

Wie würden Sie bei unserem Patienten vorgehen? Sollte die antidepressive Medikation beendet werden?

Die **Fortsetzung einer antidepressiven medikamentösen Therapie** ist auf jeden Fall indiziert, da unser Patient zwei schwere depressive Phasen in drei Jahren hatte und die letzte Phase erst wenige Wochen zurückliegt.

Er sollte zunächst darüber aufgeklärt werden, dass Serotonin-Wiederaufnahme-Hemmer (SSRI) bei Männern und Frauen Orgasmusstörungen auslösen können, und dass diese (meist unerwünschte) Nebenwirkung bei Männern in klinischen Studien sogar als gewünschter Effekt mit Erfolg bei der Ejaculatio praecox eingesetzt wurde. In diesen Untersuchungen waren die Zeiten der Ejakulationsverzögerung durch verschiedene SSRI sehr unterschiedlich. Da unser Patient keine sonstigen unerwünschten Wirkungen bemerkt hat und der SSRI Paroxetin bei ihm bislang eine sehr gute antidepressive Wirkung aufweist, könnte deshalb ein probatorischer **Umstellungsversuch auf ein anderes SSRI,** z. B. Citalopram (z. B. Cipramil®) erfolgen. Für Citalopram konnte eine geringere Verlängerung der Ejakulationszeit als für Paroxetin gezeigt werden (nach der bisherigen Studienlage würde jedoch bei Orgasmusstörungen der Frau keine Verbesserung durch diese Umstellung eintreten).

Sollte diese Umstellung nicht die gewünschte Wirkung erzielen, käme dann in einem nächsten Schritt die Umstellung auf ein Antidepressivum infrage, das nicht aus der Klasse der SSRI kommt und das seltener Nebenwirkungen auf den Bereich der Sexualität hat (z. B. Bupropion [Elontril®] oder Mirtazapin [Remergil®]).

Weitere spezifische diagnostische oder psychotherapeutische Maßnahmen erscheinen zunächst nicht sinnvoll.

Verlauf

Nach Umstellung des Antidepressivums auf 20 mg Cipramil® bleibt die Stimmung des Patienten weiterhin stabil. Die Zeit bis zum Orgasmus sei zwar immer noch etwas länger als früher, dies erlebten er und seine Ehefrau aber nicht als nachteilig.

> **Lernziele**
> Aktives Erfragen sexueller Funktionsstörungen
> Einteilung sexueller Funktionsstörungen
> Ursachen sexueller Funktionsstörungen
> Therapieprinzipien bei sexuellen Funktionsstörungen

WEITERFÜHRENDE LITERATUR
Waldinger MD, Zwinderman AH, Olivier B: SSRIs and ejaculation: a double-blind, randomized, fixed-dose study with paroxetin and citalopram. J Clin Psychopharmacol 2001; 21: 556–560

ICD-10

F52.3   Sexuelle Funktionsstörung bei F33.4 Depression

36 In der Onkologie

Konsilsituation

Eine 62-jährige Patientin wird zum zweiten Zyklus einer Chemotherapie bei kleinzelligem Bronchialkarzinom in der Inneren Medizin stationär aufgenommen. Der erste Zyklus liegt vier Wochen zurück.

An weiteren Diagnosen sind aufgeführt: Hypertonus, latente Hyperthyreose, Z. n. Alkohol- und Benzodiazepin-Missbrauch, kompensierte Niereninsuffizienz.

Die Anforderung eines psychiatrischen Konsils erfolgt wegen „massiver innerer Unruhe" mit der Fragestellung: „Wiedereinstellung auf Benzodiazepine nötig. Beginnende psychotische Entgleisung? Therapieoptionen?"

FRAGE
Bei welchen Erkrankungen ist mit innerer Unruhe zu rechnen?

Innere Unruhe ist ein sehr **unspezifisches Symptom,** das bei einer Vielzahl verschiedenster psychiatrischer wie auch nichtpsychiatrischer Erkrankungen auftreten kann, z.B. bei agitierter Depression, Angsterkrankungen, schizophrenen Psychosen, Entzugssyndromen, ADHS, Manie, als medikamentöse Nebenwirkung (z.B. kortisoninduziert), bei Restless-Legs-Syndrom (RLS), Hyperthyreose …

FRAGE
Wie gehen Sie in unserem Fall vor?

Wie immer erheben Sie Anamnese und psychopathologischen Befund. Zunächst aber informieren Sie sich in der Krankenakte. Dieser können Sie folgende Informationen entnehmen:

Untersuchung

Puls und Blutdruck im oberen Normbereich, kein Fieber, Gewicht stabil, Neigung zur Obstipation. In der neurologischen Untersuchung sind weder Tremor noch Zeichen einer Polyneuropathie dokumentiert. Im Labor waren T3 und Kreatinin minimal erhöht; sonstige Werte unauffällig. Im Schädel-MRT vor vier Wochen Normalbefund, kein Hinweis auf Metastasen.

Die Patientin berichtet freundlich zugewandt, aber sichtlich gequält, dass Sie diese „innere Unruhe" seit ca. drei Wochen erstmals in ihrem Leben verspüre: „Ich könnte die

Wand hochgehen." Die Hyperthyreose sei seit vier Jahren bekannt und, soweit sie wisse, medikamentös jetzt gut eingestellt. Alkohol trinke sie seit drei Jahren gar nicht mehr, und Schlafmittel nehme sie „höchstens alle zwei Wochen". Jetzt halte sie es aber ohne Tavor® nicht mehr aus (zuletzt bis zu 3 × täglich 1 mg).

Im psychopathologischen Befund ist die Patientin zu allen Qualitäten orientiert. Sie ist psychomotorisch angespannt, aber formal gedanklich geordnet und im Gedankengang nicht beschleunigt. Wahn, Halluzinationen oder Ich-Störungen sind nicht zu eruieren. Im Affekt ist sie situationsadäquat auslenkbar und schwingungsfähig, sie verneint durchgehend depressives Erleben, Freudlosigkeit oder Interesseverlust. Sie habe keine Schmerzen, keine Atemnot, keine pathologischen Ängste – auch keinen Todeswunsch, sie „habe die Hoffnung noch nicht aufgegeben".

F R A G E

Haben Sie schon eine Verdachtsdiagnose?

Der weitgehend unauffällige psychopathologische Befund und die normale Frequenz- und Blutdruckregulation ohne Tremor machen ein Benzodiazepin-Entzugssyndrom (noch dazu unter Medikation mit Tavor®) unwahrscheinlich.

Die Laborwerte und fehlenden vegetativen Zeichen (keine Tachykardie, kein Tremor, kein Gewichtsverlust, keine Diarrhö) sprechen gegen eine klinisch manifeste Hyperthyreose (Obstipation schließt Hyperthyreose aber nicht aus).

F R A G E

Wie gehen Sie jetzt vor?

Sie sollten die „innere Unruhe" näher eingrenzen: Dazu fragen Sie die Patientin, in welchen Körperteilen und in welchen Situationen sie die Unruhe besonders stark empfindet.

Weitere Untersuchung

Die Patientin berichtet auf diese Nachfrage, dass sie die Unruhe „den ganzen Tag lang im ganzen Körper" und nicht nur in Beinen oder Armen verspüre und dass es „am schlimmsten im Liegen oder Sitzen" sei und durch Aufstehen und Umhergehen gemildert werde.

F R A G E

Wie wäre im Gegensatz dazu eine typische Schilderung bei einem Restless-Legs-Syndrom (RLS)?

Beim typischen RLS bestände die Unruhe mit Bewegungsdrang in den Beinen (seltener auch in den Armen) oft mit gleichzeitigen Missempfindungen oder Schmerzen. Der tageszeitliche Höhepunkt wäre typischerweise abends vor dem Einschlafen, verbunden mit erheblichen Schlafstörungen.

Die Schilderung unserer Patientin ist aufgrund der Anamnese „im ganzen Körper" und „den ganzen Tag lang" besser mit einer Akathisie vereinbar.

Eine quälende innere Unruhe, verstärkt im Sitzen und Liegen, mit ausgeprägtem Bewegungsdrang, die den ganzen Körper betrifft und den ganzen Tag über besteht, spricht für eine Akathisie.

FRAGE

Aufgrund Ihrer Informationen gehen Sie von einer Akathisie aus. Wodurch könnte sie verursacht sein?

Eine Akathisie ist eine **häufige medikamentöse Nebenwirkung,** die v. a. durch Neuroleptika, aber auch durch Antidepressiva und andere Medikamente verursacht werden kann.

Sie überprüfen vor diesem Hintergrund die aktuelle Medikamentenliste unserer Patientin. Hier sind aufgeführt (der 2. Zyklus Chemotherapie wurde noch nicht begonnen): Norvasc® (Amlodipin), Acerbon® (Lisinopril), Carbimazol® (Carbimazol), Pantozol® (Pantoprazol), Paspertin® (Metoclopramid), Magnesium sowie Tavor® (Lorazepam) bei Bedarf. Welches Medikament verdächtigen Sie?

Metoclopramid ist nicht selten der Verursacher von Dyskinesien. Die Patientin hatte es im Rahmen der ersten Chemotherapie gegen Übelkeit und Brechreiz verordnet bekommen.

Bei Vorliegen einer Akathisie sollten immer die Medikamente auf unerwünschte Wirkungen hin überprüft werden.

Verlauf

Vier Tage nach dem Absetzen von Paspertin® ist die innere Unruhe vollständig verschwunden und das Tavor® kann komplikationslos zügig ausgeschlichen werden.

Lernziele
Differenzialdiagnose beim unspezifischen Leitsymptom „innere Unruhe"

ICD-10

G21.1   Akathisie durch Medikamente

FALL

37 Schlaflose Nächte

Erstgespräch

Eine 45-jährige Mutter von zwei Kindern stellt sich in Ihrer Sprechstunde vor. Sie beklagt, seit der Geburt des zweiten Sohnes vor zehn Jahren unter Schlafstörungen zu leiden. Sie brauche derzeit mehr als eine Stunde, um in den Schlaf zu finden, wache nachts durchschnittlich dreimal auf und könne dann erst nach 15 Minuten wieder einschlafen. Anfangs habe sie dies noch auf den unruhigen Schlaf der Kinder zurückgeführt; jetzt schliefen die Kinder aber durch, sodass sie in der Nacht eigentlich Ruhe habe. Seit ungefähr einem Jahr träten die Schlafstörungen praktisch jede Nacht auf. Tagsüber sei sie missgelaunt, müde, leide unter Konzentrationsstörungen und fühle sich nicht leistungsfähig. Irgendwie sei sie innerlich ständig „aufgedreht". Sie arbeite halbtags als Verkäuferin; in den letzten Monaten fühle sie sich überfordert und überlastet. Dazu käme auch, dass es wegen der Schulprobleme der ältesten Tochter Auseinandersetzungen gäbe. Sie leide außerdem unter Kopfschmerzen und Schweißausbrüchen.

FRAGE
An welchen Leitsymptomen leidet die Patientin?

Die Leitsymptome sind Ein- und Durchschlafstörungen sowie eine erhöhte Tagesmüdigkeit. Schlafstörungen werden auch mit dem Fachterminus „Insomnie" bezeichnet.

FRAGE
Welche einfachen Mittel können Sie einsetzen, um das Ausmaß der Schlafstörung genauer zu erfassen?

Sie empfehlen der Patientin, ein **Schlaftagebuch** zur Erfassung von Schlafdauer und Schlafverhalten zu führen. In diesem Protokoll werden für jeden Tag die Bettzeiten, die Schlaf- und Wachzeiten, die individuellen Strategien, um in den Schlaf zu kommen, und besondere Vorkommnisse während des Tages und der Nacht sowie etwaige Medikamenteneinnahme oder Alkoholkonsum dokumentiert.

FRAGE
Welche Ursachen können Schlafstörungen haben? Welche Fragen stellen Sie im Rahmen der Anamneseerhebung, um die Ursache der Schlafstörung weiter einzugrenzen?

Grundlage für eine adäquate Behandlung ist die differenzialdiagnostische Abklärung der Insomnie. ➤ Tabelle 37.1 gibt einen Überblick über die häufigsten Ursachen von Schlafstörungen sowie spezifische anamnestische Hinweise.

Ihre **Anamnese** sollte demnach folgende Elemente beinhalten:
- Erhebung psychischer und körperlicher (Vor-)Erkrankungen
- Medikamentenanamnese inkl. Alkohol, Drogen, Koffein und Nikotin
- Anamnese beruflicher und sozialer Faktoren (z. B. Schichtdienst, häufige Zeitzonenflüge, psychosoziale Belastungen etc.)
- Erhebung von Symptomen, die auf eine spezifische Schlafstörung hinweisen: Schnarchen, Atempausen (Schlafapnoe?), Bewegungsunruhe und Missempfindungen der Beine (Restless Legs?).

Auch eine **Narkolepsie** kann zu nächtlichen Durchschlafstörungen führen. Hier bestehen aber charakteristischerweise imperative Einschlafattacken am Tage, Schlaflähmungen und hypnagoge Halluzinationen (Sinnestäuschungen beim Einschlafen) sowie Kataplexien (plötzlicher Tonusverlust der Muskulatur).

Tab. 37.1 Differenzialdiagnose der häufigsten Ursachen von Schlafstörungen.

Ursache	Anamnestische Hinweise
Insomnie im Rahmen einer psychiatrischen Erkrankung	s. u.
Insomnie bei körperlichen Erkrankungen	Gezielte Anamnese für kardiale/pulmonale Erkrankungen, Stoffwechselstörungen (vor allem Schilddrüsenüberfunktion), Schmerzerkrankungen, Refluxösophagitis/Ulkus, Nierenerkrankung, Infektionen/Tumoren, neurologische Erkrankungen
Insomnie durch Medikamente	Zeitlicher Zusammenhang mit der Einnahme von Kortisonpräparaten, Schilddrüsenhormonen, Antihypertensiva, Asthmamedikamenten, Stimulanzien, Antibiotika, Antiepileptika, Nootropika
Insomnie bei Störung des Schlaf-wach-Rhythmus	Unregelmäßiger Schlaf-wach-Rhythmus bei Schichtarbeit, Zeitzonenflüge
Schlafbezogene Atmungsstörung (Schlafapnoe-Syndrom)	Leitsymptom ist hier weniger die Schlafstörung als die erhöhte Tagesmüdigkeit. Weiterhin kommt es zu Schnarchen, Atemaussetzern, Kopfschmerz am Morgen und Konzentrationsstörungen
Restless-Legs-Syndrom (RLS)	In Ruhe treten Missempfindungen und Unruhe in den Beinen, die mit Bewegungsdrang einhergehen, auf. Verstärkung der Symptome am Abend und in der Nacht, Besserung bei Bewegung
Nichtorganische Insomnie/ primäre Insomnie	Nikotin, Alkohol, Koffeinkonsum, psychosoziale Belastungsfaktoren, schlafhygienische Fehler (s. u.)

M E R K E   Die differenzialdiagnostische Abklärung der Ursachen von Schlafstörungen ist unabdingbare Voraussetzung für eine adäquate Behandlung.

F R A G E

Schlafhygienische Fehler können bei allen Schlafstörungen Relevanz besitzen. Welche erfragen Sie bei der Patientin?

Die Erfragung schlafhygienischer Fehler gehört zu jeder Anamneseerhebung bei Insomnien. Sie erfragen daher:
- unregelmäßige nächtliche Schlafzeiten mit langem Im-Bett-Liegen (vor allem am Wochenende)
- (zu langes) Schlafen am Tag

- Einnahme von koffeinhaltigen Getränken und Alkohol vor dem Schlafengehen
- schwere Mahlzeiten am Abend
- schwere körperliche Aktivität in den Abendstunden (z. B. Sport)
- unruhige Schlafumgebung
- Auf-die-Uhr-Schauen während der Nacht.

Schlafhygienische Fehler sind bei allen Schlafstörungen von Relevanz. Sie sollten immer erfragt werden, da sie eine häufige Ursache von Schlafstörungen sind und teilweise leicht korrigierbar sind. **MERKE**

FRAGE
Welche diagnostischen Maßnahmen führen Sie durch?

Im Anschluss an die ausführliche Anamneseerhebung führen Sie eine internistische, neurologische und psychiatrische Untersuchung zum Ausschluss einer körperlichen bzw. psychischen Erkrankung durch, die die Schlafstörung erklären könnte.

FRAGE
Welche psychischen Erkrankungen gehen häufig mit Schlafstörungen einher? Auf welche Symptome des psychopathologischen Befunds geben Sie daher besonders Acht?

Schlafstörungen treten bei fast allen psychischen Erkrankungen auf. Am häufigsten sind sie bei affektiven Erkrankungen, bei Angststörungen (vor allem der generalisierten Angststörung, der Panikstörung und der posttraumatischen Belastungsstörung), bei Suchterkrankungen (Alkohol- und Drogenabhängigkeit), bei Schizophrenien und demenziellen Erkrankungen.

Um eine **affektive Störung** zu erfassen, achten Sie daher insbesondere auf die Stimmungslage, auf Freude und Interesse, Hoffnungslosigkeit, Antrieb, Störungen des Denkens, Appetitstörung und Suizidalität (➤ Fall 5).

In Bezug auf die **Angsterkrankungen** ist die differenzialdiagnostische Abklärung einer generalisierten Angststörung sehr wichtig. Die **generalisierte Angststörung** (➤ Fall 16) ist charakterisiert durch ein starkes und anhaltendes Erleben von Angst und Sorgen, das nicht an spezifische Situationen und Objekte gebunden ist (im Gegensatz zu den Phobien) und auch nicht in Form attackenartiger Angstanfälle auftritt (im Gegensatz zur sogenannten Panikstörung, ➤ Fall 9). Die generalisierte Angststörung geht mit vegetativen Symptomen einher und kann aufgrund ständiger Besorgnis und Anspannung auch zu Einschlafstörungen führen. Überdies sollten Sie auch eine **posttraumatische Belastungsstörung** ausschließen (➤ Fall 39).

Zur differenzialdiagnostischen Abklärung von **Suchterkrankungen** fragen Sie gezielt nach dem Konsum von Alkohol und Drogen. Zur Abklärung einer Schizophrenie erheben Sie die spezifischen schizophrenen Symptome (➤ Fall 3).

FRAGE
Welche Laboruntersuchungen führen Sie durch?

Bei jeder länger anhaltenden Insomnie ist es sinnvoll, ein Routinelabor zum Ausschluss relevanter internistischer Erkrankungen durchzuführen. Gezielte Untersuchungen sollten abhängig vom klinischen Befund erfolgen. Bei Verdacht auf Drogeneinnahme muss ein Drogenscreening durchgeführt werden. In jedem Fall empfiehlt sich der Ausschluss einer Schilddrüsenerkrankung (Hyperthyreose!) durch die Bestimmung von TSH, FT_3 und FT_4.

F R A G E

Was ist eine Polysomnografie? Wäre die Durchführung einer Polysomnografie bei unserer Patientin jetzt angeraten?

Zur Diagnostik von Schlafstörungen kann die Methode der Schlafpolysomnografie verwendet werden, bei der während des Schlafs simultan das **EEG,** das Elektrookulogramm **(EOG)** und das Elektromyogramm **(EMG)** der Kinnregion im Schlaflabor aufgezeichnet werden. Für erweiterte Fragestellungen (z. B. zum Ausschluss eines Schlafapnoe-Syndroms oder eines Restless-Legs-Syndroms) können auch die motorische Aktivität und atmungsphysiologische Parameter differenziert erfasst werden.

Es wäre völlig unpraktikabel, jeden Patienten mit Schlafstörungen in einem Schlaflabor zu untersuchen. Eine Schlafpolysomnografie kann aber eingesetzt werden, wenn Schlafstörungen objektiviert und organische Ursachen von Schlafstörungen wie z. B. Schlafapnoe-Syndrom und Restless-Legs-Syndrom ausgeschlossen werden sollen. Unserer Patientin würden Sie eine Polysomnografie nur dann empfehlen, wenn sich anamnestisch Hinweise für eine organische Ursache der Schlafstörung ergäben oder die Schlafstörung durch schlafhygienische und andere Therapieverfahren nicht korrigierbar wäre.

Verlauf

Ihre erweiterte Anamnese und alle Untersuchungsverfahren haben keine Hinweise auf eine organische oder psychische Erkrankung als Ursache für die Schlafstörung ergeben. Auch die Laboruntersuchungen waren unauffällig.

Beim Durchsprechen des Schlaftagebuchs haben Sie gemeinsam mit der Patientin folgende schlafhygienischen Probleme identifiziert: Die Patientin legt sich wegen Erschöpfung manchmal tagsüber hin, kann dabei aber nicht einschlafen. Sie geht abends zu unregelmäßigen Zeiten ins Bett und schläft kompensatorisch am Wochenende lange aus. Etwa dreimal wöchentlich trinkt sie abends ein bis zwei Viertel Weißwein. Außerdem sieht sie nachts im Bett immer wieder auf den Wecker und berechnet, wie viel „Schlafzeit" ihr noch verbleibt.

F R A G E

Welche Diagnose stellen Sie nach der ICD-10?

Sie stellen die Diagnose einer **nichtorganischen bzw. primären Insomnie.** Sie ist dann zu diagnostizieren, wenn über mindestens einen Monat Ein- bzw. Durchschlafstörungen bestehen, die nicht auf eine andere Erkrankung zurückzuführen sind und die zu klinisch signifikantem Leiden oder Beeinträchtigungen in sozialen, beruflichen oder anderen wichtigen Funktionsbereichen führen.

Bei unserer Patientin bestehen die Schlafstörungen chronisch seit mindestens einem Jahr, und sie haben zu Funktionseinschränkungen bei der Arbeit und im familiären Bereich geführt.

FRAGE
Wie häufig sind Schlafstörungen?

Schlafstörungen haben eine Lebenszeitprävalenz von ca. 10 %, wobei Frauen häufiger als Männer betroffen sind. Besonders häufig treten Schlafstörungen bei Frauen zwischen dem 40. und 60. Lebensjahr auf. Psychische Erkrankungen sind in sehr vielen Fällen die Ursache von Schlafstörungen.

FRAGE
Welche Behandlung empfehlen Sie der Patientin?

Jede Insomniebehandlung sollte individuell und gestuft erfolgen. Es empfiehlt sich folgendes **Stufenschema:**
- Informationsvermittlung und schlafhygienische Maßnahmen
- zusätzlicher Einsatz nichtmedikamentöser Behandlungsverfahren
- zusätzlicher Einsatz von Medikamenten.

Bei Schlafstörungen, denen eine organische oder psychische Erkrankung zugrunde liegt, steht die Behandlung der Grunderkrankung im Vordergrund. Primäre Insomnien sollten nie initial medikamentös behandelt werden. Oft reichen Informationsvermittlung, schlafhygienische Maßnahmen und nichtmedikamentöse Therapieverfahren aus.

MERKE

FRAGE
Welche schlafhygienischen Maßnahmen empfehlen Sie der Patientin?

➤ Tabelle 37.2 gibt eine Übersicht über schlafhygienische und psychoedukative Strategien. Der Patientin in unserem Fall empfehlen Sie vor allem, regelmäßige Bettzeiten einzuhalten, auf Alkohol und Kaffee nach der Mittagszeit zu verzichten, tagsüber nicht zu schlafen und nachts im Bett alle Uhren und Wecker „außer Sichtweite" aufzustellen.

Tab. 37.2 Schlafhygienische Maßnahmen und Psychoedukation.

1.	Regelmäßige nächtliche Schlafzeiten mit Bettzeiten von max. acht Stunden auch am Wochenende; tagsüber oder abends vor dem Fernseher nicht schlafen, eine halbstündige Ruhepause am frühen Nachmittag ist „erlaubt"
2.	Konsequenter Verzicht auf Alkohol und koffeinhaltige Getränke nach dem Mittagessen
3.	Keine schweren Mahlzeiten am Abend
4.	Regelmäßige körperliche Aktivität, jedoch nicht in den späten Abendstunden
5.	Allmähliche Verringerung geistiger und körperlicher Anstrengung vor dem Zubettgehen
6.	Kein Arbeiten oder Fernsehen im Bett!
7.	Abgedunkelte und ruhige Schlafumgebung
8.	In der Nacht nicht auf die Uhr schauen

➤ Tabelle 37.3 zeigt Möglichkeiten nichtmedikamentöser Therapieverfahren bei Schlaf-störungen. Sie empfehlen der Patientin die Maßnahmen A–D. Zusätzlich bieten Sie der Pa-tientin Gespräche an, um z. B. die Konflikte mit der Tochter zu besprechen.

Tab. 37.3 Nichtmedikamentöse Therapieverfahren bei Insomnien.

A	Regelmäßiges Einsetzen der **progressiven Muskelentspannung**
B	**Paradoxe Intervention** („Symptomverschreibung": Patient wird angewiesen, möglichst lange wach im Bett liegen zu bleiben)
C	**Stimuluskontrolle:** Das Bett nur bei ausgeprägter Müdigkeit aufsuchen, keine Aktivitäten im Bett wie Essen, Lesen, Fernsehen; bei längeren Wachphasen in der Nacht nicht im Bett grübeln, sondern aufstehen und etwas Angenehmes tun, bis Müdigkeit einsetzt; regelmäßig aufstehen und die Dauer des Nachtschlafs begrenzen, auch am Wochenende; kein Tagesschlaf
D	**Schlafrestriktion** mit dem Ziel, den Schlafdruck zur Nacht zu erhöhen
E	**Kognitive Restrukturierung,** d. h. Erheben und Überprüfen verzerrter Kognitionen (z. B. „Ich benötige 10 h Schlaf, um fit zu sein", „Ich muss jetzt einschlafen, sonst bin ich morgen nicht zu gebrauchen")
F	**Biofeedbackmaßnahmen**

Verlauf

Sie haben mit der Patientin schlafhygienische Maßnahmen besprochen, und sie hat ihr Schlaftagebuch weitergeführt. Mit der progressiven Muskelrelaxation gelingt es ihr gele-gentlich, abends besser zu entspannen. Durch Hilfestellungen in psychotherapeutischen Gesprächen ist es zu einer Entspannung der Situation mit der Tochter gekommen. Nach vier Wochen hat sich die Schlafstörung leicht gebessert, die Patientin hat jedoch immer noch einen erheblichen Leidensdruck und bittet um Einleitung weiterer Maßnahmen.

Bei Therapieresistenz auf schlafhygienische und nichtmedikamentöse Therapieverfahren ist eine medikamentöse Therapie indiziert. Auch diese sollte gestuft erfolgen. ➤ Tabelle 37.4 gibt eine Übersicht über Substanzen, die bei Schlafstörungen eingesetzt werden kön-nen, sowie wichtige Vor- und Nachteile. Zum Problem der Benzodiazepine ➤ Fall 15.

Tab. 37.4 Medikamente zur Behandlung von Schlafstörungen.

Medikamentengruppe	Beispiele für Wirkstoffe	Vor- und Nachteile
Pflanzliche Präparate	Baldrian, Melisse, Hopfen	Geringe hypnotische Wirkung
Antihistaminika	Diphenhydramin, Doxylamin	Relativ geringe hypnotische Wirkung, anticholinerge Nebenwirkungen
Sedierende Antidepressiva	Trimipramin (Stangyl®), Doxepin (Aponal®), Trazodon (Thombran®), Mirtazapin (Remergil®), Agomelatin (Valdoxan®)	Gute Wirksamkeit, Nebenwirkungen beachten (➤ Fall 5)
Sedierende Neuroleptika	Pipamperon (Dipiperon®), Melperon (Eunerpan®)	Weniger gute Wirksamkeit als sedierende Antidepressiva; vor allem im geriatrischen Bereich eingesetzt, Nebenwirkungen beachten (➤ Fall 11)
Benzodiazepin-Rezeptor-Agonisten	Zolpidem (z. B. Stilnox®; bei Einschlafstörungen), Zopiclon (Ximovan®; bei Ein- und Durchschlafstörungen)	Gute hypnotische Wirkung; etwas geringeres Suchtpotenzial als Benzodiazepine
Benzodiazepine	Lormetazepam (Noctamid®), Temazepam (Planum®)	Gute hypnotische Wirkung, Nebenwirkungen und Abhängigkeitspotenzial (➤ Fall 15)

MERKE Die medikamentöse Therapie bei primären Insomnien sollte immer gestuft und zeitlich begrenzt erfolgen. Benzodiazepine sollten wegen der Abhängigkeitsgefahr nur bei vorhersagbar vorübergehenden Schlafstörungen, z. B. im Rahmen schwer belastender Situationen, eingesetzt werden.

Verlauf

Sie setzen bei unserer Patientin zunächst ein pflanzliches Präparat ein (Extrakt aus Hopfen, z. B. Valdispert® 2 Tabletten zur Nacht), worunter sich keine zufriedenstellende Besserung einstellt. Anschließend empfehlen Sie, nach Durchführung eines EKGs (**cave:** Überleitungsstörungen bei anticholinerg wirkenden Antidepressiva), einschleichend in 25-mg-Schritten die Einnahme des sedierenden Antidepressivums Trimipramin (Stangyl®) bis zu einer Dosis von 75 mg. Unter Trimipramin kommt es innerhalb von zwei Monaten zu einer kompletten Rückbildung der Schlafstörung. Da sedierende Antidepressiva hinsichtlich der sedierenden Wirkung eine Wirklatenz von 1–2 Stunden haben, weisen Sie die Patientin auf die rechtzeitige Einnahme vor der gewünschten Schlafzeit hin.

Sie bestellen die Patientin in 1–2-monatigen Abständen ein, kontrollieren die Schlaftagebücher und versuchen ein langsames Absetzen der Stangyl-Medikation über mehrere Monate. Inzwischen konnte die Patientin durch psychotherapeutische Interventionen lernen, mit den Problemen bzgl. der Tochter besser umzugehen. Sie setzt die von Ihnen empfohlenen schlafhygienischen Maßnahmen konsequent um. Nach einem Jahr kann sie Trimipramin absetzen und ist weiterhin beschwerdefrei.

Lernziele
Diagnostik und Differenzialdiagnostik von Schlafstörungen
Nichtmedikamentöse Therapie von Schlafstörungen
Medikamentöse Behandlung von Schlafstörungen

 ICD-10

F51.0   Primäre Insomnie

38 Rein und raus

Erstgespräch beim Psychotherapeuten

In Ihrer Psychotherapiepraxis stellt sich eine 32-jährige, relativ unauffällig und zurückhaltend wirkende Büroangestellte vor. Vor zwei Wochen sei sie bei ihrem Hausarzt gewesen, den sie wegen häufigem Sodbrennen und schlechtem Geschmack im Mund aufgesucht hätte. Er habe nach einer körperlichen Untersuchung einschließlich Laboruntersuchungen gesagt, dass sie keine ernsthafte körperliche Erkrankung habe, und habe ihr ein Antazidum verschrieben. Da sie psychisch so labil sei (sie habe ihn schon mehrfach um Krankschreibungen wegen psychischer Erschöpfung gebeten), solle sie sich beim Psychotherapeuten vorstellen. Die Patientin berichtet Ihnen, sie sei häufig unausgeglichen und mit sich selbst sehr unzufrieden. Auf Ihre Nachfrage gibt sie an, mit ihrer Figur sehr unglücklich zu sein. Aber auch sonst könne sie mit nichts zufrieden sein, weder beruflich noch privat. Deshalb habe ihr Hausarzt sie wohl auch überwiesen. Die Patientin ist mit 62 kg bei einer Körpergröße von 167 cm (BMI = 22) normalgewichtig und wirkt sportlich. Auf Nachfrage gibt sie an, dass sie früher viel dünner gewesen sei.

FRAGE
Wie gehen Sie in der weiteren Diagnostik vor?

Die Patientin erwähnt von sich aus **keine eindeutigen psychiatrischen Symptome.** Aufgrund eines spürbaren Leidensdrucks der Patientin und der Zuweisung durch den Hausarzt gehen Sie jedoch davon aus, dass ein behandlungsbedürftiges Problem vorliegen könnte. Sie erheben daher zunächst den kompletten psychopathologischen Befund.

Untersuchung

Die Patientin ist bewusstseinsklar und allseits orientiert. Sie ist affektiv etwas gereizt, aber auslenkbar und schwingungsfähig. Depressive Verstimmung wird verneint, ausgeprägtes Grübeln über ihre Figur und viele andere Themen bejaht. Interesselosigkeit, Antriebsprobleme und Suizidalität bestehen nicht. Bei der Frage nach Zwangssymptomen gibt sie an, dass sie andere manchmal mit ihrer Gründlichkeit nerven würde, Zwangshandlungen oder -gedanken liegen aber nicht vor. Häufig sei sie ängstlich, z.B. wenn sie an einem Tag mit eher schlechter Stimmung einen neuen Auftrag in der Arbeit bekomme oder wenn sie – was selten vorkäme – nachts nach einem schlechten Traum wach werde. Allerdings trete Angst nicht regelmäßig in bestimmten Situationen auf, sie vermeide nichts und habe auch keine attackenartigen Ängste. Hinweise für psychotisches Erleben oder eine Suchterkrankung finden sich nicht.

Der psychopathologische Befund ergibt keine offensichtlichen Auffälligkeiten. Auf welches Thema gehen Sie genauer ein?

Die Patientin hat trotz Normalgewicht und sportlicher Figur mehrfach ihre **Unzufriedenheit mit ihrer Figur** angesprochen und erwähnt, dass sie früher viel dünner gewesen sei. Daher wenden Sie sich dem Thema einer möglichen Essproblematik zu, indem Sie noch einmal auf ihre Figur zu sprechen kommen.

Gesprächsverlauf

Auf die Frage nach ihrem früheren Gewicht gibt die Patientin an, dass sie bis zum Alter von ca. 20 Jahren weniger als 50 kg (= BMI < 18) gewogen habe. Danach sei ihr Gewicht gestiegen und schwanke seitdem zwischen 50–60 kg. So viel wie jetzt habe sie aber noch nie gewogen. Die Frage nach ihrem Wohlfühlgewicht kann sie nicht genau beantworten, es liege auf jeden Fall unter 50 kg. Auf Ihr Nachfragen berichtet die Patientin, dass sie das niedrige Gewicht durch extreme Diäten und viel Bewegung erreicht habe. Ihre Mutter habe sie immer für zu dünn befunden. Sie habe oft mit ihr über ihr Essverhalten gestritten, dann aber immer klein beigegeben.

F R A G E
Wie interpretieren Sie diese Informationen?

Die Patientin hat offensichtlich eine **Körperschemastörung,** da sie berichtet, sich auch bei offensichtlichem Untergewicht (um 50 kg) noch als zu dick zu empfinden. Darüber hinaus weist ihre Schilderung darauf hin, dass sie in der Jugend eine (scheinbar unbehandelte) **Anorexia nervosa** hatte, da neben dem Kriterium der Körperschemastörung auch die Kriterien des Untergewichts und der restriktiven Maßnahmen zur Gewichtsreduktion gegeben waren (➤ Fall 31). Aktuell liegt keine Anorexia nervosa mehr vor, da die Patientin normalgewichtig ist.

F R A G E
Die Patientin hatte in ihrer Jugend vermutlich eine Anorexia nervosa. Welche Bedeutung hat das für Ihre weitere Exploration?

Essstörungen nehmen häufig einen **chronischen Verlauf,** wobei die Form der Essstörung wechseln kann. Relativ typisch ist der Übergang einer Anorexia nervosa in eine Bulimia nervosa. Weiterhin findet man bei einer Anorexia nervosa komorbide psychiatrische Störungen wie Depressionen, Persönlichkeitsstörungen, Suchterkrankungen und Zwangsstörungen. Auch diese Störungen können chronisch verlaufen.

Es liegt also in diesem Fall nahe, die Patientin hinsichtlich einer Bulimia nervosa zu befragen, da durch die ausgeprägte Unzufriedenheit mit der Figur zumindest ein deutlicher Hinweis darauf vorliegt, dass immer noch eine Körperschemastörung besteht. Außerdem ist der vorläufige Befund für andere psychische Störungen negativ.

FRAGE

Sie vermuten, dass bei der Patientin eine Bulimia nervosa vorliegen könnte, obwohl die Patientin bisher nicht über eine bulimische Symptomatik berichtet hat. Wie erklären Sie sich das Verhalten der Patientin, welche Konsequenzen hat das für Ihre Interaktion?

Bulimische Symptome werden **häufig verheimlicht,** weil sowohl die Essattacken als auch gegensteuernde Maßnahmen wie Erbrechen oder der Gebrauch von Laxanzien stark mit Scham und Ekel besetzt sind. Dabei erleben die Betroffenen sich als völlig machtlos, weil sie das Problemverhalten zwar erkennen, aber nicht kontrollieren können.

Um von der Patientin im Falle des Vorliegens einer bulimischen Symptomatik eine möglichst ehrliche Auskunft zu bekommen, müssen Sie Ihr Verständnis für ihre Problematik und ihre Situation vermitteln, d. h. sie validieren. Dazu sind Äußerungen geeignet wie „Essanfälle sind für viele Menschen ein sehr heikles Thema, für das sie sich auch sehr schämen" oder „Es kann am Anfang sehr unangenehm sein, darüber zu reden".

Da die Betroffenen häufig mit niemandem über ihre Probleme sprechen, haben sie oft das Gefühl, damit ganz allein zu sein und von niemandem verstanden zu werden. Diesem Phänomen begegnen Sie mit Formulierungen, die verdeutlichen, dass die Patientin mit ihrem vermuteten Problem kein Einzelfall ist, z. B.: „Es klingt fast so, als ob Sie in Ihrer Jugend magersüchtig waren. Sehr viele Menschen halten die Diäten irgendwann nicht mehr durch und bekommen dann Heißhungeranfälle, nach denen sie sich dann erbrechen."

MERKE

Symptome, die stark mit Scham oder Ekel besetzt sind, werden fast nie spontan berichtet. Um den Patienten das Gespräch darüber zu erleichtern, sollte die Thematik offen und in wertschätzender Weise angesprochen werden. Dieses Phänomen ist typisch für bulimische Symptome, Suchterkrankungen oder sexuelle Probleme, aber auch für Zwangsgedanken und -handlungen.

Gesprächsverlauf

Auf Ihre Frage nach Essanfällen kommen der Patientin zunächst kurz die Tränen. Sie beruhigt sich jedoch sehr rasch, und sagt, dass sie irgendwie erleichtert sei, dass Sie das Thema ansprächen, da es ihr schwer falle, von sich aus darüber zu reden. Sie habe tatsächlich seit ihrem 20. Lebensjahr Essanfälle, deren Schwere und Häufigkeit über die Jahre variiert hätten. In letzter Zeit sei es wieder schlimmer geworden.

FRAGE

Welche Punkte müssen Sie abklären, um die Diagnose einer Bulimia nervosa zu sichern?

Sie fragen die Patientin,
- wie häufig die Essanfälle auftreten,
- welche Mengen Nahrung sie dabei zu sich nimmt und
- in welcher Form sie gegensteuernde Maßnahmen betreibt.

Für die Diagnose einer Bulimia nervosa ist erforderlich, dass die Attacken über einen Zeitraum von drei Monaten mindestens zweimal pro Woche auftreten und in kurzer Zeit erheblich mehr verzehrt wird, als bei gesunden Menschen üblich ist. Als mögliche gegensteuernde Maßnahmen kommen neben dem typischen selbstinduzierten Erbrechen auch der Missbrauch von Abführmitteln, zeitweilige Fastenperioden sowie der Gebrauch von Appetitzüglern oder Diuretika infrage (➤ Tab. 38.1).

Tab. 38.1 Diagnostische Kriterien der Bulimia nervosa nach ICD-10 F50.2.

A.	Häufige Episoden von Fressattacken (in einem Zeitraum von drei Monaten mindestens zweimal pro Woche), bei denen große Mengen an Nahrung in sehr kurzer Zeit konsumiert werden.
B.	Andauernde Beschäftigung mit dem Essen, eine unwiderstehliche Gier oder ein Zwang zu essen.
C.	Die Patienten versuchen, der Gewichtszunahme durch die Nahrung mit einer oder mehreren der folgenden Verhaltensweisen entgegenzusteuern: 1. selbstinduziertes Erbrechen 2. Missbrauch von Abführmitteln 3. zeitweilige Hungerperiode 4. Gebrauch von Appetitzüglern, Schilddrüsenpräparaten oder Diuretika. Wenn Bulimie bei Diabetikern auftritt, kann es zu einer Vernachlässigung der Insulinbehandlung kommen.
D.	Selbstwahrnehmung als „zu fett", mit einer sich aufdrängenden Furcht, zu dick zu werden (was meist zu Untergewicht führt).

Weiteres Gespräch

Die Patientin berichtet, dass sie fast tägliche Essanfälle habe, nach denen sie sich erbräche. Außerdem verwende sie unregelmäßig verschiedene Abführmittel. Als typischen Fall schildert sie einen Essanfall vom Vortag, bei dem sie 500 g gekochte Spaghetti mit Tomatensauce, 250 g Schokoladenkekse, 500 g Fruchtjoghurt, einen Sahnepudding und zwei Schokoriegel gegessen habe. Danach habe sie alles erbrochen und einen Liter Abführtee getrunken. Die geschilderten Mengen erfüllen die Kriterien einer Essattacke.

FRAGE

Welche körperlichen Untersuchungen müssen Sie durchführen?

Im Rahmen einer gründlichen körperlichen Untersuchung sollten auch das Körpergewicht, die Körpergröße und der Blutdruck erfasst werden. Eine Blutentnahme vervollständigt die Diagnostik. Sie sollte folgende Basisparameter beinhalten: Differenzialblutbild, Natrium, Kalium, Kalzium, Magnesium, Phosphat, Harnstoff, Kreatinin, Amylase, Leberenzyme (GOT, GPT, γ-GT, AP), Schilddrüsenparameter und den Urinstatus. Aufgrund der teilweise massiven Elektrolytverschiebungen durch das Erbrechen sollte auch ein EKG durchgeführt

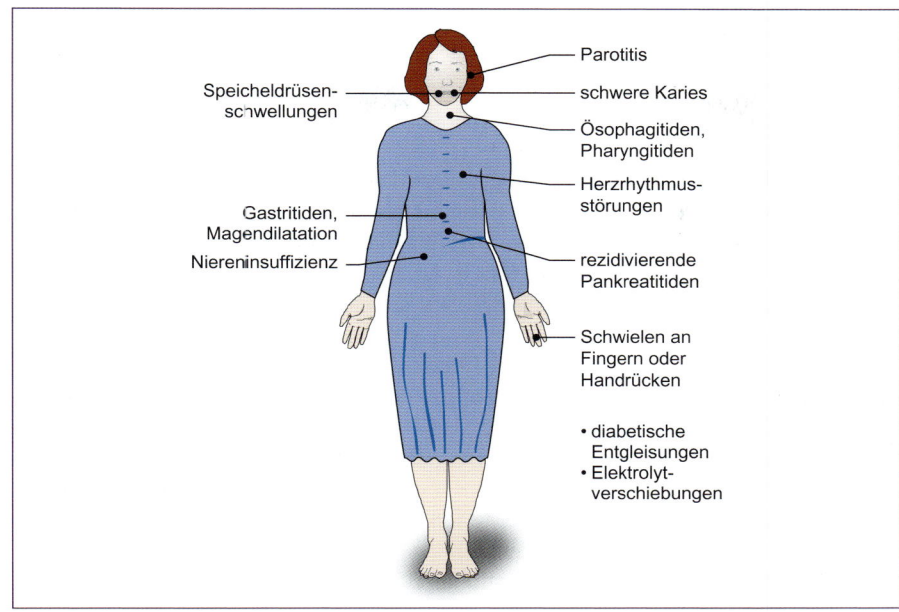

Abb. 38.1 Mögliche körperliche Folgen der Bulimia nervosa. [L141]

werden. Weitere Untersuchungen werden bei speziellen Fragestellungen veranlasst. Zu weiteren körperlichen Folgen der Bulimie siehe ➤ Abbildung 38.1.

FRAGE
Welche Informationen geben Sie der Patientin über ihre Erkrankung?

Etwa **1 % aller Frauen** leiden an einer Bulimia nervosa, v. a. im Alter zwischen 15 und 35 Jahren. Häufig geht eine anorektische Phase voraus. Die Störung kann – abhängig vom Schweregrad, von den organischen Folgeerkrankungen (z. B. Elektrolytentgleisungen bis zur Niereninsuffizienz!) und der psychiatrischen Komorbidität – ambulant oder stationär behandelt werden. Im Vordergrund stehen neben einer umfassenden **Ernährungsrehabilitation** die **psychotherapeutische Behandlung.** Sowohl verhaltenstherapeutische als auch tiefenpsychologische Ansätze haben sich als wirksam erwiesen. Begleitend kann, insbesondere bei depressiver Stimmungslage, eine Pharmakotherapie mit Antidepressiva (insbesondere SSRI) durchgeführt werden (weitere Informationen zur Behandlung, die sich mit der Behandlung der Anorexie zu großen Teilen deckt, ➤ Fall 31).

Therapieverlauf

Da bei der Patientin eine Symptomatik ohne körperliche Folgen und keine psychiatrische Begleiterkrankung vorliegt und sie weiterhin ihrer Berufstätigkeit nachgehen will, entschließt sie sich zu einer ambulanten Verhaltenstherapie. Erstes Ziel ist es, schrittweise ein ausgewogenes Essverhalten mit drei täglichen Hauptmahlzeiten und zwei Zwischenmahlzeiten aufzubauen. Bisher hatte die Patientin häufig bis in den Nachmittag nichts außer etwas Obst zu sich genommen, um ihr Gewicht zu reduzieren. Durch die regelmäßige Nahrungsaufnahme wird die Entstehung von Heißhunger vermieden, der mit ein auslösender Faktor von Essanfällen ist.

Zusätzlich lernt die Patientin anhand von Verhaltensanalysen typische Auslösesituationen ihrer Essanfälle kennen. Dabei stellt sich heraus, dass sie sich häufig nicht traut, die Anforderungen anderer zurückzuweisen. Dies führt sowohl im Privatleben als auch bei der Arbeit immer wieder zu Überlastungssituationen, die häufig in Essanfälle münden. Daher wird in der Therapie besprochen und geübt, wie die Patientin sich gegen Anforderungen anderer besser abgrenzen kann.

Zum Aufbau eines positiveren Bezugs zu ihrem Körper probiert die Patientin neben der Psychotherapie verschiedene Angebote aus, mit denen ein positiver Bezug zum eigenen Körper gefördert werden soll. Dazu besucht sie Schnupperstunden in Tanz- und Yogagruppen und verschiedenen anderen Bewegungsangeboten. Schließlich entscheidet sie sich, regelmäßig an einer Flamenco-Tanzgruppe für Frauen teilzunehmen. In einem Feldenkrais-Kurs wird durch spielerisch und sanft ausgeführte Bewegungsabläufe die Körperwahrnehmung verfeinert und werden ggf. Bewegungsmuster verändert.

Nach eineinhalb Jahren hat die Patientin ihr Gewicht unverändert stabil gehalten und leidet nicht mehr unter Essanfällen. Sie erlebt ihren Körper zunehmend positiv und hat gelernt, sich im Beruf und im Freundeskreis besser durchzusetzen und abzugrenzen.

Lernziele
Diagnostik der Bulimia nervosa
Umgang mit schambesetzten Themen im therapeutischen Gespräch
Überblick über die Psychotherapie der Bulimia nervosa

ICD-10

F50.2   Bulimia nervosa

39 Ein Unfall und die Folgen

Erstgespräch

In der psychiatrischen Ambulanz stellt sich bei Ihnen ein 42-jähriger Mann vor. Er ist verheiratet, hat zwei Kinder und ist als Außendienstmitarbeiter in einem großen Unternehmen der Informatikbranche beschäftigt. Er berichtet, dass er vor zwölf Wochen einen schweren Autounfall gehabt habe und wegen einer Unterschenkel-Trümmerfraktur noch krankgeschrieben sei. Es falle ihm schwer, über den Unfall zu berichten. Er leide unter ausgeprägten Schlafstörungen und fühle sich dann tagsüber nicht belastbar. Er müsse viel darüber grübeln, wie er den Wiedereinstieg in den Beruf bewältigen werde. Er bittet um die Verschreibung eines Medikaments, das ihm einen ruhigen Nachtschlaf verschaffen könne. Mit dieser Bitte habe er sich bereits beim Hausarzt vorgestellt, der ihm aufgrund der vorgetragenen Beschwerden die Konsultation der psychiatrischen Ambulanz geraten habe. Bis zum Unfall habe er sich immer als psychisch gesunden und belastbaren Menschen gekannt.

FRAGE
An welche Verdachtsdiagnose denken Sie? Welche Differenzialdiagnose müssen Sie in Betracht ziehen?

Schlafstörungen und Grübelneigung, die erstmals nach einem Unfallereignis auftreten, lassen Sie an die Verdachtsdiagnose einer **posttraumatischen Belastungsstörung (PTBS)** denken.

Differenzialdiagnostisch müssen auch eine **Depression** bzw. eine **depressive Anpassungsstörung** (➤ Fall 1) in Ihre Überlegungen einbezogen werden.

FRAGE
Welche Fragen helfen Ihnen jetzt diagnostisch weiter?

Zu den Symptomen einer PTBS, die Sie erfragen müssen, gehören:
- das Wiedererleben des Unfalls tagsüber in sich aufdrängenden Erinnerungen (sog. **Nachhallerinnerungen** oder „flashbacks") bzw. nachts in Form von **Albträumen**
- Umstände oder Aktivitäten, die Gedanken an das Trauma wachrufen, erzeugen **Furcht** und ein **Gefühl innerer Bedrängnis** und werden daher nach Möglichkeit vermieden (z. B. das Lesen von Verkehrsunfallberichten in der Zeitung oder Kontakte zu Menschen, die nach dem Unfallereignis fragen könnten)
- Typisch ist das Auftreten der genannten Symptome vor dem Hintergrund einer veränderten Affektivität mit einem **Gefühl der Betäubtheit** oder Stumpfheit, **Anhedonie**

(Freudlosigkeit), **Teilnahmslosigkeit** gegenüber der Umgebung und Gleichgültigkeit gegenüber anderen Menschen

- **Erinnerungslücken** können für Teile des Traumageschehens vorhanden sein
- Schlafstörungen, Reizbarkeit, Konzentrationsminderung, psychomotorische Anspannung oder übermäßige Schreckhaftigkeit sind Symptome im Sinne einer **chronischen Übererregung**
- Selten kann ein plötzliches Erinnern und intensives Wiedererleben des Traumas zu dramatischen Emotionsausbrüchen mit Angst, Panik oder Aggression führen.

Zum **Ausschluss eines depressiven Syndroms** fragen Sie auch nach einer dauerhaft gedrückten Stimmung, Interesseverlust, Freudlosigkeit, Antriebsminderung, Denkhemmung, Konzentrationsstörungen, Tagesschwankungen, reduziertem Appetit, Libidoverlust, vermindertem Selbstwertgefühl, Schuldgefühlen, pessimistischen Zukunftsgedanken und Suizidgedanken (➤ Fall 5).

FRAGE

Zur Diagnose einer PTBS muss neben den oben genannten Symptomen auch das Ereigniskriterium eines Traumas erfüllt sein. Wie ist der psychische Traumabegriff nach ICD-10 definiert?

Die ICD-10 definiert ein Trauma wie folgt: Der Betroffene war einem kurz oder lang anhaltendem Ereignis oder Geschehen von **außergewöhnlicher Bedrohung** mit **katastrophalem Ausmaß** ausgesetzt, das nahezu bei jedem Menschen tiefe Verzweiflung auslösen würde. Bestimmte prämorbide Persönlichkeitsfaktoren oder psychiatrische Vorerkrankungen können die Entstehung einer PTBS begünstigen, sind jedoch nicht notwendige Voraussetzung.

Es kann unterschieden werden zwischen

- **Trauma-Typ I** (kurz dauernde Ereignisse): z. B. Vergewaltigung, Unfall, Überfall, Katastrophe
- **Trauma-Typ II** (länger dauernd und wiederholt auftretend): z. B. Geiselhaft, mehrfache Folter, wiederholter Kindesmissbrauch, Kriegsereignisse.

MERKE   Zur Diagnose einer PTBS nach ICD-10 müssen vorliegen:
- Ereigniskriterium: Die Person hat ein Trauma erlebt (Definition s. o.).
- Anhaltende Wiedererinnerungen an das Trauma.
- Umstände, die an das Trauma erinnern, werden möglichst vermieden.
- Entweder Erinnerungslücken oder Übererregbarkeit.

FRAGE

Worauf achten Sie bei der Exploration?

Um abzuklären, ob der Unfallhergang im Sinne eines Traumas zu werten ist, sollten Sie sich das auslösende Ereignis einfühlsam und geduldig schildern lassen. Dabei muss der Eindruck vermieden werden, dass Sie Informationen aus dem Patienten „herauspressen" wollen, die dieser vor einer längeren Phase des Vertrauensaufbaus noch nicht preisgeben kann. Dies gilt besonders für Opfer von sexuellem Missbrauch und Vergewaltigung.

Untersuchung

Nach dem Hergang des Unfalls befragt, berichtet der Patient, dass er mit seinem Pkw auf der Landstraße unterwegs gewesen sei. Ein entgegenkommendes Fahrzeug sei plötzlich zum Überholen ausgeschert. Er habe das Fahrzeug auf sich zurasen sehen und gedacht: „Jetzt ist es vorbei." An einschießende Bilder von seiner Familie erinnere er sich noch. Durch den folgenden Frontalzusammenstoß seien seine Beine eingeklemmt gewesen, er habe vergeblich und verzweifelt versucht, sich zu befreien. An Schmerzen könne er sich nicht erinnern (ein häufiges Phänomen), aber an den Geruch von auslaufendem Benzin und an die Todesangst, das Fahrzeug könne in Flammen aufgehen. Es habe für ihn eine Ewigkeit gedauert, bis er die Sirenen von Notarzt und Feuerwehr hörte. Das Geräusch des Metallschneiders der Feuerwehr, die ihn ungefähr 20 Minuten nach dem Unfall aus dem Auto befreit hatte, gehe ihm nicht mehr aus dem Kopf. Der Unfallverursacher, ein junger Mann, sei bei dem Unfall gestorben.

Bei den Schilderungen des Unfalls spricht er leise, mit gesenktem Kopf, er vermeidet Blickkontakt und kämpft stellenweise mit den Tränen.

Er bejaht Ihre Frage nach Wiedererinnerungen an den Unfall, die sich tagsüber ungewollt immer wieder aufdrängen. Dabei rieche er wieder das Benzin, höre die Geräusche des Unfalls und erlebe die Angst zu verbrennen jedes Mal neu. Seine Schlafstörungen führt er auf die Albträume zurück, in denen er jede Nacht den Unfall wieder erlebe und dann schweißgebadet aufwache. Danach könne er lange Zeit nicht mehr einschlafen. Bereits beim Einschlafen habe er Angst vor den Albträumen und liege deshalb lange wach. Wenn er im Fernsehen einen Autounfall sehe oder eine Sirene höre, schrecke er heftig zusammen.

Seine Trümmerfraktur am Unterschenkel sei inzwischen soweit stabilisiert, dass er ohne Gehhilfen wieder gehen könne. Besonders am Morgen beim Aufstehen habe er aber noch Schmerzen, die ihn dann wieder sofort an den Unfall erinnerten.

Tagsüber könne er sich nicht mehr konzentrieren, sei manchmal aggressiv, schreie seine Frau und die Kinder auch hin und wieder grundlos an. Vor dem Unfall habe er das nie getan.

FRAGE

Ordnen Sie die vom Patienten bisher berichteten Symptome den entsprechenden diagnostisch relevanten Diagnosekriterien nach ICD-10 zu.

Die Schilderungen des Unfallhergangs machen deutlich, dass der Unfall kein „Bagatell"-Verkehrsunfall war, sondern dass hier die Kriterien für ein Trauma im Sinne von ICD-10 erfüllt sind. Wiedererinnerungen an das Trauma drängen sich ungewollt auf (Flashbacks und Albträume), Erinnerungen an das Trauma (z. B. Fernsehen, Sirenen, Schmerzen) führen zu Bedrängnis. Kriterium zwei (s. o.) ist also auch erfüllt. Zusätzlich hat der Patient über Schlafstörungen, Wutausbrüche, Konzentrationsstörungen und Schreckhaftigkeit berichtet.

FRAGE

Welches Diagnosekriterium der PTBS müssen Sie jetzt noch erfragen, und wie gehen Sie dabei vor?

Bei dem noch fehlenden Kriterium handelt es sich um das sogenannte **Vermeidungsverhalten.** Es ist wichtig, die Betroffenen gezielt danach zu fragen, da diese sich für das genannte Verhalten häufig schämen und daher nicht von sich aus darüber berichten. Sie sollten dem Patienten vermitteln, dass die Vermeidung eine sehr verständliche und bei PTBS immer vorliegende Reaktion auf das Trauma darstellt.

Untersuchung

Ihr Patient bestätigt, dass er seit dem Unfall nach Möglichkeit nicht mehr selber fahre, obwohl dies mit Automatikschaltung inzwischen wieder möglich wäre. Er überlasse lieber seiner Frau das Steuer, was er früher nur sehr selten getan habe. Auch in die Ambulanz sei er heute mit dem Bus gekommen. Vor dem Unfall sei er ein leidenschaftlicher Autofahrer gewesen, 24 Jahre unfallfrei unterwegs. Eigentlich könne er sich jetzt gar nicht mehr vorstellen, weiter im Außendienst zu arbeiten. Seit dem Unfall habe er lieber einen Umweg in Kauf genommen, als nochmals an der Unfallstelle vorbeifahren zu müssen. Im Straßenverkehr sei er auch als Beifahrer extrem schreckhaft, besonders wenn ein Fahrzeug zum Überholen ausschere.

Er habe sich vorgenommen, mit seinem Vorgesetzten über eine Versetzung in den Innendienst zu sprechen. Mit seiner Frau habe er aber über das Ausmaß seiner Beschwerden und seinen Versetzungswunsch noch nicht gesprochen. Sie schätze an ihm sein tatkräftiges, sportliches und positiv denkendes Wesen. Seit dem Unfall könne er dieses Bild aber immer weniger aufrechterhalten.

FRAGE
Welche Gefühle würden Sie an dieser Stelle thematisieren?

Sie sollten **Schamgefühle** ansprechen. Patienten mit PTBS schämen sich oft wegen Ihrer Symptome und der Unfähigkeit nach dem Trauma wieder in das „normale Leben" zurückzufinden („andere hatten auch einen Unfall und machen daraus keine Tragödie").

Auch **Schuldgefühle** sind bei Opfern psychischer Traumatisierung sehr häufig, und müssen aktiv erfragt werden. Ihr Patient bestätigt auf Nachfrage, dass ihm zwar „rational bewusst" sei, dass er den Unfall nicht verursacht habe, er fühle sich aber dennoch in manchen Momenten „irgendwie schuldig".

MERKE   Die Symptome der PTBS sind oft schambesetzt und werden von Patienten nur auf Nachfrage geschildert. Auch Schuldgefühle sind bei Opfern psychischer Traumatisierung sehr oft vorhanden und sollten thematisiert werden.

FRAGE
Auf der Symptomebene können Sie die Diagnose einer PTBS stellen. Welches Zeitkriterium ist für die Diagnosestellung von Bedeutung?

Nach ICD-10 sollten die Symptome **innerhalb von sechs Monaten nach dem Trauma** auftreten. In unserem Fall ist die Symptomatik innerhalb dieser Zeit aufgetreten. Die „wahrscheinliche Diagnose" einer PTBS kann auch dann gestellt werden, wenn die Zeit zwischen Trauma und Symptombeginn länger als sechs Monate dauert, vorausgesetzt die klinischen Symptome sind typisch und es kann keine andere Diagnose gestellt werden (z. B. Angststörung oder Depression).

FRAGE
Für welche psychischen Erkrankungen besteht bei PTBS oft eine Komorbidität? Was sollten Sie – wie bei jeder psychiatrischen Exploration – außerdem abklären?

In der Exploration müssen Sie nun insbesondere das zusätzliche Bestehen eines Medikamenten- oder Alkoholmissbrauchs, einer Depression oder einer Angststörung (z. B. Phobien, Panikattacken) abklären. Überdies sollten sie auf jeden Fall **Suizidgedanken** erfragen und eine Einschätzung evtl. drohender Eigengefährdung vornehmen (➤ Fall 1, ➤ Fall 5).

Untersuchung

Der Patient bestätigt, er habe manchmal daran gedacht, dass es besser gewesen wäre, er hätte den Unfall nicht überlebt. Man spricht hier von einem **intermittierend auftretenden passiven Todeswunsch.** Er verneint aber Suizidgedanken und ist aus Verantwortungsgefühl für seine Familie sicher, dass er sich auch zukünftig von Suizidhandlungen werde distanzieren können.

In den letzten zwei Wochen habe er abends regelmäßig drei Gläser Rotwein getrunken, um besser einschlafen zu können. Weil er bei einem Kollegen die Folgen einer Alkoholabhängigkeit miterlebt habe, wolle er sich jetzt nach medikamentösen Alternativen erkundigen.

Fragen nach Symptomen einer Depression (➤ Fall 1, ➤ Fall 5) oder nach Panikattacken (➤ Fall 9) und spezifischen Phobien, die nicht mit dem Unfallgeschehen in Verbindung stehen, werden verneint.

MERKE

Patienten mit PTBS erfüllen häufig auch die Kriterien für andere psychische Störungen (wie z. B. Depression, Angst oder Suchtmittelmissbrauch). Auch Suizidalität ist häufig und muss abgeklärt werden.

FRAGE
Sie haben die Diagnose einer PTBS gestellt. Wie ist das weitere therapeutische Vorgehen?

Im ersten Schritt klären Sie den Patienten ausführlich über die Diagnose PTBS auf. **Information ist ein elementarer Bestandteil der Behandlung!** Die Symptome der PTBS sollten als „natürliche und nachvollziehbare Reaktion" auf ein außergewöhnlich bedrohliches Ereignis vermittelt werden.

Danach erfolgt die Information über medikamentöse und psychotherapeutische Behandlungsmöglichkeiten. Bei schwer depressiven Syndromen, Suchtmittelmissbrauch oder Suizidplänen bzw. Suizidimpulsen sollte die Behandlung stationär begonnen werden.

Verlauf

Der Patient entscheidet sich nach der Aufklärung über die Diagnose und die Behandlungsmöglichkeiten für eine Kombination aus medikamentöser und psychotherapeutischer, ambulanter Behandlung.

FRAGE
Welche medikamentösen Optionen haben Sie?

Antidepressiva aus der Klasse der **selektiven Serotonin-Wiederaufnahme-Hemmer** (SSRI) wurden bei Patienten mit PTBS mit guten Effekten geprüft. Die Dosierung entspricht dabei dem Vorgehen bei einer depressiven Episode (z. B. Sertralin [z. B. Zoloft®] beginnend mit 25 mg am Morgen für drei Tage und einer nachfolgenden Dosissteigerung auf 50–100 mg). Sie sollten den Patienten darüber informieren, dass initial gastrointestinale Beschwerden, Kopfschmerz und Unruhe auftreten können, diese jedoch meist nach wenigen Tagen abklingen.

Aufgrund der ausgeprägten Schlafstörungen des Patienten und des fehlenden sedierenden Effekts der SSRI sollte in den ersten zwei bis drei Wochen der Behandlung **vorübergehend** zusätzlich ein sedierendes Medikament zur Nacht gegeben werden. Hier kommen ein **Benzodiazepin-Präparat** wie Oxazepam oder Diazepam (10 mg zur Nacht, ausschleichend Absetzen nach zwei bis drei Wochen wegen Abhängigkeitspotenzial) oder ein **niedrig dosiertes sedierendes Antidepressivum** (z. B. Doxepin oder Amitriptylin 50–100 mg zur Nacht) zur Anwendung.

Zur Dauer der medikamentösen Behandlung bei PTBS ist die Studienlage noch unzureichend, die Empfehlungen entsprechen daher meist den Behandlungsdauern bei Depressionen oder Angststörungen.

FRAGE
Skizzieren Sie den Ablauf und die Elemente einer verhaltenstherapeutischen Behandlung.

Eine Verhaltenstherapie mit **zwei Sitzungen pro Woche** könnte über einen **Zeitraum von ungefähr zehn Wochen** folgenden Ablauf nehmen:
- Zunächst ermöglichen Sie dem Patienten, sein Wissen über die Erkrankung PTBS zu vertiefen (**„Psychoedukation"**). Entscheidend ist dabei, dass der Patient die Zusammenhänge zwischen dem Trauma und seinen Beschwerden als (nicht durch ihn selbst verschuldete!) Erkrankung begreifen kann.
- Es ist sinnvoll, frühzeitig die Ehefrau in die Behandlung mit einzubeziehen, sofern der Patient einverstanden ist. Dadurch kann auch die Ehefrau die Symptomatik des Patienten verstehen und ihn bei der Bewältigung der Störung (z. B. bei der Exposition, s. u.) unterstützen.
- Eine Protokollierung der Beschwerdesymptomatik in Form eines **Symptom-Tagebuchs** mit auslösenden und aufrechterhaltenden Bedingungen schließt sich an.
- Dann führen Sie den Patienten in das Erlernen und Üben von **Entspannungstechniken** ein, damit er das erhöhte Erregungsniveau beeinflussen kann.

- Starke **Gefühle** im Zusammenhang mit dem Unfall müssen thematisiert und einer Überprüfung hinsichtlich ihres Realitätsgehalts unterzogen werden (vermeintliche Schuld am Tod des Unfallgegners, Schamgefühle wegen der vermeintlichen Schwäche).
- Anschließend kann eine **Expositionsbehandlung in sensu** beginnen: Der Patient schildert dabei in Ich-Form mit geschlossenen Augen das Unfallgeschehen detailliert mit allen Gedanken und Gefühlen, so als ob sich der Unfall in diesem Moment ereignen würde. Die Inhalte werden mehrfach wiederholt und auf ein Tonband aufgenommen. Als Hausaufgabe soll das Band bis zur Habituation (Abnahme des Angstpegels und der Anspannung bei wiederholter Exposition) abgehört werden. Die Exposition in sensu in Kombination mit einem Entspannungsverfahren wird auch **systematische Desensibilisierung** genannt.
- Nachfolgend beginnt die **Exposition in vivo:** Dabei wird z. B. das selbstständige Autofahren trainiert und auch die Unfallstelle aufgesucht. Ziel dabei ist die Überwindung des Vermeidungsverhaltens. Dieses Expositionsverfahren wird auch als **Reizkonfrontation** bezeichnet (zur Expositionsbehandlung ➤ Fall 9, ➤ Fall 19).

Verlauf

Nach drei Wochen der Kombinationsbehandlung aus Medikation und Psychotherapie bessern sich die depressive Symptomatik und die Schlafstörungen. Der Patient ist zuversichtlicher, die Unfallfolgen bewältigen zu können. Nach Durchführung der Exposition in sensu (weitere vier Wochen später) sucht der Patient zunächst mit seiner Ehefrau und dann alleine die Unfallstelle auf. Er fährt wieder selbstständig Auto und „vermeidet das Vermeiden". Ein Wechsel des Arbeitsplatzes ist nicht notwendig. Wiedererinnerungen werden zunehmend seltener, sie werden vom Patienten als nachvollziehbares Symptom gewertet und sind nicht mehr mit Gefühlen von Todesangst verbunden.

MERKE

Die zwei Standbeine der PTBS-Behandlung sind die Psychotherapie und bei Bedarf eine medikamentöse Therapie, z. B. mit einem SSRI (und ggf. vorübergehend einer zusätzlichen sedierenden Medikation).

> **Lernziele**
> Symptomatik der posttraumatischen Belastungsstörung (PTBS)
> Psychiatrische Definition des Begriffs „Trauma"
> Komorbidität der PTBS
> Möglichkeiten der medikamentösen Behandlung der PTBS
> Prinzipien der verhaltenstherapeutischen Behandlung der PTBS

WEITERFÜHRENDE LITERATUR
Maercker A (Hrsg.) (1997): Therapie der posttraumatischen Belastungsstörungen. Springer-Verlag Berlin Heidelberg

 ICD-10

F43.1   PTBS

40 Keine Lust auf gar nichts

Erstgespräch

In der psychiatrischen Ambulanz stellt sich ein 32-jähriger arbeitsloser Erzieher vor, weil er „keine Ahnung habe, wie es weitergehen" könne. Er habe zwar seine Erzieherausbildung, die er nach verschiedenen abgebrochenen Ausbildungen begonnen habe, im Alter von 28 Jahren endlich abschließen können. Seitdem sei er jedoch außer gelegentlichen Jobs als Betreuer von Kinderfreizeiten keiner Berufstätigkeit nachgegangen. Aus finanziellen Gründen sei er wieder zu seinen Eltern gezogen. Die Beziehung zu ihnen sei jedoch sehr angespannt, da sie von ihm erwarteten, auf eigenen Beinen zu stehen. Er käme jedoch irgendwie „nicht in die Pötte". Seine Eltern hätten ihm nun auf Empfehlung eines Bekannten hin „Druck gemacht", sich bei Ihnen vorzustellen. Der Patient wirkt auf sie rat- und ziellos, aber auf den ersten Blick nicht verzweifelt über seine Lebenssituation.

FRAGE
Warum könnte der Patient in die Ambulanz gekommen sein?
Welche diagnostischen Fragen stellen Sie?

Aufgrund der Schilderung des Patienten können Sie keine spontane Verdachtsdiagnose stellen. Bisher beschreibt er Lebensprobleme, mit denen er sich eher ans Arbeitsamt oder eine vergleichbare Beratungsstelle wenden könnte. Bevor Sie ihn jedoch an eine derartige Stelle weiterverweisen, müssen Sie prüfen, ob seiner Problematik nicht doch eine psychiatrische Auffälligkeit zugrunde liegt.

Es gibt verschiedene psychiatrische Störungen, die von den Betroffenen nicht leicht als solche beschrieben werden können, z. B. weil sie sich stark dafür schämen, wie etwa bei der Bulimie oder bei Zwangsstörungen (➤ Fall 38, ➤ Fall 17). Weiterhin müssen Sie mit **Dissimulation** rechnen, wenn die zugrunde liegende Problematik gesellschaftlich abgelehnt oder sogar sanktioniert wird, wie bei allen substanzbezogenen Störungen. Darüber hinaus kommt es vor, dass die Betroffenen selbst nicht unter ihrer Störung leiden, ihre Umwelt und ihr soziales Funktionieren davon jedoch stark beeinträchtigt ist. Dies gilt v. a. für **Ich-syntone Persönlichkeitsstörungen** wie die schizoide, schizotypische, zwanghafte oder narzisstische Persönlichkeitsstörung.

MERKE

Auch wenn ein Patient initial keine klaren psychiatrischen Symptome benennt, kann eine psychiatrische Störung vorliegen. Dies trifft insbesondere zu bei Störungen, die stark schambesetzt sind, gesellschaftlich abgelehnt werden oder Ich-synton sind.

Alle diese Probleme können Sie bei Ihrem Patienten aufgrund seiner bisherigen Schilderung nicht ausschließen. Deshalb erheben Sie als Erstes einen vollständigen psychopathologischen Befund.

Untersuchung

Der Patient ist bewusstseinsklar und voll orientiert. Affektiv wirkt er gleichgültig und flach, aber auslenkbar, Antrieb und Konzentration sind leicht gemindert. Es bestehen Interesse- und Freudlosigkeit, z. B. falle es ihm schwer, Projekte wie Bewerbungen längerfristig zu verfolgen. Formalgedanklich ist der Patient geordnet, zu inhaltlichen Denkstörungen sind fragliche Beziehungsideen zu eruieren, z. B. sei er nicht sicher, ob fremde Personen auf der Straße evtl. eine Botschaft für ihn hätten. Auch habe er manchmal das Gefühl, dass andere vielleicht seine Gedanken lesen könnten. Er berichtet, dass er gelegentlich unter LSD optische Halluzinationen gehabt habe. Der Schlaf ist leicht gesteigert, der Appetit unverändert. Der Patient ist nicht suizidal. Seit ca. 14 Jahren besteht fast täglicher Cannabiskonsum, aktuell Konsum von 3–5 Joints pro Tag. Gelegentlich konsumiere er zusätzlich Kokain und Alkohol.

F R A G E
Wie lautet Ihre Verdachtsdiagnose?

Möglicherweise liegt bei dem Patienten eine Cannabisabhängigkeit vor. Zur genaueren Abklärung erfragen Sie die Kriterien der Abhängigkeit (➤ Fall 2, ➤ Fall 15, ➤ Fall 45). Zusätzlich oder alternativ sind eine psychotische oder eine depressive Störung nicht auszuschließen.

Weitere Untersuchung

Auf genauere Fragen nach seinem Drogenkonsum berichtet der Patient, dass der Cannabiskonsum aktuell seine Hauptbeschäftigung sei. Etwa alle zwei Tage rauche er gemeinsam mit Bekannten, dann oft in Kombination mit Koks oder Alkohol. Zu Hause bei seinen Eltern liege er meistens kiffend im Bett. Er fände seinen Cannabiskonsum übertrieben und wolle eigentlich damit aufhören, auch seine Eltern drängten darauf. Manchmal habe er den Eindruck, dass der intensive Konsum ihn daran hindere, sein Leben besser in den Griff zu bekommen. Er habe auch schon öfter versucht, damit aufzuhören, spüre dann aber bald ein starkes Verlangen nach Cannabis und fange an zu schwitzen, bekomme Kopfschmerzen und Schlafstörungen. Er rauche auch meistens mehr, als er eigentlich wolle.

F R A G E
Haben Ihnen diese Angaben weitergeholfen? Welche Fragen stellen Sie zu den erwähnten psychotischen Symptomen?

Aufgrund dieser Informationen können Sie die Diagnose einer **Cannabisabhängigkeit** stellen. Der Patient erfüllt die Kriterien Kontrollverlust, Entzugssymptome, Craving und Konsum trotz schädlicher Folgen (➤ Fall 2, ➤ Fall 15). Trotz der initial in psychiatrischer Hinsicht unauffälligen Problemschilderung liegt damit eine ernst zu nehmende psychiatrische Störung vor.

Zur Abklärung der psychotischen Symptomatik befragen Sie den Patienten genau zu Beziehungserleben, Ich-Störungen und Halluzinationen, hierbei ist besonders die **situative Einbettung dieser Symptomatik** sowie ihr **anamnestischer Verlauf** und der **Zusammenhang mit dem Cannabiskonsum** wichtig.

Der Patient berichtet zusätzlich zu den bereits genannten leichten psychotischen Symptomen (Beziehungsideen, Ich-Störung des Gedankenlesens, optische Halluzinationen) von vorübergehenden Wahnideen wie etwa dem Gefühl, vom Verfassungsschutz überwacht oder vom Fernsehen verfolgt zu werden. Von all diesen Phänomenen ist der Patient zum Untersuchungszeitpunkt distanziert und berichtet, dass sie immer in Phasen besonders intensiven Cannabiskonsums aufgetreten seien. Damit können Sie die Symptomatik als **Nebenwirkung des Cannabismissbrauchs** erklären und eine komorbide schizophrene Störung ausschließen.

F R A G E

Bitte ordnen Sie das Auftreten psychotischer Symptome bei Patienten mit Cannabisabhängigkeit diagnostisch näher ein.

Nach hoch dosiertem Cannabiskonsum können **länger anhaltende psychotische Episoden** mit schizophreniformer Symptomatik auftreten. Die Symptomatik hält länger als 48 Stunden an und entwickelt sich innerhalb eines Zeitraums von zwei Wochen nach dem letzten Cannabiskonsum. Eine symptomatische Abgrenzung zu schizophreniformen oder schizophrenen Psychosen ist nicht möglich. Vermutlich wirkt chronischer Cannabiskonsum bei vulnerablen Personen im Sinne eines Stressors, welcher eine sog. Cannabispsychose auslösen kann. Neben schizophreniformen Psychosen kann es aber auch, wie bei unserem Patienten, zu **kurzen psychotischen Störungen** kommen, die innerhalb von 48 Stunden wieder abklingen.

F R A G E

Wie schwerwiegend sind die depressiven Symptome einzuschätzen?

Zur Abklärung der Depression explorieren Sie Stimmung, Antrieb, Energie und Interessenslage des Patienten genauer. Der Patient beschreibt seine Stimmung als gleichförmig und gleichgültig, aber nicht depressiv und traurig. Hauptsächlich habe er keinen Antrieb, Dinge in die Hand zu nehmen. Ihre Frage, ob er leicht ermüdbar sei, verneint er, er fühle sich lediglich lustlos, habe aber keine Antriebsprobleme, wenn es darum ginge, Bekannte zum Kiffen zu besuchen. Auch seine Interesselosigkeit liege an seiner Lustlosigkeit und fehlendem Engagement für Aktivitäten außer dem Cannabiskonsum. Ein Verlust von Selbstwertgefühl, Schuldgefühle und Pessimismus werden verneint. Somit kann auch die Diagnose einer Depression nicht gestellt werden.

F R A G E

Wie erklären Sie das Gesamtbild des Patienten im Rahmen der Cannabisabhängigkeit?

Der Patient zeigt neben einer langjährigen Cannabisabhängigkeit eine verflachte Affektlage, mangelndes Interesse, starke Lethargie und Passivität in nahezu allen Lebensbereichen. Dieses Bild wird auch als **amotivationales Syndrom nach langjährigem Cannabiskon-**

sum bezeichnet. Nach ICD-10 wird es mit F12.72 (verändertes affektives Zustandsbild in Folge von Cannabiskonsum) klassifiziert.

M E R K E Nach langjährigem Cannabiskonsum kann ein sog. amotivationales Syndrom mit flachem Affekt, verringertem Interesse, Lethargie und Passivität auftreten.

F R A G E
Welche weiteren negativen Folgen langjährigen Cannabiskonsums sind Ihnen bekannt?

Langfristiger Cannabiskonsum kann (1) mit kognitiven Störungen und (2) verschiedenen psychiatrischen Folgeproblemen verbunden sein.

Zu (1): Unter dem Konsum von Cannabis treten **kognitive Störungen** wie Störungen der Merkfähigkeit, der Aufmerksamkeit und des Gedächtnisses auf. Die Zeitspanne, mit der diese Probleme eine Beendigung des Konsums überdauern, wird in der Literatur kontrovers diskutiert. Während manche Studien kognitive Störungen noch lange nach Beendigung des Konsums zeigen, interpretieren die meisten Metaanalysen die Studienlage dahingehend, dass die kognitiven Störungen den akuten Konsum zwar überdauern können, sich jedoch üblicherweise nach einigen Wochen Abstinenz legen.

Zu (2): Epidemiologischen Studien zufolge, weisen die meisten Cannabisabhängigen **komorbide psychische Störungen** auf, v. a. Persönlichkeits- und Verhaltensstörungen, Angststörungen, affektive Störungen und seltener die erwähnten schizophrenen Psychosen. Die Ergebnisse von Verlaufsstudien legen nahe, dass der Cannabiskonsum eher die Ursache für die psychischen Störungen ist und nicht umgekehrt. Die Schwere der komorbiden Erkrankungen hängt stark vom Einstiegsalter und von der Intensität des Cannabiskonsums ab. Darüber hinaus hat sich anhaltender Cannabismissbrauch auch als wichtiger Prädiktor für **schulische, berufliche, finanzielle und familiäre Probleme** erwiesen. Die Ausprägung sozialer Folgeschäden hängt dabei von der Schwere psychiatrischer Begleiterkrankungen sowie dem Einstiegsalter und Ausmaß des Cannabiskonsums ab.

M E R K E Psychiatrische Störungen wie Depressionen, Angststörungen oder Psychosen sowie gravierende berufliche, finanzielle und familiäre Probleme stellen potenzielle Konsequenzen langjährigen Cannabismissbrauchs dar.

F R A G E
Welche Elemente sollte die Behandlung beinhalten?

Die Behandlung sollte in diesem Fall mehrere Elemente beinhalten:
- Unverzichtbar ist **absolute Cannabisabstinenz,** um eine Reduktion des amotivationalen Bilds und der Konzentrationsstörungen zu erreichen. Zur Kontrolle sollten wiederholt unangekündigte THC-Kontrollen durchgeführt werden.
- Der Patient wirkt – auch i. R. der insgesamt wenig differenzierten Motivationslage – nicht klar abstinenzmotiviert. Daher muss an seiner **Abstinenzmotivation** gearbeitet werden (➤ Fall 2). In der Folge müssen die psychotherapeutischen Elemente der Suchtbehandlung wie Verhaltensanalysen des Konsums, Ablehnungstraining und Exposition mit dem Suchtmittel eingesetzt werden (➤ Fall 2).

- Der Patient hat aktuell keine funktionale Tagesstruktur und keine berufliche und soziale Perspektive. Daher muss mit ihm am **Aufbau einer Tagesstruktur** gearbeitet und diese in kleinen Schritten umgesetzt werden. In Verbindung damit muss der Patient darin unterstützt werden, seine Zukunft zu planen und die sich daraus ergebenden Schritte in realistischem Tempo umzusetzen.
- Die **Gabe eines SSRI** (➤ Fall 39) kann gegen das amotivationale Syndrom und die Antriebsarmut wirksam sein. Daher sollte dem Patienten ein entsprechender Behandlungsversuch vorgeschlagen werden.

FRAGE

Welches Behandlungssetting (ambulant, teilstationär, stationär) halten Sie für angebracht?

Da der Patient keinen strukturierten Tagesablauf hat und sein Alltag in erster Linie vom Cannabiskonsum bestimmt wird, wäre eine ambulante Behandlung sicher nicht intensiv genug, um eine Verhaltensänderung zu erreichen. Daher streben Sie eine stationäre oder tagesstationäre Versorgung an. Optimal wäre eine tagesstationäre Behandlung. Diese bietet einerseits den Vorteil, für den Patienten eine konsumfreie Tagesstruktur zu etablieren. Gleichzeitig kann er in seinem gewohnten Umfeld alternatives Freizeitverhalten aufbauen und seine Zukunft planen.

Bei schweren Verhaltensproblemen, die den ganzen Tagesablauf des Patienten dominieren, ist eine ambulante Behandlung häufig nicht ausreichend.   **MERKE**

Therapieverlauf

Nachdem Sie mit dem Patienten ausführlich über seine Problematik gesprochen haben, stimmt er einer tagesklinischen Behandlung zu. Diese bricht er nach zwei Wochen im Rahmen eines Rückfalls ab. Nach einem halben Jahr wird der Patient wieder vorstellig und bittet um Wiederholung des tagesklinischen Behandlungsversuchs. Als Hintergrund seiner erneuten Behandlungsmotivation gibt er an, dass ihm seine Eltern ein Ultimatum gestellt hätten. Wenn er nicht innerhalb weniger Monate den Konsum aufgebe und eine Zukunftsplanung begönne, könne er nicht mehr bei ihnen wohnen.

Während des kommenden tagesklinischen Aufenthalts hat der Patient keinen weiteren Rückfall. Seine Konzentration bessert sich im Lauf der Behandlung, der Patient wird schwingungsfähiger, Passivität und Lethargie bilden sich zurück. Da der Patient auf die Gabe von Zoloft® und Cipramil® jeweils mit starken Nebenwirkungen reagiert, wird auf eine SSRI-Gabe verzichtet. Unterstützt durch die psychotherapeutischen Gespräche nimmt der Patient wieder Kontakt mit alten Freunden auf, die kein Cannabis konsumieren. Weiterhin schließt er sich einer Selbsthilfegruppe von Suchtpatienten an. Zum Wiedereinstieg in den Beruf absolviert er einen Arbeitsversuch in einer Jugendhilfeeinrichtung und erhält dort die Möglichkeit, als Aushilfe auf Honorarbasis wieder den ersten Schritt in die Erwerbstätigkeit zu gehen. Nach drei Monaten verlässt er die Tagesklinik stabilisiert und setzt die Behandlung bei einer Suchtberatungsstelle ambulant fort.

> **Lernziele**
> Diagnostik der Cannabisabhängigkeit
> Schädliche Nebenwirkungen und Folgen von langjährigem Cannabiskonsum
> Therapie der langjährigen Cannabisabhängigkeit

 ## ICD-10

F12.1   Cannabismissbrauch

41 Das Stimmungskarussell

Erstgespräch

Ein 27-jähriger Angestellter wird von seinem niedergelassenen Psychiater auf eine offene psychiatrische Station eingewiesen. Im Erstgespräch macht er auf Sie einen bedrückten Eindruck, spricht mit leiser Stimme, langsam und zögernd. Er berichtet mühsam, dass er seit drei Wochen wieder sehr niedergeschlagen sei. Er könne keine Freude mehr empfinden, seine Hobbys habe er vernachlässigt. Er sei den ganzen Tag erschöpft, komme morgens nicht aus dem Bett, könne sich bei der Arbeit nicht mehr konzentrieren, traue sich nichts mehr zu und sei jetzt auch seit einer Woche krankgeschrieben. Er habe keine Hoffnung mehr und sei verzweifelt. Er habe auch daran gedacht, dass das Leben so nicht weitergehen könne und dass er lieber sterben wolle. Er würde sich jedoch nicht umbringen, da er das seiner Frau nicht antun wolle. Weil ihm das Essen nicht mehr schmecke, habe er drei Kilogramm an Gewicht abgenommen. Außerdem könne er nicht mehr einschlafen und wache morgens sehr früh auf. Er habe nicht geglaubt, dass es ihn nochmals „erwischen" könnte, nachdem es ihm eineinhalb Jahre so gut gegangen sei. Außerdem habe er bis zum heutigen Tag regelmäßig seine Medikation von 2 × 1 Tabl. Quilonum® retard (Lithium) eingenommen.

Zur weiteren Vorgeschichte berichtet er, seine Erkrankung habe Ende 2002, also vor zehn Jahren begonnen. Damals sei er für mehrere Wochen in einer Hochphase gewesen. Seine damalige Freundin und jetzige Ehefrau könne davon „ein Lied singen". Er sei in dieser Zeit völlig verändert gewesen, immer „gut drauf", habe in der Schule einen Dichter- und Lesekreis initiiert, Tag und Nacht am Schreibtisch gesessen und Gedichte verfasst und diese an verschiedene Verlage geschickt. Ein vorgezogenes Erbe seiner Großmutter habe er in seine Musikband gesteckt, teure Musikinstrumente gekauft und Schulden von Euro 10.000, – gemacht. Er habe eine CD mit seiner Band aufgenommen und diese unter der Vorstellung, die Band würde beim Grand Prix den ersten Preis machen, in alle Welt geschickt. Schließlich sei er völlig „durchgeknallt", habe nicht mehr geschlafen, sei völlig aufgedreht gewesen, sodass er auf Betreiben seiner Eltern und seiner Freundin in die Psychiatrie eingeliefert worden sei. Damals sei er mit Haldol® und einem Beruhigungsmittel behandelt worden, an das er sich nicht mehr erinnere. Durch diese Therapie habe die Hochphase schnell nachgelassen. Er sei dann entlassen worden. Zu Hause habe sich jedoch eine ähnliche Tiefphase wie jetzt angeschlossen, die aber nicht ganz so stark ausgeprägt gewesen sei und sich im Verlauf von einigen Monaten langsam ohne Medikamente zurückgebildet habe.

Danach sei es ihm gut gegangen, bis Mitte 2004 eine erneute Hochphase aufgetreten sei, die jedoch unter ambulanter Haldol- und Lithiumgabe schneller abgeklungen sei. Haldol habe er nach wenigen Wochen wieder abgesetzt. Auch an diese Phase habe sich eine schwere Depression angeschlossen, die von Mitte 2004 bis Mitte 2005 angedauert und sich unter Behandlung mit Saroten® 200 mg (Amitriptylin, ein trizyklisches Antidepressivum) zurückgebildet habe. Während die Saroten®-Einnahme Ende 2005 beendet worden sei, habe er Lithium bis Mitte 2007 eingenommen und dann in Absprache mit seinem Nervenarzt ausschleichend abgesetzt.

2009 sei es zu einer erneuten depressiven Episode gekommen, weshalb er wieder Lithium und Saroten® erhalten habe. Mitte 2009 sei er dann aus stationärer Behandlung entlassen worden und habe anschließend wieder eine Hochphase erlebt, die jedoch nicht stationär behandelt wurde. Ende 2009 sei es ihm dann wieder gut gegangen. Seither nehme er Lithium ein, Amitriptylin habe er im Herbst 2009 abgesetzt. Bis vor drei Wochen habe er sich unter Lithium stabil gefühlt. Jetzt sei er wieder seit drei Wochen depressiv.

F R A G E

Der Patient berichtet von Hoch- und Tiefphasen der Stimmung. Wie bezeichnet man diese Phasen?

 Es handelt sich um manische und depressive Phasen.

F R A G E

Stellen Sie die Symptomatik der depressiven und manischen Phasen gegenüber.

 In ➤ Tabelle 41.1 sind die Symptome der depressiven und manischen Phasen gegenübergestellt.

Tab. 41.1 Gegenüberstellung der Symptomatik depressiver und manischer Phasen.

	Depression	**Manie**
Affekt	Niedergeschlagen, klagt über einen Verlust von Freude und Interesse	Euphorische Stimmungslage mit vielfältigen Interessen und großer Initiative
Antrieb	Gehemmt	Gesteigert
Formale Denkstörungen	Verlangsamt und gehemmt	Beschleunigung des Gedankengangs bis hin zum Gedankenjagen und zur Ideenflucht
Inhaltliche Denkstörungen	Wahnideen, z. B. als Überzeugung, zu verarmen, sich versündigt zu haben oder an einer unheilbaren Erkrankung zu leiden	Größenideen oder ein Größenwahn
Psychomotorik	Gehemmt	Gesteigert
Schlaf	Meist quälende Schlafstörungen mit morgendlichem Früherwachen	Meist ohne Leidensdruck reduziert

Weitere Symptome der Depression und Manie werden auch in ➤ Fall 4 und ➤ Fall 8 dargestellt.

F R A G E

Beurteilen Sie den Schweregrad der jetzigen depressiven Episode anhand der Diagnosekriterien der ICD-10 (➤ Fall 5).

 Bei der jetzigen Episode handelt es sich um eine **schwere depressive Episode.** Es sind über einen Zeitraum von über zwei Wochen alle drei Hauptkriterien (depressive Stimmung,

Verlust von Freude und Interesse, erhöhte Ermüdbarkeit) sowie mehr als vier Nebenkriterien erfüllt (verminderte Konzentration, vermindertes Selbstwerterleben, pessimistische Zukunftsperspektiven, Suizidgedanken, Schlafstörungen, verminderter Appetit).

FRAGE

Mit welchem Mittel können Sie sich auf einfache Weise einen Überblick über den bisherigen Krankheitsverlauf verschaffen?

Um einen guten und raschen Überblick über die Krankheitsphasen zu erhalten, ist es sinnvoll, einen **Episodenkalender** anzulegen, in den die Krankheitsphasen und die gegebene Medikation (Dosis und ggf. auch die Plasmaspiegel der Medikamente) eingetragen werden. Dies erleichtert auch die Anamneseerhebung, die sich bei häufig auftretenden Phasen und langjährigem Verlauf manchmal sehr mühselig gestaltet.

Es hat sich im klinischen Alltag bewährt, den Ausprägungsgrad der Phasen mit +1 bis +3 für manische Episoden und –1 bis –3 für depressive Episoden zu skalieren. Dabei bedeutet Stufe 1 eine Einschränkung der Leistungsfähigkeit (hypomane und subdepressive Episoden), Stufe 2 eine deutliche Beeinträchtigung (z. B. Arbeitsunfähigkeit), die jedoch nicht zu einer stationären Aufnahme führt, und Stufe 3 eine stationäre Behandlung im Rahmen der Episode.

FRAGE

Tragen Sie in den folgenden Episodenkalender von 2002–2012 die vom Patienten berichteten Phasen mit der jeweiligen Medikation ein (➤ Abb. 41.1).

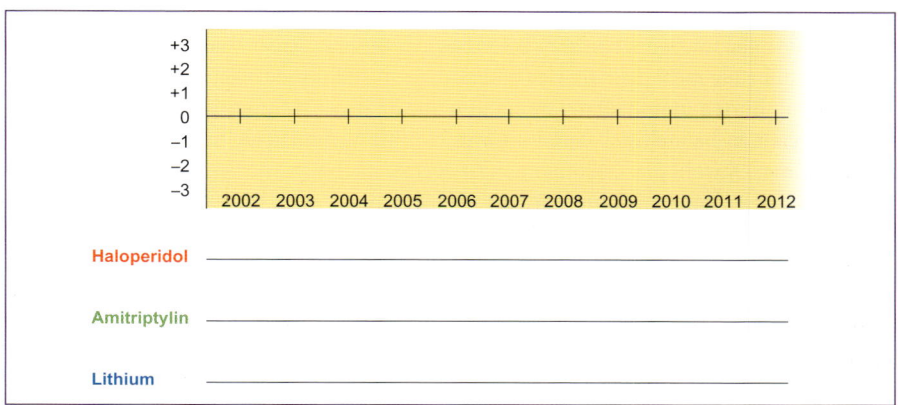

Abb. 41.1 Episodenkalender zur Erfassung depressiver und manischer Phasen. [L141, M515]

➤ Abbildung 41.2 zeigt die Phasen und die gegebenen Medikamente.

FRAGE

Wie bezeichnet man Erkrankungen mit einem solchen Verlauf? Welchen Begriff hat man früher verwendet?

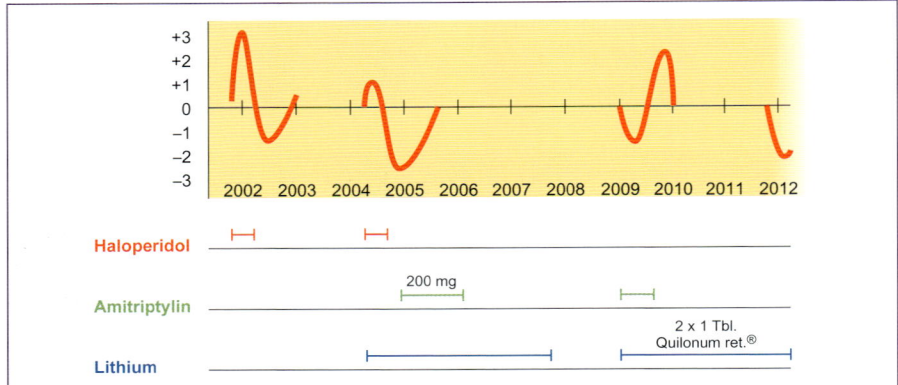

Abb. 41.2 Depressive und manische Phasen bei unserem Patienten. [L141, M515]

Erkrankungen mit einem solchen Verlauf bezeichnet man heute als **bipolare affektive Störungen.** Früher hat man von manisch-depressiven Erkrankungen oder Zyklothymien gesprochen.

FRAGE
Was versteht man heute unter dem Begriff Zyklothymia?

Die Diagnose einer sogenannten Zyklothymia wird nach der ICD-10 gestellt, wenn **innerhalb von zwei Jahren mehrere leichte depressive und hypomane Stimmungsschwankungen** auftreten, die jedoch bzgl. Schwere, Intensität und Dauer sowie der Beeinflussung der Lebensführung nicht die Kriterien einer depressiven Episode oder einer Manie erfüllen.

Weiterhin dürfen innerhalb der zwei Jahre maximal zwei Monate dauernde, freie Intervalle auftreten. Es handelt sich damit um eine „leichte Verlaufsform" einer bipolaren affektiven Störung. Obwohl die Zyklothymia fast ebenso häufig ist wie die bipolaren affektiven Erkrankungen im engeren Sinne, wird sie häufig nicht erkannt, sodass diese Patienten oftmals nicht behandelt werden.

MERKE Bipolare affektive Störungen wurden früher als Zyklothymie oder manisch-depressive Erkrankungen bezeichnet. Der Begriff Zyklothymia ist heute reserviert für eine „leichte Ausprägung einer bipolaren Erkrankung", bei der sich hypomane und leicht depressive Stimmungszustände über einen Zeitraum von mindestens zwei Jahren abwechseln.

FRAGE
Zwischen 2002 und 2005 litt der Patient unter vier Krankheitsepisoden, d. h. zwei manischen und zwei depressiven Phasen. Kann damit die Diagnose eines „rapid cycling" gestellt werden?

Nein. Ein sogenanntes **„rapid cycling"** liegt vor, wenn **mindestens vier Krankheitsphasen in einem Jahr** auftreten, wobei keine euthymen Intervalle dazwischenliegen müssen.

Ein „rapid cycling" entwickelt sich bei etwa 5–15 % der Patienten mit bipolaren affektiven Störungen. Meist entsteht diese Verlaufsform erst im späteren Verlauf. 80–90 % der Patienten mit „rapid cycling" sind Frauen.

FRAGE
Was wissen Sie über das Lebenszeitrisiko für bipolare affektive Störungen, die Geschlechterverteilung, das Ersterkrankungsalter, den Verlauf und die Suizidhäufigkeit im Vergleich zu unipolaren rezidivierenden depressiven Störungen?

Das **Lebenszeitrisiko,** an einer bipolaren affektiven Störung zu erkranken, ist wesentlich niedriger als das Risiko einer unipolaren rezidivierenden Depression und liegt bei ca. **1–2 %.**

Männer und Frauen erkranken gleich häufig, bei unipolaren Depressionen sind Frauen häufiger betroffen. Bipolare Erkrankungen beginnen früher als unipolare depressive Erkrankungen, das mittlere Ersterkrankungsalter liegt zwischen dem 16. und 18. Lebensjahr. Im Mittel erfolgt die erste Behandlung jedoch erst mit 22 Jahren, die erste Hospitalisierung mit ca. 26 Jahren.

Der **Verlauf** ist in der Regel schwerer als bei unipolaren Depressionen, d. h. es treten mehr Phasen auf. Die bipolaren Erkrankungen beginnen häufiger mit einer Manie als mit einer depressiven Phase. Nach zwei aufeinanderfolgenden depressiven Episoden beträgt die Wahrscheinlichkeit nur noch 10 %, dass sich ein bipolarer Verlauf einstellt, nach drei depressiven Phasen ist die Wahrscheinlichkeit für eine bipolare Erkrankung sehr gering. Die Suizidgefahr ist größer als bei den unipolaren Depressionen.

MERKE

Bipolare affektive Erkrankungen haben eine Lebenszeitprävalenz von 1–2 %, sie beginnen früher als unipolare Erkrankungen, haben einen schwereren Verlauf und ein höheres Suizidrisiko.

FRAGE
Welche medikamentösen Therapieprinzipien kommen bei der Behandlung bipolarer affektiver Störungen zur Anwendung?

Zentrales Element bei der Behandlung bipolarer affektiver Störungen sind die sog. „**Stimmungsstabilisierer**":

Die wichtigsten Vertreter sind **Lithium** (z. B. Quilonum®), **Carbamazepin** (z. B. Finlepsin®), **Valproinsäure** (z. B. Orfiril®) und Lamictal (Lamictal®).

Diese Medikamente werden einerseits zur Verhinderung manischer (v. a. Lithium und Valproinsäure) oder depressiver Phasen (v. a. Lithium und Lamotrigin), also als **Phasenprophylaktika** verwendet. Andererseits kommen sie bei der **Behandlung akuter Manien** zum Einsatz (Lithium und Valproinsäure; ➤ Fall 13).

Alternativ oder zusätzlich werden akute, schwere Manien mit **Antipsychotika,** wie in unserem Fall mit Haldol® (Haloperidol, ein klassisches Neuroleptikum) behandelt. Heute werden zunehmend **neuere Antipsychotika** wie Olanzapin (Zyprexa®), Quetiapin (Seroquel®) oder Risperidon (Risperdal®) eingesetzt, die teilweise auch zur Phasenprophylaxe zugelassen sind. Zur Sedierung werden Benzodiazepine angewendet.

Bei bipolaren Depressionen kommen zusätzlich **Antidepressiva** zum Einsatz (s. u.). In der Behandlung eines „**rapid cycling**" und bei den selteneren manischen Episoden mit dysphorischer Stimmungslage hat Valproat gegenüber Lithium eine überlegene Wirkung gezeigt.

FRAGE
Der Patient wurde aktuell mit 900 mg Lithium (Quilonum ret.®) behandelt. Welche diagnostische Erstmaßnahme führen Sie bzgl. der Lithium-Medikation durch?

Sie bestimmen zunächst die Plasmakonzentration von Lithium, um zu prüfen, ob eine ausreichende Plasmakonzentration für eine rezidivprophylaktische Behandlung bestand.

Diagnostik

Die Lithium-Plasmakonzentration ergab einen Wert von 0,4 mmol/l.

FRAGE
Wie gehen Sie weiter medikamentös vor?

Eine Plasmakonzentration von 0,4 mmol/l ist phasenprophylaktisch nicht ausreichend. Sie sollten daher zunächst die **Lithium-Medikation** optimieren, d. h. Lithium auf eine **Plasmakonzentration von 0,6–0,8 mmol/l** einstellen (zur Dosierung, Kontraindikation und zu den Nebenwirkungen von Lithium ➤ Fall 5). Zusätzlich sollten Sie zur Behandlung der schweren depressiven Episode ein **Antidepressivum** verordnen.

FRAGE
Aus welcher Substanzgruppe (➤ Fall 5, ➤ Fall 19) wählen Sie ein Antidepressivum aus? Welche Gefahr besteht bei diesem Patienten durch Gabe eines Antidepressivums? Achten Sie dabei auf den bisherigen Krankheitsverlauf.

Bei Antidepressivagabe im Rahmen einer bipolaren affektiven Störung besteht die Gefahr des Umschwungs (**„switch"**) in eine Manie. Genau das war 2009 bei unserem Patienten unter Amitriptylingabe geschehen. Das Risiko eines Umschwungs ist erhöht bei der Gabe von trizyklischen Antidepressiva wie z. B. Amitriptylin (z. B. Saroten®). Da das Risiko bei Antidepressiva aus der Gruppe der selektiven Serotonin-Wiederaufnahme-Hemmer (SSRI) wahrscheinlich geringer ist, sollten Sie ein Antidepressivum aus dieser Substanzklasse auswählen (z. B. Sertralin, z. B. Zoloft®).

MERKE   Bei der Behandlung depressiver Episoden im Rahmen bipolarer affektiver Störungen ist die Gefahr eines Umschwungs in eine manische Episode für verschiedene Untergruppen der Antidepressiva unterschiedlich. Dieses Risiko ist bei selektiven Serotonin-Wiederaufnahme-Hemmern wahrscheinlich geringer ausgeprägt als bei trizyklischen Antidepressiva.

Verlauf

Innerhalb von vier Wochen kommt es zu einer kompletten Remission der depressiven Symptomatik unter einer Behandlung mit 100 mg Sertralin (z. B. Zoloft®) und 1,125 mg Lithium (Quilonum ret.®; Plasmakonzentration 0,7 mmol/l).

Welche Empfehlung geben Sie dem Patienten hinsichtlich der Art und der Dauer der weiteren Behandlung?

Sie empfehlen dem Patienten, das Antidepressivum über sechs Monate in unveränderter Dosis einzunehmen. Voraussetzung ist, dass in dieser Zeit keine erneute manische Symptomatik auftritt. Lithium sollte unter regelmäßiger (anfangs monatlicher, später vierteljährlicher) Kontrolle der Plasmakonzentration dauerhaft eingenommen werden (Zielwert 0,6–0,8 mmol/l). Ob eine Dauereinnahme „über viele Jahre hinweg" oder „lebenslang" bedeutet, wird derzeit noch kontrovers diskutiert. Eine individuelle Therapieplanung, abhängig vom weiteren Verlauf der Erkrankung, d.h. vor allem von Schweregrad und Dauer der Episoden, ist hier sinnvoll.

Lernziele
Symptomatik der Depression und Manie
Einsatz von Phasenkalendern
Definition von bipolarer Störung und Zyklothymia
Definition und Therapie des „rapid cycling"
Grundprinzipien der medikamentösen Therapie bipolarer affektiver Störungen

---

ICD-10

F 31.4   Schwere depressive Episode bei bipolarer affektiver Störung

42 In der Urologie

Konsilsituation

Ein 68-jähriger berenteter Lehrer, verwitwet und kinderlos, wird wegen eines Prostatakarzinoms stationär in der Urologie behandelt.

Es wird ein psychiatrisches Konsil mit folgender Fragestellung angemeldet: „Intermittierend verwirrter und bettflüchtiger Patient, Halluzinationen; Therapie?"

Laut Krankenakte sind keine internistischen Erkrankungen bekannt, die Medikamentenanamnese ist leer. Es gibt keine Hinweise für eine psychiatrische Vorerkrankung oder ein Entzugssyndrom. Ein CCT mit Kontrastmittel war unauffällig.

Das Pflegepersonal berichtet, dass der Patient phasenweise zwar sehr freundlich und geordnet wirke, dann aber wiederkehrend „desorientiert und verwirrt" sei. So sei er besonders nachts häufig bettflüchtig und habe sich vor zwei Tagen den Blasenkatheter selbst gezogen. Immer wieder würde er auch optisch halluzinieren („Er sieht Männer im Zimmer, die gar nicht da sind"). Eine einmalige probatorische Gabe von nur 1 mg Haloperidol zur Nacht habe er sehr schlecht vertragen, davon sei er „völlig steif und somnolent" geworden.

Untersuchung

Bei der Untersuchung des Patienten sind im psychopathologischen Befund folgende Auffälligkeiten zu erheben: Zur Zeit und Situation ist er zum Untersuchungszeitpunkt nicht orientiert. Er ist psychomotorisch verlangsamt, seine Stimme ist auffällig monoton. Es sind deutliche Gedächtnis- und Konzentrationsstörungen zu eruieren. Während der Untersuchung erlebt der Patient wiederholt Angst auslösende, detaillierte visuelle Halluzinationen mit szenischem Charakter („wie im Film"). Im Affekt ist er ratlos und verunsichert. Im Rahmen der Verwirrtheit muss auch von Eigengefährdung durch selbstverletzendes Verhalten (z. B. Katheter ziehen) ausgegangen werden.

Neurologisch ist ein seitengleiches hypokinetisch-rigides Syndrom ohne Tremor auffällig.

FRAGE

Was sind Ihre differenzia diagnostischen Überlegungen?

Prinzipiell können verschiedene organische psychische Störungen in Betracht gezogen werden. Orientierungsstörungen und kognitive Defizite können trotz vermeintlich unauffälliger psychiatrischer Vorgeschichte auf ein schon länger bestehendes demenzielles Syndrom hinweisen.

FRAGE

Spricht eine fehlende psychiatrische Vorgeschichte nicht gegen eine Demenz?

Nein. Häufig kommen Patienten mit Demenzerkrankungen im frühen Stadium in ihrer häuslichen, vertrauten Umgebung noch zurecht. Mit Aufnahme in das Krankenhaus und der damit verbundenen Reizüberflutung (fremde Umgebung, zahlreiche fremde Personen) werden dann Orientierungsstörungen und kognitive Defizite erstmals klinisch auffällig.

MERKE Nicht selten werden demenzielle Erkrankungen erstmals nach einer stationären Aufnahme im Krankenhaus klinisch auffällig. Die fremde Umgebung wirkt dabei im Sinne eines Verstärkers der bisher in häuslicher Umgebung noch kompensierten Defizite.

FRAGE

Wie deuten Sie die neurologische Symptomatik?

Ein hypokinetisch-rigides Syndrom verbunden mit einem demenziellen Syndrom weist in Richtung „Parkinson-Demenz-Komplex". Mit diesem Begriff ist u. a. verbunden, dass im Verlauf von demenziellen Erkrankungen einige neurologische Symptome des Morbus Parkinson auftreten können (Rigor, Tremor, Akinese), und umgekehrt im Verlauf von neurologischen Erkrankungen mit Parkinson-Symptomatik auch demenzielle Syndrome hinzukommen können.

FRAGE

Welche klinischen Symptome des Patienten sind bisher noch nicht berücksichtigt?

Die fluktuierenden Verwirrtheitszustände und die visuellen Halluzinationen.

FRAGE

Für welche Form der Demenz sind diese Symptome typisch?

Die Lewy-Körperchen-Demenz ist klinisch gekennzeichnet durch ein demenzielles Syndrom, neurologische Auffälligkeiten wie bei Morbus Parkinson, einen fluktuierenden Verlauf und visuelle Halluzinationen.

FRAGE

Was spricht in unserem Fall noch für die Lewy-Körperchen-Demenz?

Die Hypersensitivität auf Neuroleptikagabe. Patienten mit Lewy-Körperchen-Demenz reagieren auf Neuroleptika auch in geringster Dosierung mit ausgeprägten Nebenwirkungen. Auch anticholinerge Substanzen (wie z. B. trizyklische Antidepressiva) können schon in geringer Dosierung ein anticholinerges Delir auslösen.

MERKE Bei einer Lewy-Körperchen-Demenz besteht eine Hypersensitivität für medikamentöse Nebenwirkungen.

FRAGE

Welche medikamentösen Therapieoptionen haben Sie bei der Lewy-Körperchen-Demenz?

Cholinesteraseinhibitoren (wie z. B. Donepezil, Rivastigmin) gelten als medikamentöse Therapie der Wahl.

FRAGE

Was müssen Sie bei der weiteren Behandlungsplanung des Patienten berücksichtigen?

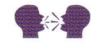

Immer wenn bei Patienten im Krankenhaus Hinweise auf Eigen- oder Fremdgefährdung oder auch Weglaufgefährdung bestehen, muss eine lückenlose Überwachung (z. B. durch eine Sitzwache) gewährleistet sein.

Bei unserem Patienten ist die Einsichts- und Einwilligungsfähigkeit in die urologische Behandlung nicht mehr vorhanden (er ist u. a. zur Situation nicht orientiert). Es muss daher eine Betreuung beim Vormundschaftsgericht beantragt werden (➤ Fall 46).

Zusätzlich sollte frühzeitig die Frage geklärt werden, ob unser alleinstehender Patient nach der Krankenhausentlassung wieder in der Lage sein wird, sich selbstständig zu Hause zu versorgen, bzw. welche Unterstützung dabei notwendig sein wird (ambulante Pflegedienste, Sozialstation) oder welche Alternativen infrage kommen (z. B. Altenpflegeheim).

Verlauf

Der Patient erhält umgehend eine Sitzwache. Das Vormundschaftsgericht richtet auf Antrag eine Betreuung ein, und eine Nichte des Patienten wird als Betreuerin eingesetzt.

Unter einer medikamentösen Behandlung mit dem Cholinesterasehemmer Rivastigmin (Exelon®) zweimal 1,5 mg täglich nimmt die Intensität und Häufigkeit der Verwirrtheitszustände und optischen Halluzinationen innerhalb weniger Tage zwar ab, sie verschwinden aber nicht vollständig. Die Orientierungsstörungen und kognitiven Defizite bleiben unbeeinflusst. Eine Dosissteigerung des Cholinesterasehemmers ist wegen dabei auftretender Übelkeit mit Erbrechen nicht möglich.

Da die Lewy-Körperchen-Demenz im Vergleich zu anderen Demenzformen häufig eine rasche Progredienz zeigt und eine Rückkehr unseres Patienten in seine häusliche Umgebung nicht mehr möglich ist, wird er nach Abschluss der urologischen Behandlung und nach Information und Aufklärung seiner Betreuerin mit deren Einverständnis in ein Altenpflegeheim verlegt, wo er nach wenigen Monaten an einer Pneumonie verstirbt.

Lernziele
Lewy-Körperchen-Demenz – Diagnose und Therapieoptionen
Indikationen für intensive Patientenüberwachung im Krankenhaus

 ICD-10

G31.82   Lewy-Körperchen-Demenz

43 Drang zum Schneiden

Aufnahmesituation

Sie haben Nachtdienst in der Notaufnahme der Psychiatrischen Klinik. Um 23:00 Uhr wird Ihnen eine 22-jährige Patientin aus der Chirurgischen Poliklinik zur Abklärung von Suizidalität vorgestellt.

Dem Kurzarztbrief entnehmen Sie, dass sich die Patientin eine tiefe Schnittwunde am linken Unterarm (Außenseite, längs verlaufender Schnitt ohne Verletzung von großen Gefäßen) zugefügt hatte, die chirurgisch versorgt werden musste. Auch eine Platzwunde, die sich die Patientin durch Schlagen des Kopfs gegen die Wand zugefügt hatte, musste genäht werden. Das Notfalllabor war bis auf einen leicht erniedrigten Hämoglobin- und Hämatokritwert unauffällig. Im Bericht wird auch erwähnt, dass an beiden Armen multiple Narben nach Schnittverletzungen sichtbar sind.

Die Patientin habe in der Chirurgischen Poliklinik einen wenig kooperativen Eindruck gemacht und von Suizidgedanken gesprochen. Bei Aufnahme wirkt die Patientin zwar angespannt, ist jedoch kontrolliert und kooperativ. Sie berichtet, dass sie seit Tagen an einer zunehmenden inneren Spannung leide. Diese sei im Wesentlichen darin begründet, dass ihre Therapeutin, bei der sie wöchentlich zweimal Therapie mache, im Urlaub sei; zusätzlich habe sie massive Probleme mit ihrer Freundin. Die Spannung sei schließlich so unerträglich gewesen, dass sie nicht mehr anders gekonnt habe, als sich die Schnittwunde zuzufügen und den Kopf zweimal heftig gegen die Wand zu schlagen. Dabei habe sie keinen Schmerz gespürt. Anschließend habe sie sich selbst in der Chirurgie vorgestellt. Seit sie sich selbst verletzt habe, gehe es ihr deutlich besser. Auch die Suizidgedanken seien zurückgegangen. Sie wünsche, sofort nach Hause entlassen zu werden, da ihre Therapeutin morgen aus dem Urlaub zurückkehre und sie die Therapie ambulant fortsetzen wolle.

FRAGE
Nennen Sie das Leitsymptom.

Leitsymptom in diesem Fall ist die **innere Anspannung,** die durch **Selbstverletzungshandlungen** reduziert wurde. Anspannungszustände dieser Art können sich, wie in unserem Fall, über Tage langsam aufbauen, aber auch schnell innerhalb von Minuten bis Stunden entstehen.

FRAGE
Welche weiteren psychopathologischen Symptome können Sie aus der bisherigen Fallschilderung entnehmen? Wonach fragen Sie die Patientin noch, um den psychopathologischen Befund zu vervollständigen?

Aus der bisherigen Fallschilderung können Sie entnehmen, dass sich die Patientin zusätzlich selbst verletzte, indem sie ihren Kopf gegen die Wand schlug. Auch berichtete sie von Suizidgedanken, die mit der Selbstverletzung nachgelassen hatten.

Wichtig ist jetzt wie immer die komplette Erhebung des aktuellen psychopathologischen Befunds. Dazu gehört in erster Linie die Beurteilung von

- **Bewusstseinslage** und **Orientierung** zur Abgrenzung organisch bedingter psychischer Störungen, z. B. einer Drogenintoxikation oder einer Kommotio nach Kopf-an-die-Wand-Schlagen
- **Affektivität** zur Abgrenzung affektiver Störungen
- **formalen** und **inhaltlichen Denkstörungen, Halluzinationen** und **Ich-Störungen** (➤ Fall 21, ➤ Fall 5, ➤ Fall 3).
- Besonders wichtig ist auch die **Abklärung der Suizidalität** (➤ Fall 1, ➤ Fall 5).

Untersuchung

 Die Patientin ist bewusstseinsklar und zu allen Qualitäten orientiert. Psychotisches Erleben lässt sich im Querschnitt nicht eruieren.

Die Patientin berichtet, sie komme sehr schnell in solche Spannungszustände, die wie jetzt zu Selbstverletzungen geführt hätten. Sie verletze sich aufgrund solcher Zustände seit ca. fünf Jahren durch Ritzen, Schneiden und Kopf-gegen-die-Wand-Schlagen. „Kleinigkeiten" könnten solche Zustände auslösen, z. B. ein „falscher Blick" ihrer Freundin oder eine kritische Äußerung einer Arbeitskollegin. Dann komme sie so unter Spannung, dass sie innerlich wie „ein Dampfkessel unter Druck stehe". Wenn sie sich schneide, nehme sie keine Schmerzen wahr. Die Spannung lasse dann schnell nach, was sie wie eine „Erlösung" empfinde. Manchmal stehe sie in solchen Spannungszuständen wie „neben sich" und fühle sich wie betäubt. Sie sei dann manchmal für umstehende Menschen nicht mehr ansprechbar. Ihrer Freundin gehe das ganze „Getue" ziemlich auf die Nerven; sie habe wenig Verständnis für ihr Verhalten in diesen Spannungszuständen. Mehrfach habe sie angekündigt, dass sie die Freundschaft aufkündigen werde, wenn sie sich nicht ändere.

Hinsichtlich Todesgedanken befragt, berichtet die Patientin, sie habe aktuell keine Suizidgedanken mehr. Sie habe sich den Schnitt auch nicht zugefügt, mit dem Ziel zu sterben, sondern nur, um die unerträgliche Spannung zu beenden. Sie wolle jetzt nicht hier bleiben, sondern nach Hause zu ihrer Freundin und die Therapie nach dem Urlaub der Therapeutin fortsetzen.

Insgesamt habe sie bisher fünfmal versucht, sich umzubringen. Dreimal habe sie Tabletten eingenommen; zweimal habe sie sich so tief geschnitten, dass sie kollabierte. Wegen des hohen Blutverlusts sei eine Bluttransfusion notwendig gewesen.

FRAGE
Von welchen weiteren typischen Symptomen, die oft mit den beschriebenen Spannungszuständen einhergehen, hat die Patientin berichtet?

 Hier werden Spannungszustände beschrieben, die oft von einer **Analgesie** begleitet werden. Die Patientinnen nehmen keine Schmerzen wahr, wenn sie sich verletzen. Außerdem treten wiederkehrend sogenannte **dissoziative Zustände** auf.

Dissoziative Zustände können definiert werden als eine **Störung der normalen Integration** von **Bewusstsein, Gedächtnis, Identität** und der **Wahrnehmung der Umwelt.**

In solchen Zuständen empfinden die Betroffenen ihre Umgebung als unwirklich (**Derealisationserleben**), die eigene Person als fremd, als ob sie neben sich stünden (**Depersonalisationserleben**) oder verlieren vorübergehend ihre Bewegungsfähigkeit („**freezing**"), ihr Seh- oder Hörvermögen oder Gedächtnisfunktionen. Die Patientinnen verharren im Extremfall während solcher Zustände völlig starr und regungslos in einer Körperposition, sind nicht ansprechbar und haben keinen Kontakt zur Umwelt.

Weitere Formen der Selbstverletzung sind z.B. das Zufügen von Brandwunden (z.B. eine Zigarette auf dem Handrücken ausdrücken), Haut abschaben, das Stechen mit spitzen Gegenständen oder das Blutabnehmen bei sich selbst. Um Spannungszustände zu beenden oder zumindest in ihrer Intensität zu lindern, nehmen Patientinnen häufig auch Alkohol oder Tabletten (oft Benzodiazepinpräparate) ein. Fast alle Betroffenen berichten aber, dass nichts „so gut helfe", wie sich selbst zu verletzen.

Es handelt sich um die sogenannten **Persönlichkeitsstörungen.**

Sie sind nach der **ICD-10** wie folgt definiert: „Persönlichkeitsstörungen umfassen anhaltende Verhaltensmuster, die sich in starren Reaktionen auf unterschiedliche persönliche und soziale Lebenslagen zeigen. Dabei findet man gegenüber der Mehrheit der betreffenden Bevölkerung deutliche Abweichungen im Wahrnehmen, Denken, Fühlen und den Beziehungen zu anderen. Solche Verhaltensmuster sind meistens stabil und beziehen sich auf verschiedene Bereiche von Verhalten und psychischen Funktionen. Häufig gehen sie mit persönlichem Leiden und gestörter sozialer Funktions- und Leistungsfähigkeit einher" (> Tab. 43.1).

Tab. 43.1 Allgemeine Kriterien einer Persönlichkeitsstörung (ICD-10-Forschungskriterien).

1.	Charakteristische und dauerhafte innere Erfahrungs- und Verhaltensmuster weichen von der Norm ab. Diese Abweichungen betreffen mehr als einen der folgenden Bereiche: Kognition, Affektivität, Impulskontrolle und Bedürfnisbefriedigung, zwischenmenschliche Beziehungen und Art des Umgangs mit ihnen.
2.	Die Abweichung ist so ausgeprägt, dass das daraus resultierende Verhalten unflexibel, unangepasst oder auch auf andere Weise unzweckmäßig ist.

Tab. 43.1 Allgemeine Kriterien einer Persönlichkeitsstörung (ICD-10-Forschungskriterien). *(Forts.)*

3.	Es besteht ein persönlicher Leidensdruck, ein nachteiliger Einfluss auf die soziale Umwelt oder beides.
4.	Die Abweichung ist stabil, von langer Dauer und hat im späten Kindesalter oder in der Adoleszenz begonnen.
5.	Die Abweichung kann nicht durch eine andere psychische Störung erklärt werden.
6.	Eine organische Ursache für die Abweichung muss ausgeschlossen werden.

FRAGE

Welche Typen von Persönlichkeitsstörungen kennen Sie? Um welche Persönlichkeitsstörung handelt es sich in unserem Fall?

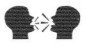

➤ Tabelle 43.2 nennt die wichtigsten Formen von Persönlichkeitsstörungen. Didaktisch hat sich dabei die Einteilung der Persönlichkeitsstörungen in drei Cluster nach dem amerikanischen Diagnosesystem DSM-IV bewährt.

Tab. 43.2 Die drei Hauptgruppen von Persönlichkeitsstörungen nach DSM-IV.

Hauptgruppe	Kennzeichen	Typen
A	„Sonderbar, exzentrisch"	Paranoide, schizoide, schizotypische Persönlichkeitsstörung
B	„Dramatisch, emotional, launisch"	Histrionische, narzisstische, antisoziale, und Borderline-Persönlichkeitsstörung
C	Spektrum der Angststörungen	Selbstunsichere, abhängige und zwanghafte Persönlichkeitsstörung

In unserem Fall handelt es sich um eine sogenannte **emotional instabile Persönlichkeitsstörung vom Borderline-Typus** (kurz: Borderline-Persönlichkeitsstörung), deren diagnostische Kriterien in der ➤ Tabelle 43.3 aufgelistet sind.

Tab. 43.3 Diagnostische Kriterien der Borderline-Persönlichkeitsstörung nach ICD-10.

Mindestens drei der folgenden Eigenschaften oder Verhaltensweisen müssen vorliegen
Deutliche Tendenz, unerwartet und ohne Berücksichtigung der Konsequenzen zu handeln
Deutliche Tendenz zu Streitereien und Konflikten mit anderen
Neigung zu Ausbrüchen von Wut oder Gewalt mit Unfähigkeit der Kontrolle
Schwierigkeiten in der Beibehaltung von Handlungen, die nicht unmittelbar belohnt werden
Unbeständige und unberechenbare Stimmung
Zusätzlich müssen mindestens zwei der folgenden Verhaltensweisen vorliegen
Störungen und Unsicherheiten bzgl. Selbstbild, Zielen und „inneren Präferenzen" (einschließlich sexueller)
Neigung, sich in intensive, aber instabile Beziehungen einzulassen, oft mit der Folge von emotionalen Krisen
Übertriebene Bemühungen, das Verlassenwerden zu vermeiden

Tab. 43.3 Diagnostische Kriterien der Borderline-Persönlichkeitsstörung nach ICD-10. *(Forts.)*

Zusätzlich müssen mindestens zwei der folgenden Verhaltensweisen vorliegen
Wiederholt Drohungen oder Handlungen mit Selbstbeschädigung
Anhaltende Gefühle von Leere

80 % der klinisch behandelten Patienten mit Borderline-Persönlichkeitsstörung sind **Frauen** (epidemiologisch ca. 60 %). **Pathogenetisch** ist eine **Störung der Affektregulation** bedeutsam, für deren Entwicklung neben genetisch bedingten Faktoren bei bis zu 80 % der Patientinnen frühkindliche Traumatisierungen (v. a. sexueller Missbrauch) eine wesentliche Rolle spielen.

MERKE

Spannungszustände und Selbstverletzungshandlungen stellen typische Symptome der Borderline-Persönlichkeitsstörung dar. 80 % der klinisch behandelten Patienten sind Frauen. Bis zu 80 % der Patienten sind frühkindlich traumatisiert.

FRAGE

Wie schätzen Sie die aktuelle Suizidalität der Patientin aufgrund des Gesagten und der von Ihnen diagnostizierten Borderline-Persönlichkeitsstörung ein? Lassen Sie die Patientin entsprechend ihrem Wunsch nach Hause gehen?

Wichtig ist, bei Patienten mit Borderline-Persönlichkeitsstörung zwischen **suizidalen** und sog. **parasuizidalen Handlungen** zu unterscheiden.

Die Selbstverletzungshandlung der Patientin ist als parasuizidale Handlung zu interpretieren, da sie nicht den Tod zum Ziel hatte, sondern durchgeführt wurde, um den quälenden Spannungszustand so schnell wie möglich zu beenden. Für diese Interpretation spricht auch, dass die Suizidgedanken mit der Selbstverletzung nachließen, die Patientin jetzt versprechen kann, sich nichts anzutun und sie zur Fortsetzung ihrer Therapie motiviert ist.

Sie lassen die Patientin daher in diesem Fall nach Hause gehen. Sie empfehlen ihr jedoch, die Nacht bei einer Bezugsperson zu verbringen, von der die Patientin in der Klinik abgeholt werden sollte. Wenn ihre Exploration allerdings zum Ausdruck bringen würde, dass die Patientin nicht mehr leben möchte, weil sie aktuell völlig ohne Hoffnung ist, sollte sie wegen akuter Eigengefährdung (notfalls auch gegen ihren Willen) zur Krisenintervention auf einer geschlossenen Station aufgenommen werden. Solche Zustände können z. B. eintreten, wenn die Patientin zusätzlich an einer depressiven Störung leidet. Da parasuizidale und suizidale Handlungen nicht immer leicht zu trennen sind, sollten Sie die Entscheidung immer zusammen mit einem Oberarzt treffen.

MERKE

Parasuizidale Handlungen sind bei Patientinnen mit Borderline-Persönlichkeitsstörung häufig. Sie machen in den meisten Fällen keine stationäre Behandlung notwendig, wenn die Patientin sich glaubhaft für einen bestimmten Zeitraum von Suizidhandlungen distanzieren kann (z. B. bis zur nächsten Sitzung bei ihrer Therapeutin).

FRAGE

Welche anderen psychiatrischen Erkrankungen treten häufig bei Patientinnen mit Borderline-Persönlichkeitsstörung auf?

Komorbide Erkrankungen bei Borderline-Persönlichkeitsstörung sind oft Anlass für stationäre Behandlungen:

- **80 %** der Patienten haben im Verlauf eine **affektive Störung**
- **60–80 %** der Patienten haben komorbid eine **Angststörung** inkl. Posttraumatische Belastungsstörung (➤ Fall 39)
- 60 % einen Alkohol- oder Drogenmissbrauch
- 60 % eine somatoforme Störung
- bis zu 45 % Essstörungen
- bis zu 30 % Zwangsstörungen.

Auch ein **Aufmerksamkeits-Defizit-Hyperaktivitätssyndrom** (meist in der Vorgeschichte) ist häufig (➤ Fall 22).

FRAGE

Wie ist die Prognose der unbehandelten Borderline-Persönlichkeitsstörung hinsichtlich Spontanremission der Symptomatik und hinsichtlich der Suizidrate einzuschätzen?

Prognostisch ist der Verlauf der Erkrankung besser als früher angenommen. Neuesten Studien zufolge erfüllen nach einem Krankheitsverlauf von 12 Jahren nur noch wenige Patienten die Diagnosekriterien. Die Suizidrate liegt etwa bei 4–9 %. Prädiktoren für einen schlechteren Verlauf sind eine komorbide Alkohol- oder Drogenabhängigkeit, eine affektive Störung oder eine Posttraumatische Belastungsstörung.

FRAGE

Nennen Sie vier wichtige störungsspezifische Psychotherapieverfahren zur Behandlung der Borderline-Persönlichkeitsstörung.

Wichtige störungsspezifische Therapieverfahren sind **die „dialektisch-behaviorale Psychotherapie" (DBT)** nach M. Linehan, die von O. Kernberg entwickelte **„übertragungsfokussierte Therapie" (TFT, „Transference Focussed Therapy"),** die **Schematherapie** nach J. Young und die **„mentalisierungsbasierte Therapie" (MBT)** von Bateman und Fonagy.

FRAGE

Nennen Sie die Charakteristika der dialektisch-behavioralen Psychotherapie (DBT) zur Behandlung von Borderline-Persönlichkeitsstörungen.

Die DBT nach M. Linehan wurde als störungsspezifische Behandlung von chronisch suizidalen Patientinnen mit Borderline-Persönlichkeitsstörung als in der Regel einjährige ambulante Psychotherapie entwickelt.

Es handelt sich dabei um eine **kognitive Verhaltenstherapie,** die jedoch durch weitere **Elemente** ergänzt wurde. Hier ist insbesondere ein **Fertigkeitentraining in der Gruppe** zu nennen, in dem Kompetenzen in den Bereichen Spannungstoleranz, Emotionsregulation und zwischenmenschliche Beziehungen vermittelt werden. Überdies erlernen die Patientinnen Techniken der Aufmerksamkeitsfokussierung im „Hier und Jetzt", die der Zen-Meditation entliehen wurden (Achtsamkeitsübungen).

Typisch für die DBT ist die **Hierarchisierung der jeweiligen Behandlungsziele,** wobei die Therapie in drei Phasen abläuft:

Die **erste Therapiephase** widmet sich der Reduktion von suizidalem bzw. parasuizidalem Verhalten, therapiegefährdendem Verhalten (z. B. Beziehungsabbrüche, Versäumen von Therapiesitzungen) sowie Verhalten, das die Lebensqualität beeinträchtigt. Im Vordergrund steht hier die Verbesserung von Verhaltensfertigkeiten, alternativer Techniken, um Spannungszustände zu regulieren und damit Selbstverletzungen zu verhindern. Damit soll die Voraussetzung für die zweite und dritte Therapiephase geschaffen werden.

In der **zweiten Therapiephase** liegt der Schwerpunkt auf der Bearbeitung des posttraumatischen Stresssyndroms. Ca. 80 % der Patienten mit Borderline-Persönlichkeitsstörung weisen Traumatisierungen wie z. B. sexuellen Missbrauch, Misshandlung oder Vernachlässigung in der Kindheit mit entsprechenden Folgen auf.

In der **dritten Therapiephase** geht es dann um Themen wie Steigerung der Selbstachtung und Umsetzen individueller Ziele.

In vielen Zentren wird die erste Phase der DBT auch im Rahmen eines 12-wöchigen stationären Therapieprogramms angeboten.

Lernziele

Allgemeine Diagnosekriterien für Persönlichkeitsstörungen
Diagnosekriterien der Borderline-Persönlichkeitsstörung
Häufige komorbide Erkrankungen bei Borderline-Persönlichkeitsstörungen
Definition von dissoziativen Zuständen
Umgang mit parasuizidalen Handlungen bei Patienten mit Borderline-Persönlichkeitsstörung
Psychotherapeutische Verfahren zur Behandlung der Borderlinestörung am Beispiel der dialektisch-behavioralen Psychotherapie (DBT)

ICD-10

F60.31   Borderline-Persönlichkeitsstörung

44 Schmerz lass nach!

Erstgespräch

In Ihrer Praxis für Psychotherapie stellt sich ein 55-jähriger Patient vor, der Ihnen von seinem Hausarzt mit dem Verdacht auf eine dringend behandlungsbedürftige Depression telefonisch angekündigt wurde. Der Patient ist seit über 20 Jahren als Hausmeister in einer großen Druckerei tätig. Im Erstgespräch gibt der Patient als einziges Problem quälende Schmerzen an, die ihn „völlig verrückt machen". Diese bestünden seit etwa zwei Jahren. Zu Beginn habe er nur unter Rückenschmerzen gelitten, nach und nach seien auch Beine und Arme betroffen gewesen. Sein Hausarzt fände keinerlei Erklärung für die Schmerzen und habe ihn deshalb zu Ihnen überwiesen. Er wisse nicht genau, warum der Hausarzt auf diese Idee gekommen sei, aber er sei schon seit 30 Jahren bei ihm und habe großes Vertrauen zu ihm, daher stelle er sich jetzt auch bei Ihnen vor.

Um die angekündigte Depression oder andere psychische Störungen abzuklären, erheben Sie den vollständigen psychopathologischen Befund.

Untersuchung

Der Patient ist bewusstseinsklar und zu allen Qualitäten orientiert. Affektiv ist er schwingungsfähig und auslenkbar, beim Gespräch über Schmerzen ist der Affekt gereizt. Gedanklich ist er leicht eingeengt auf die Schmerzen. Allerdings ist er ablenkbar und geht z. B. auf Ihre Nachfragen nach einem Naturschutzgebiet in der Nähe seines Wohnorts ausführlich und fast begeistert ein. Auf die Frage nach Ängsten gibt er an, dass es „ein schrecklicher Gedanke sei, dass die Schmerzen nicht mehr weggehen könnten". Angstsymptome werden jedoch verneint. Es ergeben sich keine Hinweise auf Zwänge, psychotische Symptome oder Suizidalität. Schlaf und Appetit sind unauffällig. Auf die Frage nach Substanzgebrauch gibt der Patient an, dass er Schmerzmittel nehme, diese hätten jedoch zu keinem Zeitpunkt zufriedenstellend geholfen. Am ehesten helfe noch Tramal®. Allerdings weigere sich sein Hausarzt, ihm mehr als 2 Tabletten pro Tag zu verschreiben, diese Dosis sei aber „ein Tropfen auf dem heißen Stein". Er habe schon versucht, diese wegzulassen, aber dann fühle er sich körperlich noch schlechter. Zusätzlich nähme er ohne großen Erfolg verschiedene frei verkäufliche Schmerzmittel (Aspirin, Paracetamol, Ibuprofen) in wechselnden Dosierungen.

FRAGE

Können Sie aufgrund Ihrer Untersuchung die Verdachtsdiagnose des Hausarztes bestätigen? Wie gehen Sie weiter vor?

Die Untersuchung ergibt keinen Hinweis auf das Vorliegen einer Depression. Daher nehmen Sie vor dem nächsten Termin des Patienten Kontakt mit dessen Hausarzt auf, um sich von ihm erklären zu lassen, welche Überlegungen ihn zu dieser Verdachtsdiagnose geführt haben. Seine Auskünfte stellen wertvolle fremdanamnestische Informationen dar. Der Hausarzt erläutert, dass er bei dem Patienten vom Vorliegen einer „larvierten Depression" ausgine. Der psychische Hintergrund der Schmerzsymptomatik sei offensichtlich. Die Schmerzen hätten begonnen, nachdem sich die Ehefrau des Patienten für diesen völlig überraschend von ihm wegen einer lesbischen Beziehung getrennt habe, die sie während eines Kuraufenthalts eingegangen sei. Fast zeitgleich sei massiver Druck am Arbeitsplatz aufgetreten, da sein Betrieb Stellen abbaue, wodurch die Stelle des Patienten gefährdet sei. Eine ausführliche körperliche Abklärung habe außer altersgemäßer Abnutzung der Wirbelsäule keine Befunde ergeben.

FRAGE

Welche Störung ziehen Sie aufgrund dieser zusätzlichen Informationen sowie der Aussagen des Patienten in Betracht?

 Aufgrund der fehlenden organischen Befunde ziehen Sie eine somatoforme Schmerzstörung in Betracht. Dazu erheben Sie die genaue Schmerzanamnese. Sie erfragen, seit wann und wie häufig die Schmerzen auftreten, wie sie sich charakterisieren lassen, wo sie lokalisiert sind und von welchen Faktoren die Schmerzintensität in der Wahrnehmung des Patienten beeinflusst wird.

Der vom Hausarzt verwendete Begriff der „larvierten Depression" ist keine Kategorie der ICD-10. Er ist dennoch relativ verbreitet als Bezeichnung für eine körperliche Symptomatik (z. B. somatoforme Schmerzsyndrome), von der angenommen wird, dass ihr primär eine Depression zugrunde liegt, die durch die Schmerzen jedoch gewissermaßen verdeckt („larviert") wird.

MERKE   Wenn die Diagnose einer „larvierten Depression" gestellt wird, sollten Sie immer das Vorliegen einer somatoformen Störung abklären.

Weitere Untersuchung

 Der Patient berichtet, dass die Schmerzen seit etwa zwei Jahren an fast jedem Tag bestünden. Sie seien natürlich stark belastend, und er denke sehr viel daran. Neben den Schmerzen habe er keine weiteren somatischen Probleme. Angst vor schweren Krankheiten habe er eigentlich nicht. Er denke zwar schon, dass es für die Schmerzen irgendeine Erklärung geben müsse, darüber habe er aber keine genauen Vorstellungen.

Auf die Frage nach Schonverhaltensweisen gibt der Patient an, dass er körperliche Anstrengungen nach Möglichkeit vermeide, weil er fürchte, dass die Schmerzen dadurch stärker würden. Dabei habe er sich früher viel bewegt, sei regelmäßig gewandert, gejoggt und geschwommen und immer mit dem Fahrrad zur Arbeit gefahren. Im Winter habe er regelmäßig an einer Skigymnastikgruppe teilgenommen. Da seine Arbeit teilweise körperlich anstrengend sei, lasse er sich immer wieder krankschreiben, in den letzten Monaten ca. eine Woche pro Monat. Zum Glück gebe es im Betrieb einen Kollegen, der mit ähnlichen Aufgaben betraut sei wie er. Dieser würde ihm viele der anstrengenden Tätigkeiten abnehmen, um ihn zu entlasten, dafür übernähme er selbst körperlich weniger anstrengende Aufgaben.

FRAGE
Hat sich Ihre Verdachtsdiagnose bestätigt?

Ja, Sie können nun die Diagnose einer anhaltenden somatoformen Schmerzstörung stellen (➤ Tab. 44.1). Eine hypochondrische Störung (F45.2, ➤ Fall 47) können Sie ausschließen, da Angst vor Krankheiten nicht im Vordergrund steht. Eine Somatisierungsstörung (F45.0, ➤ Fall 25) liegt ebenfalls nicht vor, da ausschließlich über Schmerzsymptome berichtet wurde.

Tab. 44.1 Diagnostische Kriterien der anhaltenden somatoformen Schmerzstörung nach ICD-10 (F45.4).

A.	Mindestens sechs Monate kontinuierlicher, an den meisten Tagen anhaltender, schwerer und belastender Schmerz in einem Körperteil, der nicht adäquat durch den Nachweis eines physiologischen Prozesses oder einer körperlichen Störung erklärt werden kann und der anhaltend der Hauptfokus für die Aufmerksamkeit der Patienten ist.
B.	Der Schmerz tritt in Verbindung mit emotionalen Konflikten oder psychosozialen Belastungen auf, die schwerwiegend genug sein sollten, um als entscheidende ursächliche Faktoren gelten zu können.
C.	**Häufigstes Ausschlusskriterium:** Die Störung tritt nicht während einer Schizophrenie oder einer verwandten Störung (F20–F29) auf oder ausschließlich während einer affektiven Störung (F30–F39), einer Somatisierungsstörung (F45.0), einer undifferenzierten somatoformen Störung (F45.1) oder einer hypochondrischen Störung (F45.2).

Zusätzlich liegt ein schädlicher Gebrauch von Schmerzmitteln vor (F11.1, ➤ Fall 15). Eine Medikamentenabhängigkeit liegt nicht vor, da keine ausreichende Zahl an Abhängigkeitskriterien erfüllt ist.

Gesprächsverlauf

Mit den Informationen des Hausarztes im Hintergrund erfragen Sie die familiäre und berufliche Situation des Patienten. Zu seiner familiären Situation gibt er an, dass er 24 Jahre verheiratet gewesen sei, man habe sich jedoch auseinandergelebt und daher vor knapp drei Jahren getrennt. Seine 19-jährige Tochter lebe noch bei der Mutter, sie komme ihn ab und zu besuchen, aber in diesem Alter hätten die Kinder ihren Eltern ja wenig zu sagen. Er habe eine Bekannte, mit der er sich gelegentlich träfe, ein Zusammenziehen sei jedoch aktuell kein Thema. Die berufliche Situation sei einigermaßen stabil, sicher werde in seinem Betrieb reduziert und es sei nicht ausgeschlossen, dass ihm betriebsbedingt gekündigt würde. Er strebe an, aufgrund seiner körperlichen Leiden einen Schwerbehindertenausweis zu erhalten und hoffe, dadurch unkündbar zu werden.

FRAGE

Was vermuten Sie hinsichtlich der Funktionalität der Symptomatik?

Als **Funktionalitäten** werden in der Verhaltensanalyse die positiven Konsequenzen bezeichnet, die durch die Symptomatik für den Patienten entstehen. Von Sigmund Freud wurde dafür auch der Begriff des „sekundären Krankheitsgewinns" geprägt. Sofern Funktionalitäten eher kurzfristig und konkret auftreten, werden sie in der Mikroanalyse als **Verstärker** dargestellt. Bei längerfristiger Wirkung werden sie in der Makroanalyse aufgeführt (➤ Fall 12).

Bei unserem Patienten treten die Schmerzen auf, seitdem er durch die Trennung seiner Partnerschaft seine wichtigsten sozialen Bezüge verloren hat und gleichzeitig seine berufliche Situation unsicher geworden ist. Durch die Schmerzen erhält er in neuer Weise Unterstützung und Rückhalt, z. B. durch Arztbesuche, Mitleidsäußerungen und Rücksichtnahme durch andere.

Durch die Konzentration auf die Schmerzen wird dem Patienten also Zuwendung zuteil, auch ohne dass er über familiäre oder berufliche Probleme klagt, d. h. ohne sein männliches Selbstbild in Gefahr zu bringen (i. S. von „Männer jammern nicht über psychische oder emotionale Probleme").

Schließlich sieht der Patient die Möglichkeit, aufgrund der Schmerzen den Schwerbehindertenstatus zu erreichen und damit eine drohende Kündigung abzuwenden.

FRAGE

Wie planen Sie Ihre Psychotherapie? Wie gehen Sie mit dem Medikamentenmissbrauch um?

In der Psychotherapie soll der Patient lernen, welche psychosozialen und verhaltensbezogenen Faktoren seine Schmerzen beeinflussen. Dafür sollen Verhaltenstests durchgeführt und Schmerztagebücher geführt werden. Weiterhin sollen aufrechterhaltende Faktoren abgebaut werden (➤ Fall 25 zur ausführlichen Beschreibung der Psychotherapie somatoformer Störungen).

Darüber hinaus sollte der Patient dazu motiviert werden, den Schmerzmittelmissbrauch zu reduzieren und schließlich ganz zu beenden. Sie stellen ihm in Aussicht, im Lauf der Therapie die Dosis zu reduzieren und anstelle des Tramal® ein schmerzdistanzierendes Antidepressivum anzusetzen. Dafür kommen z. B. Amitriptylin (z. B. 75 mg Saroten®) oder 15–30 mg Remergil (Mirtazapin®) infrage.

FRAGE

Welche Maßnahmen halten Sie für geeignet, um die aufrechterhaltenden Faktoren abzubauen?

Die aufrechterhaltenden Faktoren der Störung sind in diesem Fall die o. g. Funktionalitäten sowie das Schonverhalten des Patienten. Wenn es der Patient schafft, seine unbefriedigende soziale und familiäre Situation zu verbessern, wird es nicht mehr nötig sein, Zuwendung und soziale Unterstützung über die Präsentation von Schmerzen zu erreichen. Dazu wäre es hilfreich, wenn der Patient wieder vermehrt positive (soziale) Aktivitäten aufnimmt und seinen alten Interessen nachgeht. Eine Wiederaufnahme der sportlichen Hobbys könnte dazu beitragen, das Schonverhalten abzubauen. Beide Maßnahmen – sowohl der Aufbau von Sport und Bewegung als auch der Aufbau positiver Aktivitäten ist bei sehr vielen Patienten mit psychischen Störungen indiziert und kein störungsspezifisches Vorgehen.

Bei somatoformen Störungen gehen ein Abbau sozialer Aktivitäten und eine Zunahme der Inanspruchnahme medizinischer Dienste häufig Hand in Hand. Wenn es gelingt, die soziale Situation zu verbessern, können die Patienten auf die Zuwendung durch die überhäufigen Arztbesuche verzichten, d. h. ihre Arztbesuche reduzieren.

MERKE

FRAGE

Welches Problem erwarten Sie, wenn Sie dem Patienten den Aufbau positiver Aktivitäten vorschlagen? Wie können Sie der Patienten für Ihren Vorschlag gewinnen?

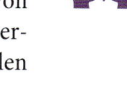

Wenn Sie dem Patienten den Aufbau positiver Aktivitäten vorschlagen, gehen Sie davon aus, dass positive Beschäftigungen die Fokussierung der Aufmerksamkeit auf die Schmerzen reduzieren. Dadurch wird die erlebte Schmerzintensität geringer. Gleichzeitig erfüllen soziale Aktivitäten das Bedürfnis nach Zuwendung und Kontakt, das der Patient nach unserer Annahme aktuell in erster Linie durch Arztbesuche stillt.

Allerdings ist das Erleben des Patienten stark von seinen Schmerzen dominiert, deren Funktionalitäten er nicht unmittelbar wahrnehmen kann. Daher erlebt er Sie mit Ihrem Vorschlag, mehr angenehme Dinge zu unternehmen, vermutlich als ignorant gegenüber seinem Leiden (i. S. von „Die denkt, ich bilde mir die Schmerzen nur ein; sie will mich einfach nur ein bisschen ablenken"). Der Effekt, dass die Schmerzen in verschiedenen Situationen unterschiedlich stark wahrgenommen werden, ist ihm wahrscheinlich nicht bewusst.

Um den Patienten vom Sinn dieser Maßnahme zu überzeugen, provozieren Sie eine Situation, in der der Effekt von angenehmer Ablenkung auf die Schmerzempfindung deutlich wird. Dazu lassen Sie ihn zunächst seine aktuellen Schmerzen einschätzen und lenken anschließend das Gespräch auf ein Thema, von dem Sie wissen, dass der Patient daran interessiert ist. Dabei achten Sie darauf, den Patienten viel sprechen zu lassen und ihm aktiv Fragen zu Bereichen zu stellen, die ihn besonders interessieren. Im Verlauf dieses Gespräches lassen Sie ihn erneut die Intensität seiner Schmerzen einschätzen. Diese ist immer geringer, wenn sich eine Person mit einem begeisternden Thema beschäftigt, als wenn sie ihre Aufmerksamkeit voll auf die Schmerzen richtet.

Wichtig ist bei diesem Vorgehen, dass Sie beim Patienten nicht den Eindruck erwecken, Sie glaubten, dass er an seinen Schmerzen die Schuld trage! Stattdessen vertreten Sie besser das Konzept, dass er den Schmerzen durch angenehme Beschäftigungen gewissermaßen ein „Schnippchen" schlagen kann. Insgesamt behalten Sie konstant eine „validierende Grundhaltung" bei, die dem Patienten vermittelt, dass Sie sein Leid verstehen und mit ihm gemeinsam nach Auswegen suchen.

Weiteres Gespräch

Nachdem Sie vorgeschlagen haben, über den Zusammenhang zwischen Schmerzen und Verhalten zu sprechen, lehnt der Patient die Existenz dieses Zusammenhangs zunächst kategorisch ab. Daraufhin erbitten Sie von ihm, ohne ihm ihre Intention genauer zu erläutern, eine Schätzung seiner Schmerzwahrnehmung auf einer Skala von 0–100. Der Patient gibt 90 als aktuellen Wert an. Im Anschluss sprechen Sie mit dem Patienten über das Naturschutzgebiet, in dem er schon viel unternommen hat. Er kommt ins Erzählen, Sie fragen interessiert nach seinen Erlebnissen. Nach einigen Minuten unterbrechen Sie freundlich und bitten ihn wieder um einen aktuellen „Schmerzwert". Der Patient gibt 70 an und ist selbst sehr verblüfft über diesen Unterschied. Daraufhin können Sie ihn für die Idee gewinnen, den Zusammenhang zwischen Schmerzen, Situationen und Aktivitäten auch in seinem Alltag zu überprüfen.

MERKE Um einen skeptischen Patienten vom Wert des Aufbaus positiver Aktivitäten zu überzeugen, sollte der Zusammenhang zwischen Wohlbefinden und Situation oder Verhalten nach Möglichkeit in der Therapiesitzung demonstriert werden.

FRAGE
Welche Schritte unternehmen Sie bei der Planung angenehmer Aktivitäten?

Zunächst erstellen Sie eine Auswahl an Aktivitäten, die für den Patienten angenehm sind. In unserem Fall achten Sie besonders darauf, dass sich darunter sportliche Aktivitäten befinden. Dazu fragen Sie einerseits nach seinen Interessen und früheren Lieblingsaktivitäten. Zusätzlich legen Sie ihm eine Liste vor, auf der weitere Möglichkeiten genannt werden. In ➤ Tabelle 44.2 sind beispielhaft positive Aktivitäten aufgeführt, diese Aufzählung kann beliebig erweitert werden.

Tab. 44.2 Beispiele für positive Aktivitäten.

Ins Kino gehen	Sauna besuchen	Karten spielen	Heimwerken
Video schauen	Ins Schwimmbad gehen	Andere Gesellschaftsspiele	Mit Kindern spielen
Zeitung lesen	Wandern oder Walken gehen	Tanzkurs besuchen	In den Zoo gehen
Romane lesen	Badminton spielen	Ins Café gehen	Einkaufen gehen
Theater oder Oper besuchen	Schach spielen	Stricken oder Häkeln	…

Nachdem Sie aus diesen Punkten eine persönliche Liste für den Patienten erstellt haben, vereinbaren Sie mit ihm, in welcher Häufigkeit er positive Aktivitäten unternehmen soll. Um den Zusammenhang zwischen Schmerzwahrnehmung und Stimmung zu erfassen, lassen Sie ihn zusätzlich ein Wochenprotokoll führen (zur Führung von Protokollen ➤ Fall 48), in dem er für jeden Tag in einstündigen Abständen seine Aktivitäten und seine Schmerzintensität dokumentiert.

MERKE Beim Aufbau angenehmer Aktivitäten stellen Sie eine Liste von möglichen Aktivitäten zusammen, treffen eine Vereinbarung zur Durchführung der Aktivitäten und lassen den Patienten über die Durchführung ein Protokoll führen.

Therapieverlauf

Bei der Sammlung möglicher angenehmer Aktivitäten nennt der Patient spontan Wandern und gemeinsame Unternehmungen mit seiner Partnerin. Aus der von Ihnen vorgelegten Liste gibt er zusätzlich Saunabesuch, Teilnahme an Doppelkopf- oder Skatrunde, mit der Partnerin ins Kino gehen, Autozeitschrift lesen, offenes Schützentraining und Schwimmen gehen an. Er könne sich jedoch nur schwer vorstellen, dies alles in Angriff zu nehmen, da er das meiste jahrelang nicht mehr gemacht habe. Am einfachsten sei aktuell das Lesen der Autozeitschrift, Saunabesuch und mit der Partnerin ins Kino gehen. Zum Einbezug weiterer Personen wie beim Kartenspiel müsse er sich mehr überwinden. Sie vereinbaren mit dem Patienten, dass er pro Woche mindestens zwei Aktivitäten aus der Liste durchführt, wobei er weitere Aktivitäten hinzufügen kann, wenn ihm noch etwas einfällt. Dabei muss er pro Woche mindestens eine neue Aktivität durchführen. Zusätzlich beauftragen Sie ihn mit der Führung des Schmerzprotokolls.

Im Therapieverlauf lernt der Patient, dass seine Aktivitäten seine Schmerzwahrnehmung deutlich verändern können. Wenn er Dinge unternimmt, die ihm Freude machen, gehen die Schmerzen stark zurück und sind teilweise gar nicht mehr präsent. Er baut wieder verschiedene regelmäßige soziale Aktivitäten auf, die ihm früher viel Spaß gemacht haben, v. a. geht er wieder in den Schützenverein, zur Doppelkopfrunde und in eine Wandergruppe. Über einen Walking-Kurs seiner Krankenkasse baut er eine regelmäßige ausdauersportliche Betätigung (2 × pro Woche 45 Minuten) auf.

Nach einem halben Jahr ist der Patient bereit, auch über seinen Schmerzmittelgebrauch zu sprechen. Er setzt in Zusammenarbeit mit dem Hausarzt die Opiate langsam ab. Vorübergehend nimmt er 15 mg Remergil® ein, das nach sechs Monaten ebenfalls abgesetzt wird.

Am Ende der einjährigen Therapie (40 Sitzungen) kann der Patient über ein deutlich reduziertes Schmerzerleben berichten. An ca. 50 % aller Tage hat er keine beeinträchtigenden Schmerzen mehr. Zusätzlich gibt er eine stark verbesserte Lebensqualität an. Seit einem Vierteljahr wohnt er mit seiner Partnerin zusammen. Er ist gedanklich nicht mehr auf die Schmerzen eingeengt und im Beruf aufgrund der Reduktion seines Schonverhaltens wieder ausreichend leistungsfähig.

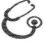

> **Lernziele**
> Diagnostik der somatoformen Schmerzstörung
> Typische Funktionalitäten der somatoformen Schmerzstörung
> Aufbau angenehmer Aktivitäten

ICD-10

F45.4   Anhaltende somatoforme Schmerzstörung

45 Einstieg in den Ausstieg

Konsil

Ein 31-jähriger Patient wird von der HIV-Ambulanz Ihres Klinikums ambulant zur psychiatrischen Konsiliaruntersuchung vorgestellt. Auf dem Überweisungsschein steht folgender Auftrag: „Pat. motiviert für Drogenentzug, bitte Beurteilung und Mitbehandlung". Der Patient ist ledig, gelernter Schreiner und derzeit arbeitslos. Seit einigen Monaten weiß er, dass er HIV-positiv ist. Damals sei er wegen einer Sepsis stationär behandelt worden und habe in eine HIV-Testung eingewilligt. Er habe sich wahrscheinlich beim gemeinsamen Gebrauch von Injektionsnadeln infiziert; er sei heroinabhängig. Die Stationsärztin hatte nach Behandlung der Sepsis den Kontakt zur HIV-Ambulanz hergestellt. Dem Arzt dort sei es gelungen, ihn davon zu überzeugen, dass „es noch nicht zu spät" sei. Mit einem Ausstieg aus dem Drogenkonsum und einer suffizienten Behandlung seiner HIV-Infektion könne sein aktueller Zustand noch über längere Zeit zumindest stabil gehalten werden.

Zur **Vorgeschichte** befragt, berichtet der Patient, dass er schon früh Kontakt mit Drogen gehabt habe. Sein Vater sei früh ausgezogen und habe sich „zu Tode gesoffen". Väterlicherseits seien fast alle Familienmitglieder alkoholabhängig (genetische Belastung für Suchterkrankung!). Die Mutter habe zur Arbeit gehen müssen, er sei den ganzen Tag ohne Beaufsichtigung gewesen.

Bereits seit dem 12. Lebensjahr rauche er (zuletzt zwei Schachteln am Tag), seinen ersten Alkoholrausch habe er mit 13 Jahren gehabt. In den folgenden Jahren sei er mit seinen Kumpels „um die Häuser gezogen", habe regelmäßig „gesoffen" und „gekifft" (Cannabis geraucht) und mit (halluzinogenen) Pilzen „rumexperimentiert". Nach der Schule habe er noch eine Schreinerlehre „durchgehalten", aber nur, weil er von seinem Meister sehr unterstützt wurde. In den folgenden Jahren habe er keinen Job lange durchgehalten, „immer wieder mal" LSD und Kokain konsumiert und danach erste Erfahrungen mit Heroin gemacht. Zuerst habe er das Heroin nur geraucht und geschnupft; seit sechs Jahren hänge er aber mit Unterbrechungen „an der Nadel". Außerdem trinke er in unregelmäßigen Abständen größere Mengen Alkohol.

Zwei stationäre Entgiftungen mit nachfolgender Entwöhnung in Fachkliniken hatten nur eine jeweils kurze Abstinenz bewirkt. Einmal sei er wegen Beschaffungskriminalität (Ladendiebstahl, Autos aufbrechen) auch „im Knast" gewesen.

Zuletzt habe er täglich Heroin i. v. und „hin und wieder bei Nachschubproblemen" Rohypnol® (Flunitrazepam) konsumiert. Auch Cognac helfe zur Überbrückung weiter; er könne aber – ohne dass Entzugserscheinungen aufträten – auf Alkohol verzichten. Ohne Heroin könne er jedoch „nicht mehr leben"; eine Reduktion der täglichen Dosis von 1,5 Gramm habe sofort körperliche Entzugserscheinungen zur Folge. Er denke fast nur noch daran, wie er an „das Zeug" herankomme, habe ständig „Angst vor dem Entzug".

Er wisse aber, dass er jetzt wegen seiner HIV-Infektion „seine letzte Chance" nutzen müsse, aus der „Szene rauszukommen und von der Nadel wegzubleiben". „Der nächste Spritzenabszess könnte mein letzter sein." Der Patient lebt aktuell von Sozialhilfe, hat einen festen Wohnsitz und regelmäßig Kontakt zur Drogenberatungsstelle.

Psychopathologischer Befund

Der Patient erscheint äußerlich etwas ungepflegt (z. B. Haare und Fingernägel, abgetragene Kleidung), aber nicht verwahrlost. Er hat halblange blonde Haare und blasse Haut; zu Beginn des Gesprächs nimmt er nur selten Blickkontakt auf. Er ist bewusstseinsklar, allseits orientiert, psychomotorisch etwas verlangsamt, seine Pupillen sind verengt. Im formalen Denken ist er geordnet, es ergibt sich kein Anhalt für psychotisches Erleben (paranoides Erleben, Halluzinationen oder Ich-Störungen). Im Affekt wirkt er zu Beginn des Gesprächs etwas gedrückt, mit zunehmendem Kontaktaufbau wird er affektiv auslenkbar und schwingungsfähig (d. h. er kann sich z. B. dem Untersucher freundlich und offen im Kontakt zuwenden und auch situationsadäquat im Gespräch lächeln); es besteht kein Hinweis auf ein depressives Syndrom. Der Patient ist um selbstironische Distanz zu seiner Situation bemüht. Er ist krankheits- und behandlungseinsichtig, motiviert für einen Ausstieg aus der Drogenszene, hat aber Angst vor einem Entzugssyndrom. Er verneint Suizidalität („Das habe ich hinter mir"); es gibt keinen Anhalt für fremdaggressives Verhalten.

FRAGE
Welche psychotropen Substanzen hat der Patient bisher in seinem Leben konsumiert? Ordnen Sie die Substanzen den neun ICD-10-Kriterien zu.

Die ICD-10 unterscheidet die psychischen und Verhaltensstörungen (Intoxikation, schädlicher Gebrauch, Abhängigkeit, Entzug, psychotische Störung etc.) durch psychotrope Substanzen nach zehn Kategorien (➤ Tab. 45.1).

Tab. 45.1 Psychische und Verhaltensstörungen durch psychotrope Substanzen.

F10	Störungen durch Alkohol
F11	Störungen durch Opioide
F12	Störungen durch Cannabinoide
F13	Störungen durch Sedativa oder Hypnotika
F14	Störungen durch Kokain
F15	Störungen durch sonstige Stimulanzien einschließlich Koffein
F16	Störungen durch Halluzinogene
F17	Störungen durch Tabak
F18	Störungen durch flüchtige Lösungsmittel
F19	Störungen durch multiplen Substanzgebrauch und Konsum sonstiger psychotroper Substanzen

Für jede der Kategorien kann die Art der Störung weiter klassifiziert werden:
- Intoxikation
- Missbrauch
- Abhängigkeit
- Entzugssyndrom
- anderweitige psychische Störung.

Der Patient berichtete: Tabak F17, Alkohol F10, Cannabis F12, halluzinogene Pilze F16, LSD F16, Kokain F14, Heroin F11 und ein Benzodiazepinpräparat (Flunitrazepam) F13.

F R A G E
Welche psychiatrische Diagnose stellen Sie?

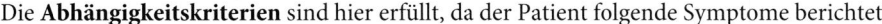

Aktuell führend ist die **Abhängigkeit von Heroin.** Zusätzlich bestehen **eine Abhängigkeit von Tabak** und ein **missbräuchlicher Konsum von Alkohol und Benzodiazepinpräparaten** (zur Unterscheidung zwischen Missbrauch und Abhängigkeit ➤ Fall 15).

Die **Abhängigkeitskriterien** sind hier erfüllt, da der Patient folgende Symptome berichtet:
- **craving:** ein starkes Verlangen nach Heroin
- körperliche Entzugssymptome
- er **vernachlässigt** andere **Interessen** zugunsten des Substanzgebrauchs
- er konsumiert Heroin trotz der schädlichen Folgen anhaltend.

Der Heroin-Konsum steht im Vordergrund der Problematik; die übrigen vom Patienten verwendeten Drogen sind eher als „Beigebrauch" zu verstehen.

Die Diagnose einer **Polytoxikomanie** (multipler Substanzgebrauch) nach der ICD-10 sollte dann gestellt werden, wenn „die Substanzaufnahme wahllos und chaotisch verläuft oder wenn Bestandteile verschiedener Substanzen untrennbar vermischt sind". Im täglichen klinischen Sprachgebrauch wird (weniger streng definiert im Vergleich zur ICD-10) der Begriff Polytoxikomanie oft auch dann schon verwendet, wenn ein Patient gleichzeitig und regelmäßig verschiedene Substanzen konsumiert.

F R A G E
Der Patient ist abhängig von dem Opioid Heroin. Was sind Opioide? Welche sind von besonderer klinischer Bedeutung?

Als Opioide werden die exogenen Substanzen bezeichnet, die an **Opioidrezeptoren** eine **agonistische Wirkung** haben. Chemisch können mehr als 20 Opioide mit klinischer Relevanz unterschieden werden (z. B. Morphin, Kodein, Heroin und Methadon). In der Suchtmedizin hat das halbsynthetische Heroin die größte Bedeutung.

F R A G E
Was sind die psychischen und somatischen Zeichen einer Opioidintoxikation?

Psychisch tritt anfangs eine Euphorie auf, danach folgt zumeist eine sedierende Wirkung mit Apathie, gelegentlich aber auch mit Dysphorie (Gereiztheit). Es folgen psychomotorische Verlangsamung und kognitive Störungen, mit zunehmender Intoxikation treten dann Verwirrtheit, Somnolenz und schließlich Koma auf.

Somatisch ist eine Opioidintoxikation durch eine Miosis (später bei schwerer Überdosis Pupillenerweiterung), verwaschene Sprache, Hypotonie, Hypothermie, Übelkeit, Erbrechen und Atemdepression mit Zyanose gekennzeichnet. Schwere Intoxikationen können tödlich verlaufen („goldener Schuss").

Bei unserem Patienten waren in der Untersuchung die engen Pupillen als Zeichen des Heroinkonsums auffällig.

F R A G E

Der Patient hat es in der Vergangenheit geschafft, von anderen Drogen immer wieder wegzukommen. Wie hoch ist das Suchtpotenzial von Opioiden im Vergleich zu anderen Suchtstoffen? Wodurch ist der Heroin-Entzug gekennzeichnet?

Opioide führen deutlich schneller als andere Suchtstoffe zur Abhängigkeit, weil sowohl die psychischen als auch die physischen Symptome des Opioid-Entzugs sehr stark ausgeprägt sind.

Psychisch treten mit dem Entzug ein starkes „craving" (Verlangen nach der Substanz, Suchtdruck), Depression, Schlafstörungen, Angst und Unruhe auf.

Physisch besteht die Entzugssymptomatik in Übelkeit, Erbrechen, Diarrhö, Zittern, Schwitzen, Gänsehaut, Muskelschmerzen und Muskelkrämpfen, Pupillenerweiterung, Tränenfluss, Rhinorrhö, Hypertonus, Tachykardie und Fieber.

Da Heroin nur relativ kurz wirksam ist, treten Entzugssymptome schon innerhalb des ersten Tages nach der letzten Dosis ein (schon nach sechs Stunden möglich). Mit anhaltendem Konsum tritt die anfangs erlebte euphorisierende Wirkung nicht mehr ein, die Patienten sind dann nur noch bemüht, den Entzug zu verhindern.

Die physischen Entzugssymptome halten meist eine Woche nach dem kompletten und abrupten Absetzen an, die psychischen Symptome (Dysphorie, Suchtdruck) können noch über viele Wochen andauern.

M E R K E   Opioide haben ein sehr hohes Suchtpotenzial mit der Folge einer schweren psychischen und physischen Abhängigkeit. Die Entzugssymptome ähneln einer starken Grippe mit vegetativer Entgleisung; gleichzeitig besteht ein hoher Suchtdruck mit Herabgestimmtheit und Unruhe.

F R A G E

Wahrscheinlich durch den intravenösen Gebrauch von Heroin mit „needle-sharing" hat sich der Patient eine HIV-Infektion zugezogen. Welche weiteren körperlichen Folgeerkrankungen können dadurch außerdem auftreten?

Durch die Infektionsgefahr bei gemeinsamem Gebrauch von Injektionsbesteck oder durch Beschaffungsprostitution ohne Kondomgebrauch ist das Risiko für Infektionskrankheiten wie **Hepatitis B** und **C** sowie **HIV** deutlich erhöht. Auch **Spritzenabszesse** eventuell mit Streuung (z. B. in das Herz oder ZNS), **Venenentzündungen, Sepsis** und **Hepatopathien** sind häufig.

Die somatischen Komplikationen werden oft nicht ausreichend behandelt und so verschleppt.

F R A G E

Wie häufig ist der Heroin-Gebrauch in Deutschland?

Ungefähr **150.000 Menschen** in Deutschland konsumieren **Heroin.** Zum Vergleich:

- Zirka 2,5–4 Millionen Menschen sind alkoholabhängig oder zumindest stark durch Alkohol gefährdet
- 2 Millionen Menschen in Deutschland konsumieren Cannabis, mit steigender Tendenz besonders bei Jugendlichen
- 1,2 Millionen sind medikamentenabhängig (meist Sedativa)
- 1 Million nimmt häufig Amphetamine (wie z. B. Ecstasy), Letzteres mit steigender Tendenz.

F R A G E

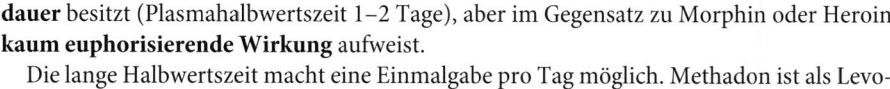

Der Patient hatte bereits zwei Entgiftungen mit nachfolgender Entwöhnungsbehandlung stationär durchgeführt, ohne dass eine dauerhafte Abstinenz möglich war. Als Alternative zur Abstinenz kann die Substitution illegaler Drogen durch ärztlich verordnete Medikamente (z. B. Methadon) zum Einsatz kommen.
Wie wirkt Methadon, welchen Vorteil hat es in der Substitutionsbehandlung, und gibt es allgemeine Richtlinien für eine Substitutionstherapie mit Methadon?

Methadon ist ein **synthetischer Opiat-Agonist** am µ-Rezeptor, der eine **lange Wirkungsdauer** besitzt (Plasmahalbwertszeit 1–2 Tage), aber im Gegensatz zu Morphin oder Heroin **kaum euphorisierende Wirkung** aufweist.

Die lange Halbwertszeit macht eine Einmalgabe pro Tag möglich. Methadon ist als Levo-Methadon (Polamidon®) im Handel und kann nur über ein **Betäubungsmittelrezept** (BTM-Rezept) verordnet werden.

Gegenwärtig wird in Untersuchungen auch geprüft, welche Ergebnisse die kontrollierte Abgabe von Heroin im Vergleich zur Substitutionsbehandlung mit Methadon zeigt.

Da es keine allgemein akzeptierten Richtlinien zur Substitutionsbehandlung gibt, sollen die in ➤ Tabelle 45.2 aufgeführten Kriterien als Orientierungshilfen betrachtet werden (nach den Richtlinien des Bundesausschusses der Ärzte und Krankenkassen für die Einführung neuer Untersuchungs- und Behandlungsmethoden).

Tab. 45.2 Kriterien für eine Substitutionsbehandlung mit Methadon.

Alter > 18 Jahre
Opiat-Abhängigkeit länger als zwei Jahre bestehend
Keine drogenfreie Therapie durchführbar
Erfolgreiche Vorbehandlung eines Beigebrauchs
Soziale Substitutionsfähigkeit (z. B. fester Wohnsitz, regelmäßiges Erscheinen zur Medikamentengabe)

F R A G E

Ist der Patient nach den Ihnen vorliegenden Informationen ein geeigneter Kandidat für eine Substitutionsbehandlung mit Methadon?

Ja. Der bisher noch nicht definitiv geklärte Beigebrauch (Häufigkeit der Einnahme von Rohypnol®?) kann durch regelmäßige Durchführung eines Drogenscreenings im Labor kontrolliert werden. Nicht selten lässt sich aber ein Beigebrauch durch eine ausreichend hohe Substitution mit Methadon beenden.

FRAGE

Wie lange kann eine Substitutionstherapie durchgeführt werden?

Die Substitution kann **zunächst** für **sechs Monate** mit dem Ziel befristet werden, eine Behandlungsfähigkeit zu erreichen.

Eine Ausdehnung der Substitution auf 6–12 Monate ist möglich, wenn eine drogenfreie Therapie unmöglich erscheint, aber Aussicht auf Dosisverminderung besteht. Eine Verlängerung auf 12 Monate kann außerdem bei Schwangerschaft oder schweren körperlichen Erkrankungen zum Einsatz kommen.

Bei opioidpflichtigen Schmerzzuständen oder sehr schweren, chronischen körperlichen Erkrankungen wie z. B. HIV-Infektion kann auch eine unbefristete Substitution durchgeführt werden.

Falls eine Dosisreduktion nicht möglich sein sollte, könnte unser Patient also dauerhaft substituiert werden.

Verlauf und Diagnostik

Der Patient ist mit einer stationären Aufnahme mit dem Ziel einer Dosisfindung von L-Methadon und der Einleitung einer Substitutionstherapie einverstanden.

Der körperliche Untersuchungsbefund ist (bis auf die Miosis und die Schwierigkeit, geeignete Venen für Blutentnahmen zu finden) internistisch und neurologisch unauffällig. Alle Laborparameter, die in der HIV-Ambulanz erhoben wurden, waren ohne diagnoseweisenden Befund.

FRAGE

Welche Zusatzuntersuchungen wollen Sie noch veranlassen?

Ein Drogenscreening sollte durchgeführt werden, um einen möglichen Beigebrauch zu klären (z. B. Amphetamine, Barbiturate, Benzodiazepine, Kokain, Cannabinoide).

FRAGE

Welche Dosis Levo-Methadon wird der Patient pro Tag ungefähr benötigen?

Als Faustregel gilt: Milligramm Heroin pro Tag/30 = tägliche Dosis Levo-Methadon in mg.

Diese Formel kann nur als grobe Orientierung für die tägliche Dosis gelten; abhängig von klinischen Intoxikations- oder Entzugssymptomen muss die Dosis in den ersten Tagen und im weiteren Verlauf optimiert werden.

Bei einem Konsum von 1,5 g Heroin am Tag (s. o.) wird die initiale Dosis ungefähr 50 mg Levo-Methadon am Tag betragen.

FRAGE

Wird diese Dosis wegen der langen Halbwertszeit gleich am ersten Tag als Einmalgabe verordnet?

Nein. Um eine Intoxikation zu vermeiden, wird anfangs die Tagesdosis auf 2–3 Gaben verteilt. Am ersten Tag in unserem Fall z. B. ungefähr 3 × 15 mg. Am zweiten Tag könnte die Morgendosis 25 mg betragen, die Abenddosis wird dem klinischen Verlauf angepasst (z. B. 20 mg bei Stabilität, Dosissteigerung bei Entzugs-, Dosisreduktion bei Intoxikationssymptomen).

In den nächsten Tagen wird die Morgendosis in Schritten von 5 mg erhöht und die Abenddosis entsprechend reduziert, bis nach insgesamt ungefähr einer Woche die einmalige Morgendosis erreicht ist.

Nur eine ausreichende hohe Dosis kann den Druck zum Beigebrauch gering halten!

Verlauf

Nach einer Woche wird unser Patient in die weitere ambulante Behandlung einer Drogen-Schwerpunktpraxis entlassen, wo neben der medikamentösen Substitution eine psychotherapeutische Behandlung und psychosoziale Betreuung angeboten wird. Die endgültige Erhaltungsdosis wird meist in den ersten 1–3 Monaten der Behandlung gefunden. Als langfristige Ziele können dabei der Aufbau neuer sozialer Kontakte außerhalb der Drogenszene und die Reintegration in das Arbeitsleben angestrebt werden.

Lernziele
Symptome der Opioid-Intoxikation
Symptome des Opioid-Entzugssyndroms
Indikationen für eine Substitutionsbehandlung
Einleitung einer Substitutionsbehandlung

ICD-10

F11.25 Opiatabhängigkeit und Z21 HIV-Infektion

46 Selbstständige Entscheidung

Konsil

Aus der Chirurgischen Klinik wird ein psychiatrisches Konsil zur Frage der Geschäftsfähigkeit einer 46-jährigen Patientin angefordert. Die Patientin, die seit 15 Jahren an einer Psychose leide, soll wegen einer Divertikulose eine Koloskopie erhalten und nachfolgend evtl. operiert werden. Der behandelnde Chirurg hat wegen der psychischen Erkrankung Zweifel an der Geschäftsfähigkeit der Patientin geäußert. Als Sie die Unterlagen der Patientin aus der Psychiatrischen Klinik sichten und mit ihr sprechen, stellen Sie fest, dass die Patientin unter einer chronischen wahnhaften Störung mit einem Vergiftungswahn leidet.

Die Störung hat sich auch unter Behandlung mit verschiedenen Antipsychotika nicht wesentlich gebessert, in den letzten Jahren war eine stationäre Behandlung aber nicht mehr notwendig geworden. Auf Nachfragen zu ihrer somatischen Erkrankung berichtet die Patientin, dass sie seit Jahren unter einer Divertikulose leide und schon zwei Mal eine Koloskopie durchgeführt worden sei.

FRAGE
Muss die Patientin geschäftsfähig sein, um in die Behandlung einzuwilligen?

Um eine medizinische Untersuchung oder Behandlung durchführen zu können, ist grundsätzlich die Einwilligung der Patientin erforderlich. Dazu muss Einwilligungsfähigkeit, jedoch nicht unbedingt Geschäftsfähigkeit vorliegen. Mit anderen Worten kann auch ein Patient, der geschäftsunfähig ist, d. h. der aufgrund seiner psychischen Erkrankung nicht in der Lage ist, seine Geschäftsangelegenheiten zu verrichten, in eine medizinische Behandlung einwilligen.

FRAGE
Was versteht man unter Einwilligungsfähigkeit? Welche Fragen stellen Sie, um festzustellen, ob die Patientin einwilligungsfähig ist?

Damit Einwilligungsfähigkeit vorliegt, muss die Patientin krankheitseinsichtig (in Bezug auf die Divertikulose) und in der Lage sein, die Tragweite des ärztlichen Eingriffs und seine Auswirkungen zu ermessen. Sie muss selbstverantwortlich entscheiden können, ob sie sich dieser Untersuchung und evtl. anschließenden Operation unterzieht oder nicht.
Sie können das prüfen, indem Sie die Patientin fragen,
- welche (positiven und negativen) Folgen der Eingriff für sie haben könnte
- was es bedeuten würde, wenn sie den Eingriff nicht vornehmen ließe.
Auch müssen Sie prüfen, ob die bestehende psychopathologische Symptomatik (Wahn) die Entscheidungsfähigkeit in irgendeiner Weise beeinflusst. Wenn die Patientin überzeugend

das Für und Wider des Eingriffs und die etwaigen Folgen darlegen kann und diese Entscheidung von der psychopathologischen Symptomatik unabhängig ist, können Sie von gegebener Einwilligungsfähigkeit ausgehen. Dies gilt unabhängig davon, ob sie für ihre psychische Erkrankung krankheitseinsichtig ist oder nicht!

M E R K E   Ein Patient ist einwilligungsfähig, wenn er in der Lage ist, Nutzen und Risiken und die Tragweite des Eingriffs sowie seiner Unterlassung zu erkennen und eine selbstbestimmte Entscheidung zu treffen.

F R A G E
Was wäre zu tun, wenn die Patientin nicht einwilligungsfähig wäre, der ärztliche Eingriff aber durchgeführt werden müsste?

Wenn die Patientin nicht einwilligungsfähig, der Eingriff medizinisch aber unbedingt notwendig wäre, wäre die **Einrichtung einer Betreuung** beim Betreuungsgericht mit einem bestellten Bevollmächtigten erforderlich. Erst dann könnte der Eingriff rechtmäßig durchgeführt werden. In Eilfällen kann das Betreuungsgericht in Form einer einstweiligen Anordnung über Erteilung oder Versagen der Einwilligung entscheiden. Die Einrichtung einer Betreuung sollte aber wann immer möglich durch einfühlsame Kontaktaufnahme und behutsame Gesprächsführung vermieden werden.

Verlauf

Die Patientin ist in der Lage, die Tragweite des ärztlichen Eingriffs und seine Auswirkungen zu ermessen. Sie kann die Risiken benennen, die der Eingriff potenziell mit sich bringt und kann einsehen, dass die diagnostischen Maßnahmen für die folgende Therapie der Erkrankung erforderlich sind. Sie bescheinigen der Patientin die vorhandene Einwilligungsfähigkeit, sodass der Eingriff nach Unterzeichnen des Aufklärungsbogens durchgeführt werden kann. Den behandelnden Chirurgen klären Sie über den Unterschied zwischen Einwilligungsfähigkeit und Geschäftsfähigkeit auf. Trotz schwerer psychischer Erkrankung, für die die Patientin nicht krankheitseinsichtig ist, ist bei dieser Patientin für diesen ärztlichen Eingriff bei gegebener Einwilligungsfähigkeit die Einrichtung einer Betreuung nicht notwendig.

Lernziele
Voraussetzungen für gegebene Geschäftsfähigkeit
Voraussetzungen für gegebene Einwilligungsfähigkeit

 ## ICD-10

F22.0   Wahnhafte Störung

47 Nicht einmal der Oberarzt weiß weiter

Erstgespräch beim Psychotherapeuten

Sie sind in der Ambulanz der psychiatrischen Abteilung eines Allgemeinkrankenhauses tätig. Auf Anraten Ihrer internistischen und dermatologischen Kollegen stellt sich ein 58-jähriger Rechtsanwalt bei Ihnen vor. Vom Oberarzt der dermatologischen Abteilung erhalten Sie die Information, dass der Patient sich dort häufig, phasenweise bis zu wöchentlich vorstelle. Anlass der Vorstellung seien jeweils kaum erkennbare Hautveränderungen, von deren Malignität der Patient in übertriebener Weise überzeugt sei. Anamnestisch seien vor 7 Jahren zwei Basaliome diagnostiziert und entfernt worden, alle weiteren Befunde seien negativ gewesen. Dem Internisten sowie einem niedergelassenen Kardiologen erginge es mit dem Patienten ähnlich. Dabei käme es gelegentlich auch zu Konflikten, insbesondere wenn der Patient von jungen Assistenten gesehen würde. Deren Kompetenz zweifle er grundsätzlich an, und fordere vehement eine oberärztliche Einschätzung seiner jeweiligen Symptome ein.

Zum Gesprächsbeginn legt der Patient Ihnen dar, dass er durch seine (mittlerweile geschiedene) Ehe mit einer Allgemeinärztin umfangreiche medizinische Kenntnisse habe. Die Kollegen hätten ihn jetzt wohl zu Ihnen geschickt, da er ihnen zu kritisch sei und nicht bereit, ihren Anweisungen kommentarlos Folge zu leisten. Er habe jedenfalls kein psychisches Problem, immerhin seien durch seine Vorsicht schon mehrere bösartige Hautveränderungen frühzeitig behandelt worden.

Während des Gesprächs fühlt er immer wieder konzentriert seinen Puls. Er erläutert, dass ihm seine Herzarrhythmien Sorgen machten, da sein Großvater an Kammerflimmern gestorben sei. Er sei deswegen schon beim Kardiologen gewesen, und es habe sich auch ein geringfügiger auffälliger Befund ergeben. Aufgrund dieser Problematik habe er den für den vergangenen Sommer geplanten Ägyptenurlaub mit seinem Bruder abgesagt, da er nicht wisse, was er tun solle, wenn er in einem so fremden Land „kardiologisch dekompensiere" (O-Ton Patient).

FRAGE
Was sind die Hauptprobleme des Patienten, an welche Diagnosen denken Sie?

Im Vordergrund stehen offensichtlich **Ängste vor Krankheiten,** die sich nicht durch somatische Befunde rechtfertigen lassen. Eine Übersicht dazu gibt ➤ Tabelle 47.1.

Tab. 47.1 Ängste bei verschiedenen psychischen Störungen.

	ICD-10	Symptom	Verweis
Angststörungen			
Generalisierte Angststörung	F41.1	Frei flottierende, inhaltlich oft unkonkrete Sorgen über Krankheiten der eigenen Person oder von Familienangehörigen	➤ Fall 16
Panikstörung	F41.0	Im Verlauf von Panikattacken häufig Auftreten von Krankheits- oder Todesängsten	➤ Fall 9
Somatoforme Störungen			
Somatisierungsstörung	F45.0	Die Betroffenen sind von der Existenz somatischer Krankheiten trotz negativer Befunde überzeugt	➤ Fall 25
Hypochondrie	F45.2		
Somatoforme autonome Funktionsstörung	F45.3		
Anhaltende somatoforme Schmerzstörung	F45.4		➤ Fall 44
Weitere psychische Krankheiten			
Psychotische Störungen	F2x	Zum Beispiel im Rahmen eines Vergiftungswahns	
Zwangsstörungen	F42	Insbesondere Waschzwänge werden häufig durch Angst vor Ansteckung ausgelöst	➤ Fall 17

M E R K E   Angst vor Krankheiten ist ein Symptom, das relativ unspezifisch ist und bei verschiedenen Störungen in intensiver Form auftreten kann.

Gesprächsverlauf

Auf Ihre Bitte, ihm mehr über seine Krankheitssorgen zu berichten, reagiert der Patient zunächst recht gereizt, da nicht Krankheits*sorgen,* sondern mögliche Krankheiten sein Problem seien. Er lässt sich beruhigen durch Ihren Einwand, dass sie selbst seine Probleme noch nicht einschätzen könnten. Wenn er Ihnen den Gefallen täte, Ihre Fragen möglichst offen zu beantworten, könnten Sie die psychiatrische Konsultation auch in seinem eigenen Interesse so kurz wie möglich halten. Danach würden Sie ihm Ihre psychiatrische Einschätzung mitteilen. Auch der daraus verfasste Bericht an die Kollegen würde ihm selbstverständlich zugehen.

Daraufhin berichtet er, dass seine Sorgen immer dann aufträten, wenn er an sich ein Symptom entdecke, das ein Hinweis auf eine ernsthafte Erkrankung sein könnte, wie z. B. kleine Hautveränderungen, ein unregelmäßiger Herzschlag, ungewohnte Empfindungen im Bauchraum etc. Seine Sorgen seien keinesfalls unspezifisch und allgemein, vielmehr überlege er genau, an welcher Krankheit er leiden könnte und schlage zu diesem Zweck auch in medizinischen Lehrbüchern nach, die er sich im Laufe der Zeit angeschafft habe. Dabei handele es sich stets um sehr diskrete Symptome, Schmerzen oder ernsthafte körperliche Probleme habe er fast nie. Ihre Nachfragen in Richtung von Zwangshandlungen weist er irritiert zurück – sein Ziel bestehe darin, eventuell vorliegende Krankheiten frühzeitig zu erkennen, irgendwelche sinnlosen Rituale würden dabei ja kaum helfen. Wahnhafte Symptome lassen sich nicht erkennen.

FRAGE
Welche Diagnose stellen Sie?

Folgende Störungen können Sie ausschließen: Eine generalisierte Angststörung (➤ Fall 16) liegt nicht vor, da der Patient keine unspezifischen, sondern sehr spezifische Krankheitssorgen hat. Die Panikstörung können Sie ausschließen, da die Angst nicht attackenartig auftritt (➤ Fall 9). Auch eine Somatisierungsstörung, eine somatoforme autonome Funktionsstörung oder eine anhaltende somatoforme Schmerzstörung bestehen nicht, da für alle diese Störungen das Vorliegen einer deutlichen körperlichen Symptomatik zwingend ist. Dagegen erfüllt der Patient alle Kriterien der Hypochondrie (➤ Tab. 47.2).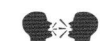

Tab. 47.2 Diagnostische Kriterien der hypochondrischen Störung (ICD-10: F45.2).

a)	Mindestens 6 Monate anhaltende Überzeugung, an einer körperlichen Krankheit zu leiden
b)	Andauerndes Leiden oder Beeinträchtigung des alltäglichen Lebens sowie Aufsuchen von medizinischen Behandlungen
c)	Keine oder nur unzureichende Akzeptanz der ärztlichen Feststellung, dass keine ausreichende körperliche Ursache für die körperlichen Symptome besteht
d)	Nicht nur während einer psychotischen oder affektiven Störung

FRAGE
Welche Information geben Sie dem Patienten über das Ergebnis Ihrer Diagnostik?

Der **Begriff der Hypochondrie** ist **extrem negativ besetzt** i. S. von „erfundenen Krankheiten" oder Einbildung. Um die therapeutische Beziehung nicht schon zu Beginn dadurch zu belasten, dass der Patient glaubt, Sie unterstellten ihm erfundene Beschwerden, vermeiden Sie diesen Begriff zunächst und verwenden ihn erst dann, wenn die therapeutische Beziehung sich gefestigt hat.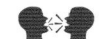

Sie erläutern dem Patienten, dass relativ viele Menschen unter der Sorge leiden, ernsthaft erkrankt zu sein, ohne dass sich dies durch somatische Befunde bestätigen ließe. Genaue Schätzungen sind schwierig, aber aufgrund der Studienlage wird davon ausgegangen, dass **bis zu 20 % der Arztbesuche** durch **Somatisierungssyndrome** begründet sind. Langzeitbeobachtungen dieser Patientengruppen zeigen, dass sie nicht früher sterben als körperlich gesunde Personen und nicht häufiger schwere Erkrankungen entwickeln.

Weiterer Gesprächsverlauf

Der Patient reagiert auf Ihre Information etwas gereizt und frustriert. Die Ärzte hätten ihn wohl aus purer Ratlosigkeit zu Ihnen geschickt, aber Sie könnten ihm offensichtlich auch nicht weiterhelfen. Schließlich seien Sie ja wohl kaum in der Lage, seine jeweiligen

Symptome oder Beschwerden angemessen einzuschätzen und ihre Gefährlichkeit zu beurteilen. Allerdings habe er im Grunde auch nichts anderes erwartet, schließlich habe er schon genug Experten konsultiert und sei immer wieder enttäuscht worden.

F R A G E
Formulieren Sie das zentrale Problem des Patienten.

Das zentrale Problem des Patienten besteht darin, dass er unwesentliche Auffälligkeiten als Zeichen für bedrohliche Krankheiten fehlinterpretiert. Daher sucht er sehr häufig Ärzte auf. Deren negative Befunde beruhigen ihn zwar, die Beruhigung hält jedoch jeweils nur kurzfristig an.

Die psychotherapeutische These geht davon aus, dass die „Symptome" nicht zwingend durch eine ernsthafte Erkrankung verursacht sein müssen, sondern vielmehr wie die meisten kleinen körperlichen Veränderungen als alltäglich und bedeutungslos einzuschätzen sind. Die verzweifelte Suche nach der Ursache der Symptome führt damit zwangsläufig nicht zum Ziel. Das **übertriebene Aufsuchen von Ärzten** ist zusätzlich **dysfunktional,** da es langfristig die Aufmerksamkeit bei den Symptomen hält und Ablenkung vermeidet.

F R A G E
Wie könnten die ersten Schritte einer psychotherapeutischen Behandlung aussehen?

Das erste Ziel Ihrer Behandlung muss darin bestehen, den unbedingten Wunsch des Patienten, seine Beschwerden somatisch zu erklären, zu relativieren. Stattdessen soll er – zumindest probehalber oder zusätzlich zu seinen bisherigen Zielen – ein Konzept erlernen, nach dem seine Symptome möglicherweise weder vollständig erklärt noch vollständig behoben werden können. Falls dies gelingt, kann er in einer Psychotherapie erarbeiten, unter welchen Umständen seine Krankheitsängste besonders stark auftreten und in der Folge Veränderungen einleiten, um weniger stark unter Krankheitsängsten zu leiden. Dazu gehören einerseits **kognitive Strategien,** mit denen die Aufmerksamkeit gezielt von den vermeintlichen Symptomen abgelenkt wird. Andererseits helfen dabei **Verhaltensänderungen** wie die Reduktion von Arztbesuchen und der Aufbau ablenkender und angenehmer Aktivitäten.

Wichtigste Voraussetzung für eine therapeutische Arbeit ist aber, den Patienten überhaupt für eine Psychotherapie zu motivieren. Bisher reagiert er auf Sie lediglich gereizt und zeigt keinerlei Interesse an Ihrem therapeutischen Angebot. Dies ist typisch für Patienten mit hypochondrischen Störungen, da die Betroffenen, wie auch unser Patient, nicht Ängste als ihr zentrales Problem sehen, sondern mögliche Krankheiten – also den Inhalt ihrer Ängste. Daher besteht die erste Aufgabe des Psychotherapeuten darin, diese initial fehlende Psychotherapiemotivation aufzubauen. Wenn dies gelingt, können einerseits das Leid und die Ängste des Patienten durch die Psychotherapie reduziert werden. Daneben werden dem Gesundheitssystem enorme Kosten erspart, wenn der Patient die durch die Hypochondrie verursachte übermäßige Inanspruchnahme beendet.

M E R K E   Hypochondrische Patienten sind üblicherweise nicht für eine Psychotherapie motiviert, da sie vom Vorliegen somatischer Probleme ausgehen. Wenn es dem Psychotherapeuten jedoch gelingt, den Patienten „ins Boot zu holen", kann die Psychotherapie die effizienteste und effektivste Behandlung der Störung sein.

FRAGE

Ihr Störungskonzept und das des Patienten stehen (noch) diametral zueinander. Wie versuchen Sie, den Patienten für eine Psychotherapie zu interessieren?

Der Patient ist extrem motiviert, die Ursache seiner Beschwerden herauszufinden. Diese Motivation kann sich nur ändern, wenn ihm klar wird, dass alle ihm zur Verfügung stehenden Mittel nicht geeignet sind, dieses Ziel zu erreichen. Diese Themen sind für den Patienten jedoch echte „Reizthemen", daher müssen Sie sich in der aktuellen Situation in besonderem Maß um eine positive therapeutische Beziehung bemühen, um ihn für eine psychotherapeutische Arbeit zu motivieren.

Als Erstes bringen Sie Verständnis für seine Situation zum Ausdruck, d.h. Sie **validieren** die Frustration und die Skepsis des Patienten, um Ihre therapeutische Beziehung zum Patienten zu festigen. Dazu sind Äußerungen geeignet wie „ich habe den Eindruck, dass Sie jetzt ziemlich frustriert und genervt sind" oder „das alles ist für Sie ja wahrscheinlich mehr als enttäuschend".

Danach explorieren Sie die Ergebnisse der **bisherigen Lösungsbemühungen** des Patienten (z.B. „Summa summarum, was würden Sie sagen, haben Ihnen Ihre bisherigen Arztbesuche gebracht?"). Aufgrund der Vorgeschichte können Sie davon ausgehen, dass der Patient seine Probleme als ungelöst betrachtet. Zusätzlich fragen Sie ihn nach weiteren möglichen Alternativen, die vermutlich ebenfalls ausgeschöpft sind.

Erst nachdem in dieser Weise der Patient das Fazit gezogen hat, dass ihm keine suffizienten therapeutischen Möglichkeiten zur Verfügung stehen, erklären Sie ihm das **Rational der Psychotherapie.** Dies können Sie einleiten mit Äußerungen wie: „Die Psychotherapie kann Ihnen sicherlich nicht das bieten, was Sie sich eigentlich wünschen, nämlich eine Erklärung für Ihre Beschwerden. Nur schafft das ja leider offensichtlich niemand. Wir können höchstens versuchen zu verstehen, welche Faktoren Ihre Beschwerden und Sorgen beeinflussen und was Sie tun können, um dadurch weniger gequält zu sein."

Um dem Patienten den Einstieg in eine Psychotherapie zu erleichtern und ihm zu zeigen, dass Sie seine Skepsis gegenüber Ihrem Angebot ernst nehmen, schlagen Sie ihm vor, die **Psychotherapie zunächst für einen begrenzten Zeitraum,** etwa 10 Sitzungen, zu testen.

Weiteres Gespräch

Der Patient bestätigt seine Frustration und berichtet Ihnen ausführlich in vorwurfsvoller Tonlage über die vielen Arztkonsultationen, die er schon ohne echtes Ergebnis hinter sich gebracht hat. Sie betonen die Energie und den Einsatz, die er in dieser Hinsicht bereits aufgebracht hat. Auf Ihre Frage hin konstatiert der Patient, dass die bisherigen Bemühungen keinen Erfolg gezeitigt haben und dass er „mit seinem Latein auch am Ende" sei.

Nach Ihren Erläuterungen willigt er in eine 10-stündige „Probetherapie" ein. Dabei bleibt er erkennbar skeptisch und betont, dass er „schon schlucken" müsse, „dass das auf einmal alles sein soll".

Bei wenig oder ambivalent motivierten Patienten ist das Herstellen einer konstruktiven, positiven therapeutischen Beziehung extrem wichtig. Um den Patienten für ein Vorgehen zu motivieren, das er spontan ablehnen würde, muss der Mangel an Alternativen klar herausgearbeitet und möglichst vom Patienten selbst zum Ausdruck gebracht werden.

MERKE

In der folgenden Therapie werden Zusammenhänge zwischen der Symptomwahrnehmung und situativen, kognitiven und verhaltensbezogenen Variablen analysiert. Dazu führen Sie einerseits **Verhaltenstests** durch, die zeigen sollen, was passiert, wenn die Aufmerksamkeit auf die Wahrnehmung von Symptomen gelenkt wird. Andererseits wird der Patient angeleitet, **Protokolle** zu führen, in denen er Aktivitäten und Krankheitssorgen dokumentiert.

Um die häufigen **Arztbesuche** zu unterbinden, vereinbaren Sie mit dem Patienten, dass er in bestimmten Zeitabständen (etwa zunächst einmal pro Monat) und vorher festgelegten Terminen zum Arzt geht. Dadurch kann der Patient die Arztbesuche nicht mehr nutzen, um beim Wahrnehmen von Symptomen Entlastung von seinen Sorgen zu erreichen und muss nach alternativen Bewältigungsstrategien suchen.

Wenn Sie und der Patient über die Protokolle bessere Kenntnisse über die Auftretenszusammenhänge der Krankheitssorgen gewonnen haben, wird der Patient in der Folge angeleitet, sein Leben dementsprechend umzustellen. Dies beinhaltet typischerweise den Abbau krankheitsbezogener und den **Aufbau sozialer, angenehmer und gesundheitsfördernder Aktivitäten** (➤ Fall 25).

Verlauf

Zu Beginn der Therapie, die ja zunächst als Probetherapie läuft, stimmen Sie mit Patient, Internisten und Hautarzt gemeinsam ab, dass er sich einmal monatlich routinemäßig dort vorstellt. Der Patient kommt durch dieses erzwungene Unterlassen seiner Arztbesuche zunächst unter erheblichen Druck. Aufgrund der Protokolle, die ebenfalls von Anfang an geführt werden, wird jedoch deutlich, dass dieser Druck bei Ablenkung wie Zeitungen oder Romane lesen oder sozialen Aktivitäten deutlich geringer wird, bei der Lektüre medizinischer Texte jedoch ansteigt.

Der Patient versteht diese Zusammenhänge und führt zunehmend Aktivitäten durch, die mit wenig Krankheitsangst verbunden sind. Bezüglich der Arztbesuche vereinbart er mit Internisten und Dermatologen nach einigen Monaten vierteljährliche Check-up-Besuche. Zusätzlich beginnt er mit einem altersgemäßen regelmäßigen Ausdauertraining in einem medizinisch betreuten Fitnessstudio. Dies gibt ihm einerseits die Gewissheit, etwas für seine Gesundheit zu tun, andererseits demonstriert es ihm die Abhängigkeit verschiedener Körpersensationen vom aktuellen Erschöpfungs-, Trainings- und Aktivitätsniveau (z. B. Schmerzen und Erschöpfung bei Muskelkater). Insgesamt berichtet der Patient nach mehreren Wochen kontinuierlichen Trainings über ein spürbar besseres Allgemeingefühl.

Nach den ersten 10 Stunden entscheiden Sie gemeinsam die Durchführung von insgesamt 45 Stunden Psychotherapie, die der Patient über die Zeitdauer von 18 Monaten auch vollständig in Anspruch nimmt. Dabei thematisiert er in der zweiten Hälfte der Therapie zunehmend Themen, die ihn persönlich beschäftigen, etwa Gründe für das Scheitern seiner Ehe, die Suche nach einer neuen Lebensgefährtin u. a.

Die Krankheitssorgen lassen durch die Therapie insgesamt deutlich nach, allerdings bleiben vorübergehende Angstphasen bestehen und der Patient beschreibt sich auch am Ende der Therapie als Person, die sich intensiv mit ihrem Körper beschäftigt und stark zu sorgenvoller Verarbeitung von Auffälligkeiten neigt.

Lernziele
Diagnostik der Hypochondrie
Abgrenzung gegenüber Angst- und Zwangsstörungen
Motivationsarbeit bei Patienten mit ambivalenter Motivation

ICD-10

F45.2   Hypochondrische Störung

48 Nervennahrung

Erstgespräch beim Psychotherapeuten

In Ihrer Psychotherapieambulanz erscheint eine Patientin, die Ihnen von der Ernährungsberatung Ihrer Klinik angekündigt wurde. Es handele sich um eine offensichtlich psychisch
stark belastete Patientin, die seit einem Jahr wegen Übergewicht diätetisch beraten werde.
In der Ernährungsambulanz sei sie über zwei Monate wöchentlich gesehen worden, danach
sei die Frequenz der Termine reduziert worden, die Patientin komme seit einem halben
Jahr alle zwei Monate einmal. Im letzten Gespräch habe die an sich sehr resolute und zupa-
ckende Patientin nach dem Wiegen, bei dem sich eine starke Gewichtszunahme gezeigt habe, spontan zu weinen begonnen, deshalb sei sie zu Ihnen überwiesen worden. Eine organische Ursache für das Übergewicht und die Essprobleme sei ausgeschlossen worden.

Die Patientin macht im direkten Kontakt auf Sie einen dynamischen und lebhaften Eindruck. Sie sei über ihre Tränen in der Ernährungsberatung fast froh, da es ihr psychisch
tatsächlich nicht gut gehe, auch wenn man ihr das vielleicht nicht anmerke. Insgesamt sei
ihr einfach alles gerade etwas viel – hier beginnt sie wieder zu weinen.

Sie berichtet, dass sie als Krankenschwester arbeite und alleinerziehende Mutter von drei
Söhnen zwischen 9 und 17 Jahren sei. Mit dem Vater ihrer Kinder sei sie 11 Jahre verheiratet gewesen, sechs Monate nach der Geburt des jüngsten Sohnes habe sie sich aber von ihm
getrennt, als sie erfahren habe, dass er eine Freundin habe. Ihr Leben sei schon anstrengend
genug, aber seit Kurzem habe sie eine neue Vorgesetzte, die ihr sehr unsympathisch sei. Die
neue Stationsleiterin belaste sie mit immer mehr Zusatzaufgaben und so habe sie in kurzer
Zeit schon viele Konflikte mit ihr ausgetragen.

Besonders unglücklich sei sie aber über ihr Gewicht – sie habe in den letzten Monaten
mithilfe der Ernährungsberatung gut abgenommen, aber nun sei durch den Stress ihr Essverhalten wieder ganz beim Alten und sie nehme wieder massiv zu. Aktuell habe sie 93 kg
bei einer Körpergröße von 1,73 m (BMI = 31).

FRAGE
Wie gehen Sie bei der diagnostischen Abklärung vor?

Durch die Zuweisung über die Ernährungsberatung und die Klage der Patientin über ihr
Essverhalten haben Sie deutliche Hinweise, dass eine **Essstörung** im Vordergrund steht.
Dennoch sollten Sie, insbesondere da offensichtlich eine **affektive Labilität** vorliegt, auch
andere psychische Störungen wie eine Depression oder eine Anpassungsstörung z. B. in
Folge der beruflichen Veränderungen ausschließen. Außerdem kann im Rahmen von Depressionen auch ein gesteigerter Appetit auftreten. Sie erheben daher den kompletten psychopathologischen Befund.

Untersuchung

Die Patientin ist wach und allseits orientiert. Affektiv ist sie schwingungsfähig, das Weinen in ihrem Gespräch stellt eine Ausnahme dar. Sie verneint Antriebsstörungen und Verlust von Freude und Interessen. Gedächtnis und Konzentration sind unauffällig. Durch ihre aktuell belastende Alltagssituation grübele sie manchmal abends und könne dann auch schlechter einschlafen, auch sei sie häufig angespannt und nervös, Störungswert erreicht dies jedoch nicht. Es liegen keine Hinweise auf Halluzinationen, Wahnsymptome und Suizidalität vor. Eine Depression oder Anpassungsstörung können Sie daher ausschließen.

FRAGE
Welche Fragen stellen Sie der Patientin zu ihrem Essverhalten?

Sie erfragen die **Essgewohnheiten** der Patientin sowie das Vorliegen **von Maßnahmen, die einer Gewichtszunahme entgegensteuern sollen,** wie z.B. Erbrechen, extremer Sport, Fasten- oder Diätmaßnahmen.

Gesprächsverlauf

Zu ihren Essgewohnheiten berichtet die Patientin, dass sie bis vor ca. einem Jahr deftig und reichlich gegessen habe. Mit dieser Kost sei sie seit ihrer Jugend leicht übergewichtig, ihr Gewicht habe jahrelang bei ca. 80 kg gelegen (BMI = 27 bei 173 cm). Nach der Trennung von ihrem Ehemann habe sie erstmals auch „Fressanfälle" bekommen, die zu einer kontinuierlichen Gewichtszunahme geführt hätten. Als die Waage 98 kg gezeigt habe, habe sie beschlossen, etwas zu unternehmen, und sei zur Ernährungsberatung gegangen. Dort habe sie ein ausgewogenes fettarmes Ernährungsprogramm erarbeitet und damit innerhalb eines Jahres auf 89 kg abgenommen.

Seit dem Wechsel der Vorgesetzten seien seit einigen Wochen jedoch Essanfälle aufgetreten, mittlerweile wiege sie wieder 93 kg. Die Frage nach gegensteuernden Maßnahmen wie Erbrechen, Gebrauch von Laxanzien oder extremem Sport verneint die Patientin.

Als typischen Essanfall schildert sie einen Anfall von vor zwei Tagen. Nach der Arbeit habe sie zunächst gemeinsam mit ihren Kindern die normale Abendmahlzeit (gedünsteter Fisch mit Zucchini und Kartoffeln) gegessen, danach habe sie sich nicht bremsen können und 200 g Schokolade, 500 g Fruchtjoghurt und einige Kekse gegessen. Sie wolle dies nicht, könne sich aber nicht dagegen wehren. Während und nach solchen Attacken ekele sie sich vor sich selbst und habe starke Schamgefühle. Solche Anfälle träten etwa zwei- bis viermal pro Woche auf.

FRAGE
Wie ordnen Sie diese Informationen diagnostisch ein?

Die von der Patientin geschilderten Essanfälle erfüllen die Kriterien für einen **Essanfall** nach ICD-10, nach der **große Mengen Essen in kurzer Zeit** verzehrt werden und der Betroffene einen **subjektiven Kontrollverlust** erlebt. Allerdings liegen weder gegensteuernde Maßnahmen noch eine ausgeprägte Körperschemastörung vor, sodass die Kriterien einer Bulimia nervosa nicht erfüllt sind (➤ Fall 38).

Daher ist die Diagnose der psychogenen Hyperphagie bzw. **Binge Eating Disorder (BED)** angebracht. Die BED ist bisher nur im Klassifikationssystem DSM-V aufgenommen (➤ Tab. 48.1):

Tab. 48.1 Kriterien der BED im DSM-V.

A.	Wiederholte Episoden von „Fressattacken", charakterisiert durch 1. Essen in relativ kurzer Zeit 2. Gefühl des Kontrollverlusts über Essen.
B.	Episoden von „Fressattacken" gehen einher mit mindestens drei der folgenden Verhaltensweisen: 3. sehr viel schnelleres Essen als normalerweise üblich 4. Essen, bis man sich in unangenehmer Weise voll fühlt 5. Essen größerer Nahrungsmengen, obwohl kein Hunger besteht 6. Einnahme des Essens alleine, wegen Scham über die Menge des Gegessenen 7. Ekel vor sich selbst, Depression oder ausgeprägte Schuldgefühle im Anschluss an eine „Fressattacke"
C.	Deutliches Unwohlsein bezüglich der „Fressattacken"
D.	„Fressattacken" an mindestens einem Tag in der Woche über drei Monate
E.	Die Störung tritt nicht ausschließlich im Verlauf einer Anorexia oder Bulimia nervosa auf

F R A G E

Welche therapeutischen Maßnahmen halten Sie für sinnvoll?

In Anbetracht der Adipositas ist ein ausgewogenes **Ernährungs- und Bewegungsprogramm** zur Gewichtsreduktion sinnvoll. Dies wird bereits von der Ernährungsberatung durchgeführt, bis zum Beginn der Essanfälle mit gutem Erfolg.

Der Zusammenhang zwischen emotionaler Belastung und Essattacken wird in der Schilderung der Patientin offensichtlich (Essattacken im Anschluss an die Trennung sowie bei Konflikten am Arbeitsplatz). Dies legt ein zweistufiges Vorgehen nahe:

- Zunächst erfolgt eine **Verhaltensanalyse der Essattacken,** die mithilfe von Tagesprotokollen in Bezug zu den Alltagsbelastungen der Patientin gesetzt werden sollen. Dabei wird der Fokus auf die aktuellen Essattacken gerichtet.
- Darauf aufbauend müssen **Strategien erarbeitet** werden, die die Belastung reduzieren, damit die Patientin nicht auf Essattacken zur Emotionsregulation zurückgreifen muss.

F R A G E

Die Patientin ist mit Ihrem Vorgehen einverstanden, Sie beginnen mit dem Führen von Ess- und Tätigkeitsprotokollen. Was müssen Sie beachten?

Das Führen von Protokollen ist eine ausgezeichnete Maßnahme, um Zusammenhänge zwischen Symptomen und beruflichen, sozialen und anderen Belastungen herzustellen. Allerdings ist es relativ aufwendig und wird daher von Patienten häufig vermieden. Um die Patientin zu einer gründlichen Protokollführung zu motivieren, sollten Sie ihr einerseits deutlich machen, dass Sie selbst von dieser Technik überzeugt sind und wichtige Ergebnisse davon erwarten. Darüber hinaus sollten die Protokolle **ökonomisch** gestaltet sein, also alle relevanten Informationen erheben, dabei aber nicht unnötig detailliert sein. Zuletzt ist es notwendig, dass die ausgefüllten Protokolle in jeder Therapiestunde behandelt werden, dass Sie die Patientin für das Ausfüllen loben und Fortschritte, die sich daraus ergeben, hervorgehoben werden.

In unserem Fall füllt die Patientin für die Ernährungsberatung bereits ein 24-h-Essprotokoll aus, in dem sie jede Nahrungsaufnahme bei der entsprechenden Uhrzeit notiert (1 breite Zeile pro Stunde, 1 Blatt pro Tag). Um dieses optimal in Ihre Arbeit einzubeziehen, erweitern Sie das 24-h-Protokoll um die wichtigsten Daten wie z.B. die Aktivität der Patientin, ihr soziales Umfeld, Besonderheiten wie Konflikte u.Ä. (➤ Tab. 48.2).

Tab. 48.2 Ess- und Aktivitätenprotokoll.

Aktivitätenprotokoll für ……….…………………Datum: ……………………				
Zeit (Uhr)	Nahrungsaufnahme	Aktivität	Mit wem?	Besonderheiten
0–1				
1–2				
…				
23–24				

MERKE Protokolle können sehr hilfreich sein, werden aber häufig nicht ausgefüllt. Daher (1) muss ihr Sinn deutlich gemacht werden, (2) müssen sie ökonomisch gestaltet sein und (3) muss ihre Verwendung verstärkt werden (z.B. mit Lob).

Verlauf

Nach einer Woche kommt die Patientin mit fünf ausgefüllten Protokollblättern zu Ihnen in die Therapiestunde. Sie loben Sie für diese sehr gute Mitarbeit! Zunächst betrachten Sie das Protokoll, in dem der stärkste Essanfall dieser Woche aufgetreten ist (➤ Tab. 48.3). An diesem Tag hatte sie ursprünglich dienstfrei gehabt, am Abend davor Spätdienst.

Tab. 48.3 Ausgefülltes Ess- und Aktivitätenprotokoll.

Aktivitätenprotokoll für ……….…………………Datum: ……………………				
Zeit	Nahrungsaufnahme	Aktivität	Mit wem?	Besonderheiten
…				
11–12		Einkaufen in der Stadt	Allein	Um 11:30 Anruf, ob sie um 12:30 zum Kerndienst kommen könne (Krankenvertretung)
12–13		Schnell nach Hause und zur Arbeit	Dienst mit Stationsleitung (SL)	Mittagessen fällt aus

Tab. 48.3 Ausgefülltes Ess- und Aktivitätenprotokoll. *(Forts.)*

Aktivitätenprotokoll für ....Datum:				
Zeit	Nahrungsaufnahme	Aktivität	Mit wem?	Besonderheiten
13–14		Arbeit	SL	
14–15		Arbeit	SL	Zwischenmahlzeit: Obst
15–16		Arbeit	SL	SL gibt ihr Handbuch zur
16–17		Arbeit bis 16:30, dann nach Hause	SL	Qualitätssicherung und informiert die Pat. darüber, dass sie zur Teilnahme am stationsübergreifenden Qualitätszirkel vorgesehen sei
17–18		Hausarbeit	Mit Sohn, 9 J.	
18–19	Grüner und Rohkostsalat mit 100 g Pute, Joghurtsauce	Abendessen (Salat mit Pute)	Mit zwei jüngeren Söhnen	
19–20		Hausarbeit	Allein	
20–21		Kinder ins Bett gebracht	Allein	
21–22	200 g Schokolade, 500 g Grießpudding, 4 belegte Brote	Fressanfall	Allein	
…				

Zur Qualitätssicherung berichtet die Patientin, dass ihr das Thema sehr am Herzen liege und sie sich auf Station immer wieder dafür stark machen würde. Allerdings müsse sie am Qualitätszirkel in ihrer Freizeit teilnehmen, da sie hierfür nicht freigestellt würde. Als sie von der Stationsleitung darüber informiert wurde, habe sie das hingenommen, aber jetzt merke sie, dass sie sich eigentlich sehr ärgere. Als Vollzeitkraft mit drei Kindern könne sie keine weitere Zeit für die Arbeit mehr erübrigen, und außerdem sei es frustrierend, wenn solche Zusatzaktivitäten nicht belohnt würden.

FRAGE

Was sind Ihre Hypothesen zur Entstehung des Essanfalls?

Die Patientin wurde zuvor mit einem Ereignis konfrontiert, welches sie verärgert hat, ohne dass ihr dieser Ärger bewusst wurde. Dieser Zusammenhang ist typisch: Gestörtes Essverhalten tritt meist in Zusammenhang mit **emotionaler Belastung** auf, wobei der Essanfall die Funktion hat, die unangenehmen Gefühle zu reduzieren. Verschärfend kommt hinzu, dass die Patientin an diesem Tag nicht zu Mittag gegessen hat. Auch vorübergehende **Nahrungsdeprivation** begünstigt Essanfälle.

Diese Hypothesen werden bei der Durchsicht der weiteren Protokolle bestätigt, da sich dort eine ähnliche Struktur und Einbettung der Essanfälle zeigt.

FRAGE

Was sind Ihre nächsten therapeutischen Interventionen?

Die Patientin soll lernen, Ärger und Wut rechtzeitig wahrzunehmen. Nur wenn sie Ärger rasch wahrnimmt, kann sie in Ärger auslösenden Situationen adäquat reagieren, z. B. sich klar abgrenzen, wenn die Stationsleitung übermäßig viel von ihr verlangt. Dazu sollte sie ihre Emotionen zunächst genauer beobachten, etwa indem sie sich regelmäßig die Frage stellt, welche Emotion sie gerade empfindet und woran sie das merken kann. Dies können Sie auch gut in die Protokolle integrieren. Weiterhin muss sie Strategien entwickeln, um sich gegen übermäßige Anforderungen sozial angemessen abzugrenzen. Dazu sind **Übungen zum sozialen Kompetenztraining,** z. B. in Form von therapeutischen Rollenspielen, geeignet.

Therapieverlauf

Der Patientin erscheinen die diskutierten Zusammenhänge plausibel. In der Folge achtet sie verstärkt auf Gefühle wie Wut und Ärger und stellt fest, dass diese meist im Zusammenhang mit den Forderungen der Stationsleitung auftreten. Nach einer Vorbereitung in einem Rollenspiel teilt sie der Stationsleitung mit, dass sie an dem Qualitätszirkel großes Interesse habe, daran jedoch aufgrund ihrer familiären Belastung nicht ohne Stundenausgleich teilnehmen könne. Zu ihrem Erstaunen stimmt die Stationsleitung dem relativ rasch zu, nachdem die Patientin von ihrem Standpunkt nicht abweicht. Dies ist für die Patientin ein Schlüsselerlebnis. In der kommenden Zeit kann sie sich zunehmend auch spontan gegenüber ungerechtfertigten Forderungen abgrenzen. Darüber hinaus nimmt sie von sich aus, wieder einige Freizeitaktivitäten auf, die sie in letzter Zeit vernachlässigt hatte. Nach 20 Therapiesitzungen innerhalb von zehn Monaten fühlt die Patientin sich wieder wesentlich stabiler. Essanfälle hatte sie seit einigen Wochen nicht mehr, und sie nimmt mit ihrem Ernährungsprogramm sogar schon wieder planmäßig ab.

| **Lernziele** |
| Diagnostik der Binge Eating Disorder |
| Therapie der Binge Eating Disorder |
| Therapeutischer Einsatz von Protokollen |

ICD-10

F50.9   Binge Eating Disorder

49 Es klappt nicht mehr

Erstgespräch beim Psychotherapeuten

In Ihrer Psychotherapiepraxis stellt sich eine 23-jährige Patientin vor, die Ihnen von ihrer Gynäkologin wegen eines Verdachts auf sexuelle Funktionsstörungen zugewiesen wurde. Laut Arztbrief habe die Patientin bei der letzten Vorsorgeuntersuchung sexuelle Probleme angegeben, die weder auf einen somatischen Befund noch auf die Einnahme libidohemmender Medikamente (z. B. bestimmte Antidepressiva wie SSRI), Alkohol- oder Drogenmissbrauch zurückgeführt werden könnten. Auch eine depressive Störung liege nach Einschätzung der Gynäkologin nicht vor.

Auf Ihre allgemeine Frage nach Problemen berichtet die Patientin zunächst von Sorgen über ihre Beziehung. In letzter Zeit frage sie sich immer wieder, ob ihr Freund der richtige Mann für sie sei. Sie seien nun seit 2½ Jahren zusammen, und zu Beginn sei sie sehr verliebt gewesen. Seit ihr Freund nach einer zweijährigen Wochenendbeziehung vor ca. einem halben Jahr eine Arbeitsstelle an ihrem Wohnort gefunden habe und sie zusammengezogen seien, wisse sie nicht mehr sicher, ob sie ihn genug liebe. Dabei sei sie aber gleichzeitig sehr eifersüchtig, telefoniere täglich mehrfach von der Arbeit aus mit ihrem Freund, mache immer mit ihm zusammen Mittagspause und könne es kaum ertragen, wenn er alleine etwas unternehme, z. B. abends zum Volleyballtraining gehe.

FRAGE
Die Patientin hat bisher nur sehr allgemeine Dinge berichtet. Wie bringen Sie die Sprache auf die sexuellen Funktionsstörungen?

Für viele Menschen ist es **sehr schwierig, über sexuelle Themen zu sprechen.** Es kann das Gespräch erleichtern, wenn ein Einstieg über ein allgemeines Thema gewählt wird. Später sollten Sie **offen auf die sexuelle Thematik zu sprechen kommen** und in der Wortwahl weder eine vulgäre Sprache noch „Fachchinesisch" verwenden. Ein einleitender Satz, der die Schwierigkeiten mit der Thematik direkt anspricht (z. B. „Für viele ist das ja ein schwieriges Thema"), kann entlastend wirken.

Weiteres Gespräch

Auf ihre einleitende Frage gibt die Patientin an, dass sie das Thema „superpeinlich" fände, sie sei dennoch froh, dass ihre Frauenärztin sie darauf angesprochen und zu Ihnen geschickt habe. Seit etwa zwei Monaten würde nichts mehr „klappen". Sie empfände einfach keine Lust mehr. Zur genaueren Exploration fragen Sie nach, woran die Patientin das am deutlichsten bemerken würde. Sie gibt an, dass ihr Partner und sie einige Mal versucht hätten, miteinander zu schlafen, das habe ihr aber wehgetan, deshalb hätten sie die Versuche abgebrochen. Mittlerweile habe sie richtig Angst davor, dass ihr Partner sich ihr in sexueller Absicht nähere. Das bemerke er und mache gar keine Versuche mehr in diese Richtung. Diese Probleme hätten sie erst, wie erwähnt, seit zwei Monaten. Sie seien auch ein Grund für ihre Sorgen bezüglich der Qualität ihrer Partnerschaft. Während sie noch eine Wochenendbeziehung geführt hätten, insbesondere zu Beginn der Partnerschaft, hätte sie große sexuelle Lust verspürt und sie hätten häufig miteinander geschlafen.

FRAGE

Welche Diagnose stellen Sie?

➤ Tabelle 49.1 zeigt, welche sexuellen Funktionsstörungen in der ICD-10 unterschieden werden.

Tab. 49.1 Sexuelle Funktionsstörungen nach der ICD-10.

F52.0	Mangel oder Verlust von sexuellem Verlangen
F52.1	Sexuelle Aversion und mangelnde sexuelle Befriedigung
F52.10	Sexuelle Aversion
F52.11	Mangelnde sexuelle Befriedigung
F52.2	Versagen genitaler Reaktionen
F52.3	Orgasmusstörungen
F52.4	Ejaculatio praecox
F52.5	Nichtorganischer Vaginismus
F52.6	Nichtorganische Dyspareunie
F52.7	Gesteigertes sexuelles Verlangen

Die Patientin berichtet von einem Verlust von sexuellem Verlangen, der aufgrund schmerzhafter Erfahrungen zu einer Ablehnung der sexuellen Interaktion geworden ist. Daher können Sie die **Diagnose einer sexuelle Aversion (F52.10)** stellen.

Die Diagnosen der mangelnden sexuellen Befriedigung (F52.11), des Versagens genitaler Reaktionen (F52.2) oder der verschiedenen spezifischen genitalen Funktionsstörungen (F52.3, F52.5, F52.6) liegen nicht vor, da diese nur gestellt werden, wenn die Problematik während des Geschlechtsverkehrs auftritt. Bei der Patientin kommt es jedoch gar nicht zum Verkehr.

FRAGE

Um die Problematik besser verstehen zu können, erstellen Sie eine Problemanalyse, die sowohl die aktuelle Problematik als auch den biografischen Hintergrund erfasst. Welche Punkte interessieren Sie dabei besonders?

Bei Ihrem Vorgehen orientieren Sie sich an der **Problemanalyse nach Kanfer** (➤ Fall 12). Damit werden Probleme strukturiert dargestellt, wobei neben dem eigentlichen Problemverhalten seine auslösenden Bedingungen sowie eventuelle Folgen beschrieben werden.

Außerdem wird das Problem in den Kontext der aktuellen Lebenssituation sowie der Biografie eingeordnet.

Dafür erfragen Sie zunächst den **aktuellen Beziehungskontext,** also die Gestaltung der Partnerschaft durch die Patientin und ihren Partner. Da die Störung erst kurz nach dem Zusammenziehen begann, sollten Sie insbesondere erfassen, welche Veränderung zwischen der vorherigen und der aktuellen Situation evtl. zu der sexuellen Problematik geführt haben könnte.

Um die Problematik in den **lebensgeschichtlichen Hintergrund** einzuordnen, fragen Sie nach der psychosexuellen Entwicklung der Patientin. Dazu gehören bisherige Erfahrungen mit Partnerschaft und Sexualität, autoerotische Erfahrungen sowie die Vorstellungen bezüglich Partnerschaft, Liebe und Sexualität.

Weiterer Gesprächsverlauf

Hinsichtlich ihrer aktuellen Beziehungssituation berichtet die Patientin, dass sie und ihr Partner fast jede freie Minute miteinander verbrächten. Gelegentlich besuchten sie abends gemeinsam eine Doppelkopfrunde, etwa alle zwei Wochen gehe ihr Freund zum Volleyballtraining. Nach der Gestaltung der Freizeit befragt, gibt sie in erster Linie „Entspannung von der Arbeit" an. Nach Feierabend würden sie viel fernsehen, bei schönem Wetter auf dem Balkon zu Abend essen, selten rafften sie sich zum gemeinsamen Joggen oder am Wochenende zum Radfahren auf. Sie sei sehr verschmust, beim Fernsehen sei es ihr z. B. am wichtigsten, mit ihrem Freund auf der Couch zu kuscheln.

Bis vor einem halben Jahr hätten sie ca. 150 km voneinander entfernt gewohnt und sich nur am Wochenende gesehen. Damals hätten sie regelmäßig jeden Abend telefoniert, allerdings nicht immer lange, da ihr Freund an seinem alten Wohnort viel häufiger zum Sport gegangen sei. An den Wochenenden hätten sie immer relativ viel mit den Freunden ihres Freundes unternommen.

Zur psychosexuellen Entwicklung erfahren Sie, dass die aktuelle Partnerschaft die erste sexuelle Beziehung der Patientin sei. Der sexuelle Kontakt hätte von Anfang an gut funktioniert. Vor etwa zwei Monaten habe sich das geändert. Sie habe bereits in den Monaten vorher bemerkt, dass ihr Interesse an Sex und die Häufigkeit der sexuellen Kontakte nachgelassen habe. Vor gut zwei Monaten sei ihre Scheide beim üblichen Vorspiel nicht mehr feucht geworden. Sie hätten trotzdem versucht, miteinander zu schlafen, allerdings habe ihr dies wehgetan und sie hätten den Versuch abgebrochen. Dies habe sich danach noch zweimal wiederholt, danach habe das Paar weitere Versuche unterlassen.

Das Paar habe praktisch immer auf dieselbe Art Sex mit kurzem Vorspiel und darauf folgendem Koitus, bei dem der Mann üblicherweise oben liege. Selten hätten sie die Stellung geändert, die einzige Variation bestand darin, dass gelegentlich die Patientin auf ihrem Freund lag. Etwas anderes sei bisher nicht infrage gekommen, allerdings scheint dieser Gedanke der Patientin auch etwas fremd. Selbstbefriedigung und andere autoerotische Erfahrungen verneint sie vollständig. Sexuelle Fantasien habe sie nicht, die Frage sei nun wirklich etwas merkwürdig.

Nach ihren Vorstellungen zur Rolle der Sexualität in Partnerschaft und Ehe befragt, gibt die Patientin an, dass sie von einer guten langjährigen Partnerschaft erwarte, dass die Lust, die sie mit ihrem Freund zu Beginn der Beziehung erlebt hatte, gleichbleibend anhielte. Sie sei von einer Beziehung nur überzeugt, wenn Sie sich „richtig verliebt" fühle – wozu ihrer

Meinung nach auch diese sexuelle Lust gehöre, die sie jetzt so vermisse. Deshalb hätte sie ja aktuell auch die bereits berichteten Zweifel an ihrer Partnerschaft.

FRAGE

Formulieren Sie die Problemanalyse: Was ist die lebensgeschichtliche Basis des Problems? Wodurch wurde es aktuell ausgelöst und aufrechterhalten?

- **Lebensgeschichtliche Basis:** Die Patientin hat bisher wenige sexuelle Erfahrungen gesammelt, insbesondere fehlen ihr autoerotische Erfahrungen. Erfahrungsgemäß tragen Masturbationserfahrungen und sexuelle Fantasien zu einem befriedigendem Sexualleben bei, da dies mit einer guten Kenntnis der eigenen Bedürfnisse, Vorlieben und körperlichen Reaktionen einhergeht. Darüber hinaus hat sie unrealistisch romantische Vorstellungen bezüglich der Entwicklung einer langjährigen Partnerschaft und interpretiert daher den in ihrer Beziehung beobachtbaren durchaus üblichen langfristig etwas rückläufigen Verlauf der sexuellen Leidenschaft als Hinweis auf ein Scheitern der Beziehung.
- **Auslösung und Aufrechterhaltung:** Nach den Schilderungen der Patientin erlebte das Paar keinen Verlust der Leidenschaft, solange es sich nur am Wochenende traf. Es ist ein bekanntes Phänomen, dass räumliche Trennung die erotische Spannung begünstigt und aufrechterhält. Dieser Faktor ist in der neuen engen Beziehungsform nicht mehr gegeben, darüber hinaus ist die Freizeitgestaltung eintöniger geworden. In Verbindung mit dem üblichen Verlauf sexuellen Begehrens, das nach ein bis zwei Jahren in einer Beziehung nachlässt, ist das Nachlassen des sexuellen Interesses der Patientin gut zu erklären. Das Nachlassen des sexuellen Interesses hat sich vor zwei bis drei Monaten in einer nicht ausreichenden Lubrikation der Scheide geäußert, was zu den berichteten Schmerzen beim versuchten Geschlechtsverkehr geführt hat.
Aufrechterhalten wird die Problematik zum einen durch die Angst vor weiteren Schmerzen. Zum anderen ist die Beziehungssituation weiterhin sehr eng und gleichzeitig relativ eintönig und damit wenig geeignet, neues Interesse aneinander zu wecken. Diese Konstellation hat inzwischen dazu geführt, dass mittlerweile jede sexuelle Interaktion von der Patientin als aversiv wahrgenommen wird.

FRAGE

Welche psychotherapeutische Hilfe können Sie der Patientin anbieten? Halten Sie es für sinnvoll, den Partner einzubeziehen?

Die Patientin kann von verschiedenen psychotherapeutischen Schritten profitieren. Dabei ist es bei jeder Art von Paarproblemen sinnvoll, den Partner einzubeziehen, falls er dazu bereit ist.

- Zum einen scheint **Informationsvermittlung** über den typischen Verlauf und die Entwicklung sexueller Beziehungen notwendig, um das unrealistisch romantische Beziehungskonzept der Patientin zu korrigieren.
- Wahrscheinlich ist es sinnvoll, beide Partner zu einer **aktiveren Freizeitgestaltung** zu bewegen. Durch neue gemeinsame Aktivitäten und gemeinsame anregende Erlebnisse kann der jeweils andere in neuen Facetten erlebt und das Interesse an ihm wieder neu geweckt werden. Daneben sollten beide Partner auch eigene Aktivitäten ohne den Part-

ner durchführen, da das sexuelle Interesse in der bis vor einem halben Jahr bestehenden räumlich getrennten Beziehung deutlich größer war. Das deutet darauf hin, dass auch die extreme Dichte des Zusammenlebens für die sexuelle Lust abträglich ist.

- Der zentrale Aspekt der Psychotherapie ist sicher eine **Unterstützung der sexuellen Entwicklung des Paares,** wobei die Patientin (evtl. auch beide) eigene Vorlieben und Bedürfnisse kennenlernen sollte, um ein größeres sexuelles Verhaltensrepertoire zu erwerben und evtl. die Konzentration auf koitalen Sex etwas zu verringern. Dadurch kann das Paar seine bisher wenig abwechslungsreiche Sexualität vielfältiger und damit wahrscheinlich anregender und lustvoller gestalten.

FRAGE
Welche Interventionen planen Sie zur Unterstützung der sexuellen Entwicklung des Paares?

Es gibt verschiedene Programme, die die Freude an Sexualität fördern und den Druck, der auf Paaren mit sexuellen Problemen lastet, reduzieren soll (Überblick in Gromus, 2002). Als optimal wird eine Paartherapie betrachtet, es gibt jedoch auch Einzel- oder Gruppenprogramme, wobei es sich um Paar- oder Frauengruppen handeln kann.

Inhaltlich im Vordergrund stehen
- Informationen über Sexualität, dabei sollen evtl. starre sexuelle Normen und Informationsdefizite korrigiert werden
- Experimentieren mit dem eigenen Körper, Masturbations- und Fantasieübungen
- Entspannungsübungen
- Experimentieren mit Streicheln, sexueller Erregung, koitales Experimentieren.

Da der Partner zur Mitarbeit bereit ist, entscheiden Sie sich für das langjährig eingesetzte Programm von Masters & Johnson in der Modifikation von Gromus (2002), in dem lustvoller sexueller Kontakt in mehreren Stufen anhand von Hausaufgaben eingeübt wird.

FRAGE
Wie führen Sie diese Paartherapie durch?

Das Programm erfordert, dass das Paar zwei- bis dreimal wöchentlich gemeinsam übt. Für die Zeit des Programms gilt ein Koitusverbot, in den Übungen sollen aktive und passive Rolle klar getrennt sein. Unangenehme Empfindungen sollen erspürt und angesprochen werden, Rückmeldungen sollen sich die Partner möglichst präzise geben. Es wird immer erst dann in die nächste Stufe übergegangen, wenn beide Partner die Übungen der aktuellen Stufe entspannt genießen können. Das Programm ist in folgenden Schritten aufgebaut:

- **Aktives Streicheln mit Tabuzonen,** d.h. Genitalien und Brüste werden ausgespart. Gemeinsames Baden und Eincremen ist erlaubt, Masturbation darf nur alleine durchgeführt werden.
- **Streicheln der Genitalien,** Ziel ist jedoch nicht sexuelle Erregung, sondern Erkundung und Kennenlernen von angenehmen und unangenehmen Empfindungen.
- **Erkundendes Streicheln,** d.h. Möglichkeiten zur sexuellen Erregung werden erkundet, aber nicht durchgeführt.

- **Experimentieren mit Lust und Erregung.** Unter Beibehaltung der vorherigen Stufen soll jetzt bis zu Lust und Erregung stimuliert werden, Masturbation ist erlaubt.
- **Einführung des Penis mit „stiller Vagina",** d. h. die Frau hockt auf dem Mann und führt den Penis ein, beide bewegen sich nicht, sondern warten, bis die Erregung verschwindet.
- **Koitales Experimentieren mit Lust und Erregung,** dabei wird in der vorherigen Stellung mit Bewegungen experimentiert; der Orgasmus ist erlaubt, aber nicht primäres Ziel.
- **Koitus in anderen Stellungen,** wobei keinesfalls auf Streicheln verzichtet werden sollte, um nicht in alte Verhaltensmuster zurückzufallen.

Therapieverlauf

Nachdem die Patientin ihrem Therapieangebot zunächst etwas skeptisch und befangen gegenüber steht, kann sie sich auch aufgrund der guten Motivation ihres Partners darauf einlassen. Nach den ersten fünf Sitzungen alleine mit der Patientin, in denen Sie die Problemanalyse durchgeführt und sie zur Paarbehandlung motiviert haben, werden insgesamt zehn Sitzungen mit dem Paar zusammen durchgeführt. In den Sitzungen erläutern Sie dem Paar das Vorgehen, sie geben die jeweils nächsten Hausaufgaben und besprechen die Erfahrungen seit der letzten Woche. Das Streichelübungsprogramm greift recht gut, das Paar nimmt sich dafür zweimal wöchentlich 45 Minuten Zeit. Nach sechs Wochen kann das Paar wieder entspannt Sexualität genießen und entwickelt etwas mehr Spielarten des Sex.

Von der Wiederaufnahme eigener Freizeitbeschäftigungen ist die Patientin zunächst nicht sehr überzeugt, ihr Partner hingegen sehr. Nach anfänglichem Zögern findet auch sie jedoch rasch wieder Gefallen an Aktivitäten, die sie lange vernachlässigt hatte. Entgegen ihren anfänglichen Befürchtungen führt das nicht zu einer Entfremdung der Patientin von ihrem Freund. Im Gegenteil führt die aktivere Freizeitgestaltung zu einer positiveren Stimmung, da beide Partner sowohl sich selbst als auch den jeweils anderen als aktiver und attraktiver erleben. Dies beeinflusst das sexuelle Interesse ebenfalls positiv.

Auf Ihre Informationen über den typischen Verlauf von Liebe und Leidenschaft in länger dauernden Partnerschaften reagiert die Patientin zunächst eher ungläubig. Sie nimmt jedoch Ihren Rat an, langjährige Paare in ihrer Umgebung zu dieser Thematik zu befragen. Diese bestätigen das Nachlassen der sexuellen Leidenschaft selbst in sehr positiv bewerteten Partnerschaften. Dies führt dazu, dass die Patientin mit der Zeit die Zweifel hinsichtlich ihrer Partnerschaft deutlich reduzieren kann.

Lernziele
Diagnostik sexueller Funktionsstörungen
Problemanalyse sexueller Funktionsstörungen
Paartherapie sekundärer sexueller Funktionsstörungen

LITERATUR
B. Gromus (2002): Sexualstörungen der Frau. Göttingen, Hogrefe Verlag.

ICD-10

F52.0   Mangel oder Verlust von sexuellem Verlangen

50 Ich bin dumm!

Erstgespräch beim Psychotherapeuten

Auf Anraten ihres Hausarztes stellt sich eine 25-jährige, sehr freundliche Patientin vor, die gerade die Erzieherinnenschule besucht. Sie komme wegen Ängsten und einem andauernden Gefühl der Unsicherheit. Diese plagten sie aktuell besonders in der Schule und beim Praktikum im Kindergarten. Wenn der Ausbilder sie im Kindergarten besuche und ihre Arbeit begutachte, komme sie unter starke Anspannung, müsse zittern, bekomme Bauchweh und habe große Sorgen, ihre Aufgaben nicht richtig zu erledigen. In Anschluss an solche Besuche sei sie so erschöpft, dass sie sich zurückziehen und manchmal sogar weinen müsse. Dabei seien die Besuche des Ausbilders eher kollegiale Begegnungen als echte Prüfungen, sie bekomme auch immer gute Rückmeldungen von ihm. Morgens könne sie sich kaum aufraffen, in die Schule oder zum Kindergarten zu gehen. Es sei in letzter Zeit auch ein paar Mal vorgekommen, dass sie sich vor Ausbilderbesuchen oder anstrengenden Schultagen krank gemeldet habe. Besonders verunsichert fühle sie sich, wenn sie nicht genau wisse, was der Prüfer von ihr verlange, denn sie traue sich nicht, danach zu fragen, um keinen schlechten Eindruck zu machen. Momentan könne sie sich gar nicht vorstellen, die Ausbildung bis zum Ende durchzuhalten. Ein Studium der Sozialpädagogik habe sie wegen dieser Probleme nach neun Semestern abgebrochen, obwohl ihre Leistungen eigentlich gar nicht so schlecht gewesen seien.

Eigentlich kenne sie diese Probleme schon lange. Sie sei schon immer unsicher gegenüber anderen Menschen gewesen und insbesondere im Kontakt mit wenig vertrauten Menschen gehemmt und ängstlich. Sie fühle sich schnell angegriffen, käme sich oft dumm und unfähig vor und habe dadurch auch kaum Kontakte außer zu ihrer Mutter und wenigen guten alten Freunden.

FRAGE
Welche psychopathologischen Symptome stehen im Vordergrund? Welche Störungen kommen differenzialdiagnostisch am ehesten in Betracht?

Die Patientin präsentiert in erster Linie **Angstsymptome,** die sich auf **soziale Situationen** beziehen. Dies lässt Sie an eine soziale Phobie denken. Daneben erwähnt sie auch morgendliche Antriebsprobleme und häufiges Weinen als affektives Symptom. Diese Symptome könnten auch in Richtung einer **Depression** weisen. Da depressive Patienten sehr häufig unter Ängsten und geringem Selbstwert leiden, klären Sie zunächst ab, ob bei der Patientin eine Depression vorliegt.

Untersuchung

Die Patientin berichtet, dass sie nicht durchgehend niedergedrückter Stimmung sei, sondern die beschriebenen Symptome nur in für sie schwierigen Situationen erlebe. Auch die Antriebsprobleme träten nur in diesem Zusammenhang auf, insbesondere wenn Ausbilderbesuche, Prüfungen o. Ä. bevorstünden. Wenn sie sich aber krank melden würde, verschwänden diese akuten Symptome wieder und würden wieder einem allgemeinen Gefühl der Insuffizienz Platz machen.

Im therapeutischen Kontakt wirkt die Patientin affektiv schwingungsfähig und nicht depressiv herabgestimmt, sie verneint den Verlust von Freude und Interessen. Allerdings traue sie sich viele Aktivitäten nicht zu, an denen sie doch Interesse hätte, z. B. wolle sie schon seit Langem öfter zum Tanzen gehen. Aufgrund dieser Angaben können Sie eine depressive Störung mit größter Wahrscheinlichkeit ausschließen.

FRAGE

Welche Fragen stellen Sie zur genaueren Abklärung der Angstsymptomatik?

Sie erfragen, in welchen **Situationen** die Ängste auftreten, wie lange sie schon bestehen, worauf sich die Befürchtungen der Patientin **inhaltlich** genau richten und **in welcher Form** die Ängste auftreten (unvorhersehbare Attacken, situationsbezogen oder „frei flottierend") (zur Differenzialdiagnostik von Angststörungen ➤ Fall 9, ➤ Fall 16).

Weitere Untersuchung

Die Patientin beschreibt, dass die Ängste sich vor allem auf Situationen bezögen, in denen andere Personen anwesend seien. Dabei seien Prüfungs- und Beobachtungssituationen besonders schlimm. Es falle ihr aber auch sehr schwer, mit unbekannten Personen ins Gespräch zu kommen. Dies treffe selbst auf unverbindliche Kontakte mit Einzelpersonen zu, wie sie z. B. Gespräche mit Nachbarn bei Zugfahrten darstellten. Partys mit vielen Menschen seien jedoch noch viel schrecklicher für sie.

Inhaltlich hätte sie Angst davor, sich dumm zu verhalten und einen schlechten Eindruck zu machen. In solchen Situationen fühle sie sich die meiste Zeit unwohl, die Ängste träten nicht attackenartig und unvorhersehbar auf.

Außerhalb sozialer Situationen oder im Zusammensein mit lang und gut bekannten Personen habe sie diese Ängste weniger. Allerdings fände sie insgesamt, dass sie eine unbeholfene, unattraktive und eher dumme Person sei, der wenig gelänge. Davon sei sie ziemlich überzeugt, obwohl sie im Studium und jetzt in der Ausbildung immer wieder positive Rückmeldungen bekommen habe. Auf Ihre Frage, warum sie sich so konsequent negativ darstelle, obwohl viele Fakten darauf hinwiesen, dass sie eine Reihe von Kompetenzen besäße, denkt die Patientin länger nach. Dann gibt sie an, dass Sie Recht hätten und hier ein deutlicher Kontrast bestehe, trotzdem „fühle sie sich einfach so". Das sei eigentlich schon immer so gewesen. Vielleicht habe es mit ihrer Familie zu tun – ihr Vater habe ihre Mutter und sie viel abgewertet und als dumm oder unfähig bezeichnet. Ihre Mutter sei auch sehr ängstlich und unsicher. Auf die Beschimpfungen des Vaters habe sie meist mit Weinen oder Rückzug reagiert und ihrer Tochter nahegelegt, „nicht aufzumucken, damit es nicht noch schlimmer wird."

Ihre erste Verdachtsdiagnose war eine soziale Phobie. Die Patientin berichtet tatsächlich in erster Linie von sozialen Ängsten. Davon sind sehr viele (fast alle) soziale Situationen betroffen. Dabei hat die Patientin nicht den Eindruck, dass ihre Ängste ungerechtfertigt sind, im Gegenteil hält sie sich tatsächlich für relativ minderwertig. Da diese Symptomatik schon seit Jahren stabil besteht und bereits zu gravierenden Problemen wie dem Abbruch des Studiums trotz ausreichender Leistungen geführt hat, ist die Diagnose einer Persönlichkeitsstörung nahe liegend. Dabei kommt am ehesten die **ängstlich-vermeidende (selbstunsichere) Persönlichkeitsstörung** in Betracht. Diese liegt (nach ICD-10) vor, wenn neben den allgemeinen Kriterien der Persönlichkeitsstörung (➤ Fall 20, ➤ Fall 43) mindestens vier der folgenden sechs Kriterien erfüllt sind:
- andauernde und umfassende Gefühle von Anspannung und Besorgtheit
- Überzeugung, selbst sozial unbeholfen, unattraktiv oder minderwertig im Vergleich mit anderen zu sein
- übertriebene Sorge, in sozialen Situationen kritisiert oder abgelehnt zu sein
- persönliche Kontakte nur, wenn Sicherheit besteht, gemocht zu werden
- eingeschränkter Lebensstil wegen des Bedürfnisses nach körperlicher Sicherheit
- Vermeidung beruflicher oder sozialer Aktivitäten, die intensiven zwischenmenschlichen Kontakt bedingen, aus Furcht vor Kritik, Missbilligung oder Ablehnung.

Auf die Patientin treffen mindestens die Kriterien 1, 2, 3 und 6 zu, sodass diese Diagnose gestellt werden kann.

MERKE

Eine **ängstlich-vermeidende Persönlichkeitsstörung** liegt vor, wenn Angst vor Kritik und Abwertung fast durchgängig auftritt und der Betroffene von der eigenen Minderwertigkeit überzeugt ist. Das Erscheinungsbild der selbstunsicheren Persönlichkeitsstörung kann dem einer Depression oder einer sozialen Phobie sehr ähnlich sein und muss daher differenzialdiagnostisch gut abgeklärt werden.

Für die Behandlung von Persönlichkeitsstörungen gab es lange **keine standardisierten psychotherapeutischen Ansätze** (mit Ausnahme der Borderline-Persönlichkeitsstörung, ➤ Fall 43). Aktuelle effektive Entwicklungen sind die **klärungsorientierte Psychotherapie** nach Sachse und die **Schematherapie.** Dabei wird das Augenmerk neben den Problemverhaltensweisen wie Vermeidung und unsichere Reaktionen insbesondere auf die der Problematik zugrunde liegenden Emotionen gelegt.

FRAGE

Sie schlagen der Patientin eine schematherapeutische Behandlung vor. Was sind wichtige Merkmale und Inhalte dieser Methode?

In einer schematherapeutischen Behandlung werden die **Probleme der Patientin zunächst aus ihrem biografischen Kontext heraus erklärt.** Damit wird ein zentrales Konzept der Tiefenpsychologie aufgegriffen, nach dem sich psychische Störungen häufig aufgrund schwieriger Erfahrungen in der Kindheit entwickeln. Es wird ein besonderes Augenmerk darauf gelegt, welche negativen Gefühle sich bei der Patientin aufgrund dieser Erfahrungen entwickelten (z. B. Angst, Scham, Schuld). In der Folge werden **Techniken eingesetzt, um diese negativen Gefühle direkt zu verändern,** insbesondere das sog. imaginative Überschreiben, Rollenspiele und Stuhldialoge. Wenn die Patientin hinsichtlich der problematischen Emotionen entlastet ist, werden verschiedenste **kognitiv-verhaltenstherapeutische Techniken** eingesetzt, um die emotionalen Veränderungen in den Alltag zu transferieren. In der Schematherapie bietet der Therapeut eine **Beziehung mit begrenzter Nachbeelterung** an, das heißt, er ist warmherzig, fürsorglich, unterstützend und gibt auch aktive Hilfestellung.

FRAGE

Wie könnte eine Übung mit imaginativem Überschreiben bei dieser Patientin durchgeführt werden?

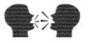

Beim **imaginativen Überschreiben** versetzt sich die Patientin in eine Situation, in der sie sich besonders unsicher und ängstlich gefühlt hat. Die damit zusammenhängenden Gefühle werden benannt und vertieft, sodass die Patientin sie deutlich wahrnimmt. Dann verlässt sie in ihrer Vorstellung die aktuelle schwierige Situation und sucht imaginativ eine frühere Situation in ihrem Leben auf, in der sie sich so ähnlich gefühlt hat. Dies sind häufig Szenen aus der Kindheit des Patienten. Diese frühere Situation wird dann in der Vorstellung – z. B. durch den Therapeuten oder durch die Patientin als Erwachsene – so verändert, dass die **Bedürfnisse des Kindes erfüllt und die negativen Gefühle reduziert werden.** Die Übung kann beendet werden, wenn sich die Gefühle vom Beginn der Übung deutlich reduziert haben und die Patientin stattdessen positive Gefühle wie Sicherheit oder Geborgenheit erlebt.

In einer Übung versetzt sich die Patientin als Ausgangspunkt in eine Situation mit einem Vater im Kindergarten, der ihr eine Frage gestellt hatte. Obwohl er sie nicht kritisieren wollte, fühlte sie sich sofort bloßgestellt, minderwertig und beschämt. In der Imaginationsübung kommt bei diesen Gefühlen eine Erinnerung an ihren Vater hoch, wie er sie im Alter von etwa zehn Jahren auf einer Familienfeier vor der gesamten Verwandtschaft beschimpft und bloßgestellt hatte, weil sie beim Spielen hingefallen war und ein Loch in ihre Strumpfhose gerissen hatte. In der Veränderung der Szene stellt die Patientin sich vor, dass mehrere Schwestern des Vaters, die sich über sein Verhalten häufig empört hatten, hinter sie stellten, den Vater zu einer Entschuldigung zwangen und sie mit einem Eis trösteten. Da sich die Patientin davor fürchtete, weiter mit ihrem Vater zusammenzuleben, lud ihre Lieblingstante sie zudem ein, in Zukunft bei ihrer Familie zu wohnen. Durch diese Imagination fühlte sich die Patientin auch beim Gedanken an die Situation im Kindergarten deutlich entlastet und weniger schamerfüllt.

FRAGE

Wie können solche emotionsfokussierten Übungen mit verhaltenstherapeutischen Techniken verbunden werden?

Bei Patienten mit selbstunsicherer Persönlichkeitsstörung liegt in der Regel ein **langjähriges vermeidendes Verhaltensmuster** vor, das sich durch emotionsfokussierte Arbeit alleine nicht reduziert. Zusätzlich und in Verbindung mit der emotionsorientierten Arbeit werden daher Hausaufgaben eingesetzt. Für die Patientin kämen z. B. folgende Techniken infrage:

- sich verhaltensbezogene Aufgaben vornehmen, wie z. B. Aufsuchen neuer Situationen (insbesondere auch positive Situationen wie das von der Patientin gewünschte Tanzen, um eine positive Verstärkung zu ermöglichen)
- als Unterstützung für diese Situationen die wichtigsten Botschaften der Tante in der Imaginationsübung auf eine Karte schreiben, die die Patientin vor der Durchführung der Hausaufgabe liest oder die sie mitnimmt, um sich emotional zu stärken
- Imaginationsübungen auf Band aufnehmen und die Patientin hört sie daheim zur Vertiefung und/oder zur Vorbereitung auf neue Aktivitäten an
- vor neuen Aktivitäten führt die Patientin ebenfalls Imaginationsübungen durch, in denen sie sich vorstellt, wie die Aktivität positiv verläuft (und nicht katastrophal, wie sie es sich üblicherweise vorstellt).

Therapieverlauf

Im Rahmen der knapp zweijährigen Therapie (50 Sitzungen) fällt es der Patientin zunächst sehr schwer, sich zu öffnen, weil sie auch in der therapeutischen Situation starke Angst vor Abwertung und Beschämung hat. Im Rahmen der Beziehungsgestaltung mit Nachbeelterung begegnen Sie ihr jedoch mit großer Herzlichkeit und Wärme, sodass sie Vertrauen fasst. Im ersten Jahr der Therapie mit meist wöchentlichen Sitzungen werden viele imaginative Übungen durchgeführt, die die negativen Emotionen der Patientin stark verringern. Zusätzlich werden einige Stuhldialoge durchgeführt, in denen die Patientin mithilfe von Rollenspielen auf mehreren Stühlen übt, sich gegen die inneren Selbstabwertungen, die als „Stimme des strafenden Vaters" konzeptualisiert werden, zu wehren. Mit der emotionalen Stärkung tritt eine Veränderung des Alltags der Patientin in den Vordergrund, insbesondere die Reduktion von Vermeidung und der Aufbau positiver Aktivitäten. Sie lernt, auch auf kleine Erfolge stolz zu sein und sich nicht für normale und banale Fehler stark abzuwerten. Sie beginnt zudem einen Single-Tanzkurs und tritt einem Chor bei, beides bereitet ihr viel Freude.

Insgesamt wirkt die Patientin nach zwei Jahren gelöster, sie tritt etwas selbstbewusster auf und beendet die Ausbildung mit sehr guten Noten. Dabei bleibt sie ein sehr introvertierter Mensch, dem die Aufnahme neuer Aktivitäten und neuer sozialer Kontakte eher schwer fällt.

Lernziele

Diagnostik der selbstunsicheren PS

Abgrenzung gegen Angststörungen, Depressionen; Schwierigkeit der Bewertung während Depressionen

Behandlung der selbstunsicheren PS

Technik des imaginativen Überschreibens

WEITERFÜHRENDE LITERATUR

Hackmann A, Bennett-Levy J, Holmes EA (2012). Imagination in der Kognitiven Therapie. Weinheim: Beltz.

Jacob G, Arntz A (2011). Schematherapie in der Praxis. Weinheim: Beltz.

 ICD-10

F60.6   Ängstliche (vermeidende) Persönlichkeitsstörung

Register